XINBIAN FUCHANKE

LINCHUANG ZHENLIAO JINZHAN

新编妇产科 临床诊疗进展

主编 李丽娟 王 婷 于坚伟 刘菲菲

王小惠 周黎明 孙希荣

黑龙江科学技术出版社

图书在版编目（CIP）数据

新编妇产科临床诊疗进展／李丽娟等主编. -- 哈尔
滨：黑龙江科学技术出版社，2022.6
ISBN 978-7-5719-1418-9

Ⅰ．①新… Ⅱ．①李… Ⅲ．①妇产科病－诊疗 Ⅳ.
①R71

中国版本图书馆CIP数据核字（2022）第092854号

新编妇产科临床诊疗进展
XINBIAN FUCHANKE LINCHUANG ZHENLIAO JINZHAN

主　　编　李丽娟　王　婷　于坚伟　刘菲菲　王小惠　周黎明　孙希荣
责任编辑　包金丹
封面设计　宗　宁
出　　版　黑龙江科学技术出版社
　　　　　地址：哈尔滨市南岗区公安街70-2号　邮编：150007
　　　　　电话：（0451）53642106　传真：（0451）53642143
　　　　　网址：www.lkcbs.cn
发　　行　全国新华书店
印　　刷　哈尔滨双华印刷有限公司
开　　本　787mm×1092mm　1/16
印　　张　26.75
字　　数　675千字
版　　次　2022年6月第1版
印　　次　2023年1月第1次印刷
书　　号　ISBN 978-7-5719-1418-9
定　　价　198.00元

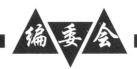

前 言
FOREWORD

妇产科学主要研究女性生殖器官疾病的病因、病理、诊断、治疗，以及属于非疾病情况下的妊娠、分娩、计划生育、健康检查等。临床医学诊疗检测技术的进步，以及对现代分子生物学、肿瘤学、遗传学、生殖内分泌学及免疫学等医学基础理论研究的深入，促进了妇产科学基础理论与诊疗技术的发展。因此，工作在临床一线的临床妇产科医师面临着知识更新及新的诊疗技术在临床应用上的实际问题。临床妇产科医师只有熟练地掌握现代妇产科临床诊疗技术，才能及时地对疾病做出诊断以避免病情的恶化；才能帮助患者了解基本的卫生知识以预防疾病的发生。为此，编者特组织了一批妇产科专家编写了本书。

本书从基本概念、病因病机、临床表现、诊断要点、鉴别诊断、治疗与预防等方面，对常见的妇产科疾病进行了详细的论述，重点介绍了诊断和治疗处理上的临床经验，特别强调了如何做好病情记录、医患沟通等方面的问题，以帮助青年医师更好地构筑和谐的医患关系。本书通过基础理论与临床应用的密切结合，抓住疾病的重点和关键，强调了临床实践的应用和经验积累。本书内容全面翔实、重点突出，具有很强的临床实用性，对妇产科医师，尤其是青年医师和基层医师而言具有很好的借鉴意义。

本书在编写过程中得到了编者及编者单位各级领导的大力支持，在此表示衷心的感谢。虽然编者尽了很大的努力，但囿于编者的水平，书中难免存在一些不足、缺点，甚至错误，真诚希望妇产科学的老前辈和同道及所有热心的读者不吝批评指正，以便本书逐渐趋于完善。

《新编妇产科临床诊疗进展》编委会

2022 年 3 月

目 录
CONTENTS

第一章

妇产科疾病常见症状

第一节　阴　道　流　血

阴道流血为女性患者就诊时最常见的主诉,指妇女生殖道任何部位的出血,包括宫体、宫颈、阴道和外阴等处。虽然绝大多数出血来自宫体,但无论其源自何处,除正常月经外,均称"阴道流血"。阴道流血也可为凝血功能异常的一种表现,其常见病因有白血病、再生障碍性贫血、特发性血小板减少性紫癜及肝功能损害等。

一、原因

根据患者年龄及性生活等情况鉴别阴道流血的病因。

（一）若患者为青春期女性

应首先排除由卵巢内分泌功能变化引起的子宫出血,包括无排卵性功能失调性子宫出血及排卵性月经失调子宫出血两类。另外,月经间期卵泡破裂、雌激素水平短暂下降也可致子宫出血。

（二）若患者为生育期女性且性生活正常

首先,应考虑与妊娠有关的子宫出血,常见的病因有先兆流产、不全流产、异位妊娠、妊娠滋养细胞疾病、产后胎盘部分残留、胎盘息肉和子宫复旧不全等。其次,应考虑卵巢内分泌功能变化引起的出血,包括无排卵性和排卵性异常子宫出血,以及月经间期卵泡破裂导致的出血。最后,应考虑生殖器炎症,如外阴出血见于外阴溃疡、尿道肉阜等;阴道出血见于阴道溃疡、阴道炎等;宫颈出血见于急、慢性宫颈炎,宫颈糜烂、宫颈溃疡、宫颈息肉等;子宫出血见于急、慢性子宫内膜炎,慢性子宫肌炎,急、慢性盆腔炎等,以及生殖器肿瘤,如子宫肌瘤、宫颈癌、子宫内膜癌等。此外,性交所致处女膜或阴道损伤、放置宫内节育器、雌激素或孕激素使用不当(包括含性激素保健品使用不当)也可引起不规则的阴道出血。

（三）若患者为绝经过渡期和绝经后女性

首先,应排除生殖器肿瘤,如外阴癌、阴道癌、宫颈癌、子宫内膜癌、子宫肉瘤、绒毛膜癌及某些具有内分泌功能的卵巢肿瘤。其次,考虑生殖器炎症,如外阴炎、阴道炎、宫颈炎和子宫内膜炎等,以及卵巢内分泌功能变化引起的子宫出血,如无排卵性功能失调性子宫出血。

（四）若患者为儿童期女性

首先,排除损伤、异物和外源性性激素等因素,如外阴、阴道骑跨伤,幼女玩弄别针等并将其放入阴道而引起的出血。其次,考虑有性早熟或生殖道恶性肿瘤的可能。新生女婴出生后数天有少量阴道流血,系因离开母体后雌激素水平骤然下降,子宫内膜脱落所致。

（五）与全身疾病有关的阴道流血

如白血病、再生障碍性贫血、特发性血小板减少性紫癜及肝功能损害等均可导致子宫出血。

二、临床表现

阴道流血的形式有以下几种。

（一）经量增多

月经周期基本正常,但经量多（>80 mL）或经期延长,为子宫肌瘤的典型症状,其他如子宫腺肌病、排卵性月经失调、放置宫内节育器,均可导致经量增多。

（二）周期不规则的阴道流血

多为无排卵性功能失调性子宫出血,但围绝经期妇女应注意排除早期子宫内膜癌的可能。性激素药物应用不当或使用避孕药后也会引起周期不规则的阴道流血。

（三）无任何周期可辨的长期持续阴道流血

多为生殖道恶性肿瘤所致,首先应考虑宫颈癌或子宫内膜癌的可能。

（四）停经后阴道流血

若患者为育龄妇女,伴或不伴有下腹疼痛、恶心等症状,应首先考虑与妊娠有关的疾病,如流产、异位妊娠、葡萄胎等;若患者为青春期无性生活史女性或围绝经期女性,多为无排卵性功能失调性子宫出血,但应排除生殖道恶性肿瘤的可能。

（五）阴道流血伴白带增多

一般应考虑晚期宫颈癌、子宫内膜癌或子宫黏膜下肌瘤伴感染。

（六）接触性出血

性交后或阴道检查后立即有阴道出血,色鲜红,量可多可少,应考虑急性宫颈炎、早期宫颈癌、宫颈息肉或子宫黏膜下肌瘤的可能。

（七）月经间期出血

发生于下次月经来潮前14～15天,历时3～4天,一般出血量少于月经量,偶可伴有下腹疼痛和不适。此类出血是月经间期卵泡破裂、雌激素水平暂时下降所致,又称排卵期出血。

（八）经前或经后点滴出血

月经来潮前或来潮后数天持续少量阴道流血,常淋漓不尽。可见于排卵期月经失调或为放置宫内节育器的不良反应。此外,子宫内膜异位症亦可能出现类似的情况。

（九）绝经多年后阴道流血

一般流血量较少,历时2～3天即尽,多为绝经后子宫内膜脱落或萎缩性阴道炎引起的出血;若流血量较多,流血持续不尽或反复阴道流血,应考虑子宫内膜癌的可能。

（十）间歇性阴道排出血性液体

应警惕有输卵管癌的可能。

（十一）外伤后阴道流血

常见于骑跨伤后，流血量可多可少。

（王　婷）

第二节　腹　痛

下腹疼痛是女性疾病常见的临床症状之一，是盆腔脏器器质性病变或功能紊乱的信号，也是促使患者就医的警钟和临床诊断的重要线索，临床上按起病急缓与病程长短可分为急性或慢性腹痛两大类型。

一、病史采集要点

（一）起病的急缓或诱因

生育年龄女性出现停经、阴道出血、反复下腹隐痛后突然出现撕裂一样的剧痛，应想到输卵管妊娠破裂或流产的可能，若同时伴有腹腔内出血表现者更应考虑是否为宫外孕。停经后伴阵发性下腹痛，与流产、早产或分娩关系较大。体位改变后出现下腹痛、卵巢肿瘤或浆膜下子宫肌瘤蒂扭转可能性大。卵巢肿瘤做妇科检查时，突然下腹剧痛，复查肿瘤缩小或消失，注意有肿瘤破裂的可能。在进行人工流产等宫内操作时，突然出现下腹痛，应考虑子宫穿孔的可能。在分娩过程中，先露下降受阻，产程延长，出现下腹痛，考虑子宫破裂的可能。起病缓慢而逐渐加剧者，多为内生殖器炎症或恶性肿瘤所引起。子宫肌瘤合并妊娠，在妊娠期或产褥期出现剧烈的下腹痛及发热时，多为子宫肌瘤红色变性所致。

（二）腹痛的部位

下腹正中疼痛多为子宫引起。一侧下腹痛多为该侧卵巢囊肿蒂扭转、破裂或输卵管、卵巢炎症或异位妊娠流产或破裂；右侧下腹痛应排除急性阑尾炎；双侧下腹痛常见于子宫附件炎性病变；整个下腹痛甚至全腹痛见于卵巢囊肿破裂、输卵管破裂或盆腔腹膜炎。

（三）腹痛性质

炎症或腹腔内积液多为持续性钝痛；晚期癌肿产生顽固性疼痛；阵发性绞痛多为子宫或输卵管等空腔器官收缩所致；输卵管或卵巢肿瘤破裂可引起撕裂性锐痛。

（四）下腹痛的时间

痛经或子宫内膜异位症多导致在经期出现下腹痛；无月经来潮伴下腹周期性疼痛，多为经血潴留或人工流产术后宫颈、宫腔粘连所致；排卵所致下腹痛多发生在2次月经中间时期。

（五）腹痛放射部位

一侧子宫附件病变，其疼痛可放射至同侧腹股沟及大腿内侧；放射至肩部考虑是否为腹腔内出血或者为出血刺激膈肌的膈神经所致；放射至腰骶部多为宫颈、子宫病变所致。

二、体格检查重点

（一）全身检查

血压、脉搏、呼吸、体温、面色、心肺及姿势等。

(二)腹部检查

视诊时腹部肿胀形似蛙腹,多为腹水;下腹正中隆起主要是子宫或巨大卵巢肿瘤;触诊时注意肿瘤的大小、质地、压痛、活动度及边界;急性盆腔炎时腹肌紧张,下腹明显压痛及反跳痛,叩诊了解有无移动性浊音及肠管鼓音所在处;听诊用于肠鸣音、胎盘杂音、脐血流音及胎心音的鉴别。

(三)妇科检查

利用双合诊、三合诊或肛腹诊,了解阴道分泌物颜色,有无异味,阴道后穹隆是否饱满,宫颈是否充血及举痛,宫颈口是否扩张或组织嵌顿,子宫的位置、大小、质地及有无压痛,附件有无肿块及压痛。

三、实验室与辅助检查

(1)血常规:血红细胞或血红蛋白是否下降,了解贫血程度及内出血的情况,有炎症者其血白细胞是否升高或核左移。

(2)尿妊娠试验或血β人绒毛膜促性腺激素(β-HCG)检查,排除与妊娠有关的疾病。

(3)腹腔穿刺或阴道后穹隆穿刺确定有无腹腔内出血,疑恶性肿瘤时,穿刺液送检找癌细胞,穿刺液为脓性液体时应考虑为炎症引起,送病原体培养加药敏。

(4)B超显示盆腔实性、囊实性或囊性包块,子宫腔或宫外的胎心搏动可确诊为宫内妊娠或宫外孕。

(5)部分下腹痛的病因,在腹腔镜下才能明确,必要时在腹腔镜下进行手术治疗。

(6)放射线检查、诊断性刮宫等在下腹痛病因诊断中起到一定作用。

四、常见疾病诊断

(一)急性下腹疼痛伴休克

1.异位妊娠

异位妊娠是指受精卵在子宫腔以外着床,又称为宫外孕。

(1)症状体征特点:①停经、腹痛、阴道出血。②少数患者可能出现早孕反应。③面色苍白、血压下降、脉搏细速、下腹膨隆、腹部压痛及反跳痛,以病变侧为甚,移动性浊音阳性。④妇科检查见后穹隆饱满、触痛明显,宫颈有举痛,子宫增大但较停经期间为小,子宫有漂浮感,病变侧附件可触及肿块,有压痛。

(2)辅助检查:①妊娠试验阳性。②腹腔穿刺或后穹隆穿刺抽出不凝固血。③超声检查、腹腔镜检查、诊断性刮宫。

(3)诊断鉴别要点:①停经、腹痛、不规则阴道出血是异位妊娠常见的三联征。②结合妊娠试验和超声检查即可确诊。

2.卵巢滤泡或黄体破裂

卵巢滤泡或黄体由于某种原因引起包壁破损、出血时,可引起腹痛,严重者可发生剧烈的腹痛或休克。

(1)症状体征特点:①腹痛一般在月经中、后期突然出现下腹一侧剧痛,无停经、阴道出血史。②症状轻者腹部压痛不明显;重者腹痛明显,并伴有恶心、呕吐、头晕、出冷汗、晕厥、休克、腹部压痛、反跳痛,以病侧明显,移动性浊音阳性。③妇科检查见后穹隆饱满、触痛明显,宫颈有举痛,子宫正常大小,病变侧附件区可触及肿块,有压痛。

(2)辅助检查:①妊娠试验阴性。②腹腔穿刺或后穹隆穿刺抽出不凝固血。③超声检查、腹腔镜检查。

(3)诊断鉴别要点:根据有无停经史、有无不规则阴道出血、妊娠试验结果可与异位妊娠进行鉴别。

3.侵蚀性葡萄胎或绒毛膜癌子宫自发性穿孔

侵蚀性葡萄胎或绒毛膜癌子宫自发性穿孔是由侵蚀性葡萄胎或绒毛膜癌侵犯子宫肌层所致。

(1)症状体征特点:①常突然出现下腹剧痛并伴肛门坠胀感、恶心、呕吐。②停经史,早孕反应较重,不规则阴道出血,贫血貌,腹部膨隆、压痛、反跳痛明显,移动性浊音阳性。③妇科检查见宫颈举痛明显,子宫明显大于停经期间,质软,轮廓不清,子宫压痛明显,可能在附件区扣及囊性肿块。

(2)辅助检查:①血、尿 HCG 值异常升高。②超声、计算机体层成像(CT)、磁共振成像(MRI)、X 线检查。

(3)诊断鉴别要点:①本病患者有先行病史,有葡萄胎、流产、足月产史。②有其他转移灶的症状和体征,妇科检查子宫异常增大,HCG 值异常升高,借此与异位妊娠鉴别。

4.出血性输卵管炎

急性输卵管炎时,如发生输卵管间质层出血,突破黏膜上皮进入管腔,由伞端流入腹腔,引起腹腔内出血,称为出血性输卵管炎。

(1)症状体征特点:①突然出现下腹疼痛、阴道出血、肛门坠胀,并伴发热、白带增多。②多数患者有分娩、流产、宫腔操作史,体温升高,下腹压痛、反跳痛明显,移动性浊音阳性。③妇科检查见白带较多,宫颈举痛明显,附件区扣及条索状肿块。

(2)辅助检查:①妊娠试验阴性,血红蛋白下降,白细胞和中性粒细胞升高。②后穹隆穿刺、腹腔镜检查。

(3)诊断鉴别要点:①本病可发生于月经周期的任何时期,无停经史,有附件炎史,有发热、腹痛、白带增多等炎症表现。②腹腔镜检查或剖腹探查可确诊。

5.急性盆腔炎伴感染性休克

急性盆腔炎的感染多数为混合性感染,其中厌氧菌感染所产生的内毒素是引起感染性休克的主要原因。

(1)症状体征特点:①下腹痛加剧,压痛、反跳痛及肌紧张明显,肠鸣音减弱或消失。②有急性盆腔炎的症状和体征,出现寒战、高热、体温不升,并伴面色苍白、四肢厥冷等休克症状,有少尿、无尿等肾功能衰竭(简称肾衰竭)症状。③妇科检查见宫颈举痛明显,子宫及双侧附件区触痛明显,可在附件区扣及囊性肿块。

(2)辅助检查:①血白细胞、中性粒细胞升高,并可出现中毒颗粒。②血或病灶分泌物细菌培养可找到致病菌。

(3)诊断鉴别要点:①本病盆腔炎病史明确,随病情发展腹痛会加剧,继而出现休克的症状和体征。②辅助检查有感染迹象为本病的特点。

6.肠系膜血液循环障碍

肠系膜血液循环障碍可导致肠管缺血坏死,多发生于肠系膜动脉。

(1)症状体征特点:①突然发生剧烈的持续性腹部绞痛,止痛剂不能缓解,并伴有恶心、呕吐频繁。②起病早期腹软、腹部平坦,可有轻度压痛,肠鸣音活跃或正常;随着肠坏死和腹膜炎的发展,腹胀明显,肠鸣音消失,腹部压痛、反跳痛及肌紧张明显,并出现呕血和血便。③严重者症状和体征不相称为本病的特点,但血管闭塞范围广泛者可较早出现休克。

(2)辅助检查:①腹腔穿刺可抽出血性液体,表现为血液浓缩,白细胞计数升高。②腹部X线检查见大量肠胀气,腹腔有大量渗出液;X线平片显示肠管扩张、肠腔内有液平面。③选择性动脉造影显示闭塞的血管。

(3)诊断鉴别要点:①早期主要表现为突发脐周剧烈腹痛,恶心、呕吐频繁而腹部体征轻微。②盆腔检查无异常发现,较少阳性体征与剧烈的持续性绞痛症状不符合,为本病特征性表现。

(二)急性下腹疼痛伴发热

1.急性化脓性子宫内膜炎

急性化脓性子宫内膜炎多为由链球菌、葡萄球菌及大肠埃希菌等化脓性细菌感染所致的子宫内膜急性化脓性炎症。

(1)症状体征特点:①多见于分娩、流产及其他宫腔手术后。②术后即感下腹痛,并继而出现畏寒、寒战、发热、全身乏力、出汗,下腹持续性疼痛,并逐渐加重。③阴道分泌物增多,呈脓性或血性,有臭味。④妇科检查见阴道内及宫颈口大量脓性或血性带臭味的分泌物,宫颈有举痛,宫体增大且压痛明显。

(2)辅助检查:①血白细胞及中性粒细胞数目增多。②宫腔分泌物培养找到致病菌。

(3)诊断鉴别要点:①起病前有宫腔手术、经期性交或分娩史。②下腹痛、发热,白带增多呈脓性或脓血性,有臭味,妇科检查子宫压痛明显,为本病特点。

2.急性淋菌性子宫内膜炎

急性淋菌性子宫内膜炎多由阴道淋病向上扩散感染子宫内膜引起的急性炎症,患者多有不洁性生活史。

(1)症状体征特点:①不洁性生活史,起病前有急性尿路炎、宫颈炎、前庭大腺炎等症状。②阴道分泌物为脓性、有臭味,有持续性阴道出血。③下腹绞痛,伴畏寒、发热。④妇科检查见阴道内有大量脓性白带,宫颈中有脓栓堵塞,宫颈举痛明显,宫体增大且有压痛。

(2)辅助检查:①外周血白细胞及中性粒细胞数目增多。②宫腔脓性分泌物涂片或培养可找到革兰氏阴性双球菌。

(3)诊断鉴别要点:患者有不洁性生活史或有已确诊的淋病史为本病特点。

3.急性输卵管炎

急性输卵管炎指输卵管发生的急性炎症,为化脓性病理过程,其病原菌多来自外阴、阴道、子宫,常发生于流产、足月产、月经期或宫内手术后。

(1)症状体征特点:①下腹部两侧剧烈疼痛,有压痛、反跳痛及肌紧张。②常发生于流产、足月产、月经期及宫腔手术后,白带增多,阴道不规则出血。③轻者低热,重者寒战、高热,甚至发生败血症。④妇科检查见阴道内脓性白带,宫颈举痛,子宫一侧或两侧触痛,可触及增粗的输卵管。

(2)辅助检查:①外周血白细胞总数和中性粒细胞数目增多。②后穹隆穿刺抽出脓液或脓性渗出物,分泌物培养找到致病菌。

(3)诊断鉴别要点:①本病常发生于流产、足月产、月经期及宫腔手术后。②下腹痛为一侧或双侧,妇科检查一侧或双侧附件区压痛,输卵管增粗、触痛明显为其典型特征。

4.急性盆腔结缔组织炎

急性盆腔结缔组织炎是指盆腔结缔组织初发的炎症,不是继发于输卵管、卵巢的炎症,是初发于子宫旁的结缔组织,然后再扩展到其他部位。

(1)症状体征特点:①寒战、发热,呈持续高热转为弛张热,形成脓肿时,反复出现寒战,并出现全身中毒症状,伴恶心、呕吐、腹胀、腹泻、尿频、尿急、尿痛、里急后重及肛门坠胀感。②下腹部弥漫性压痛、反跳痛及肌紧张,且持续疼痛,向臀部及两下肢放射。③妇科检查见宫颈举痛,子宫及宫旁组织压痛明显,有增厚感,子宫增大、压痛,活动度受限。

(2)辅助检查:①外周血白细胞总数及中性粒细胞数升高。②高热时血培养偶可培养出致病菌。③后穹隆穿刺抽出脓液。

(3)诊断鉴别要点:①本病有明确的病史,患者有明显的全身感染性症状。②检查有下腹部弥漫性压痛、反跳痛及肌紧张,子宫及宫旁压痛明显,为本病特征性表现。

5.急性阑尾炎

急性阑尾炎指阑尾发生的急性炎症,是引起下腹痛比较常见的疾病,当急性阑尾炎的腹痛转移到右下腹时,易与相关的妇产科疾病混淆。

(1)症状体征特点:①转移性右下腹痛:开始为上腹部或全腹、脐周痛,后局限于右下腹部。②发热,伴恶心、呕吐。③体检:右下腹麦氏点压痛、反跳痛及肌紧张,肠鸣音减弱或消失。④妇科检查:生殖器无异常发现。

(2)辅助检查:①外周血白细胞总数及中性粒细胞数升高。②超声检查子宫、附件无异常。

(3)诊断鉴别要点:①本病起病急,腹痛在先,发热在后,有典型的转移性右下腹痛发病经过。②妇科检查无阳性体征为本病特征。

6.子宫肌瘤红色变性

子宫肌瘤红色变性多见于妊娠期或产褥期,是一种特殊类型的坏死,子宫肌瘤发生红色变性时,肌瘤体积迅速改变,发生血管破裂,出血弥散于组织内。

(1)症状体征特点:①有月经量过多史或已确诊有子宫肌瘤史。②剧烈腹痛,多于妊娠期或产褥期突然出现。③伴发热、恶心、呕吐。④下腹压痛,肌瘤较大时可触及肿块,并有压痛。

(2)辅助检查:①外周血白细胞总数及中性粒细胞数升高。②超声检查、CT、MRI检查。

(3)诊断鉴别要点:①有子宫肌瘤史,于妊娠期或产褥期突然出现剧烈腹痛、发热。②检查发现子宫肌瘤迅速增大,局部压痛明显,为本病的特征。

7.急性肠系膜淋巴结炎

急性肠系膜淋巴结炎在7岁以下的小儿好发,以冬春季节多见,常在上呼吸道感染或肠道感染中并发。小儿肠系膜淋巴结在回肠末端和回盲部分布丰富,且小肠内容物常因回盲瓣的作用在回肠末端停留,肠内细菌和病毒产物易在该处吸收进入回盲部淋巴结,致肠系膜淋巴结炎。

(1)症状体征特点:①多见于儿童及青少年,有上呼吸道感染史。②具有高热、腹痛、呕吐三联征,有时腹泻并高热,有右下腹压痛、反跳痛及肌紧张。③妇科检查无阳性体征。

(2)辅助检查:①外周血白细胞总数及中性粒细胞数升高。②B超检查子宫附件无异常。

(3)诊断鉴别要点:①多见于儿童及青少年,常有上呼吸道感染史。②下腹痛、发热,检查发现下腹压痛点广泛且与肠系膜根部方向一致。③妇科检查无阳性体征为本病的特征。

(三)急性下腹疼痛伴盆腔肿块

1.卵巢肿瘤蒂扭转

卵巢肿瘤蒂扭转好发于瘤蒂较长、瘤体中等大小、活动度大的卵巢肿瘤,因子宫的上下移动、肠蠕动、体位骤变可使肿瘤转动,其蒂(骨盆漏斗韧带、卵巢固有韧带和输卵管)随之扭转,当扭转超过某一角度且不能恢复时,可使走行于其间的肿瘤静脉回流受阻,致使瘤内高度充血或血管破裂,进而使瘤体急剧增大,瘤内发生出血,最后动脉血流因蒂扭转而受阻,肿瘤发生坏死、破裂、感染。

(1)症状体征特点:①活动或体位改变后突然出现下腹一侧剧烈持续性疼痛,并伴恶心、呕吐。②体检:患侧腹部压痛,早期无明显的反跳痛及肌紧张,随病程延长,肿瘤坏死,继发感染,腹痛加剧,检查有反跳痛及肌紧张。③妇科检查:在子宫一侧可扪及肿块,张力较大,有压痛,其蒂部最明显。

(2)辅助检查:超声检查。

(3)诊断鉴别要点:①患者原有盆腔肿块病史。②突然出现下腹一侧剧烈持续的绞痛,其发生与体位改变有关,为本病的特征。

2.卵巢肿瘤破裂

卵巢肿瘤发生破裂的原因有外伤和自发两种:外伤性破裂常因腹部遭受重击、分娩、性交、妇科检查或穿刺等引起;自发性破裂常因肿瘤生长过速所致,多数为恶性肿瘤浸润性生长所致。

(1)症状体征特点:①腹痛:卵巢小囊肿或单纯性囊腺瘤破裂时,腹痛轻微;卵巢大囊肿或成熟性畸胎瘤破裂时,腹痛剧烈,并伴恶心、呕吐、腹膜炎症状;卵巢恶性肿瘤破裂时,腹痛剧烈,伴腹腔内出血,甚至休克。②下腹压痛、反跳痛及肌紧张。③妇科检查:宫颈举痛,原有的肿瘤缩小或消失。

(2)辅助检查:①后穹隆穿刺抽出相应的囊液或血液。②超声检查。

(3)诊断鉴别要点:①患者原有卵巢肿块史,有腹部外伤、性交、分娩、妇科检查或肿块穿刺等诱因。②腹痛后原有的卵巢肿块缩小或消失,为本病的特征。

3.盆腔炎性肿块

盆腔炎性肿块起自急性输卵管炎,因输卵管腔内的炎性分泌物流到盆腔,继发盆腔腹膜炎、卵巢周围炎,使输卵管、卵巢、韧带、大网膜及肠管等粘连成一团,形成盆腔炎性肿块。

(1)症状体征特点:①下腹疼痛、发热。②妇科检查:在子宫旁有肿块,形态不规则,呈实性或囊实性,活动度差,压痛。

(2)辅助检查:①外周血白细胞总数及中性粒细胞数升高。②超声检查、CT、MRI等检查。

(3)诊断鉴别要点:①患者先出现下腹痛、发热,继而出现盆腔肿块。②肿块形态不规则,呈实性或囊实性,活动度差,压痛,常与子宫粘连,为本病的特征。

4.子宫肌瘤

子宫肌瘤是女性生殖器最常见的良性肿瘤,也是人体最常见的肿瘤,主要由平滑肌细胞增生而成,其间有少量纤维结缔组织。

(1)症状体征特点:①既往有月经紊乱、子宫肌瘤病史。②腹部多为轻微坠痛,如浆膜下肌瘤蒂扭转,则出现剧烈疼痛;在妊娠期或产褥期突然出现腹痛、发热、肌瘤迅速增大,多为子宫肌瘤红色变性。

(2)辅助检查:超声检查。

(3)诊断鉴别要点:本病患者有明确子宫肌瘤病史,妇科检查及盆腔B超可明确诊断。

5.盆腔脓肿

盆腔脓肿包括输卵管积脓、卵巢脓肿、输卵管卵巢脓肿、直肠子宫陷凹脓肿及阴道直肠隔脓肿。

(1)症状体征特点:①腹痛剧烈,下腹部耻骨区域触痛明显,有反跳痛及肌紧张。②伴有寒战、高热。③妇科检查:阴道内及宫口有脓性分泌物,宫颈举痛明显,子宫压痛,在宫旁可触及肿块,张力大呈囊性,触痛明显。

(2)辅助检查:①外周血白细胞总数及中性粒细胞数升高。②超声检查、CT、MRI 检查。

(3)诊断鉴别要点:①本病先有急性盆腔炎的症状和体征,后出现盆腔肿块、持续高热、下腹痛。②肿块张力大,有波动感,触痛明显,为本病的特征。

(四)周期性下腹疼痛

1.子宫腺肌病

子宫腺肌病指当子宫内膜侵入子宫肌层的疾病。

(1)症状体征特点:①继发性痛经,并进行性加重。②伴月经量增多、经期延长、继发性不孕。③妇科检查:子宫均匀性增大,局部有局限性结节突起,质地较硬,经前、经期更加增大、变软,有压痛,经后子宫稍缩小。

(2)辅助检查:超声检查。

(3)诊断鉴别要点:超声检查对本病与子宫肌瘤的鉴别帮助较大。

2.子宫内膜异位症

子宫内膜异位症指当具有生长功能的子宫内膜组织出现在子宫腔被覆黏膜以外的身体部位时导致的疾病。

(1)症状体征特点:①痛经大多数表现为继发性、进行性加重。②性交痛、月经失调、不孕。③妇科检查:子宫正常大小,后倾固定,直肠子宫陷凹或宫骶韧带触痛性结节或子宫后壁下段触痛性结节,在附件可触及肿块,呈囊性或囊实性,活动度差,有压痛。

(2)辅助检查:超声检查、CA125 检测(糖类抗原 125 检测)、腹腔镜检查。

(3)诊断鉴别要点:①育龄女性有进行性痛经、不孕和月经紊乱。②妇科检查有触痛性结节或宫旁有不活动的囊性包块,为本病特征性表现。

3.先天性处女膜闭锁

处女膜闭锁又称无孔处女膜,由于处女膜闭锁,经血无法排出,最初积在阴道内,反复多次月经来潮后,逐渐发展成宫腔积血、输卵管积血,甚至腹腔内积血。

(1)症状体征特点:①月经来潮前无任何症状,来潮后出现周期性下腹痛。②妇科检查:处女膜向外膨隆,表面呈紫蓝色,无阴道开口;肛门检查可扪及阴道膨隆呈球状向直肠突起,阴道包块上方的子宫压痛明显,下压包块,处女膜膨隆更加明显。

(2)辅助检查:超声检查。

(3)诊断鉴别要点:①本病仅见于青春期少女,患者无月经来潮,但第二性征发育良好,进行性加重的周期性腹痛。②妇科检查:处女膜向外膨隆,表面呈紫蓝色,无阴道开口;肛门检查可扪及阴道膨隆呈球状向直肠突起,阴道包块上方的子宫压痛明显,下压包块,处女膜膨隆更加明显,为本病的特征。

4.Asherman 综合征

Asherman 综合征即宫腔粘连综合征,系患者在人工流产、中期妊娠引产或足月分娩后造成宫腔广泛粘连而引起的闭经、子宫内膜异位症、继发不孕和再次妊娠引起流产等一系列综合征。

(1)症状体征特点:①人工流产或刮宫后,出现闭经或月经量减少。②进行性加重的下腹周期性疼痛,呈痉挛性,并伴肛门坠胀感。③闭经用人工周期治疗无撤退性出血。④有继发性不孕、流产、早产、胎位不正、胎儿死亡或胎盘植入。⑤妇科检查:子宫正常大小或稍大,较软,压痛明显,宫颈闭塞,宫腔探针不能通过,宫颈举痛,附件压痛明显,宫旁组织、宫骶韧带处压痛。

（2）辅助检查：超声检查、宫腔碘油造影、宫腔镜检查。

（3）诊断鉴别要点。①本病继发子宫腔操作后，患者有周期性下腹痛，呈进行性加重，无月经来潮。②妇科检查见宫颈闭塞，为本病的特征。

（五）慢性下腹疼痛伴白带增多

1.慢性盆腔炎

慢性盆腔炎常为急性盆腔炎未能彻底地治疗，或患者体质较差，病程迁延所致。

（1）症状体征特点：①下腹坠胀、疼痛、腰骶部酸痛，在劳累、性交后及月经前后加剧。②月经量过多、经期延长、白带增多、不孕。③妇科检查：盆腔（子宫、附件）有压痛等炎症表现。

（2）辅助检查：超声检查。

（3）诊断鉴别要点：①既往有急性盆腔炎病史，继而出现慢性下腹痛。②妇科检查发现子宫一侧或两侧片状增厚，宫骶韧带增厚变硬，发病时压痛明显，为本病的特征。

2.盆腔淤血综合征

盆腔淤血综合征是由于盆腔静脉充盈、扩张及血流明显缓慢所致的一系列综合征。

（1）症状体征特点：①多见于早婚、早育、多产、子宫后位、习惯性便秘及长时间从事站立工作的女性。②下腹部坠痛、酸胀及骶臀部疼痛。③伴有月经量过多、经期延长、乳房胀痛、性交痛、白带增多。④妇科检查见外阴、阴道呈蓝色，伴有静脉曲张，子宫体增大而软，附件区可扪及柔软增厚感。

（2）辅助检查：体位试验阳性、盆腔静脉造影、盆腔血流图、腹腔镜检查。

（3）诊断鉴别要点：①疼痛在久立、劳累或性交后加重。②妇科检查见外阴、阴道呈蓝色，静脉曲张，宫颈肥大而质软，略呈蓝色。③体位试验、盆腔静脉造影、盆腔血流图及腹腔镜检查等有助于诊断。

3.慢性宫颈炎

慢性宫颈炎是妇科疾病中最常见的一种，因性生活、分娩、流产后，细菌侵入宫颈管而引起炎症，多由急性宫颈炎未治疗或治疗不彻底转变而来。

（1）症状体征特点：①外阴轻度瘙痒。②白带增多，通常呈乳白色黏液状，有时呈淡黄色脓性，有息肉形成时伴有血丝或接触性出血。③月经期、排便或性生活后下腹或腰骶部有疼痛；或者有部分患者出现膀胱刺激症状，有尿频或排尿困难，但尿液常规检查正常。④妇科检查见宫颈有红色细颗粒糜烂区及颈管分泌脓性黏液状白带，子宫颈有不同程度的糜烂、肥大，有时质硬，有时可见息肉、外翻、腺体囊肿等病理变化。

（2）辅助检查：①须常规做宫颈刮片检查，必要时做活组织检查。②慢性宫颈炎须排除宫颈癌，可进行阴道镜检查、宫颈刮片、宫颈活组织检查或宫颈锥切。

（3）诊断鉴别要点：须常规做宫颈刮片检查，必要时做活组织病理检查以排除宫颈癌。

4.后位子宫

后位子宫包括子宫后倾及后屈。

（1）症状体征特点：①痛经、腰背痛。②不孕、白带增多、月经异常、性生活不适。③妇科检查见子宫后倾、质软，轻压痛，附件下垂至直肠窝。

（2）辅助检查：B超检查见子宫极度后位，余无异常。

（3）诊断鉴别要点：经手法复位后症状好转是本病的特征。

（六）慢性下腹疼痛伴阴道出血

1.陈旧性宫外孕

陈旧性宫外孕指输卵管妊娠流产或破裂,长期反复的内出血所形成的盆腔血肿不消散,血肿机化变硬并与周围组织粘连导致的疾病。

（1）症状体征特点:①停经史、不规则阴道出血、下腹痛。②妇科检查示子宫无增大,子宫旁可扪及形态不规则的肿块,有压痛。

（2）辅助检查:后穹隆穿刺、妊娠试验、超声检查、腹腔镜检查。

（3）诊断鉴别要点:①停经史、不规则阴道出血、下腹痛,妊娠试验阳性,后穹隆穿刺抽出暗红色不凝固血液,为本病的特征。②腹腔镜检查可确诊。

2.子宫内膜异位症

（1）症状体征特点:①慢性下腹胀痛或肛门胀痛、性交痛。②月经量增多、经期延长。③妇科检查见子宫后倾固定,可在直肠子宫陷凹、宫骶韧带、子宫后壁触及痛性结节,在子宫一侧或两侧可扪及囊性或囊实性肿块。

（2）辅助检查:超声检查、CA125检测、腹腔镜检查。

（3）诊断鉴别要点:①育龄女性有进行性痛经、不孕和月经紊乱。②妇科检查有触痛性结节或宫旁有不活动的囊性包块,为本病特征性表现。

3.宫腔内放置节育器后

宫腔内放置节育器后最常见的并发症为慢性下腹痛及不规则阴道出血,这是节育器在宫腔内可随宫缩而移位引起的,如节育器过大或放置节育器时未移送至宫底部而居宫腔下段时,更易发生。

（1）症状体征特点:①宫腔内放置节育器后出现慢性下腹胀痛或腰骶部酸痛。②阴道出血、经期延长、淋漓不尽、白带中带血。③妇科检查无其他病变体征。

（2）辅助检查:超声检查宫内节育器是否下移或异常情况。

（3）诊断鉴别要点:①放置节育器后出现上述症状,一般的药物治疗无效。②妇科检查无其他异常发现,取出节育器后症状消失,为本病的特征。

（七）慢性下腹疼痛伴发热、消瘦

1.结核性盆腔炎

结核性盆腔炎指由结核分枝杆菌感染女性盆腔引起的盆腔炎症。

（1）症状体征特点:①下腹疼痛,经期疼痛加剧。②经期或午后发热、盗汗、乏力、食欲缺乏、体重减轻。③月经量过多、减少、闭经、不孕。④妇科检查可扪及不规则的囊性肿块,质硬,子宫轮廓不清,严重时呈冰冻骨盆。

（2）辅助检查:①子宫内膜病理检查。②胸部、消化道及泌尿道X线检查。③子宫输卵管碘油造影、超声检查、腹腔镜检查。④结核菌素试验、结核分枝杆菌培养。

（3）诊断鉴别要点:①患者有原发不孕、月经量稀少或闭经。②有低热、盗汗时,既往有结核病接触史或本人有结核病史可为本病诊断提供参考。

2.卵巢恶性肿瘤

卵巢恶性肿瘤是女性生殖器三大恶性肿瘤之一。由于卵巢位于盆腔深部,卵巢恶性肿瘤早期不易被发现。

（1）症状体征特点:①有卵巢癌早期症状:食欲缺乏、消化不良、体重下降、下腹胀痛、腹痛、下腹包块、腹水。②邻近脏器受累出现压迫直肠、膀胱、输尿管的症状。③妇科检查见盆腔内触及散在、质硬结节,肿块多为双侧性,实性或囊实性,表面高低不平,固定不动。

(2)辅助检查:①腹水细胞学检查。②后穹隆肿块穿刺活检。③超声检查、CT、MRI 检查、肿瘤标志物检查、腹腔镜检查。

(3)诊断鉴别要点:超声检查、CT、MRI 检查、肿瘤标志物检查、肿块活组织检查可助本病诊断。

3.艾滋病

艾滋病又称为获得性免疫缺陷综合征,是由人类免疫缺陷病毒(HIV)感染引起的性传播疾病,可引起 T 细胞损害,导致持续性免疫缺陷、多器官机会性感染及罕见恶性肿瘤,最终导致死亡。

(1)症状体征特点:①高热、多汗、乏力、周身痛、消瘦、腹泻、呕吐等。②常合并阴道真菌感染等,以白色念珠菌感染较多见,白带增多。③体格检查见全身淋巴结肿大。

(2)辅助检查:①白细胞计数低下,淋巴细胞比例降低。②血 HIV 抗体检测常用酶联免疫吸附实验(ELISA)法、荧光免疫法和免疫印迹(Western Blot)法。

(3)诊断鉴别要点:①本病有全身淋巴结肿大、高热、乏力、周身痛等以免疫缺陷为基础而发生的一系列艾滋病症状和体征。②检查血 HIV 抗体可确诊。

(王 婷)

第三节 白带异常

白带是由阴道黏膜渗出液和宫颈管、子宫内膜及输卵管黏膜腺体分泌物混合而成,正常白带呈白色稀糊状或蛋清样,高度黏稠,无腥臭味,量少。白带量的多少与雌激素相关:月经前后 2～3 天量少,排卵期增多,青春期前、绝经后少,妊娠期量多。生殖道炎症或肿瘤时,白带量明显增多且特点有改变。

一、原因

白带异常主要见于两类疾病:生殖器炎症和生殖器肿瘤。

(一)生殖器炎症

阴道炎(较常见的有滴虫性阴道炎、假丝酵母菌阴道炎、细菌性阴道病、萎缩性阴道炎)、宫颈炎、盆腔炎等。

(二)生殖器肿瘤

子宫黏膜下肌瘤、阴道癌、宫颈癌、子宫内膜癌、输卵管癌等。

(三)其他

阴道腺病、卵巢功能失调、阴道内异物、放置宫内节育器等。

二、鉴别要点

（一）灰黄色或黄白色泡沫状稀薄白带

此为滴虫性阴道炎的特征,多伴有外阴瘙痒。

（二）凝乳或豆渣样白带

此为假丝酵母菌阴道炎的特征,多伴有外阴奇痒或灼痛感。

（三）灰白色匀质白带

此常见于细菌性阴道病,有鱼腥味,可伴有外阴瘙痒。

（四）透明黏性白带

外观正常,量明显增多,应考虑是否为卵巢功能失调、阴道腺病或宫颈高分化腺癌。

（五）脓性白带

此为细菌感染所致,色黄或黄绿,黏稠,有臭味,可见于阴道炎、急性宫颈炎、宫颈管炎、宫腔积脓、阴道内异物、阴道癌或宫颈癌并发感染。

（六）血性白带

血性白带是指白带中混有血液,血量的多少不定,可考虑是否为宫颈癌、子宫内膜癌、宫颈息肉、子宫黏膜下肌瘤、放置宫内节育器等。

（七）水样白带

水样白带是指持续地流出淘米水样的白带,且具奇臭者,一般为晚期宫颈癌;间断性排出清澈黄红色水样的白带,应考虑为输卵管癌。

（王小惠）

第四节 外阴瘙痒

外阴瘙痒是多种不同病变引起的一种症状,但也可能发生在正常妇女身上,严重时影响生活、工作和休息。

一、病因

（一）局部原因

1.阴道分泌物刺激

患有慢性宫颈炎及各种阴道炎时,由于其分泌物增多刺激外阴部皮肤而常引起外阴瘙痒,滴虫性阴道炎和假丝酵母菌阴道炎是引起外阴瘙痒的最常见的原因。

2.外阴营养不良

外阴营养不良者,其外阴瘙痒难忍。

3.卫生习惯不良

不注意外阴清洁,经血、大小便等长期刺激,月经垫不洁及穿不透气的化纤内裤等,均能引起外阴瘙痒。

4.化学物品、药品刺激或过敏

肥皂、避孕套、某些药物等的直接刺激或过敏,均能引起外阴瘙痒。

5.其他

阴虱、疥疮、疱疹、尖锐湿疣、外阴湿疹、蛲虫感染等亦能引起外阴瘙痒。

（二）全身原因

糖尿病及黄疸患者的尿液对外阴皮肤的刺激，或维生素缺乏，尤其是维生素 A、B 族维生素的缺乏、妊娠期肝内胆汁淤积症、妊娠期或经前期外阴部充血等均可引起外阴不同程度的瘙痒。另有部分患者虽外阴瘙痒十分严重，但原因不明，可能与精神或心理方面的因素有关。

二、临床表现及诊断

主要症状是外阴瘙痒，瘙痒部位多位于阴蒂、大小阴唇、会阴、肛周，一般发生在夜间或食用刺激性食物或经期加重时，瘙痒的程度因个体及病因不同而有差异。局部检查可见外阴局部潮红或有抓痕，或皮肤粗糙及色素减退等，有时继发感染。诊断时应详细地询问病史，进行局部检查及必要的化验，尽可能查出病因。

三、治疗

（一）一般治疗

保持外阴皮肤清洁、干燥，切忌搔抓。不用热水烫洗，忌用肥皂，有感染时可用高锰酸钾液坐浴，内裤应宽松透气。

（二）病因治疗

积极治疗引起外阴瘙痒的疾病，如各种阴道炎、糖尿病等。若有阴虱应剔净阴毛，内裤和被褥要煮洗、消毒，外阴局部应用氧化氨基汞软膏，配偶也应同时治疗。

（三）对症治疗

1.外用药

急性炎症期可用 3％硼酸液湿敷，洗后外阴局部涂搽 40％氧化锌软膏、炉甘石洗剂等。慢性瘙痒可使用皮质激素或 2％苯海拉明软膏涂搽，有止痒作用。

2.内服药

症状严重者，服用镇静、脱敏药物，如氯苯那敏、苯海拉明等。

3.乙醇注射法

对外阴皮肤正常、瘙痒严重、其他疗法无效的难治性患者，可采用纯乙醇皮下注射的方法。

4.中药熏洗

（1）蛇床子散：蛇床子、花椒、明矾、百部、苦参各 9～15 g，煎水先熏洗后坐浴，每天 2 次，连用10 天。

（2）茵苦洗剂：茵陈、苦参各 9 g，煎水熏洗。

（3）皮炎洗剂：透骨草 9 g，蒲公英、马齿苋、紫花地丁、黄芩、防风、独活、羌活各 5 g，艾叶 6 g，甘草 3 g，煎水熏洗。

（王小惠）

第二章

生殖系统炎症

第一节　非特异性外阴炎

非特异性外阴炎是由物理、化学等非病原体因素所致的外阴皮肤或黏膜炎症。

一、病因

外阴易受经血、阴道分泌物刺激,若患者不注意清洁,或粪瘘患者受到粪便污染刺激、尿瘘患者受到尿液长期浸渍等,均可引起非特异性外阴炎。长期穿紧身化纤内裤或经期长时间使用卫生用品所导致的物理、化学刺激,如皮肤黏膜摩擦、局部潮湿、透气性差等,亦可引起非特异性外阴炎。

二、临床表现

外阴皮肤黏膜有瘙痒、疼痛、烧灼感,于活动、性交、排尿及排便时加重。急性炎症期检查见外阴充血、肿胀、糜烂,常有抓痕,严重者形成溃疡或湿疹;慢性炎症期检查可见外阴皮肤增厚、粗糙、皲裂,甚至苔藓样变。

三、治疗

治疗原则为消除病因,保持外阴局部清洁、干燥,对症治疗。

（一）病因治疗

寻找并积极消除病因,改善外阴局部卫生。若发现糖尿病应及时治疗,若有尿瘘、粪瘘应及时进行修补术。

（二）局部治疗

保持外阴局部清洁、干燥,大小便后及时清洁外阴。可用 0.1％聚维酮碘液或 1：5 000 高锰酸钾液坐浴,每天 2 次,每次 15～30 分钟,坐浴后涂抗生素软膏或中成药药膏,也可选用中药煎水熏洗外阴部,每天 1～2 次。

（于坚伟）

第二节 前庭大腺炎症

前庭大腺炎症由病原体侵入前庭大腺所致,可分为前庭大腺炎、前庭大腺脓肿和前庭大腺囊肿。生育期妇女多见,幼女及绝经后期妇女少见。

一、病原体

前庭大腺炎症多为混合性细菌感染,主要的病原体为葡萄球菌、大肠埃希菌、链球菌、肠球菌。随着性传播疾病发病率的升高,淋病奈瑟球菌及沙眼衣原体也成为常见病原体。

病原体侵犯腺管,初期导致前庭大腺导管炎,腺管开口往往因肿胀或渗出物凝聚而阻塞,分泌物积存不能外流,感染进一步加重则形成前庭大腺脓肿。若脓肿消退后,腺管阻塞,脓液吸收后被黏液分泌物所替代,则会形成前庭大腺囊肿。前庭大腺囊肿可继发感染,形成脓肿,并反复发作。

二、临床表现

(一)前庭大腺炎

前庭大腺炎起病急,多为一侧。初起时外阴局部产生肿胀、疼痛、灼热感,检查见外阴局部皮肤红肿、压痛明显,患侧前庭大腺开口处有时可见白色小点。若感染进一步加重,脓肿形成并快速增大,直径可达 3.6 cm,患者疼痛剧烈,行走不便,脓肿成熟时外阴局部可触及波动感。少数患者可能出现全身发热等症状,腹股沟淋巴结可呈不同程度增大。当脓肿内压力增大时,表面皮肤黏膜变薄,脓肿可自行破溃。若破孔大,可自行引流,炎症消退较快至痊愈;若破孔小,引流不畅,则炎症持续存在,并反复发作。

(二)前庭大腺囊肿

前庭大腺囊肿多为单侧,也可为双侧。若囊肿小且无急性感染,患者一般无自觉症状,往往于妇科检查时方被发现;若囊肿大,可感到外阴坠胀或性交不适。检查见患侧阴道前庭窝外侧肿大,在外阴部后下方可触及无痛性囊性肿物,多呈圆形、边界清楚。

三、治疗

(一)药物治疗

急性炎症发作时,需保持外阴局部清洁,可取前庭大腺开口处分泌物做细菌培养,确定病原体。常选择使用喹诺酮或头孢菌素与甲硝唑联合抗感染,也可口服清热、解毒的中药,或局部坐浴。

(二)手术治疗

前庭大腺脓肿需尽早地切开引流,以缓解疼痛。切口应选择在波动感明显处,尽量靠低位以便引流通畅,原则上在内侧黏膜面切开,并放置引流条,脓液可送细菌培养。无症状的前庭大腺囊肿可随访观察;对囊肿较大或反复发作者可进行囊肿造口术。

(于坚伟)

第三节　细菌性阴道病

细菌性阴道病是阴道内正常菌群失调所致的以带有鱼腥臭味的稀薄阴道分泌物增多为主要表现的混合感染。

一、病因

正常阴道菌群以乳杆菌占优势。若产生 H_2O_2 的乳杆菌减少，则会导致阴道 pH 升高，阴道微生态失衡，其他微生物大量繁殖，主要有加德纳菌，还有其他厌氧菌，如动弯杆菌、普雷沃菌、紫单孢菌、类杆菌、消化链球菌等，以及人型支原体感染，导致细菌性阴道病。促使阴道菌群发生变化的原因仍不清楚，可能与频繁性交、反复阴道灌洗等因素有关。

二、临床表现

带有鱼腥臭味的稀薄阴道分泌物增多是其临床特点，可伴有轻度外阴瘙痒或烧灼感，性交后症状加重。分泌物呈鱼腥臭味，是厌氧菌产生的胺类物质（尸胺、腐胺、三甲胺）所致。分泌物呈灰白色、均匀一致、稀薄状，常黏附于阴道壁，但容易从阴道壁拭去。10%～40%患者无临床症状，检查阴道黏膜无明显充血等炎症表现。

三、诊断

主要采用 Amsel 临床诊断标准，下列 4 项中具备 3 项，即可诊断为细菌性阴道病，多数认为线索细胞阳性为必备条件。

（1）线索细胞阳性：取少许阴道分泌物放在玻片上，加 1 滴 0.9% 的氯化钠溶液混合，于高倍显微镜下寻找线索细胞。镜下线索细胞数量占鳞状上皮细胞比例＞20%，可以诊断为细菌性阴道病。线索细胞即为表面黏附了大量细小颗粒的阴道脱落鳞状上皮细胞，这些细小颗粒为加德纳菌及其他厌氧菌，使得高倍显微镜下所见的鳞状上皮细胞表面毛糙、模糊、边界不清、边缘呈锯齿状。

（2）匀质、稀薄、灰白色的阴道分泌物，常黏附于阴道壁。

（3）阴道分泌物 pH＞4.5。

（4）胺试验阳性：取少许阴道分泌物放在玻片上，加入 1～2 滴 10% 的氢氧化钾溶液，产生烂鱼肉样的腥臭气味，系因胺遇碱释放氨所致。

四、治疗

治疗选用抗厌氧菌药物，主要有甲硝唑、替硝唑、克林霉素。甲硝唑可抑制厌氧菌生长而不影响乳杆菌生长，是较理想的治疗药物。

（一）全身用药

首选为甲硝唑 400 mg，口服，每天 2 次，连服 7 天；其次为替硝唑 2 g，口服，每天 1 次，连服 3 天；或替硝唑 1 g，口服，每天 1 次，连服 5 天；或克林霉素 300 mg，口服，每天 2 次，连服 7 天。

不推荐使用甲硝唑 2 g 顿服。

（二）局部用药

甲硝唑制剂 200 mg，每晚 1 次，连用 7 天；或 2% 克林霉素软膏涂抹阴道，每次 5 g，每晚 1 次，连用7 天。哺乳期以选择局部用药为宜。

（三）注意事项

（1）细菌性阴道病可能导致子宫内膜炎、盆腔炎性疾病及子宫切除后阴道残端感染，准备进行宫腔手术操作或子宫切除手术的患者，即使无症状也需要接受治疗。

（2）细菌性阴道病与绒毛膜羊膜炎、胎膜早破、早产、产后子宫内膜炎等不良妊娠的结局有关，有症状的妊娠期患者均应接受治疗。

（3）细菌性阴道病复发者可选择与初次治疗不同的抗厌氧菌药物，也可试用阴道乳杆菌制剂恢复及重建阴道的微生态平衡。

（于坚伟）

第四节　滴虫性阴道炎

滴虫性阴道炎是由阴道毛滴虫引起的常见阴道炎症，也是常见的性传播疾病。

一、病原体

阴道毛滴虫生存力较强，适宜在温度 25～40 ℃、pH 5.2～6.6 的潮湿环境中生长，在 pH 5.0 以下环境中其生长受到抑制。月经前后阴道 pH 发生变化，月经后接近中性，隐藏在腺体及阴道皱襞中的滴虫得以繁殖，故滴虫性阴道炎常于月经前后发作。阴道毛滴虫能消耗或吞噬阴道上皮细胞内的糖原，阻碍乳酸生成，使阴道 pH 升高。阴道毛滴虫能消耗氧，使阴道成为厌氧环境，易致厌氧菌繁殖，约 60% 的患者同时合并细菌性阴道病。阴道毛滴虫还能吞噬精子，影响精子在阴道内存活。阴道毛滴虫不仅寄生于阴道，还常侵入尿道或尿道旁腺，甚至膀胱、肾盂，可以引发多种症状。

二、传播方式

经性交直接传播是其主要的传播方式。阴道毛滴虫可寄生于男性的包皮皱褶、尿道或前列腺中，男性由于感染阴道毛滴虫后常无症状，易成为感染源，也可经公共浴池、浴盆、浴巾、游泳池、坐式便器、衣物、污染的器械及敷料等间接传播。

三、临床表现

潜伏期为 4～28 天，25%～50% 的患者感染初期无症状，主要症状是阴道分泌物增多及外阴瘙痒，间或出现灼热、疼痛、性交痛等。分泌物典型特点为稀薄脓性、泡沫状、有异味，分泌物灰黄色、黄白色呈脓性是因其中含有大量白细胞，若合并其他感染则呈黄绿色；呈泡沫状、有异味是阴道毛滴虫无氧酵解碳水化合物，产生腐臭气体所致。瘙痒部位主要为阴道口及外阴，若合并尿道感染，可有尿频、尿痛的症状，有时可有血尿。检查见阴道黏膜充血，严重者有散在出血点，甚至宫颈有出血斑点,形成"草莓样"宫颈;部分无症状感染者阴道黏膜无异常改变。

四、诊断

根据典型的临床表现容易诊断,阴道分泌物中找到阴道毛滴虫即可确诊。最简便的方法是湿片法,取 1 滴0.9%的氯化钠温溶液放于玻片上,在阴道侧壁取典型分泌物混于其中,立即在低倍光镜下寻找阴道毛滴虫,显微镜下可见到呈波状运动的阴道毛滴虫及增多的白细胞被推移,此方法的敏感性为60%～70%,阴道分泌物智能化检测系统及分子诊断技术可提高阴道毛滴虫检出率。取分泌物前24～48 小时避免性交、阴道灌洗或局部用药,取分泌物时阴道窥器不涂润滑剂,分泌物取出后应及时送检并注意保暖,否则阴道毛滴虫活动力减弱,会造成辨认困难。分泌物革兰氏染色涂片检查会使阴道毛滴虫活动减弱,造成检出率下降。

本病应与需氧菌性阴道炎(aerobic vaginitis,AV)相鉴别,两者阴道分泌物性状相似,稀薄、泡沫状、有异味。主要通过实验室检查鉴别,滴虫性阴道炎湿片检查可见阴道毛滴虫,而 AV 常见的病原菌为B 族链球菌、β-葡萄球菌、大肠埃希菌及肠球菌等需氧菌,镜下可见大量的中毒白细胞和大量的杂菌,乳杆菌减少或消失,阴道分泌物中凝固酶和 β-葡萄糖醛酸苷酶可呈阳性。

此外,因滴虫性阴道炎可合并其他性传播疾病,如 HIV、黏液脓性宫颈炎等,诊断时需特别注意。

五、治疗

滴虫性阴道炎患者可同时存在尿道、尿道旁腺、前庭大腺多部位滴虫感染,治愈此病需全身用药,并避免阴道冲洗,主要治疗药物为硝基咪唑类药物。

(一)全身用药

初次治疗可选择甲硝唑 2 g,单次口服;或替硝唑 2 g,单次口服;或甲硝唑 400 mg,每天2 次,连服7 天,口服药物的治愈率达 90%～95%。服用甲硝唑者,服药后 12～24 小时内避免哺乳;服用替硝唑者,服药后 3 天内避免哺乳。

(二)性伴侣的治疗

滴虫性阴道炎主要由性行为传播,性伴侣应同时进行治疗,并告知患者及性伴侣治愈前应避免无保护性性行为。

(三)随访及治疗失败的处理

由于滴虫性阴道炎患者再感染率很高,最初感染 3 个月内需要追踪、复查。若治疗失败,对甲硝唑 2 g单次口服者,可重复应用甲硝唑 400 mg,每天 2 次,连服 7 天;或替硝唑 2 g,单次口服。对再次治疗后失败者,可给予甲硝唑 2 g,每天 1 次,连服 5 天;或替硝唑 2 g,每天 1 次,连服5 天。为避免重复感染,对密切接触的用品如内裤、毛巾等建议高温消毒。

(四)妊娠期滴虫性阴道炎的治疗

妊娠期滴虫性阴道炎可导致胎膜早破、早产及低出生体重儿等不良妊娠结局,妊娠期治疗的目的主要是减轻患者症状。目前对甲硝唑治疗能否改善滴虫性阴道炎的不良妊娠结局尚无定论,治疗方案为甲硝唑 400 mg,每天 2 次,连服 7 天。甲硝唑虽可透过胎盘,但未发现妊娠期服用甲硝唑会增加胎儿畸形或机体细胞突变的风险,但替硝唑在妊娠期应用的安全性尚未确定,应避免服用。

(于坚伟)

第五节　萎缩性阴道炎

萎缩性阴道炎为雌激素水平降低、局部抵抗力下降引起的,以需氧菌感染为主的阴道炎症。常见于自然绝经或人工绝经后的妇女,也可见于产后闭经、接受药物假绝经的治疗者。

一、病因

绝经后妇女因卵巢功能衰退或缺失,导致雌激素水平降低、阴道壁萎缩、黏膜变薄、上皮细胞内糖原减少、阴道内 pH 升高(多为 5.0～7.0)、嗜酸的乳杆菌不再为优势菌、局部抵抗力降低、以需氧菌为主的其他致病菌过度繁殖,从而引起炎症。

二、临床表现

主要症状为外阴灼热不适、瘙痒,阴道分泌物稀薄,呈淡黄色;感染严重者阴道分泌物呈脓血性,可伴有性交痛。检查时见阴道皱襞消失、萎缩、菲薄,阴道黏膜充血,有散在小出血点或点状出血斑,有时见浅表溃疡。

三、诊断

根据绝经、卵巢手术史、盆腔放疗史及临床表现,排除其他疾病,可以诊断。阴道分泌物镜检见大量白细胞而未见阴道毛滴虫、假丝酵母菌等致病菌。萎缩性阴道炎患者因受雌激素水平低的影响,阴道上皮脱落细胞量少且多为基底层细胞。对有血性阴道分泌物者,应与生殖道恶性肿瘤进行鉴别。对出现阴道壁肉芽组织及溃疡情况者,需进行局部活组织检查,与阴道癌相鉴别。

四、治疗

治疗原则为补充雌激素,增强阴道抵抗力;使用抗生素抑制细菌生长。

(一)补充雌激素

补充雌激素主要是针对病因的治疗,以增强阴道抵抗力。雌激素制剂可局部给药,也可全身给药。局部涂抹雌三醇软膏,每天 1～2 次,连用 14 天。口服替勃龙 2.5 mg,每天 1 次,也可选用其他雌、孕激素制剂连续联合用药。

(二)抑制细菌生长

阴道局部应用抗生素,如诺氟沙星制剂 100 mg,放于阴道深部,每天 1 次,7～10 天为 1 个疗程。对阴道局部干涩明显者,可应用润滑剂。

(于坚伟)

第六节　急性子宫颈炎

急性子宫颈炎指子宫颈发生急性炎症,包括子宫颈局部充血、水肿,上皮变性、坏死,黏膜、黏膜下组织、腺体周围见大量中性粒细胞浸润,腺腔中有脓性分泌物。急性子宫颈炎可由多种病原体引起,也可由物理因素、化学因素刺激或机械性子宫颈损伤、子宫颈异物伴发感染所致。

一、病因及病原体

急性子宫颈炎的病原体:①性传播疾病病原体。淋病奈瑟球菌及沙眼衣原体,主要见于性传播疾病的高危人群。②内源性病原体。部分子宫颈炎发病与细菌性阴道病病原体、生殖支原体感染有关,但也有部分患者的病原体不清楚。沙眼衣原体及淋病奈瑟球菌均感染子宫颈管柱状上皮,沿黏膜面扩散引起浅层感染,病变以子宫颈管最为明显。除子宫颈管柱状上皮外,淋病奈瑟球菌还常侵袭尿道移行上皮、尿道旁腺及前庭大腺。

二、临床表现

大部分患者无症状。有症状者主要表现为阴道分泌物增多,呈黏液脓性,阴道分泌物刺激可引起外阴瘙痒及灼热感。此外,可出现经期出血、性交后出血等症状。若合并尿路感染,可出现尿急、尿频、尿痛的症状。妇科检查见子宫颈充血、水肿、黏膜外翻,有黏液脓性分泌物附着甚至从子宫颈管流出,子宫颈管黏膜质脆,容易诱发出血。若为淋病奈瑟球菌感染,因尿道旁腺、前庭大腺受累,可见尿道口、阴道口黏膜充血、水肿及大量脓性分泌物。

三、诊断

出现两个特征性体征之一、显微镜检查子宫颈管分泌物或阴道分泌物中白细胞增多,可做出急性子宫颈炎的初步诊断。诊断后,需进一步做沙眼衣原体和淋病奈瑟球菌的检测。

(1)两个特征性体征,具备一个或两个同时具备:①在子宫颈管或子宫颈管棉拭子标本上,肉眼见到脓性或黏液脓性分泌物。②用棉拭子擦拭子宫颈管时,容易诱发子宫颈管内出血。

(2)白细胞检测:子宫颈管分泌物或阴道分泌物中白细胞增多,后者需排除引起白细胞增多的阴道炎症。①子宫颈管脓性分泌物涂片做革兰氏染色,中性粒细胞＞30 个/高倍视野。②阴道分泌物涂片检查白细胞＞10 个/高倍视野。

(3)病原体检测:应做沙眼衣原体和淋病奈瑟球菌的检测,以及有无细菌性阴道病及滴虫性阴道炎。

检测淋病奈瑟球菌常用的方法有:①分泌物涂片做革兰氏染色,查找中性粒细胞中有无革兰氏阴性双球菌,由于子宫颈管分泌物涂片的敏感性、特异性差,不推荐用于女性淋病的诊断方法。②淋病奈瑟球菌培养为诊断淋病奈瑟球菌感染的"金标准"方法。③核酸检测,包括核酸杂交及核酸扩增,尤其是核酸扩增方法诊断淋病奈瑟球菌感染的敏感性、特异性高。

检测沙眼衣原体常用的方法有:①衣原体培养,因其方法复杂,故临床少用。②酶联免疫吸附试验检测沙眼衣原体抗原,为临床常用的方法。③核酸检测,包括核酸杂交及核酸扩增,尤以后者为检测沙眼衣原体感染的敏感性、特异性高的方法,但应做好质量控制,避免污染。

若子宫颈炎进一步加重,可导致上行感染,因此对子宫颈炎患者应注意有无上生殖道感染的可能。

四、治疗

主要为抗生素药物治疗,可根据不同情况采用经验性抗生素治疗及针对病原体的抗生素治疗。

(一)经验性抗生素治疗

对有性传播疾病高危因素的患者(如年龄<25岁,多性伴侣或新性伴侣,并且为无保护性性交或性伴患性传播疾病),在未获得病原体检测结果前,可采用经验性抗生素治疗,方案为阿奇霉素 1 g,单次顿服;或多西环素 100 mg,每天 2 次,连服 7 天。

(二)针对病原体的抗生素治疗

对于获得病原体者,选择针对病原体的抗生素。

1.单纯急性淋病奈瑟球菌性子宫颈炎

主张大剂量、单次给药,常用药物有头孢菌素及头孢霉素类药物,前者如头孢曲松钠 250 mg,单次肌内注射,或头孢克肟 400 mg,单次口服,也可选择头孢唑肟 500 mg,肌内注射,或头孢噻肟钠500 mg,肌内注射;后者如头孢西丁 2 g,肌内注射,加用丙磺舒 1 g,口服,另可选择氨基糖苷类抗生素中的大观霉素 4 g,单次肌内注射。

2.沙眼衣原体感染所致子宫颈炎

治疗药物主要如下述。①四环素类:如多西环素 100 mg,每天 2 次,连服 7 天;米诺环素 0.1 g,每天2 次,连服 7~10 天。②大环内酯类:主要有阿奇霉素 1 g,单次顿服;克拉霉素 0.25 g,每天 2 次,连服 7~10 天;红霉素 500 mg,每天 4 次,连服 7 天。③氟喹诺酮类:主要有氧氟沙星 300 mg,每天2 次,连服 7 天;左氧氟沙星 500 mg,每天 1 次,连服 7 天;莫西沙星 400 mg,每天1 次,连服 7 天。

由于淋病奈瑟球菌感染伴有衣原体感染,因此,若为淋菌性子宫颈炎,治疗时除选用抗淋病奈瑟球菌药物外,同时应选用抗衣原体感染药物。

3.合并细菌性阴道病

需要同时治疗细菌性阴道病,否则将导致子宫颈炎持续存在。

(三)性伴侣的处理

若子宫颈炎患者的病原体为淋病奈瑟球菌或沙眼衣原体,应对其性伴侣进行相应的检查及治疗。

(于坚伟)

第七节　慢性子宫颈炎

慢性子宫颈炎指子宫颈间质内有大量淋巴细胞、浆细胞等慢性炎性细胞浸润,可伴有子宫颈腺上皮及间质的增生和鳞状上皮化生。慢性子宫颈炎症可由急性子宫颈炎症迁延而来,也可为病原体持续感染所致,病原体与急性子宫颈炎相似。

一、病理

(一)慢性子宫颈管黏膜炎

由于子宫颈管黏膜皱襞较多,感染后容易形成持续性子宫颈管黏膜炎,表现为子宫颈管黏液增多及产生脓性分泌物,反复发作。

(二)子宫颈息肉

子宫颈息肉是子宫颈管腺体和间质的局限性增生,并向子宫颈外口突出形成息肉。检查见子宫颈息肉通常为单个,也可为多个,红色,质软而脆,呈舌型,可有蒂,蒂宽窄不一,根部可附在子宫颈管外口,也可在子宫颈管内。光镜下见息肉表面被覆高柱状上皮,间质水肿、血管丰富以及慢性炎性细胞浸润。子宫颈息肉极少恶变,但应与子宫的恶性肿瘤进行鉴别。

(三)子宫颈肥大

慢性炎症的长期刺激导致腺体及间质增生。此外,子宫颈深部的腺囊肿均可使子宫颈呈不同程度的肥大,硬度增加。

二、临床表现

慢性子宫颈炎多无症状,少数患者可有持续或反复发作的阴道分泌物增多,其呈淡黄色或脓性,性交后出血,月经间期出血,偶有分泌物刺激引起外阴瘙痒或不适。妇科检查可发现黄色分泌物覆盖子宫颈口或从子宫颈口流出,或在子宫颈口糜烂样改变的基础上同时伴有子宫颈充血、水肿、脓性分泌物增多或接触性出血,也可表现为子宫颈息肉或子宫颈肥大。

三、诊断及鉴别诊断

根据临床表现可初步做出慢性子宫颈炎的诊断,但应注意将妇科检查所发现的阳性体征与子宫颈的常见病理生理改变进行鉴别。

(一)子宫颈柱状上皮异位和子宫颈鳞状上皮内病变

除慢性子宫颈炎外,子宫颈的生理性柱状上皮异位、子宫颈鳞状上皮内病变,甚至早期子宫颈癌也可表现为子宫颈糜烂样改变。生理性柱状上皮异位是阴道镜下描述子宫颈管内的柱状上皮生理性外移至子宫颈阴道部的术语,由于柱状上皮菲薄,其下间质透出而呈肉眼所见的红色。曾将此种情况称为"宫颈糜烂",并认为是慢性子宫颈炎最常见的病理类型之一。目前已明确"宫颈糜烂"并不是病理学上的上皮溃疡、缺失所致的真性糜烂,也与慢性子宫颈炎症的定义即间质中出现慢性炎性细胞浸润并不一致。因此,"宫颈糜烂"作为慢性子宫颈炎症的诊断术语已不再恰当。子宫颈糜烂样改变只是一个临床征象,可为生理性改变,也可为病理性改变。生理性柱状上皮异位多见于青春期、生育期妇女雌激素分泌旺盛者或口服避孕药者或妊娠期者,由于雌激素的作用,鳞柱交界部外移,导致子宫颈局部呈糜烂样改变外观。此外,子宫颈鳞状上皮内病变及早期子宫颈癌也可使子宫颈呈糜烂样改变,因此对于子宫颈糜烂样改变者需进行子宫颈细胞学检查和(或)人乳头瘤病毒检测,必要时进行阴道镜及活组织检查以排除子宫颈鳞状上皮内病变或子宫颈癌的可能。

(二)子宫颈腺囊肿

子宫颈腺囊肿绝大多数情况下是子宫颈的生理性变化。子宫颈转化区内鳞状上皮取代柱状上皮的过程中,新生的鳞状上皮覆盖子宫颈腺管口或伸入腺管,将腺管口阻塞,导致腺体分泌物引流受阻,潴留形成囊肿。子宫颈局部损伤或子宫颈慢性炎症使腺管口狭窄,也可导致子宫颈腺囊肿形成。镜下见囊壁被覆单层扁平、立方或柱状上皮,浅部的子宫颈腺囊肿检查见子宫颈表面突出单个或多个青白色小囊泡,容易诊断。子宫颈腺囊肿通常不需处理,但深部的子宫颈腺囊肿,子宫颈表面无异常,表现为子宫颈肥大,应与子宫颈腺癌进行鉴别。

(三)子宫恶性肿瘤

子宫颈息肉应与子宫颈的恶性肿瘤及子宫体的恶性肿瘤相鉴别,因后两者其子宫颈也可呈息肉状,从子宫颈口突出,鉴别方法为进行子宫颈息肉切除,病理组织学检查确诊。除慢性炎症外,内生型子宫颈癌尤其子宫颈腺癌也可引起子宫颈肥大,因此对子宫颈肥大者,需进行子宫颈细胞学检查,必要时做子宫颈管搔刮术进行鉴别。

四、治疗

(一)慢性子宫颈管黏膜炎

对持续性子宫颈管黏膜炎症,需了解有无沙眼衣原体及淋病奈瑟球菌的再次感染、性伴侣是否已进行治疗、阴道微生物群失调是否持续存在,针对病因给予治疗。对病原体不清者,尚无有效的治疗方法。对子宫颈呈糜烂样改变、有接触性出血且反复药物治疗无效者,可试用物理治疗。物理治疗注意事项:①治疗前,应进行常规子宫颈癌筛查。②有急性生殖道炎症列为禁忌。③治疗时间应选在月经干净后3~7天内。④物理治疗后有阴道分泌物增多,甚至有大量水样排液,术后1~2周脱痂时可有少许出血。⑤在创面尚未愈合期间(4~8周)禁盆浴、性交和阴道冲洗。⑥物理治疗有引起术后出血、子宫颈狭窄、不孕、感染的可能,治疗后应定期复查,观察创面愈合情况直到痊愈,同时注意有无子宫颈管狭窄。

(二)子宫颈息肉

进行息肉摘除术,术后将切除息肉送组织学检查。

(三)子宫颈肥大

一般无须治疗。

(于坚伟)

第八节　盆腔炎性疾病

盆腔炎性疾病指女性上生殖道的一组感染性疾病,主要包括子宫内膜炎、输卵管炎、输卵管卵巢脓肿、盆腔腹膜炎。炎症可局限于一个部位,也可同时累及几个部位,以输卵管炎、输卵管卵巢炎最常见。盆腔炎性疾病多发生在性活跃的生育期妇女,初潮前、无性生活和绝经后妇女很少发生盆腔炎性疾病,即使发生也常常是邻近器官炎症的扩散导致的。盆腔炎性疾病若未能得到及时、彻底的治疗,可导致不孕、输卵管妊娠、慢性盆腔痛,使得炎症反复发作,从而严重影响妇女的生殖健康,且增加家庭与社会的经济负担。

一、女性生殖道的自然防御功能

女性生殖道的解剖、生理、生化及免疫学特点具有比较完善的自然防御功能,以抵御感染的发生;健康妇女的阴道内虽有某些微生物存在,但通常保持着生态平衡状态,并不引起炎症。

(一)解剖生理特点

(1)两侧大阴唇自然合拢,遮掩阴道口、尿道口。

(2)由于盆底肌的作用,阴道口闭合,阴道前后壁紧贴,可防止外界感染,阴道正常微生物群尤其是其中的乳杆菌,可抑制其他细菌生长。

(3)子宫颈内口紧闭,子宫颈管黏膜为分泌黏液的单层高柱状上皮所覆盖,黏膜形成皱褶、嵴突或陷窝,从而增加了黏膜表面积;子宫颈管分泌大量黏液形成胶冻状黏液栓,成为上生殖道感染的机械屏障。

(4)生育期妇女子宫内膜周期性剥脱,也是消除宫腔感染的有利条件。

(5)输卵管黏膜上皮细胞的纤毛向宫腔方向摆动及输卵管的蠕动,均有利于阻止病原体的侵入。

(二)生化特点

宫颈黏液栓内含乳铁蛋白、溶菌酶,可抑制病原体侵入子宫内膜。子宫内膜与输卵管分泌液都含有乳铁蛋白、溶菌酶,也会清除偶然进入宫腔及输卵管的病原体。

(三)生殖道黏膜免疫系统

生殖道黏膜如阴道黏膜、子宫颈和子宫聚集着不同数量的淋巴细胞,包括 T 细胞、B 细胞。此外,中性粒细胞、巨噬细胞、补体及一些细胞因子,均在局部有重要的免疫功能,发挥了抗感染作用。

当自然防御功能遭到破坏,或机体免疫功能降低、内分泌发生变化或外源性病原体侵入,均可导致炎症的发生。

二、病原体及其致病特点

盆腔炎性疾病的病原体有外源性及内源性两个来源,两种病原体可单独存在,但通常为混合感染,可能是外源性的沙眼衣原体或淋病奈瑟球菌感染造成输卵管损伤后,容易继发内源性的需氧菌及厌氧菌感染。

(一)外源性病原体

主要为性传播疾病的病原体,如沙眼衣原体、淋病奈瑟球菌。其他有支原体,包括人型支原体、生殖支原体及解脲支原体,其中以生殖支原体为主。

(二)内源性病原体

来自原寄居于阴道内的微生物群,包括需氧菌及厌氧菌,可以仅为需氧菌或仅为厌氧菌感染,但以需氧菌及厌氧菌混合感染多见。主要的需氧菌及兼性厌氧菌有金黄色葡萄球菌、溶血性链球菌、大肠埃希菌;厌氧菌有脆弱类杆菌、消化球菌、消化链球菌。厌氧菌感染的特点是容易形成盆腔脓肿、感染性血栓静脉炎,脓液有粪臭味并有气泡,70%～80%的盆腔脓肿可培养出厌氧菌。

三、感染途径

(一)沿生殖道黏膜上行蔓延

病原体侵入外阴、阴道后或阴道内的病原体,沿子宫颈黏膜、子宫内膜、输卵管黏膜,蔓延至卵巢及腹腔,是非妊娠期、非产褥期盆腔炎性疾病的主要感染途径。淋病奈瑟球菌、沙眼衣原体及葡萄球菌等,常沿此途径扩散感染(图 2-1)。

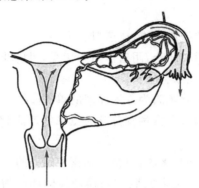

图 2-1　炎症经黏膜上行蔓延

(二)经淋巴系统蔓延

病原体经外阴、阴道、子宫颈及宫体创伤处的淋巴管侵入盆腔结缔组织及内生殖器其他部位,是产褥感染、流产后感染及放置宫内节育器后感染的主要感染途径。链球菌、大肠埃希菌、厌氧菌多沿此途径蔓延感染(图 2-2)。

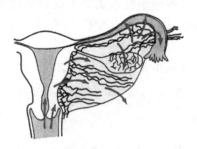

图 2-2　炎症经淋巴系统蔓延

(三)经血液循环传播

病原体先侵入人体的其他系统,再经血液循环感染生殖器,这为结核分枝杆菌感染的主要途径(图 2-3)。

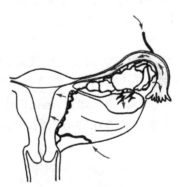

图 2-3　炎症经血行传播

(四)直接蔓延

腹腔其他脏器感染后,直接蔓延到内生殖器,如阑尾炎可引起右侧输卵管炎。

四、高危因素

了解高危因素有利于盆腔炎性疾病的正确诊断及预防。

(一)年龄

盆腔炎性疾病的高发年龄为15～25岁,年轻妇女容易发生盆腔炎性疾病可能与频繁的性活动、子宫颈柱状上皮异位、子宫颈黏液机械防御功能较差有关。

(二)性活动

盆腔炎性疾病多发生在性活跃期的妇女,尤其是初次性交年龄小、有多个性伴侣、性交过频及性伴侣有性传播疾病者的妇女。

(三)下生殖道感染

下生殖道感染如淋病奈瑟球菌性子宫颈炎、沙眼衣原体性子宫颈炎及细菌性阴道病与盆腔炎性疾病的发生密切相关。

(四)子宫腔内手术操作后感染

如刮宫术、输卵管通液术、子宫输卵管造影术、宫腔镜检查等,由于手术所致生殖道黏膜损伤、出血、坏死,导致下生殖道内源性病原体上行感染。

(五)性卫生不良

经期性交、使用不洁月经垫等,均可使病原体侵入而引起炎症。此外,低收入群体不注意性卫生保健,导致盆腔炎性疾病的发生。

(六)邻近器官炎症直接蔓延

如阑尾炎、腹膜炎等蔓延至盆腔,病原体以大肠埃希菌为主。

(七)盆腔炎性疾病再次急性发作

盆腔炎性疾病所致的盆腔内部组织结构广泛粘连、输卵管损伤、输卵管防御能力下降,容易造成再次感染,导致急性发作。

五、病理及发病机制

(一)急性子宫内膜炎及子宫肌炎

子宫内膜充血、水肿,有炎性渗出物,严重者内膜坏死、脱落形成溃疡。镜下见大量白细胞浸润,炎症向深部侵入形成子宫肌炎。

(二)急性输卵管炎、输卵管积脓、输卵管卵巢脓肿

急性输卵管炎症因病原体传播途径的不同而有不同的病变特点。

1.炎症经子宫内膜向上蔓延

首先引起输卵管黏膜炎,导致输卵管黏膜肿胀、间质水肿及充血、大量中性粒细胞浸润,严重者输卵管上皮发生退行性变或成片脱落,引起输卵管黏膜粘连,导致输卵管管腔及伞端闭锁,若有脓液积聚于管腔内则形成输卵管积脓。淋病奈瑟球菌、大肠埃希菌、类杆菌、普雷沃菌除直接引起输卵管上皮损伤外,其细胞壁脂多糖等内毒素引起输卵管纤毛大量脱落,导致输卵管运输功能减退、丧失。因衣原体的热休克蛋白与输卵管热休克蛋白有相似性,感染后引起的交叉免疫反应可损伤输卵管,导致严重的输卵管黏膜结构及功能破坏,并引起盆腔内部组织结构广泛粘连。

2.病原菌通过子宫颈的淋巴播散

通过宫旁结缔组织,首先侵入浆膜层,发生输卵管周围炎,然后累及肌层,而输卵管黏膜层可

不受累或受累极轻。病变以输卵管间质炎为主，其管腔常可因肌壁增厚受压而变窄，但仍能保持通畅。轻者输卵管仅有轻度充血、肿胀、略增粗；严重者输卵管明显增粗、弯曲，纤维素性脓性渗出物增多，造成与周围组织粘连。

卵巢很少单独发炎，因为白膜是其良好的防御屏障，卵巢常与发炎的输卵管伞端粘连而发生卵巢周围炎，也称为输卵管卵巢炎，习称附件炎。炎症可通过卵巢排卵的破孔侵入卵巢实质形成卵巢脓肿，脓肿壁与输卵管积脓粘连并贯通，进而形成输卵管卵巢脓肿。输卵管卵巢脓肿可为一侧或两侧，约半数患者是在可识别的急性盆腔炎性疾病初次发病后形成的，另一部分患者是屡次急性发作或重复感染而形成的。输卵管卵巢脓肿多位于子宫后方或子宫、阔韧带后叶及肠管间粘连处，可破入直肠或阴道，若破入腹腔则引起弥漫性腹膜炎。

（三）急性盆腔腹膜炎

盆腔内生殖器发生严重感染时，往往蔓延到盆腔腹膜，表现为腹膜充血、水肿，并有少量含纤维素的渗出液，形成盆腔脏器粘连。当有大量脓性渗出液积聚于粘连的间隙内，可形成散在脓肿；积聚于直肠子宫陷凹处可形成盆腔脓肿，较多见。脓肿可破入直肠而使症状突然减轻，也可破入腹腔引起弥漫性腹膜炎。

（四）急性盆腔结缔组织炎

病原体经淋巴管进入盆腔结缔组织而引起结缔组织充血、水肿及中性粒细胞浸润。以宫旁结缔组织炎最常见，开始结缔组织局部增厚、质地较软、边界不清，然后中性粒细胞向两侧盆壁呈扇形浸润，若组织化脓形成盆腔腹膜外脓肿，可自发破入直肠或阴道。

（五）败血症及脓毒败血症

当病原体毒性强、数量多、患者抵抗力降低时，常发生败血症。发生盆腔炎性疾病后，若身体其他部位发现多处炎症病灶或脓肿者，应考虑有脓毒败血症的存在，但需经血培养证实。

（六）肝周围炎（Fitz-Hugh-Curtis 综合征）

其指肝包膜炎症而无肝实质损害的肝周围炎，淋病奈瑟球菌及沙眼衣原体感染均可引起。由于肝包膜水肿，吸气时会出现右上腹疼痛。肝包膜上有脓性或纤维性渗出物，早期在肝包膜与前腹壁腹膜之间形成松软粘连，晚期形成琴弦样粘连。5%～10%的输卵管炎可出现肝周围炎，临床表现为继下腹痛后出现右上腹痛，或下腹疼痛与右上腹疼痛同时出现。

六、临床表现

可因炎症轻重及范围大小而有不同的临床表现。轻者无症状或症状轻微，常见症状为下腹痛、阴道分泌物增多，腹痛为持续性，活动或性交后加重，若病情严重可出现发热甚至高热、寒战、头痛、食欲缺乏的症状。月经期发病可出现经量增多、经期延长的症状，若有腹膜炎，出现消化系统症状如恶心、呕吐、腹胀、腹泻等，伴有泌尿系统感染可有尿急、尿频、尿痛症状。若有脓肿形成，可有下腹包块及局部压迫刺激症状；包块位于子宫前方可出现膀胱刺激症状，如排尿困难、尿频，若引起膀胱肌炎还可有尿痛等症状；包块位于子宫后方可有直肠刺激症状，出现腹泻、里急后重感和排便困难的症状。若有输卵管炎的症状及体征，并同时有右上腹疼痛者，应怀疑有肝周围炎。

患者体征差异较大，轻者无明显异常发现，或妇科检查仅发现子宫颈举痛或宫体压痛或附件区压痛。严重病例呈急性病容，体温升高、心率加快，下腹部有压痛、反跳痛及肌紧张，甚至出现腹胀，肠鸣音减弱或消失。妇科检查：阴道可见脓性臭味分泌物；子宫颈充血、水肿，将子宫颈表面分泌物拭净,若见脓性分泌物从子宫颈口流出,说明子宫颈管黏膜或宫腔有急性炎症。其常见症状如下:子宫颈举痛;宫体稍大,有压痛,活动受限;子宫两侧压痛明显。若为单纯输卵管炎,可触及增粗的输卵管,压痛明显;若为输卵管积脓或输卵管卵巢脓肿,可触及包块且压痛明显,不活动;若为宫旁结缔组织炎时,可扪及宫旁一侧或两侧片状增厚,或两侧宫骶韧带高度水肿、增粗,压痛明显;若有盆腔脓肿形成且位置较低时,则后穹隆触痛明显,可在直肠子宫陷凹处触及包块,并可有波动感,三合诊检查更有利于了解盆腔脓肿的情况及与邻近器官的关系。

七、诊断

根据病史、症状、体征及实验室检查可做出初步诊断。由于盆腔炎性疾病的临床表现差异较大,临床诊断准确性不高(与腹腔镜相比,阳性预测值为 65%～90%)。理想的盆腔炎性疾病诊断标准,既要敏感性高,能发现轻微病例,又要特异性强,避免非炎症患者应用抗生素。但目前尚无单一的病史、体征或实验室检查,既能做到敏感性高又能做到特异性强。临床正确诊断盆腔炎性疾病比较困难,而延误诊断又导致盆腔炎性疾病后遗症的发生。

最低诊断标准提示在性活跃的年轻女性或者具有性传播疾病的高危人群中,若出现下腹痛,并可排除其他引起下腹痛的原因,妇科检查符合最低诊断标准,即可给予经验性抗生素治疗。

附加标准可增加最低诊断标准的特异性,多数盆腔炎性疾病患者有宫颈黏液脓性分泌物,或在阴道分泌物 0.9% 的氯化钠溶液玻片中见到大量白细胞,若子宫颈分泌物正常并且阴道分泌物镜下见不到白细胞,对盆腔炎性疾病的诊断需慎重,应考虑其他引起腹痛的疾病。阴道分泌物检查还可同时发现是否为合并阴道感染,如细菌性阴道病及滴虫性阴道炎。

特异标准基本可诊断盆腔炎性疾病,但由于除超声检查及 MRI 检查外,均为有创检查,特异标准仅适用于一些有选择的病例。腹腔镜诊断盆腔炎性疾病的标准包括:①输卵管表面明显充血。②输卵管壁水肿。③输卵管伞端或浆膜面有脓性渗出物。腹腔镜诊断输卵管炎的准确率高,并能直接采取感染部位的分泌物做细菌培养,但临床应用有一定局限性,如对轻度输卵管炎的的诊断准确性较低、对单独存在的子宫内膜炎无诊断价值,因此并非所有怀疑是盆腔炎性疾病的患者均需腹腔镜检查。

在做出盆腔炎性疾病的诊断后,需进一步明确病原体。子宫颈管分泌物及后穹隆穿刺液的涂片、培养及核酸扩增检测病原体,虽不如通过剖腹探查或腹腔镜直接采取感染部位的分泌物做培养及药敏准确,但其临床较实用,对明确病原体有帮助。涂片可做革兰氏染色,可以根据细菌形态为及时选用抗生素提供线索;培养阳性率高,并可做药敏试验。除病原体检查外,还可根据病史(如是否为性传播疾病高危人群)、临床症状及体征特点初步判断病原体。

八、鉴别诊断

盆腔炎性疾病应与急性阑尾炎、输卵管妊娠流产或破裂、卵巢囊肿蒂扭转或破裂等急症相鉴别。

九、治疗

主要为抗生素治疗,必要时进行手术治疗。抗生素治疗可清除病原体,改善症状及体征,减少后遗症。经恰当的抗生素积极治疗,绝大多数盆腔炎性疾病能彻底治愈。抗生素的治疗原则:经验性、广谱、及时和个体化。初始治疗往往根据病史、临床表现及当地的流行病学推断病原体,给予经验性抗生素治疗。由于盆腔炎性疾病的病原体多为淋病奈瑟球菌、沙眼衣原体及需氧菌、厌氧菌的混合感染,需氧菌及厌氧菌又有革兰氏阴性及革兰氏阳性之分,故抗生素的选择应涵盖以上病原体,选择广谱抗生素或联合用药。根据药敏试验选用抗生素较合理,但通常需在获得实验室结果后才能进行。在盆腔炎性疾病诊断 48 小时内及时用药将明显降低后遗症的发生,具体选用的方案根据医院的条件、患者的病情及接受程度、药物有效性及性价比等综合考虑选择个体化治疗方案。

(一)门诊治疗

若患者一般状况好、症状轻,能耐受口服抗生素,并有随访条件,可在门诊给予非静脉应用(口服或肌内注射)抗生素。

(二)住院治疗

若患者一般情况差、病情严重,并伴有发热、恶心、呕吐;或有盆腔腹膜炎;或输卵管卵巢脓肿;或门诊治疗无效;或不能耐受口服抗生素;或诊断不清,均应住院给予静脉应用抗生素治疗为主的综合治疗。

1.支持疗法

卧床休息,半卧位有利于脓液积聚于直肠子宫陷凹处而使炎症局限。给予高热量、高蛋白、高维生素流食或半流食,补充液体,注意纠正电解质紊乱及酸碱失衡。高热时采用物理降温,尽量避免不必要的妇科检查以免引起炎症扩散,有腹胀者应行胃肠减压。

2.抗生素治疗

给药途径以静脉滴注为主,收效快。

目前由于耐氟喹诺酮类药物淋病奈瑟球菌株的出现,氟喹诺酮类药物不作为盆腔炎性疾病的首选药物。若对淋病奈瑟球菌的地区流行和个人危险因素低、有良好的随访条件、头孢菌素不能应用(对头孢菌素类药物过敏)等,可考虑应用氟喹诺酮类药物,但在开始治疗前,必须进行淋病奈瑟球菌的检测。

3.手术治疗

主要用于抗生素控制不满意的输卵管卵巢脓肿或盆腔脓肿,手术指征如下。

(1)脓肿经药物治疗无效:输卵管卵巢脓肿或盆腔脓肿经药物治疗 48～72 小时,体温持续不降,患者中毒症状加重或包块增大者,应及时进行手术治疗,以免发生脓肿破裂。

(2)脓肿持续存在:经药物治疗病情有好转,继续控制炎症数天(2～3 周),包块仍未消失但已局限化,可进行手术治疗。

(3)脓肿破裂:腹痛突然加剧,并伴有寒战、高热、恶心、呕吐、腹胀,检查腹部拒按或有中毒性休克表现,应怀疑是脓肿破裂。若脓肿破裂未及时诊治,死亡率高。因此,一旦怀疑是脓肿破裂,需立即在抗生素治疗的同时进行手术治疗。

手术可根据情况选择经腹手术或腹腔镜手术,也可进行超声或 CT 引导下的穿刺引流。手术范围应根据病变范围、患者年龄、一般状态等全面考虑,原则以切除病灶为主。年轻妇女应尽量保留卵巢功能,以采用保守性手术为主;年龄大、双侧附件受累或附件脓肿屡次发作者,可进行全子宫及双附件切除术;对极度衰弱的危重患者的手术范围须按具体情况决定,可在超声或 CT 引导下采用经皮引流技术。若盆腔脓肿位置低、突向阴道后穹隆时,可经阴道切开排脓,同时注入抗生素。

(三)中药治疗

主要为活血化瘀、清热解毒的药物,如银翘解毒汤、安宫牛黄丸或紫血丹等。

十、性伴侣的治疗

对盆腔炎性疾病患者出现症状前 60 天内接触过的性伴侣进行检查和治疗。如果最近一次性交发生在 6 个月前,则应对最后的性伴侣进行检查、治疗。在女性盆腔炎性疾病患者治疗期间应避免无保护性性交。

十一、随访

对于抗生素治疗的患者,应在 72 小时内随诊,明确有无临床情况的改善。若抗生素治疗有效,在治疗后的 72 小时内患者的临床表现应有改善,如体温下降,腹部压痛、反跳痛减轻,子宫颈举痛、子宫压痛、附件区压痛减轻。若此期间症状无改善,需进一步检查,重新进行评价,必要时进行腹腔镜或手术探查。无论其性伴侣接受治疗与否,建议沙眼衣原体和淋病奈瑟球菌感染者治疗后3个月内复查上述病原体。若 3 个月后仍未复查,应于治疗后 1 年内在任意 1 次就诊时复查。

十二、盆腔炎性疾病后遗症

若盆腔炎性疾病未得到及时正确的诊断或治疗,可能会发生盆腔炎性疾病后遗症。主要病理改变为组织破坏、广泛粘连、增生及瘢痕形成,导致:①输卵管增生、增粗、阻塞。②输卵管卵巢粘连形成输卵管卵巢肿块。③若输卵管伞端闭锁、浆液性渗出物聚集形成输卵管积水或输卵管积脓或输卵管卵巢脓肿的脓液,被浆液性渗出物代替形成输卵管积水或输卵管卵巢囊肿。④以盆腔结缔组织表现为主,骶韧带增生、变厚,若病变广泛,可使子宫固定。

(一)临床表现

(1)不孕:输卵管粘连阻塞可致不孕。盆腔炎性疾病后不孕的发生率为 20%～30%。

(2)异位妊娠:盆腔炎性疾病后异位妊娠的发生率是正常妇女的 8～10 倍。

(3)慢性盆腔痛:炎症形成的粘连、瘢痕及盆腔充血,常引起下腹部坠胀、疼痛及腰骶部酸痛,常在劳累、性交后及月经前后加剧。文献报道约 20% 的急性盆腔炎患者发作后遗留慢性盆腔痛,慢性盆腔痛常发生在盆腔炎性疾病急性发作后的 4～8 周。

(4)盆腔炎性疾病反复发作:由于盆腔炎性疾病造成的输卵管组织结构破坏,局部防御功能减退,若患者仍处于同样的高危因素,可造成再次感染导致盆腔炎性疾病反复发作。有盆腔炎性疾病病史者,约 25% 将再次发作。

(二)妇科检查

若为输卵管病变,则在子宫一侧或两侧触及呈索条状增粗的输卵管,并有轻度压痛;若为输卵管积水或输卵管卵巢囊肿,则在盆腔一侧或两侧触及囊性肿物,活动多受限;若为盆腔结缔组织病变,子宫常呈后倾后屈,活动受限或粘连固定,子宫一侧或两侧有片状增厚、压痛,宫骶韧带常增粗、变硬,并有触痛。

(三)治疗

盆腔炎性疾病后遗症需根据不同的情况选择治疗方案。对于不孕患者,多需要辅助生殖技术协助受孕。对于慢性盆腔痛患者,尚无有效的治疗方法,对症处理或给予中药、理疗等综合治疗,治疗前需排除子宫内膜异位症等其他引起盆腔痛的疾病。盆腔炎性疾病反复发作者,可根据具体情况在抗生素药物治疗的基础上选择手术治疗,输卵管积水者需进行手术治疗。

十三、预防

(1)注意性生活卫生,减少性传播疾病。对感染沙眼衣原体的高危妇女(如年龄<25岁、新的性伴侣、多个性伴侣、性伴侣有性传播疾病、社会地位低)的筛查和治疗可减少盆腔炎性疾病的发生率。

(2)及时治疗下生殖道感染。虽然细菌性阴道病与盆腔炎性疾病相关,但检测和治疗细菌性阴道病能否降低盆腔炎性疾病的发生率,至今尚不清楚。

(3)加强公共卫生教育,提高公众对生殖道感染的认识及预防感染的重要性。

(4)严格掌握妇科手术指征,做好术前准备,术时注意无菌操作,预防感染。

(5)及时治疗盆腔炎性疾病,防止后遗症的发生。

(于坚伟)

第三章

生殖内分泌疾病

第一节 性 早 熟

一、性早熟的发生机制和分类

对女孩来说,8 岁之前出现第二性征就称为性早熟。根据发病机制,性早熟可分为促性腺激素释放激素(GnRH)依赖性性早熟和非 GnRH 依赖性性早熟两大类。

(一)正常的青春期启动机制

了解正常的青春期启动机制是理解性早熟发生机制的基础。正常女孩的青春期启动发生在 8 岁以后,临床上表现为 8 岁以后开始出现第二性征的发育,性早熟患儿在 8 岁前就出现了青春期启动。

正常的青春期启动是由两个生理过程组成,它们分别被称为性腺功能初现和肾上腺皮质功能初现。女性性腺功能初现是指青春期下丘脑-垂体-卵巢轴被激活,卵巢内有卵泡的发育,卵巢性类固醇激素分泌显著地增加,临床上表现为乳房发育和月经初潮。女性肾上腺皮质功能初现是指肾上腺皮质雄激素分泌显著增加,临床上主要表现为血脱氢表雄酮(DHEA)和硫酸脱氢表雄酮(DHEAS)水平升高及阴毛出现,青春期的阴毛出现称为阴毛初现。目前认为性腺功能初现和肾上腺皮质功能初现是两个独立的过程,两者之间不存在因果关系。对女性来讲,青春期启动主要是指卵巢功能被激活。

青春期出现的最主要的生理变化是第二性征的发育和体格生长加速,女性第二性征的发育表现为乳房发育、阴毛生长和外阴发育。乳房是雌激素的靶器官,乳房发育反映的是卵巢的内分泌功能,詹姆斯·谭纳(James Tanner,以下简称"Tanner")把青春期乳房发育分成 5 期(表 3-1)。阴毛生长是肾上腺皮质分泌的雄激素作用的结果,因此反映的是肾上腺皮质功能初现,Tanner 把青春期阴毛发育也分成 5 期,Tanner 2 期为青春期启动的标志。一般来说,肾上腺皮质功能初现的时间较性腺功能初现的时间早,月经初潮往往出现在乳房开始发育后的 2～3 年。

青春期的体格生长加速又称为生长突增,女孩青春期生长突增发生的时间与卵巢功能初现发生的时间一致,临床上表现为生长突增发生在乳房开始发育的时候。青春期启动前女孩生长速度约为每年 5 cm,生长突增时可达每年 9~10 cm。生长突增时间持续 2~3 年,初潮后生长速度明显减慢,整个青春期女孩身高可增加 25 cm。

表 3-1　女孩青春发育分期(Tanner 分期)

女性	乳房发育	阴毛发育	同时的变化
1 期	青春前	无阴毛	
2 期	有乳核可触及,乳晕稍大	有浅黑色阴毛稀疏地分布在大阴唇	生长速度开始增快
3 期	乳房和乳晕继续增大	阴毛扩展到阴阜部	生长速度达高峰,阴道黏膜增厚角化,出现腋毛
4 期	乳晕第二次凸出于乳房	类似成人,但范围小,阴毛稀疏	月经初潮(在 3 期或 4 期时)
5 期	成人型	成人型	骨骺闭合,生长停止

(二)性早熟的发生机制及病因分类

性早熟的病因分类见表 3-2。GnRH 依赖性性早熟又称为真性性早熟或中枢性性早熟(CPP),是由下丘脑-垂体-卵巢轴提前激活引起的。其中未发现器质性病变的 GnRH 依赖性性早熟,称为特发性GnRH依赖性性早熟。非 GnRH 依赖性性早熟又称为假性性早熟或外周性性早熟,该类性早熟不是由下丘脑-垂体-卵巢轴激活引起的,患者体内性激素水平的升高与下丘脑的 GnRH 的作用无关。所谓同性性早熟是指提前出现的第二性征与患者的性别一致,如女性提前出现乳房发育等女性第二性征。异性性早熟是指提前出现的第二性征与其患者的性别相反或不一致,如女性提前出现男性的第二性征。不完全性性早熟又称为部分性性早熟,单纯性乳房早发育可以认为是正常的变异,其中一部分可以发展为 CPP,因此需要长期随访。单纯性阴毛早现是由肾上腺皮质功能早现引起的,多数单纯性月经初潮早现与分泌雌激素的卵巢囊肿的自然消退有关。

表 3-2　性早熟的病因分类

GnRH 依赖性性早熟

　　1.特发性

　　2.中枢性神经系统异常

　　　　先天性:如下丘脑错构瘤、中隔神经发育不良、蛛网膜囊肿等

　　　　获得性:化疗、放疗、炎症、外伤、手术等

　　　　肿瘤

　　3.原发性甲状腺功能减退

非 GnRH 依赖性性早熟

　　1.女性同性性早熟

　　　　多骨纤维发育不良(McCune-Albright)综合征

　　　　自律性卵泡囊肿

　　　　分泌雌激素的卵巢肿瘤

　　　　分泌雌激素的肾上腺皮质肿瘤

　　　　异位分泌促性腺激素的肿瘤

　　　　外源性雌激素

续表

2.女性异性性早熟

先天性肾上腺皮质增生症

分泌雄激素的卵巢肿瘤

分泌雄激素的肾上腺皮质肿瘤

外源性雄激素

不完全性性早熟

1.单纯性乳房早发育

2.单纯性阴毛早现

3.单纯性月经初潮早现

McCune-Albright 综合征(又称为多发性骨纤维发育不良伴性早熟综合征)是一种少见的 G 蛋白病,临床上以性早熟、多发性骨纤维异常增殖症及皮肤斑片状色素沉着为最常见的症状,病因是胚胎形成过程中的鸟嘌呤核苷酸结合蛋白(G 蛋白)中的 α 亚基(Gsα)基因发生突变,使 α 亚基的 GTP 酶活性增加,引起腺苷酸环化酶活性持续地被激活,导致 cAMP 水平升高,最后出现卵巢雌激素分泌过多。McCune-Albright 综合征是一个典型的假性性早熟,它还可以有其他内分泌异常症状:结节性甲状腺增生伴甲状腺功能亢进、甲状旁腺腺瘤、多发性垂体瘤伴巨人症、高催乳素血症、肾上腺结节伴库欣综合征等。

原发性甲状腺功能减退引起性早熟的机制与促甲状腺激素释放激素(TRH)有关,一般认为TRH 水平升高时不仅使促甲状腺激素(TSH)和催乳素(PRL)分泌增加,也可使卵泡刺激素(FSH)和促黄体生成激素(LH)的分泌增加,这可能是原发性甲状腺功能减退引起性早熟的原因。有学者认为原发性甲状腺功能减退引起性早熟的机制与过多的 TSH 和 FSH 受体结合,导致雌激素分泌增加。

(三)诊断及鉴别诊断

8 岁之前出现第二性征就可以诊断为性早熟。为区别性早熟的类型和病因,临床上要做一系列辅助检查。

1.骨龄测定

骨龄超过实际年龄 1 年或 1 年以上就视为提前成熟,是判断骨质成熟度最简单的指标。

2.超声检查

可了解子宫和卵巢的情况。卵巢功能启动的标志是卵巢容积>1 mL,并有多个直径>4 mm的卵泡。另外,盆腔超声检查可鉴别卵巢肿瘤,肾上腺超声检查可鉴别肾上腺肿瘤。

3.头颅 MRI 检查

对 6 岁以下的女性性早熟患儿应做常规头颅 MRI 检查,目的是排除中枢神经系统病变的可能。

4.激素测定

性早熟患儿体内的雌激素水平明显升高,升高程度与 Tanner 分期相关。另外肿瘤患者体内的激素水平异常升高,21-羟化酶缺乏症患者体内的睾酮水平常≥2 ng/mL,17-羟孕酮水平超过正常水平的数十倍或数百倍。

非 GnRH 依赖性性早熟患者体内的促性腺激素水平通常不升高,但异位分泌促性腺激素的肿瘤患者例外。从理论上讲,GnRH 依赖性性早熟患者体内的促性腺激素水平升高,但临床上测定时却可能发现 GnRH 依赖性性早熟患者体内的促性腺激素水平并无升高,这与青春期启动早期促性腺激素的分泌存在昼夜差别有关,在青春期早期促性腺激素的分泌增加只出现在晚上,因此,白天测定出来的促性腺激素水平并无增加。

测定甲状腺功能对鉴别甲状腺功能是否减退是必要的。

5.GnRH 兴奋试验

该试验是鉴别 GnRH 依赖性性早熟和非 GnRH 依赖性性早熟的重要方法:GnRH 50～100 μg 或 2.5～3.0 μg/kg 静脉注射,于 0 分钟、30 分钟、60 分钟和 90 分钟分别采集血样,测定血清 FSH 和 LH 浓度。如果 LH 峰值＞12 IU/L,且 LH 峰值/FSH 峰值＞1,则考虑诊断为 GnRH 依赖性性早熟。

(四)性早熟的处理原则

性早熟的处理原则是去除病因,抑制性发育,减少不良心理影响,改善最终身高。对由中枢神经系统病变引起的 GnRH 依赖性性早熟,有手术指征者给予手术治疗,无手术指征者的治疗原则同特发性 GnRH 依赖性性早熟患者。特发性 GnRH 依赖性性早熟主要使用 GnRH 类似物(GnRHa)治疗,目的是改善成年身高,防止性早熟和月经初潮早带来的心理问题。甲状腺功能减退者需补充甲状腺素。

二、特发性 GnRH 依赖性性早熟的治疗

特发性 GnRH 依赖性性早熟的治疗目的是阻止性发育,使已出现的第二性征消退;抑制骨骺愈合,提高成年身高;消除不良心理影响,避免过早性交。目前,临床上常用的药物有孕激素、GnRH 类似物、达那唑和生长激素等,首选 GnRH 类似物。

(一)孕激素

用于治疗特发性 GnRH 依赖性性早熟的孕激素有甲羟孕酮、甲地孕酮和环丙孕酮。

1.甲羟孕酮

主要作用机制是通过抑制下丘脑-垂体轴来抑制促性腺激素的释放,另外甲羟孕酮还可以直接使促肾上腺皮质激素抑制卵巢类固醇激素的合成。可使用口服或肌内注射给药,口服,10～40 mg/d;肌内注射 100～200 mg/m^2,每周 1 次或每 2 周 1 次,临床上多选口服制剂。

长期大量使用甲羟孕酮的主要不良反应有:①皮质醇样作用,能抑制促肾上腺皮质激素(ACTH)和皮质醇的分泌。②增加食欲,使体重增加。③可引起高血压和库欣综合征的表现。

2.甲地孕酮

其作用机制和不良反应与甲羟孕酮相似,用法:甲地孕酮 10～20 mg/d,口服。

3.环丙孕酮

环丙孕酮有抗促性腺激素、孕激素活性的作用,作用机制和不良反应与甲羟孕酮相似。环丙孕酮最大的特点是有抗雄激素活性的作用。用法:每天 70～100 mg/m^2,口服。

由于孕激素无法减缓骨龄增加速度,因此对改善最终身高没有益处。另外,许多患儿不能耐受长期大量地使用孕激素,目前临床上更主张用 GnRH 类似物来代替孕激素。

(二)达那唑

达那唑能抑制下丘脑-垂体-卵巢轴,增加体内雌二醇(E_2)的代谢率,因此能降低体内的雌激

素水平。临床上常用达那唑治疗雌激素依赖性疾病,如子宫内膜异位症、子宫内膜增生症和月经量过多等,有学者用达那唑治疗 GnRH 依赖性性早熟也取得了不错的疗效。北京市儿童医院李文京等用 GnRH 激动剂治疗特发性 CPP 2 年后,改用达那唑治疗 1 年,剂量为 8～10 mg/kg,结果发现达那唑药物治疗可以促进骨龄>12 岁的性早熟患儿的身高生长。另外,达那唑还可以作为 GnRH 激动剂停药后继续用药的选择(表 3-3)。

表 3-3　GnRH 激动剂治疗最后 1 年与达那唑治疗 1 年后的比较

项目	GnRH 激动剂治疗的最后 1 年	达那唑治疗 1 年后
生物年龄(CA)(岁)	(9.76±1.7)	(10.6±1.7)
骨龄(BA)(岁)	(11.85±0.99)	(12.81±0.78)
△BA/△CA	(0.58±0.36)	(0.95±0.82)
身高增长速度(厘米/年)	(4.55±2.63)	(6.78±3.11)
预测身高(PAH)(cm)	(156.79±7.3)	(158.01±6.66)

达那唑的主要不良反应:①胃肠道反应:恶心、呕吐等不适。②雄激素过多的表现:皮脂增加、多毛等。③肝功能受损。

由于达那唑的不良反应比较明显,因此许多患儿无法耐受。事实上,在临床上达那唑也很少用于治疗性早熟。

(三)GnRH 类似物

根据作用机制可以将 GnRH 类似物分为 GnRH 激动剂和 GnRH 拮抗剂两种,它们均可用于治疗 GnRH 依赖性性早熟。目前,临床上最常用的是长效 GnRH 激动剂,如亮丙瑞林、曲普瑞林、戈舍瑞林等,一般每 4 周肌内或皮下注射 1 次。长效 GnRH 激动剂对改善第二性征、抑制下丘脑-垂体-卵巢轴有非常好的疗效。另外,由于它能延缓骨龄增加的速度,增加骨骺愈合的时间,所以能改善患者的最终身高。

1.GnRH 激动剂治疗规范

关于 GnRH 激动剂的使用,中华医学会儿科学分会内分泌遗传代谢学组提出以下建议供参考。

(1)GnRH 激动剂的使用指征:为改善成年身高,建议使用指征如下。①骨龄:女孩≤11.5 岁,骨龄>年龄 2 岁。②预测成年身高:女孩<150 cm。③骨龄/年龄>1,或以骨龄判断身高的标准差积分(SDS)≤-2 。④发育进程迅速,骨龄增长/年龄增长>1。

(2)慎用指征:有以下情况时,GnRH 激动剂改善成年身高的疗效差,应酌情慎用。①开始治疗时骨龄:女孩>11.5 岁,骨龄≤年龄 2 岁。②已有阴毛显现。③其靶身高低于同性别、同年龄正常身高平均值 2 个标准差($\bar{x}-2S$)。

(3)不宜使用指征:有以下情况不宜应用 GnRH 激动剂,因为治疗几乎不能改善成年身高。①骨龄:女孩≥12.5 岁。②女孩已有月经初潮。

(4)不需应用的指征:因性发育进程缓慢(骨龄进展不超越年龄进展)而对成年身高影响不大的 CPP 不需要治疗,但需定期复查身高和骨龄的变化。

(5)GnRH 激动剂使用方法。①剂量:首剂为 80～100 μg/kg,2 周后加强 1 次,以后每 4 周1 次,剂量为 60～80 μg/kg,根据性腺轴功能抑制情况(包括性征、性激素水平和骨龄进展),抑制差者可参照首次剂量,最大剂量为每次3.75 mg。为确切了解骨龄进展的情况,临床医师应自己对治疗前后的骨龄进行评定和对比,不宜只按放射科的报告来确定。②治疗监测:首剂3个月末复查GnRH激发试验,LH值在青春前期水平说明剂量合适,以后对女孩只需定期复查基础血清雌二醇浓度来判断性腺轴功能抑制状况。治疗过程中每2~3个月测量身高和检查第二性征,每6个月复查骨龄,同时超声复查子宫和卵巢。③疗程:为改善成年身高,GnRH激动剂的疗程至少需要2年,一般在骨龄12~12.5岁时可停止治疗。对年龄较小开始治疗者,在年龄已追赶上骨龄,且骨龄已达正常青春期的启动年龄时可停药,使其性腺轴功能重新启动。④停药后监测:治疗结束后第1年内应每6个月复查身高、体重和第二性征。

2.GnRH激动剂的不良反应

GnRH激动剂没有明显的不良反应。少部分患者有变态反应及注射部位硬结或感染等。临床上人们最关心的是GnRH激动剂对患者的远期影响,目前的研究表明长期使用GnRH激动剂不会给下丘脑-垂体-卵巢轴造成永久性的抑制。一旦停用GnRH激动剂,受抑制的下丘脑-垂体-卵巢轴会很快地恢复活动。另外,有患者担心使用GnRH激动剂可造成以后的月经失调,目前尚无证据说明患者以后的月经失调与GnRH激动剂治疗之间存在着联系。

3.GnRH拮抗剂

GnRH拮抗剂也可用于治疗GnRH依赖性性早熟,它与GnRH激动剂的区别在于它开始使用时就会对下丘脑-垂体-卵巢轴产生抑制作用。

(四)生长激素

生长激素(GH)是由垂体前叶生长激素细胞产生的一种蛋白激素,循环中的生长激素可以单体、二聚体或聚合体的形式存在。80%为相对分子质量22×10^3的单体,含有191个氨基酸,20%为相对分子质量20×10^3的单体,含有176个氨基酸。GH对正常的生长是必需的,青春期性激素和GH的水平同步增加提示这两类激素之间存在着相互调节作用,一般认为是性激素驱动GH的分泌和具有促生长作用。

GnRH激动剂可以减慢生长速率及骨骼成熟、提高患儿最终身高,但一部分患儿生长速率过缓,以致不能达到预期成年身高。近年来,为了提高CPP患者的最终身高,采取了与生长激素联合治疗的方案。帕斯奎诺(Pasquino)等用曲普瑞林治疗了20例CPP患儿,2~3年后发现这些患儿的身高比正常同龄儿童低25个百分点,随后他们把这些患儿平均分成两组,一组继续单用曲普瑞林,而另一组同时加用GH继续治疗2~4年后发现,GnRH激动剂加GH组的平均成年身高比治疗前预期成年身高高(7.9 ± 1.1)cm,而单用GnRH激动剂组只比治疗前预期成年身高高(1.6 ± 1.2)cm。国内一些学者的研究也得出了类似的结果,这说明GnRH激动剂联合GH治疗可提高患者的成年身高。

临床上使用的GH是用基因重组技术合成的,与天然GH具有完全相同的药效学和药代学的人生长激素(HGH)。HGH半衰期为3小时,皮下注射后4~6小时出现GH峰值,用法:每周皮下注射0.6~0.8 IU/kg,分3次或6次给药,晚上注射。一般连续治疗6个月以上才有作用。

不良反应:①注射部位脂肪萎缩,每天更换注射部位可避免。②亚临床型甲状腺功能减退,约30%的用药者会出现该症状,此时需要补充甲状腺素。③少数人会产生抗rGH抗体,但在多数情况下抗体不会影响生长速度。

(五)心理教育

青春期过早启动可能会对儿童的心理产生不利的影响,为了避免这种情况的发生,家长和医师应告诉患儿有关知识,让她们对性早熟产生正确的认识。另外,还应对患儿进行适当的性教育。

三、其他性早熟的治疗

对于除特发性 GnRH 依赖性性早熟以外的性早熟来说,治疗的关键是去除原发病因。

（一）颅内疾病

包括颅内肿瘤、脑积水及炎症等。颅内肿瘤主要是下丘脑和垂体部位的肿瘤,这些肿瘤可以引起GnRH依赖性性早熟,治疗主要采用手术、放疗或化疗。脑积水者应进行引流减压术。

（二）自律性卵泡囊肿

自律性卵泡囊肿是非 GnRH 依赖性性早熟的常见病因。青春期前儿童卵巢内看到生长卵泡属于正常现象,但这些卵泡的直径通常＜10 mm。个别情况下,卵泡增大成卵泡囊肿,直径可＞5 cm。如果这些卵泡囊肿反复存在且分泌雌激素,就会导致性早熟。

自律性卵泡囊肿发生的具体机制尚不清楚,有研究提示部分患者可能与FSH受体或LH受体基因突变,导致受体被激活有关。

自律性卵泡囊肿有时需要与卵巢颗粒细胞瘤相鉴别。另外,自律性卵泡囊肿与其他卵巢囊肿一样,也可出现扭转或破裂,临床上表现为急腹症,此时需要进行手术治疗。

自律性卵泡囊肿的处理:可以在超声监护下进行卵泡囊肿穿刺术。另外,也可口服甲羟孕酮抑制雌激素的合成。

（三）卵巢颗粒细胞瘤

青春期儿童可以发生卵巢颗粒细胞瘤,由于卵巢颗粒细胞瘤能分泌雌激素,因此这些患病儿童会发生性早熟。一旦诊断为卵巢颗粒细胞瘤,应立即进行手术,术后需要化疗。

卵巢颗粒细胞瘤能分泌抑制素和抗苗勒管激素（AMH）,这两种激素被视为卵巢颗粒细胞瘤的肿瘤标志物,可用于诊断和治疗后随访。

（四）McCune-Albright 综合征

McCune-Albright 综合征的发病机制和临床表现见前面所述,治疗为对症处理,对性早熟可用甲羟孕酮治疗。

（五）先天性肾上腺皮质增生症

导致肾上腺皮质雄激素分泌过多的先天性肾上腺皮质增生症患者会发生女性异性性早熟,临床上表现为女性儿童有男性化体征,这些疾病中最常见的是21-羟化酶缺乏症。

（六）芳香化酶抑制剂的使用

芳香化酶是合成雌激素的关键酶,其作用是将雄激素转化成雌激素。芳香化酶抑制剂可以抑制芳香化酶的活性,阻断雌激素的合成,从而降低体内的雌激素水平。目前临床上有学者认为可用芳香化酶抑制剂如来曲唑等,治疗非 GnRH 依赖性性早熟,如 McCune-Albright 综合征等。

（于坚伟）

第二节 痛 经

痛经是指伴随着月经的疼痛,疼痛可以出现在经前、后或经期,主要集中在下腹部,常呈痉挛性,通常还伴有其他症状,包括腰腿疼、头痛、头晕、乏力、恶心、呕吐、腹泻、腹胀等。痛经是育龄期妇女常见的疾病,发生率很高,文献报道发生率为30%~80%,每个人的疼痛阈值差异及临床上缺乏客观的评价指标使得人们对确切的发病率难以评估。我国1980年全国抽样调查结果表明:痛经发生率为33.19%,其中原发性痛经占36.06%,其余为继发性痛经。不同年龄段痛经的发生率不同,初潮时发生率较低,随后逐渐升高,16~18岁达顶峰,30~35岁时下降,生育期稳定在40%左右,以后更低,50岁时为20%左右。

痛经分为原发性痛经和继发性痛经2种,原发性痛经是指不伴有其他明显盆腔疾病的单纯性功能性痛经,继发性痛经是指因盆腔器质性疾病导致的痛经。

一、原发性痛经

青春期女性和年轻的成年女性的痛经大多数是原发性痛经,是功能性的,与正常排卵有关,没有盆腔疾病;但有大约10%的严重痛经患者可能会查出有盆腔疾病,如子宫内膜异位症或先天性生殖道发育异常。原发性痛经的发病原因和机制尚不完全清楚,研究发现原发性痛经发作时有子宫收缩的异常,而造成收缩异常的原因有局部前列腺素(PG)、白三烯类物质、血管紧张素、催产素的增高等。

(一)病因和病理生理

1.子宫收缩异常

正常月经期子宫的基础张力<1.33 kPa,宫缩时可达16 kPa,收缩频率为3~4次/分钟。痛经时宫腔的基础张力升高,收缩频率增高且不协调,因此原发性痛经可能是子宫肌肉活动增强、过度收缩所致。

2.PG的合成和释放过多

子宫内膜是合成PG的主要场所,子宫合成和释放PG过多可能是导致痛经的主要原因。PG的增多不仅可以刺激子宫肌肉过度收缩,导致子宫缺血,并且使神经末梢对痛觉刺激敏感化,使痛觉阈值降低。

3.血管紧张素和催产素过高

原发性痛经患者体内的血管紧张素增高,血管紧张素可以引起子宫肌层和血管的平滑肌收缩加强,因此,其被认为是引起痛经的另一重要因素。催产素增高是引起痛经的另一原因,临床上应用催产素拮抗剂可以缓解痛经。

4.其他因素

主要是精神因素,紧张、压抑、焦虑、抑郁等都会影响对疼痛的反应和主观感受。

(二)临床表现

原发性痛经主要发生在年轻女性身上,初潮或初潮后数月开始,疼痛发生在月经来潮前或来潮后,在月经期的48~72小时持续存在,疼痛呈痉挛性,集中在下腹部,有时伴有腰痛,严重时伴有恶心、呕吐、面色苍白、出冷汗等症状,影响患者的日常生活和工作。

(三)诊断与鉴别诊断

诊断原发性痛经,首先要排除器质性盆腔疾病的存在。全面采集病史,进行全面的体格检查,必要时结合辅助检查,如B超、腹腔镜、宫腔镜、子宫输卵管碘油造影等,排除子宫器质性疾病的存在。鉴别诊断主要排除子宫内膜异位症、子宫腺肌症、盆腔炎等疾病的存在,并区别于继发性痛经,还要与慢性盆腔痛相区别。

（四）治疗

1.一般治疗

对痛经患者,尤其是青春期少女,必须进行有关月经的生理知识教育,消除其对月经的心理恐惧。痛经时可卧床休息,热敷下腹部,还可服用非特异性的止痛药。研究表明,对痛经患者施行精神心理干预可以有效地减轻症状。

2.药物治疗

（1）前列腺素合成酶抑制剂:非甾体抗炎药的作用是使前列腺素合成酶抑制剂,通过阻断环氧化酶通路,抑制前列腺素合成,使子宫张力和收缩力下降,达到止痛的效果。其有效率为60%～90%,服用简单,不良反应小,还可以缓解其他相关症状,如恶心、呕吐、头痛、腹泻等,用法:一般于月经来潮、痛经出现前开始服用,连续服用2～3天,因为前列腺素在月经来潮最初的48小时内释放最多,连续服药的目的是减少前列腺素的合成和释放。因此疼痛时临时间断地给药效果不佳,难以控制疼痛。常用于治疗痛经的非甾体类药物及剂量用法见表3-4,布洛芬和酮基布洛芬的血药浓度在30～60分钟达到峰值,起效很快,吲哚美辛等对胃肠道刺激较大,容易引起消化道大出血,不建议作为治疗痛经的一线药物。

表 3-4 常用治疗痛经的非甾体类止痛药

药物	剂量用法
甲灭酸	首次 500 mg,250 mg/6 h
氟灭酸	100～200 mg/6～8 h
吲哚美辛(消炎痛)	25～50 mg/6～8 h
布洛芬	200～400 mg/6 h
酮基布洛芬	50 mg/8 h
芬必得	300 mg/12 h

（2）避孕药具:短效口服避孕药和含左炔诺孕酮的宫内节育器(曼月乐)适用于需要采用避孕措施的痛经患者,可以有效地治疗原发性痛经。口服避孕药可以使50%的患者疼痛完全缓解,40%的患者明显减轻,曼月乐对痛经的缓解的有效率也高达90%。避孕药的主要作用是抑制子宫内膜生长、抑制排卵、降低前列腺素的水平。各类雌、孕激素的复合避孕药均可以减少痛经的发生,它们减轻痛经的程度无显著的差异。

（3）中药治疗:中医认为痛经是由气血运行不畅引起的,因此一般以通调气血为主,治疗原发性痛经一般用当归、川芎、茯苓、白术、泽泻等组成的当归芍药散,效果明显。

3.手术治疗

以往对药物治疗原发性痛经无效的顽固性病例,可以采用骶前神经节切除术,效果良好,但有一定的并发症。近年来,主要采用子宫神经部分切除术。无生育要求者,可进行子宫切除术。

二、继发性痛经

继发性痛经是指与盆腔器官的器质性病变有关的周期性疼痛,常在初潮后数年发生。

（一）病因

有许多妇科疾病都可能引起继发性痛经,包括以下几种。

1.典型周期性痛经的原因

处女膜闭锁、阴道横隔、宫颈狭窄、子宫异常（先天畸形、双角子宫）、宫腔粘连（Asherman 综合征）、子宫内膜息肉、子宫平滑肌瘤、子宫腺肌病、盆腔瘀血综合征、子宫内膜异位症、宫内节育器等。

2.不典型的周期性痛经的原因

残留卵巢综合征、慢性功能性囊肿形成、慢性盆腔炎等。

（二）病理生理

研究表明，子宫内膜异位症和子宫腺病患者体内产生过多的前列腺素，可能是痛经的主要原因之一。前列腺素合成酶抑制剂可以缓解该类疾病的痛经症状，环氧化酶（COX）是前列腺素合成的限速酶，在子宫内膜异位症和子宫腺肌病患者体内的表达量过度增高，这些均说明前列腺素合成代谢的异常与继发性痛经的疼痛有关。

宫内节育器的不良反应主要是月经量过多和继发性痛经，其痛经的主要原因可能是子宫的局部损伤和宫内节育器局部的白细胞浸润导致了前列腺素的合成增加。

（三）临床表现

痛经一般发生在初潮后数年，生育年龄期妇女较多见。疼痛多发生在月经来潮之前，月经前半期痛感达到高峰，此后逐渐减轻，直到月经结束。继发性痛经的症状常有不同，伴有腹胀、下腹坠痛、肛门坠痛等，但子宫内膜异位症引起的痛经也有可能发生在初潮后不久。

（四）诊断和鉴别诊断

诊断继发性痛经，除了详细地询问病史外，主要通过盆腔检查，以及相关的辅助检查，如B超、腹腔镜、宫腔镜及生化指标的化验等，找出相应的病因。

（五）治疗

继发性痛经的治疗主要是针对病因进行治疗。

（于坚伟）

第三节　闭　　经

闭经在临床生殖内分泌领域是一种最复杂且困难的症状，可由多种原因造成。对临床医师来说，妇科内分泌学中很少有问题像闭经那样烦琐而又具有挑战性，诊断时必须考虑到一系列可能潜在的疾病和功能紊乱，其中一些病因可能给患者带来致病甚至致命的影响。传统上将闭经分成原发性和继发性，虽然闭经的病因和病理生理机制十分复杂，但随着环境和时间的变迁，以及科技的发展，人们对闭经的认识、定义、诊断标准和治疗方案都有了较大的改变和进步。

闭经有生理性和病理性之分。青春期前、妊娠期、哺乳期、绝经后月经的停止，均属于生理性闭经，本节讨论的只是病理性闭经的问题。

一、闭经的定义和分类

（一）闭经的定义

（1）已达 14 岁尚无月经来潮，且第二性征不发育者。

（2）已达 16 岁尚无月经来潮，不论其第二性征是否正常发育者。

（3）已经有月经来潮，但月经停止 3 个周期（按自身原有的周期计算）或＞6 个月不来潮者。

（二）闭经的分类

根据月经生理的不同层面和功能,便于对导致闭经的原因进行识别和诊断,将闭经归纳为以下几类。

Ⅰ度闭经:子宫和生殖道的异常。

Ⅱ度闭经:卵巢的异常。

Ⅲ度闭经:垂体前叶的异常。

Ⅳ度闭经:中枢神经系统(下丘脑)的异常。

先天性性腺发育不良在闭经的病因中占有重要的比例。既往对于性腺衰竭导致的闭经的病因和病理生理是根据染色体和月经的情况划分的,概念比较混乱,且各型疾病之间有交叉和重复的内容。一般认为,将原发性闭经伴有 45,XO 或 45,XO/46,XX 嵌合型染色体核型异常且身材矮小者定义为特纳(Turner)综合征,但此类患者中有一小部分为继发性闭经;患者如果染色体核型大致正常,身高正常但卵巢先天性未发育,则为原发性闭经,我们把其定义为先天性性腺发育不良,但该类患者可能伴有染色体的异位或微缺失;另一些患者为继发性闭经,染色体核型大致正常,卵巢曾有排卵但提前衰竭,被临床定义为卵巢早衰。实际上,这一类疾病在本质上是相同的,即先天性性腺(卵巢)发育不良,但临床表现和闭经时间却有不同程度的差别。

二、闭经的诊断程序

（一）病史和临床表现

对闭经的诊断首先应开始于一个细致和完整的病史采集程序:神经精神方面的状况;家族遗传史;营养情况;发育成长史;生殖道的完整性;中枢神经系统体征;还要仔细鉴别是否有半乳糖血症的存在。

（二）经典的闭经诊断程序

多年来,对闭经的诊断有一个经典的程序。

第一步:孕激素试验＋血清促甲状腺激素测定＋血清催乳素测定。

孕激素试验的方法:①黄体酮每次 20 mg,每天 1 次肌内注射,共 3 天。②微粒化黄体酮,每次 100～200 mg,每天 3 次,共 7～10 天。③地屈孕酮每次 10 mg,每天 2 次,共 7～10 天。④甲羟孕酮8～10 mg/d,共 5～7 天。为避免不良反应,最好在睡前服用,观察停药后 1 周内是否发生子宫内膜脱落造成的撤药性出血。

此步骤可以大致诊断:①若孕激素试验有撤药性出血可确定卵巢、垂体、下丘脑有最低限度的功能,说明体内有一定水平的雌激素但缺少孕激素的分泌,提示卵巢内可能有窦卵泡分泌雌激素但没有发生排卵。②PRL 水平正常说明可以基本排除由高催乳素血症引起的闭经;PRL 水平异常升高伴有溢乳则提示可能存在高催乳素血症或垂体分泌 PRL 的肿瘤。如果 PRL 水平持续较高,建议进行垂体影像学检查。③促甲状腺激素的异常可能反映甲状腺功能亢进或低下对月经的影响。虽然其发病率较低,但是因为治疗较简单且有效,因此仍然建议作为第 4 步筛查。④孕激素试验有撤药性出血说明生殖道解剖正常,子宫内膜存在一定程度的功能,且女性生殖道是完整的。⑤即使内源性雌二醇足够,仍有 2 种情况导致孕激素撤药试验阴性。即子宫内膜蜕膜化,停用外源性孕激素后子宫内膜不会剥脱。第一种情况是子宫内膜应对高孕酮水平而蜕膜化,见于黄体期或妊娠期;第二种情况即子宫内膜由于高浓度的孕激素或睾酮伴随一种特殊的肾上腺酶的不足而蜕膜化,见于雄激素过多伴有无排卵及多囊卵巢的患者,但这种临床现象并不常见。

第二步：雌、孕激素试验。

雌、孕激素试验的方法：雌、孕激素序贯用药一个周期（结合雌激素、天然雌激素或其他类型的雌激素，每天 1～2 mg，口服，共 20～28 天，最后 7～10 天加口服或肌内注射黄体酮（见第一步），与雌激素共用并同时停药，观察 1 周内是否有撤药性出血。

此步骤可以大致诊断：①雌、孕激素试验有撤药性出血说明体内缺少雌激素分泌，雌激素分泌低下可能是卵巢功能低下所致。②雌、孕激素试验无撤药性出血说明子宫或生殖道异常，有子宫内膜病变或生殖道畸形的可能。

第三步：血清 FSH、LH、雌二醇、T、DHEAS 水平测定。

仅对第二步试验有撤药性出血的闭经患者进行，用来确定内源性雌激素低下是否是由于卵泡（Ⅱ度闭经）的缺陷，抑或中枢神经系统-垂体轴（Ⅲ或Ⅳ度闭经）的功能缺陷。孕激素试验阴性的闭经妇女，其 Gn 水平可能异常偏高、偏低或正常。

此步骤可以大致诊断：①FSH、LH 水平升高（FSH＞20 U/L）和雌二醇水平降低，提示卵巢功能衰竭，低雌激素导致的反馈性高促性腺激素分泌。②LH/FSH 和 T 水平升高提示有高雄激素血症及多囊卵巢综合征的可能。③DHEAS 明显升高提示有肾上腺来源的高雄激素血症的可能。④FSH、LH 和雌二醇水平正常或降低（FSH 和 LH 均＜5 U/L），提示为下丘脑性或垂体性闭经。

第四步：垂体兴奋试验。

如果血清 FSH 和 LH 水平测得正常或偏低，则需要通过垂体兴奋试验来鉴别垂体或下丘脑所导致的闭经原因。方法：LHRH 25～50 μg，静脉推注，于注射前及注射后 30 分钟、60 分钟、90 分钟、120 分钟分别测血清 LH 和 FSH 的水平。因为 LHRH 主要刺激 LH 的分泌，也可以只测血清 LH 的水平。

此步骤可以大致诊断：鉴别下丘脑或垂体的功能是否异常；正常情况下 LH 和 FSH 的升高峰值在 LHRH 注射后 30 分钟左右，升高的数值是基础值的 3 倍以上。如果 LH 和 FSH 水平没有反应、反应低下或反应延迟，均提示闭经的原因可能在垂体而非下丘脑；如果反应正常，则提示为下丘脑性的闭经。对垂体的 LH 反应延迟者，也可能因为正常垂体长期的"失用"而对 LHRH 的刺激不敏感，可以反复试验几次，以激活垂体。

（三）闭经的其他诊断方法

1.B 超检查

盆腔的 B 超扫描提示子宫和内生殖器发育是否正常，子宫的大小、内膜的厚度和形态与月经的关系密切，雌激素长期水平低下的患者，子宫可能发育不良，也可能发生萎缩。两侧卵巢的体积和形态学是否正常、是否有优势卵泡生长、卵巢内的窦卵泡数目等反映了卵巢的排卵功能和储备状况。卵巢的形态学异常与闭经有关，卵巢的体积增大，多个窦卵泡发育，提示有高雄激素血症和多囊卵巢的可能；卵巢的体积＜10 mm^3，且两侧卵巢内的窦卵泡总数＜4 个，提示为卵巢发育不良或提早衰竭。超声检查应作为常规检查。

2.内镜检查

宫腔镜可以直接观察到宫腔和子宫内膜的形态，鉴别子宫内膜的厚度、色泽，以及子宫腔发育畸形、宫腔粘连等造成闭经的病因。腹腔镜可在直视下观察卵巢的形态、大小、排卵的痕迹等，以此鉴别闭经的原因。如果卵巢呈条索状，无卵泡和排卵的痕迹，可提示为卵巢发育不全，可伴有或不伴有子宫的发育不良。

3.染色体检查

所有 30 岁以下因高 Gn 水平诊断为卵巢早衰的患者,必须检查染色体核型。一些患者存在 Y 染色体嵌合的现象,因为性腺(卵巢)内存在任何睾丸成分,都有形成恶性肿瘤的风险,必须进行手术切除性腺。嵌合体核型(比如 XX/XO)的妇女在过早绝经之前可以有正常的青春期发育、正常的月经,甚至正常的妊娠,有 10%～20% 的卵巢早衰者或先天性性腺发育不良者伴有染色体畸变,10% 的 Turner 综合征女孩有自发性的青春期发育,2% 有月经初潮。虽然染色体核型检查对治疗不产生影响,但对于诊断还是有一定意义的,况且对其家人的生育功能咨询亦有一定的价值。

三、闭经的分类诊断

(一)Ⅰ度闭经[生殖道或(和)子宫性闭经]

Ⅰ度闭经为子宫和生殖道畸形,造成的先天性缺如或梗阻,以及反复子宫手术、子宫内膜结核或炎症造成的不可逆的损伤。

1.诊断依据

(1)雌、孕激素试验无撤药性出血。

(2)B 超检查发现子宫发育不良或缺如,或子宫内膜极薄和回声异常。

(3)子宫造影和(或)宫腔镜检查提示为宫腔粘连、畸形或子宫内膜病变。

(4)对周期性腹痛的青春期患者注意是否有下生殖道的发育畸形。

2.Asherman 综合征

子宫内膜的破坏(Asherman 综合征)可导致继发性闭经,这种情况通常是由产后过度刮宫致子宫内膜损伤的结果。子宫造影检查可以看到宫腔不规则粘连的典型影像;阴道 B 超检查可见子宫内膜线不连续和间断的征象;宫腔镜检查诊断更精确,可以检出 X 线片无法显现的极微小的粘连。患者的卵巢功能正常时,基础体温是双相的,提示闭经的原因与排卵无关。

Asherman 综合征还可发生于剖宫产术、子宫肌瘤切除术、子宫成形术后。产后刮宫术后伴有发产后性腺功能减退(如席汉综合征)者,因子宫内膜缺少雌激素支持,导致严重营养不良和菲薄,也可发生严重的宫腔粘连。据报道,选择性子宫动脉栓塞治疗子宫平滑肌瘤术后可能导致局部缺血性反应,造成子宫内膜的损伤而发生 Asherman 综合征。宫腔粘连可导致子宫腔、子宫颈外口、子宫颈管这些区域部分或完全闭塞,但不一定发生宫腔积血。如果影像学检查提示宫腔内积血,用宫颈扩张术就可以解决积血的引流问题。

Asherman 综合征患者除了闭经还可能有其他问题,如流产、痛经、月经量过少,也可有正常的月经周期,也可导致轻度粘连、不孕、反复性流产或胚胎丢失,此类患者须通过子宫造影或宫腔镜检查确诊子宫内膜腔的情况。

子宫内膜损伤导致闭经也可由结核病引起,将经血或子宫内膜活检组织进行培养找到结核分枝杆菌方可确诊。子宫血吸虫病是导致终末器官功能障碍的另一种罕见疾病,可在尿、粪、直肠排出物、经血及子宫内膜内找到寄生虫虫卵,还有因子宫内感染发生严重而广泛的盆腔炎导致的 Asherman 综合征的病例报道。

过去,Asherman 综合征的治疗通过扩张宫颈及刮宫术来解除粘连。宫腔镜下通过电切、电凝、激光等技术直接松解粘连,其效果优于扩张宫颈及刮宫术。手术后为了防止宫腔壁的粘连,过去会放置一枚宫内节育器,然而儿科的气囊导尿管也是很好的选择,囊内充有 3 mL 液体,7 天后将导管取出。患者术前即开始用广谱抗生素持续 10 天,前列腺素合成酶抑制剂可解除子宫痉挛,患者连续两个月用高刺激剂量的雌激素治疗,如每月前 3 周每天口服雌激素2.5 mg,第 3 周开始每天加用醋酸甲羟孕酮 10 mg。如果初次手术未能使患者重建月经流出道,为了恢复生育能力,还需要重复数次进行持续治疗。此类患者中有 70% 的人能成功妊娠,然而妊娠经常会合并早产、胎盘植入、前置胎盘和(或)产后出血。

3.苗勒管异常

苗勒管发育不全是指胚胎时期双侧副中肾管违法与或发育不全导致的以无子宫、始基子宫、无阴道为主要临床表现的综合征,这是原发性闭经相对常见的病因,发生率仅次于性腺发育不全。在芬兰,新生女婴中其发生率大约为 1/5 000。原发性闭经者须先排除苗勒管终端异常导致的生殖道不连续,对青春期女孩必须先排除处女膜闭锁、阴道口闭锁及阴道腔不连续、子宫颈甚至子宫缺失。这类患者阴道发育不全或缺失,且通常伴有子宫及输卵管缺失。有正常子宫者却缺乏对外的通道,或者有始基子宫或双角子宫存在。如果有部分子宫内膜腔存在,患者主诉有周期性的下腹痛,由于与男性假两性畸形的某些征象相似,所以应证明是否为正常女性染色体核型。由于卵巢不属于苗勒结构,故卵巢功能是否正常可以通过双相基础体温及外周血孕酮水平来证实。卵巢的生长及发育都无异常,生殖道闭锁导致的闭经伴随有阴道积血、子宫腔积血或腹腔积血所致的扩张性疼痛。

苗勒管发育不全的确切原因至今未明,可能是 AMH 基因或 AMH 受体基因突变。尽管其通常为散发,偶尔也有家族性发病。苗勒管发育不全的女儿和她们的母亲可存在半乳糖-1-磷酸尿苷酰基转移酶的基因突变,这与经典的半乳糖血症不同,推断由于半乳糖的代谢失调致使子宫内暴露有过高浓度的半乳糖,这可能就是苗勒管发育不全的生物学基础。给孕期小鼠喂食高半乳糖,会延迟雌性子代的阴道开放。在这群苗勒管发育不全的患者中,卵巢衰竭亦较常见。

进一步评估和诊断需包括放射学检查,大约 1/3 的患者伴有泌尿道畸形,12% 以上的患者伴有骨骼异常,其中多数涉及脊柱畸形,也可能发生缺指或并指。肾畸形包括异位肾、肾发育不全、马蹄肾、集合管异常。B 超检查子宫的大小和匀称性,若 B 超的解剖图像不确定,可选择 MRI 扫描。通常没必要用腹腔镜直视检查,MRI 比 B 超准确得多,而且费用及创伤性都低于腹腔镜检查。然而存在不同程度的 MRI 描述与腹腔镜检查所见不符,术前准确的诊断有助于手术规划及手术的顺利实施。

手术之前必须明确拟解决的问题,切除苗勒管残留肯定是没有必要的,除非其导致子宫纤维增生、子宫积血、子宫内膜异位症或有症状的腹股沟疝,宫、腹腔镜手术可以解决上述病症。顾虑到手术困难及并发症发生率高,因此更倾向于用替代材料方法构造人工阴道。推荐用渐进式扩张术,如弗兰克(Frank)及后来的瓦布雷克(Wabrek)等人描述的方法。首先向后,2 周后改为向上沿着通常的阴道轴线方向,用阴道扩条每天扩张 20 分钟直至患者达到明显的不适,每次使用的扩条逐渐增粗,几个月后即可产生一条功能性阴道。塑料的注射器可用于代替昂贵的玻璃扩条,将扩条放在阴道的部位,维持类似于坐在赛车车座上的压力。韦基埃蒂(Vecchietti)在经腹或腹腔镜手术中采用一种牵引装置,术后再牵引 7 天就可形成一条功能性阴道。

对于不愿意或不能进行扩张术的患者,采用 Williams 阴道成形术的 Creatsas 矫形可迅速并简便地构建新阴道。该手术适用于那些不能接受 Frank 扩张术或 Frank 扩张术失败的妇女,或有完好的子宫并想保留生育能力的患者。一种推荐方式为先做开腹手术来评估宫颈管情况,如果子宫颈闭锁就切除子宫,如果是相对简单的处女膜闭锁或阴道横隔问题,就联合阴道手术。多数人建议不必试图保留完全性阴道发育不全患者的生育力,在构建新阴道的同时切除苗勒管组织。

阴道横隔(远端1/3阴道未能成腔)患者通常有梗阻及尿频的症状,阴道横隔可利用声门关闭强行呼气法与处女膜闭锁相鉴别,前者阴道外口处无膨胀。阴道横隔可合并有上生殖道畸形,如输卵管的节段性缺失或单侧输卵管、卵巢的缺失。

生殖道远端闭锁可视为急症,延误手术治疗可能会因炎症性改变或子宫内膜异位症导致不孕,须尽快完成矫形引流手术。应尽量避免进行诊断性穿刺,因为一旦感染形成阴道积血则会转变为阴道积脓。

在引导患者进行一系列治疗的程序中,须进行心理咨询和安抚,帮助患者处理好失去生殖道后的心理障碍。

(二)Ⅱ度闭经(卵巢性闭经)

1.Turner综合征和先天性性腺发育不良

无论是原发性闭经或继发性闭经都可能有性腺发育的问题,30%～40%的原发性闭经为性腺条索化的性腺发育不全者,核型的分布为50%的45,X;25%的嵌合体;25%的46,XX。继发性闭经的妇女也可存在性腺发育不全的问题,有关的核型按出现频率依次排列为46,XX(最常见);嵌合体(如45,X/46,XX),X长臂或短臂缺失;47,XXX;45,X。染色体核型正常的性腺发育不全者也与感音神经性聋症(Perrault综合征)有关联,所以核型为46,XX的性腺发育不全者都必须进行听力评估。

单纯性腺发育不全是指双侧性腺呈条索状,无论其核型如何。混合型性腺发育不全是指一侧性腺内含有睾丸组织,而另一侧性腺呈条索状。常染色体异常也可与高促性腺激素性卵巢衰竭相关,如一个28岁的18染色体三体的嵌合体的高促性腺激素的继发性闭经患者,所有卵巢功能均已丧失。性染色体异常的患者都可列入性腺发育不全的范畴。

(1)Turner综合征。临床诊断依据:①16岁后仍无月经来潮(原发性闭经)。②身材矮小、第二性征发育不良、蹼状颈、盾胸、肘外翻。③高促性腺激素,低性腺激素。④染色体核型为45,XO;或46,XX/45,XO;或45,XO/47,XXX。⑤体检发现内、外生殖器发育均幼稚,卵巢常呈条索状。

Turner综合征为1条X染色体缺失或存在异常导致的性腺发育不良。由于卵泡的损失,青春期时无性激素产生,故此类患者多表现为原发性闭经。然而须特别关注此症较少见的变异类型,如自身免疫性疾病、心血管畸形及各种肾脏异常。40%的Turner综合征患者为嵌合体或在X、Y染色体上有结构改变。

嵌合体即不同的性染色体成分形成的多核型细胞系。若核型中存在Y染色体,说明性腺内存在睾丸组织,容易形成肿瘤及存在向男性发育的因素,需切除性腺区域。大约30%的Y染色体携带者不会出现男性第二性征,故即使正常外观是女性,高促性腺激素性闭经患者都必须检查核型,以发现功能静止的Y染色体,以便在癌变之前对性腺进行预防性切除术。

大约5%诊断为Turner综合征的患者核型上有Y染色体成分,进一步用Y染色体特异性DNA探针发现另有5%的患者核型中有Y染色体成分。然而Turner综合征患者的性腺肿瘤发生率较低(约5%),似乎局限于那些常规核型检查有Y染色体成分的患者。即使常规核型未发现有Y染色体成分,一旦出现男性第二性征或当发现1个未知来源的染色体片段时,都需用探针来特异性地检测是否含有Y染色体成分。

嵌合体的意义重大,当有 XX 细胞系嵌合时,性腺内可找到功能性卵巢组织,患者有时可有正常的月经甚至可生育。嵌合体者也可表现正常月经初潮,达到正常的身高,但出现过早绝经的问题。这类患者大多数身材矮小,身高<160 cm,由于功能性卵泡加速闭锁导致早年绝经。

(2)先天性性腺发育不良:染色体核型和身高正常,第二性征发育大致正常,性腺呈条索状,其余症状同 Turner 综合征。该类患者的染色体可能存在嵌合型、小的微缺失、平衡易位或基因的缺陷。

2.卵巢早衰和卵巢抵抗综合征

两组均属于高 Gn 性的闭经患者,患者去势或绝经后的 Gn 高水平与卵泡加速闭锁所致的卵泡缺乏之间存在联系,但并不是绝对的,因为在某些少见的情况下,Gn 高水平时仍有卵泡存在。发生单纯 FSH 或 LH 分泌异常的罕见病例可能由于某种 Gn 基因的纯合子突变所致,曾报道过 LH 亚基的基因突变造成性腺功能低下和 FSH 的亚基突变造成原发性闭经。基因的突变导致生成蛋白的亚基改变,使之失去了应有的免疫活性及生物活性,所以这种性腺功能低下者表现为一种 Gn 升高而另一种 Gn 降低。基因突变杂合子携带者常有相对不孕的问题,利用外源性 Gn 促排卵可以让这些患者成功妊娠。当出现 FSH 高水平,而 LH 低或正常水平时,伴有垂体占位则提示存在分泌 FSH 的腺瘤的可能。表现为持续性无排卵、自发性的卵巢过度刺激、卵巢上有多发的大卵泡囊肿,而且影像学证据提示有垂体腺瘤的可能。因此强调两种 Gn 同时测定,如果其中一种异常单独升高,需要考虑上述情况。一般卵巢功能衰退的顺序首先是 FSH 水平的升高,逐渐伴随 LH 水平的升高。

(1)卵巢早衰(premature ovarian failure,POF)。卵巢早衰的诊断依据:①40 岁前绝经。②高促性腺激素和低性腺激素,FSH>20 U/L,雌激素水平处于低值。③约 20%患者有染色体核型异常,常为易位、微缺失、45,XO/46,XX 嵌合型等。④约 20%患者伴有其他自身免疫性疾病,如弥漫性甲状腺肿,肾上腺功能减退等。⑤病理检查提示卵巢中无卵泡或仅有极少的原始卵泡,部分患者的卵巢呈浆细胞浸润性的"卵巢炎"现象。⑥腹腔镜检查见卵巢萎缩,体积变小,有的呈条索状。⑦有的患者有医源性损坏卵巢的病史,如卵巢肿瘤手术史、卵巢巧克力囊肿剥除术史、盆腔严重粘连史及盆腔放疗和化疗史等。⑧对内源性和外源性促性腺激素刺激呈无反应,用氯米芬无法诱导出反馈的 Gn 升高,用外源性 Gn 刺激卵巢呈不反应或低反应,无卵泡生长。

大约 1%的妇女在 40 岁之前会发生卵巢衰竭,而在原发性闭经患者中,发生率为 10%～28%,多数病例的卵巢早衰机制不明。各个不同年龄的妇女都可以发生卵巢早衰,取决于卵巢所剩的卵泡数目。无论患者年龄多少,如果卵泡的丢失速度较快,将表现为原发性闭经及性腺发育低下。假如卵泡耗损发生在青春期或青春期之后,则继发性闭经发生的时间将相应地推迟。

脆性 X 染色体综合征携带者中卵巢早衰的发生率为 10%,已经鉴定出至少有 8 个基因与卵巢早衰有关,5 个在 X 染色体上,3 个在常染色体上,此类患者可考虑供卵妊娠。对于卵巢早衰的妇女,推荐进行脆性 X 染色体综合征的筛查,尤其是当有 40 岁之前绝经的家族史的情况下。一种由 3 号染色体上转录因子基因(FOXL2)突变引起的常染色体显性疾病也已证实与眼睑畸形及卵巢早衰有关。另外,卵巢早衰也有可能是自身免疫性疾病、流行性腮腺炎性卵巢炎所致,或化疗及放疗造成的卵泡破坏所致,这些先天性因素导致卵泡加速消失。

卵巢早衰存在一定比例的特异性性染色体异常,最常见的异常是 45,X 及 47,XXX,其次是嵌合体、X 染色体结构异常。用荧光原位杂交法寻找 45,X/46,XX 嵌合体,卵巢早衰患者体内发现较高比例的单 X 性染色体细胞,也曾发现 X 染色体长臂上关键区域的易位。

放疗对卵巢功能的影响取决于患者年龄及 X 线的剂量,卵巢内照射 2 周后可出现类固醇激素水平下降,Gn 水平升高。年轻妇女体内有较多的卵母细胞可以抵抗内照射的完全去势作用,闭经多年后仍可恢复卵巢功能,如放疗时正常怀孕,子代的先天异常率并不高于普通人群。若放射区域为骨盆以外,则无卵巢早衰的风险。对盆腔肿瘤患者的腹腔镜手术中将卵巢选择性地移出骨盆再做放疗,可有望今后妊娠。

烷化剂(抗肿瘤药)对性腺有剧毒,与放疗一样,导致卵巢衰竭的剂量与开始治疗时患者的年龄存在负相关关系。其他化疗药物也有潜在的卵巢损害性,但相关研究证明较少,联合化疗对卵巢的影响与烷化剂相似。约 2/3 的绝经前乳腺癌患者使用环磷酰胺、甲氨蝶呤、氟尿嘧啶(5-Fu)治疗导致丧失卵巢功能,虽然月经及生育能力的确有可能恢复,但无法预测未来的卵巢功能及生育能力。在猴模型模拟放疗的过程中,用 GnRHα 抑制 Gn 并不能抵抗卵泡的丢失,但确实可保护卵泡免受环磷酰胺的损害。化疗或放疗前将卵母细胞或卵巢组织深低温保存将是保存此类患者生育能力的最佳选择。

对自身免疫性"卵巢炎"的卵巢早衰患者,应进行自身免疫性疾病的血液检查,而且需要每几年一次周期性进行,作为对自身免疫性相关疾病的长期监测,检查内容包括血钙、血磷、空腹葡萄糖、21-羟化酶的肾上腺抗体、游离 T_4、TSH、甲状腺抗体。

曾有人建议,有时需要每周测 Gn 及雌二醇水平,如 FSH 低于 LH(FSH/LH<1),或如果雌二醇高于50 pg/mL时,应考虑诱导排卵。很多案例报道证实了核型正常的患者可恢复正常的的卵巢功能(10%的患者),由于有偶发性排卵,对无生育要求者雌、孕激素联合性避孕药是较好的选择;如有生育要求者,最好选择供卵。不推荐用治疗剂量的糖皮质激素治疗特发性卵巢早衰,因为并未证明其能使卵泡恢复对 Gn 的反应性。

(2)卵巢抵抗综合征(resistant ovarian syndrome,ROS)。卵巢抵抗综合征的临床特征为:①原发性或继发性闭经。②高促性腺激素和低性腺激素。③病理检查提示卵巢中有大量始基卵泡和原始卵泡。④腹腔镜检查见卵巢大小正常,但无生长卵泡和排卵的痕迹。⑤对内源性和外源性促性腺激素刺激无反应,也称卵巢不敏感综合征,这是一组少见但颇有争议的病征。其临床表现与卵巢早衰极其相似,但如果进行卵巢组织学检查,可以发现卵巢皮质中多个小的原始卵泡结构。有人推测这是 Gn 受体不敏感或缺陷,或受体前信号缺陷的原因。在雌激素和孕激素序贯治疗数月后,卵巢可能自然地恢复排卵和妊娠,也有人认为这是卵巢早衰的先兆征象和过渡阶段。

3.多囊卵巢综合征

(1)临床表现:①月经稀发、闭经、不孕的持续性无排卵的现象。②多毛、痤疮和黑棘皮病等高雄激素血症的现象。③肥胖。

(2)超声检查诊断标准:①双侧卵巢各探及 12 个以上的小卵泡排列在卵巢表面,形成"项链征"。②卵巢偏大,卵巢髓质部分增多,反光增强。

(3)实验室检查:①血清 LH/FSH 增高 2 倍以上。②雄激素 T、A、DHEAS 升高,性激素结合球蛋白(SHBG)降低。③胰岛素升高,糖耐量试验(OGTT)和餐后胰岛素水平升高。④PRL可轻度升高。

(4)经腹或腹腔镜检查:卵巢体积增大,表面光滑,白色,无排卵痕迹,见表面多个小卵泡。

(三)Ⅲ度闭经(垂体性闭经)

1.垂体肿瘤和高催乳素血症

(1)概况:由于颅底狭窄的垂体窝空间,垂体良性肿瘤的生长也会造成问题。肿瘤向上生长压迫视神经交叉,产生典型的双颞侧偏盲,如果肿瘤很小则很少出现视野受损。而此区域的其他肿瘤(如颅咽管瘤,影像学上通常以钙化为标志),由于更邻近视神经交叉,会较早地导致视力模糊和视野缺损。除了颅咽管瘤,还有其他更少见的肿瘤,包括脑膜瘤、神经胶质瘤、转移性肿瘤、脊索瘤。曾报道,可能由于松果体的囊性病变导致褪黑激素分泌增加,引起青春期发育延迟,性腺发育不全及青春期发育延迟者应进行头颅 MRI 检查。

当 GH 过度分泌导致肢端肥大症,或 ACTH 的过量分泌引起库欣综合征时,会更加确诊为垂体肿瘤。TSH 分泌性肿瘤(不到垂体肿瘤的 1%)引起继发性甲状腺功能亢进,引起 ACTH 或 GH 过度分泌的肿瘤则非常罕见。如果临床表现提示为库欣综合征,则须检测 ACTH 水平及 24 小时尿中游离皮质醇水平,以及进行地塞米松快速抑制试验;如怀疑为肢端肥大症,则应做 GH 的检测。循环中 IGF-I 水平较稳定,随机测定血样中 IGF-I 显示高水平即可诊断 GH 过度分泌;ACTH 或 GH 分泌性肿瘤都很少见,最常见的两种垂体肿瘤是 PRL 分泌性肿瘤及无临床功能性肿瘤。PRL 分泌性肿瘤也可在青春期前或青春期间出现,故可能影响生长发育,并导致原发性闭经。

大多数无临床功能性肿瘤(约占垂体肿瘤的 30%)起源于 Gn 细胞,活跃地分泌 FSH 及其游离亚基,但很少分泌 LH,故此类患者仅表现肿瘤占位性症状,所分泌的 FSH 游离亚基可作为一项肿瘤指标。然而由于 FSH 游离亚基增加合并本身 Gn 的升高,在绝经后妇女 d 情况就变得复杂。但并不是所有 Gn 腺瘤都合并有 FSH 游离亚基增加,对于 FSH 升高而 LH 低水平者高度提示为 Gn 分泌性腺瘤。绝经前出现 Gn 分泌性腺瘤的妇女,其特征是卵巢内多发囊性改变(卵巢过度刺激)、雌二醇高水平及子宫内膜超常增生。通常用 GnRHa 治疗不能降低 Gn 的分泌,反而可导致 FSH 及其游离亚基的持续升高。然而大多数此类肿瘤患者由于肿瘤对垂体柄的压迫,影响了下丘脑 GnRH 向垂体的运输,导致了 Gn 分泌下降和闭经,并常因肿瘤的占位阻碍了多巴胺向垂体前叶的运输,导致 PRL 水平的轻度升高。

并非所有蝶鞍内占位都是肿瘤造成的,据报道囊肿、结核病、肉瘤样病及脂肪沉着体也可成为垂体压迫的原因,导致低促性腺素性闭经。淋巴细胞性垂体炎是垂体内少见的自身免疫性浸润,酷似垂体肿瘤,常发生于妊娠期或绝经后的前 6 个月。初期出现高催乳素血症,接着可发生垂体功能减退症,经蝶骨手术可诊断并治疗这类有潜在的致命危险的垂体疾病。在一项大型经蝶骨手术的调查中发现,91% 的蝶鞍内及周围占位是腺瘤,与尿崩症无关,但常常伴随着非垂体来源性肿瘤。

垂体周围的病变,如颈内动脉瘤、脑室导水管梗阻也可导致闭经。垂体局部缺血即梗死可导致其功能不全,即为产科著名的席汉综合征。

(2)临床表现:①闭经或月经不调。②泌乳。③如较大的垂体肿瘤可引起头痛和视力障碍。④如为空蝶鞍综合征可有搏动性头痛。⑤须排除服药引起的高催乳素血症。

(3)辅助检查:①血清 PRL 升高。②如果为垂体肿瘤或空蝶鞍综合征可经蝶鞍 X 摄片、CT 或 MRI 检查垂体确诊,应强调增强扫描,以增加检出率。

2.垂体功能衰竭

(1)临床表现:①有产后大出血或垂体手术的病史。②消瘦、乏力、畏寒、苍白,毛发稀疏,产后无乳汁分泌,无性欲,无卵泡发育和月经,生殖道萎缩。③有性腺激素低下、甲状腺功能低下和肾上腺功能低下的症状和体征,根据病情程度的不同,功能低下的程度也不同。但常见以性腺激素低下为主,其次是甲状腺功能低下,最后为肾上腺功能低下。

(2)辅助检查：①血 FSH、LH、雌二醇、PRL、T 值均低下，血甲状腺激素（FT_3、FT_4）水平下降，TSH 水平升高。②血肾上腺皮质激素（皮质醇，17-羟孕酮）水平低下。③垂体兴奋试验显示垂体反应低下。④空腹血糖和糖耐量试验提示血糖值偏低，反应低下。

（四）Ⅳ度闭经（中枢和下丘脑性闭经）

下丘脑性闭经（促性腺激素不足性性腺功能减退）的患者具有 GnRH 脉冲式分泌的缺陷。在排除了下丘脑器质性病变后，可诊断为功能性抑制，常常是由生活事件所致的心理生理反应，也可与在工作或学校中面对的应激状况有关，常见于低体重及先前月经紊乱的妇女。很多垂体性闭经的妇女也表现为由亚临床饮食障碍引起的相似的内分泌、代谢和心理特征。

GnRH 的抑制程度决定了临床表现。轻度抑制可对生育能力有微小影响，如黄体期不足；中度抑制可致无排卵性月经失调；重度抑制即表现为下丘脑性闭经。

下丘脑性闭经患者可表现为低或正常水平促性腺激素、正常催乳素水平，正常蝶鞍的影像学表现，雌、孕激素撤退性出血试验多为阴性。对这样的患者应每年评估一次，监测指标包括催乳素及蝶鞍的影像学检查。如果几年监测指标均无变化，可不必进行影像学检查。与心理应激或体重减轻有关的闭经，大多在6～8年内都会自然恢复，83％的妇女在病因（应激、体重减少或饮食障碍）纠正后恢复月经，但仍有一部分患者需持续监测。在饮食障碍的妇女当中，月经往往与体重的增加有关。

无明显诱因的下丘脑性闭经的妇女，其下丘脑-垂体-肾上腺轴的活性是存在的，可能是应激反应干扰了生育功能的过程。自发性下丘脑性闭经的妇女其 FSH、LH、催乳素的分泌降低，促肾上腺皮质激素释放激素所致皮质醇的分泌增加。有些患者有多巴胺能抑制的 GnRH 脉冲频率，GnRH 脉冲性分泌的抑制可能与内源性阿片肽及多巴胺的增加有关，功能恢复过程中高皮质醇血症先于卵巢功能恢复正常。

需要告知患者促排卵的有效性及生育的可能性，促排卵仅用于有怀孕需求的妇女，没有证据表明周期性激素补充或是促排卵可以诱导下丘脑恢复正常生理功能的原因。

下丘脑性闭经的诊断依据：①原发性闭经，卵泡存在但不发育。②有的患者有不同程度的第二性征发育障碍。③Kallmann 患者伴有嗅觉丧失。④FSH、LH、雌二醇水平均低下。⑤对GnRH治疗有反应。⑥可有 X 染色体（Xp22.3）的 KAL 基因缺陷。

功能性下丘脑性闭经的临床表现：①闭经或不规则月经。②常见于青春期或年轻女性，多伴有节食、精神紧张、剧烈运动及不规律生活史。③体型多瘦弱。

主要的辅助检查：①TSH 水平正常，T_3 和 T_4 水平较低。②FSH 和 LH 水平偏低或接近正常，雌二醇水平偏低。③超声检查提示卵巢正常大小，多个小卵泡散在分布，髓质反光不增强。

1.体重下降，食欲缺乏和暴食综合征

肥胖可以与闭经有关，但肥胖者闭经时促性腺激素分泌不足的状态并不常见，除非这个患者同时有情绪障碍。相反，急剧的体重降低，可致促性腺激素分泌不足。对下丘脑性闭经的诊断必须先排除垂体瘤。

临床表现为从与饮食匮乏所致的间歇性闭经到神经性厌食所致的危及生命的极度衰弱。因为这种综合征的死亡率大概为 6％，因此受到高度重视。也有些研究认为大多数患者都能够复原，而病死率并没有增加。这些结果的差异可能是因为被评估的人群不一致，临床医师应该警惕有些患者可能会死于神经性厌食。

（1）神经性厌食的诊断

主要临床特点：①发病于 10～30 岁。②体重下降 25% 或是体重低于正常的同年龄和同身高女性的 15%。③特殊的态度，包括：对自己身体状况的异常认知，对食物奇怪的存积或拒绝。④毳毛的生长。⑤心动过缓。⑥过度活动。⑦偶发的过度进食（食欲过盛）。⑧呕吐，可为自己所诱发。

临床表现：①闭经。②无已知的医学疾病。③无其他的精神疾病。

其他特征：①便秘。②低血压。③高胡萝卜素血症。④糖尿病、尿崩症。

（2）神经性厌食的临床表现：神经性厌食曾被认为多见于中高阶层的＜25 岁的年轻白人妇女，但现在看来这个问题可出现在社会各阶层，其占年轻妇女的 0.5%。厌食一族均期望成功改变形象，其家庭往往存在严重的问题，父母却努力维持和谐家庭的表象，掩饰或者否认矛盾冲突。根据心理学家的理解，父母一方，私下里对另一方不满，希望获得他们孩子的感情。当做好一个完美的孩子的角色变得极其困难时，厌食便开始了。病程往往起源于为控制体重而自行节食，这种感觉带来一种力量和成就感，随即有一种若自我约束松懈则体重不能控制的恐惧感产生，有观点认为厌食症可以作为一项辨别内在混乱的家庭的指标。

青少年时期正常的体重增加可能被认为过度增加，这可以使青少年患上真性神经性厌食症。过度的体力活动是神经性厌食症的最早信号。这些孩子是典型的过分强求者，他们很少惹麻烦，但很挑剔，要求其他人达到他们苛刻的价值标准，常常导致自己在社会上的孤立。

有饮食问题的患者常常表现出滞后的性心理发展，其性行为出现得很晚。由身材是否苗条来判断社会地位的价值观，影响着她们的进食。依赖身体苗条的职业及娱乐环境容易使得妇女暴露于神经性厌食及神经性贪食的风险之中，所以通常饮食问题反映的是心理上的困境。

除了痛经，便秘也是其常见的临床表现，常常较为严重并合并腹痛。大量进食低热量食物。低血压、低体温、皮肤粗糙、背部及臀部出现松软汗毛、心动过速及水肿是最常见的并发症。长期利尿剂及泻药的滥用可致明显的低钾，低钾性酸中毒可导致致死性的心律失常。血清胡萝卜素的升高表示机体存在维生素 A 的利用障碍，见于手、脚掌的皮肤黄染。

贪食症的典型表现在于阶段性偷偷地疯狂进食，紧接着便是自己诱发呕吐、禁食，或是服用缓泻药和利尿剂，甚至灌肠剂。尽管贪食行为相对较常见，但临床上真正的贪食症并不常见（在一个大学学生样本中，占女性学生的 1%，男性学生的 0.1%）。贪食症行为常见于神经性厌食症患者（约占一半），有贪食症行为的患者其抑郁症状或焦虑障碍的发生率较高，而且还会有入店行窃的问题（通常是偷食物），约 50% 的病例神经性厌食和贪食症行为长期持续存在。神经性厌食症患者可分为贪食性厌食症和禁食伴过度锻炼者。贪食性厌食症者比较年长，相对更加抑郁，在社交上不太孤立，但家庭问题的发生率较高。单纯贪食症者体重波动较大，但不会减少到厌食症者那么低的水平，克服了贪食症的患者可有正常的生育力。

严重的神经性厌食病例经常被内科医师碰到，而临界性神经性厌食病例通常来看妇科医师、儿科医师或家庭医师。厌食症相关的各种问题都代表了下丘脑调控的身体功能的障碍：食欲、渴感、水分保持、体温、睡眠、自主平衡及内分泌。FSH、LH 水平下降，皮质激素水平升高，PRL、TSH、T_4 水平正常，但 T_3 水平较低，反式 T_3 水平升高。许多症状可用甲状腺功能减退来解释，如便秘、寒冷耐受不良、心动过缓、低血压、皮肤干燥、基础代谢率低、高胡萝卜素血症。随着体重的增加，所有的代谢性改变恢复到正常，Gn 的分泌也可恢复到正常水平。有 30% 的患者持续闭经，这是持续性心理冲突的指标。

当体重恢复到正常体重的 15％以下时,即可恢复机体对 GnRH 的反应,方可恢复正常月经。神经性厌食患者的 Gn 持续低水平,与青春期前孩子的水平相似;随着体重的增加,出现 LH 夜间分泌,类似于青春期早期的水平;而当完全恢复正常体重时,24 小时 LH 分泌形式就与正常成年人一样,只是峰值有所差异。如果患者 Gn 的浓度低到无法检测的水平时,可检测血中的皮质醇含量,没必要做其他太多的实验室检测。

需要告知患者闭经与低体重之间的紧密联系,以刺激患者恢复正常体重,进而恢复正常月经。有时有必要参与指导患者每天的能量计算方案[每天至少进食 10 920 J(2 600 cal 能量)],以打破患者养成的饮食习惯,如果进展很慢,则可用激素治疗。对于体重＜45.36 kg 的患者,如体重持续地下降,需进行心理咨询,进行心理干预。

关于厌食症目前尚无特殊的或新的治疗方法,只能在疾病发展到最严重的阶段之前,及早发现并进行心理干预。需要初诊医师、心理医师、营养学医师进行临床会诊帮助患者处理自己情绪的认知行为,必要时也可以加用抗抑郁药治疗。

2.过度运动与闭经

从事女性竞赛运动、芭蕾、现代舞的专业人员中,月经失调或下丘脑抑制性闭经的发生率较高。多达 2/3 的有月经的跑步运动员黄体期较短,甚至无排卵,即使月经正常,周期与周期之间的差异也很大,常常合并有激素功能的下降。如在月经初潮之前就开始过度地运动,则月经初潮会延迟长达 3 年之久,随后月经紊乱的发生率较高。对于体重＜115 kg 的年轻妇女,如在训练中体重下降＞10 kg 就很可能出现闭经,也支持罗斯·弗里希(Frisch)关于临界体重的观念。

临界体重理论描述为:月经正常需要维持在临界水平之上的体重,需达到临界的躯体脂肪含量。可利用 Frisch 的临界体重计算,基于身体总水量占总体重的百分比,计算出躯体脂肪的百分比,为脂肪指数。16 岁时身体总水量占总体重 10％时相当于躯体脂肪含量为 22％,这是维持月经所需的最低标准,13 岁时身体总水量占总体重 10％时相当于躯体脂肪含量为 17％,这是发生月经初潮所需的最低标准,减少标准体重的 10％～15％时就可使躯体脂肪含量下降到 22％以下,造成月经紊乱。

这种闭经类似于下丘脑功能障碍,剧烈运动减少 Gn 的分泌,但促进 PRL、GH、睾酮、ACTH 及肾上腺激素的分泌,同时减低它们的清除率从而增加了这些激素的血浓度。低营养状态妇女的 PRL 含量一般无改变,相反过度运动者的 PRL 含量是增加的,但幅度较小,持续时间极短,所以不能用 PRL 的增加来解释月经异常。当闭经运动员与非闭经运动员或非运动员的正常女性相比较时,她们的 PRL 含量并没有明显差异。另外,月经正常的女性运动员褪黑素水平在白天升高,而闭经运动员褪黑素有夜间的分泌,这也可见于下丘脑性闭经的妇女,反映对 GnRH 脉冲分泌的抑制。与低营养状态妇女相反的另一个现象出现在甲状腺轴,运动员的 T_4 水平相对较低,过度锻炼的闭经患者的甲状腺激素都会完全受抑制,包括反式 T_3。

运动员经常会有竞赛后或训练后的欣快愉悦感,尚不清楚这究竟是一种心理反应还是由于内源性阿片的增加。大量证据显示,内源性阿片通过抑制下丘脑 GnRH 的分泌来抑制 Gn 的分泌。纳曲酮(一种长效的阿片受体阻滞剂)用于体重下降导致的闭经患者可促使其恢复月经,提示内啡肽在应激相关的下丘脑性闭经中的关键作用,运动员不管是否闭经都会出现运动诱导的血内啡肽水平的升高。

下丘脑性闭经(包括运动相关性或饮食失调)妇女由于 CRH 及 ACTH 水平升高,伴有皮质醇增多症,表明这是应激状态干扰了生殖功能,皮质醇水平恢复正常的闭经运动员 6 个月内可恢复正常的月经。

闭经运动员处于能量负平衡的状态,IGFBP-1 水平升高,胰岛素敏感性增强,胰岛素水平下降,IGF-Ⅰ水平不足及 GH 水平升高。IGFBP-1 水平的升高会抑制下丘脑 IGF 的活性,继而抑制 GnRH 的分泌。

瘦素对生殖的影响也被视为维持应激反应,月经周期正常的运动员瘦素水平可显示出正常的昼夜节律,然而闭经患者则不具有昼夜节律。运动员瘦素水平普遍较低(不到 30%),这与身体脂肪含量的减少有关,但在血胰岛素不足及皮质醇增多症者其水平会进一步降低。当身体脂肪减少到体重的 15% 以下,以及瘦素＜3 ng/mL 的水平时会发生月经紊乱及闭经。

福莱斯(Fries)描绘了饮食障碍连续的 4 个阶段:以美容为目的的忌口;因对饮食及体重神经过敏而忌口;厌食反应;神经性厌食。

厌食反应与真正的神经性厌食之间有几点重要的差异,从心理上来说,神经性厌食患者对疾病及她自身的问题缺乏认识,她并不认为自己体重过低,毫不担心自己可怕的身体现状及外表,医患之间很难沟通,患者对医师极其不信任。而厌食反应的患者有自我批评的能力,他们知道问题所在,而且能描述出来。运动员、过度锻炼的妇女或舞蹈演员都可能发生厌食反应,厌食反应的发生是自觉地、有意识地努力减少体重。及早发现,给予患者忠告及自信心的支持可以制止问题的进展,由病理性饮食失调进展到完全综合征仅需 1 年的时间。

尽早发现的预后较好,简单地增加体重就可以扭转闭经状态。然而这些患者通常不愿意放弃他们的运动规律,所以应鼓励激素治疗来阻止其骨质流失及心血管系统的改变。如正常激素水平仍不足以使骨质密度恢复到正常水平,则必须恢复足量的饮食以达到正常的体重。当患者有生育要求时,推荐其减少运动量并增加一定的体重,有时必须考虑诱导排卵。

3.遗传基因缺陷

导致低促性腺素功能减退症的特异性遗传缺陷尚不清楚。然而,随着分子生物学研究的深入,发现了 FSH 亚基突变和卡尔曼(Kallmann)综合征的基因缺陷。

(1)闭经、嗅觉丧失、Kallmann 综合征:有一种少见的因 GnRH 分泌不足导致低促性腺素功能减退症,联合嗅觉丧失或嗅觉减退的综合征,即 Kallmann 综合征。在女性身上,这种综合征的特征是原发性闭经、性发育幼稚、低促性腺素、异常女性核型及无法感知嗅觉,比如无法感知咖啡、香水的味道。她们的性腺对 Gn 有反应,所以可用外源性 Gn 成功地诱导排卵,而氯米芬是无效的。

Kallmann 综合征与特殊的解剖缺陷有关,MRI 检查和尸体剖检证实了嗅脑内嗅沟的发育不全或缺失,这一缺陷是嗅觉神经轴突及 GnRH 神经元未能从嗅板中迁移出来的结果。目前已证实有 3 种遗传方式:X 染色体连锁遗传、常染色体显性遗传、常染色体隐性遗传。男性的发病率高出女性 5 倍,表明 X 染色体连锁遗传是其主要的遗传方式,但在女性患者中,遗传模式为常染色体隐性或常染色体显性遗传。X 染色体连锁遗传的 Kallmann 综合征可联合有其他因 X 染色体短臂远端的邻近基因缺失或易位所致的疾病(如X 染色体连锁的矮小症或鱼鳞病及硫酸酯酶缺乏症)。

导致这一综合征的 X 染色体连锁基因的突变或缺失包括 X 染色体短臂上(Xp22.3)的一个独立基因,它编码一种负责神经迁移的必需蛋白 anosmin-1。这种嗅觉丧失闭经综合征是由于嗅觉神经及 GnRH 神经元未能穿透前脑,组织了成功迁移。同时还可能有其他神经异常,如镜像运动、听觉缺失、小脑性共济失调等,提示泛发的神经缺陷。肾和骨异常、听力缺陷、色盲唇裂、腭裂(最常见的异常)也可以出现在这些患者中,表明除了下丘脑这一基因突变还可以在其他组织内表达。这一综合征的发生具有家族遗传性及散发性,尚未证实有常染色体的基因突变。

(2)单纯促性腺激素低下性闭经:单独的 GnRH 分泌不足导致的下丘脑性闭经患者可能有类似于 Kallmann 综合征患者的缺陷,但由于外显率较低,只有 GnRH 神经元的迁移缺陷能够表达出来。在一些嗅觉正常的闭经患者中,其家族成员有嗅觉丧失的患者。一些 GnRH 分泌不足但嗅觉正常的患者有常染色体遗传形式,然而尚未发现 GnRH 基因的缺陷,X 染色体连锁基因的突变也并不常见。

据报道有一个家族遗传性 GnRH 受体基因突变所致的低促性腺素功能减退症患者,患者的父母和一个姐妹是正常的杂合子,所以突变是常染色体隐性遗传的。筛选 46 个低促性腺功能减退症男女,发现有女性患者的家族中,1/14 的人存在常染色体遗传性 GnRH 受体基因突变,在另一项研究中,证实常染色体隐性遗传但嗅觉正常的患者中有 40% 存在 GnRH 受体基因突变。GnRH 受体基因突变会干扰信号传导,导致对GnRH刺激产生抵抗,各种不同的表型反映了特殊突变后基因表达的质与量的差异。GnRH 受体基因突变可能在 20% 的自发性下丘脑性闭经患者中发生。GnRH 受体基因突变导致的低促性腺素功能减退症不容易用 GnRH 治疗,但外源性的 Gn 的反应未受损。由于大多数低促性腺素功能减退症患者对 GnRH 治疗起反应,因此 GnRH 受体基因突变并不常见,只有家族成员有类似表现的患者才值得继续追踪。

四、闭经的治疗

闭经的治疗应根据患者的病因、年龄、对生育的要求,采用个体化的方案进行。

(一)雌、孕激素疗法

1.雌、孕激素序贯疗法

适用于卵巢早衰、卵巢抵抗综合征、垂体或下丘脑性闭经等情况。对要求生育的患者,雌激素种类的选择应为天然制剂。

2.雌、孕激素联合疗法

适用于显著高雄激素血症和没有生育要求的情况。一般可选用半量或全量避孕药,对暂时不需要生育的患者,可长期服用数年。

(二)促排卵治疗

对要求生育的患者,针对不同的闭经原因,个体化地选择适当的促排卵药物和方案。

(三)手术治疗

针对患者病因,采用适当的手术诊断和治疗。对先天性下生殖道患有畸形的闭经,多有周期性腹痛的急诊情况,需要紧急进行矫形手术,以开放生殖道引流月经血;对患有多囊卵巢综合征的经第一线的促排卵治疗卵巢抵抗者,可通过经腹或腹腔镜进行卵巢打孔术,促进卵巢排卵;对垂体肿瘤的患者,可进行肿瘤切除手术;对垂体分泌催乳素的腺瘤的患者,在有视神经压迫症状时,可选择手术治疗。

(四)其他治疗

根据患者的具体情况,可针对性地采用适当的治疗方法。

(1)对高催乳素血症的患者用溴隐亭治疗。

(2)对高雄激素血症的患者可应用螺内酯、环丙孕酮等抗雄激素制剂治疗。

(3)对胰岛素抵抗的高胰岛素血症,可用胰岛素增敏剂及减轻体重的综合治疗。

(4)对甲状腺功能减低的患者应补充甲状腺素治疗。

(5)对肾上腺来源的高雄激素血症可用地塞米松口服治疗。

(6)对卵巢早衰、先天性性腺发育不良或 Turner 综合征可采用激素替代,并运用赠卵的辅助生殖技术帮助妊娠。

（五）治愈标准

(1)恢复自发的有排卵的规则月经。

(2)自然的月经周期长于 21 天,经量少于 80 mL,经期短于 7 天。

(3)对于不可能恢复自发排卵的患者,如卵巢早衰等,建立规律的人工周期的阴道出血即可。

闭经是一组原因复杂的临床症状,有 100 余种病因,有功能性的,也有器质性的。对闭经的诊断是在病史、体格检查和妇科检查的基础上,根据一套经典的诊断程序逐步地作出的。这一诊断程序可以将闭经的原因定位在下丘脑、垂体、卵巢、子宫、生殖道及其他内分泌腺的部位,以便准确诊断和合理治疗。

因为闭经是由多种不同的原因造成的,所以对闭经的治疗方案也要根据其基础疾病而制订。有的疾病因原因不明,治疗的原则就是调整和维护机体的正常的内分泌状态,帮助因闭经而不孕的妇女怀孕,防止因闭经导致的近期和远期并发症。

（于坚伟）

第四节　经前期综合征

经前期综合征(premenstrual syndromes,PMS)又称经前紧张征(premenstrual tension,PMS)或经前紧张综合征(premenstrual tension syndrome,PMTS),是育龄妇女常见的疾病。PMS 是指月经来潮前7～14 天(即在月经周期的黄体期),周期性出现的躯体症状(如乳房胀痛、头痛、小腹胀痛、水肿等)和心理症状(如烦躁、紧张、焦虑、嗜睡、失眠等)的总称。PMS 的症状多样,除上述典型的症状外,自杀倾向、行为退化、嗜酒、工作状态差甚至无法工作等也常出现于PMS。由于 PMS 临床表现复杂且个体差异巨大,因此诊断的关键是症状出现的时间及严重程度。PMS 发生于黄体期,随月经的结束而完全消失,具有明显的周期性,这是区分 PMS 和心理性疾病的重要依据,上述心理及躯体症状只有达到影响女性正常的工作、生活、人际交往的程度才能称为 PMS。

一、历史、概念及其在疾病分类学中的位置

有关 PMS 的定义、概念以及其在疾病分类学中的位置在相当一段时间内并无定论。道尔顿(Dalton,1984)的定义为"经前再发症状,月经后期则缺乏症状"。美国精神病协会(APA)出版的《诊断统计手册》第三修订版(DSM-Ⅲ-R,1987)用"黄体后期心境恶劣障碍(late-luteal phasedysphoric disorder,LLPDD)"来概括经前出现的一组症状,后来在《诊断统计手册第四版》(DSM-Ⅳ,1994)更改为"经前心境恶劣障碍(premenstrual dysphoric disorder,PMDD)"。国际疾病分类系统(ICD-9,1978;ICD-10,1992)将大多数疾病实体按它们的主要表现分类,PMS 被包括在"泌尿生殖疾病"类目之中,犹如伴发于女性生殖器官和月经周期的疼痛或其他状态一样。因此,国际上的两大分类系统对 PMS 作了不同的处理,DSM 认为它可能是一种心境障碍,ICD

则视其为妇科疾病。《中国精神疾病分类方案与诊断标准第二版》修订（CCMD-2-R，1995）将PMS列入"内分泌障碍所致精神障碍"类目中，认为PMS"能明确内分泌疾病的性质"，但命名为"经期精神障碍（经前期综合征）"。

PMS的临床特点必须考虑：①在大多数月经周期的黄体期，再发性或循环性地出现症状。②症状于经后不久缓解，在卵泡期持续不会＞1周。③招致情绪或躯体苦恼，日常功能受累或受损。④症状的再发、循环性和定时性，以及症状的严重性和无症状期均可通过前瞻性逐日评定得到证实。

二、流行病学研究

PMS的患病率各地报道不一，这与评定方法（回顾性或前瞻性）、调查者的专业、调查样本的人群、症状严重的水平不一，以及一些尚未确定的因素有关。在妇女生殖阶段可发生，初潮后未婚少女的患病率低，产后倾向出现PMS。

美国妇产科学院委员会66号声明（1989年1月）指出，一般认为20%～40%的妇女在经前出现一些症状，只有5%的人感到其对工作或生活方式带来一定程度的显著影响。

对生活方式不同（包括尼姑、监狱犯人、女同性恋者）的384名妇女进行147项问卷研究，结果发现家庭主妇和教育水平低者有较多的水潴留、自主神经症状和负性情感，但年龄、种族、性偏向、显著的体育活动、婚姻状态或收入与PMS的发生率不相关［弗德里曼（Friedman）和杰弗（Jaffe），1985］。双生儿研究显示单卵双生儿发生PMS的同病率为94%，双卵双生儿为44%，对照组为31%（Dalton等，1987）。另一项来自伯明翰对462对双生儿妇女的研究亦支持Dalton等的结果，并认为PMS是具遗传性的［万登·阿珂（Vanden Akker）等，1987］。口服避孕药（OC）似乎可降低PMS的发生率，爱丁堡大学于1974年调查了3 298名妇女，其中756人服用OC，2542人未服，结果发现口服OC者较少发生PMS［谢尔德拉克［Sheldrake和科马克（Cormack），1976］。月经长周期（＞40天）和周期不规律者PMS发生率低，而且主要表现为躯体症状如胃痛、背痛和嗜睡。月经周期长度在31～40天者出现较多的经前症状，而且躯体症状和情绪症状均明显。短而不规律的月经周期妇女的经前症状则主要表现为情绪症状，如抑郁、紧张和激惹（Sheldrake和Cormack，1976）。

PMS与产后抑郁症呈正相关，已得到证实。Dalton（1982）报告的610例PMS妇女中，56%在产后出现抑郁症，一些妇女回忆PMS是继产后抑郁症之后发生的，另一些则报告受孕前出现的PMS，但PMS的严重程度却在产后抑郁症减轻后加重。

PMS与围绝经期综合征的相关性也为多数学者研究证实。PMS与围绝经期综合征均有心理症状及躯体症状，均可表现为与卵巢激素水平波动相关的烦躁、抑郁、疲惫、失眠、乳房胀痛、水肿等，在激素水平稳定后（月经结束及绝经后数年）原有的症状及体征消失。在经前期和围绝经期原有的抑郁等心理疾病可表现增强，因此PMS和围绝经期的抑郁均需和原发心理疾病相鉴别。除了临床表现的相关性，围绝经期综合征和PMS在流行病学上也密切相关。哈洛（Harlow）等的研究发现，围绝经期综合征的女性在抑郁流行病学评分（CES-D）中表现为明显抑郁者，且多数患有PMS。同样贝克尔（Becke）等用视觉模拟评分（VAS）评价女性的心情状态，也发现女性围绝经期的情绪感受与既往经前期的心境变化明显相关。弗里曼（Freeman）等的研究认为患有PMS的女性在围绝经期出现抑郁、失眠、性欲低下的可能性大。因此，PMS在一定程度上可以预测围绝经期抑郁的人出现。在易感人群中，PMS和围绝经期抑郁不但易相继出现，还常常同时发生。围绝经期女性，患有围绝经期抑郁的较未患者出现月经周期相关症状及PMDD 的明显增多。在理查德（Richards）等的研究中有 21% 的围绝经期抑郁患者同时伴有中度以上的 PMDD，而仅有 3% 的围绝经期非抑郁女性出现这一疾病。此外，患有 PMS 及围绝经期抑郁的女性也常伴有与其他激素相关的情绪异常如产褥期抑郁，以及与其他激素非相关的心理疾病如抑郁症。

经前期综合征与精神疾病的关系受到妇科学家、心理学家、精神病学家较多的重视与研究。妇女复发性精神病状态，不论是认知、情感或混合功能障碍均易于在经前复发。舒基特（Schukit，1975）和韦泽尔（Wetzel，1975）报告类似结果，情感性疾病患者不仅 PMS 发生率高（72%），症状严重，出现经前不适症状亦较正常人多科彭（Coppen，1956），并且现存的情感症状在经前趋向恶化。精神分裂症患者往往在经前恶化，急性精神病症状掩盖了经前不适，导致对检出 PMS 的发生率带来困难。多项研究指出，经前期和月经期妇女自杀情况较之其他阶段多，但这些资料的取得多是回顾性的。麦金农（Mackinnon，1959）的研究并非回顾性，而是死后病理检查子宫内膜改变以确定月经周期。他指出，黄体期的自杀者增多，其高峰在黄体期的早、中期，死于黄体中期者约占 60%；与其他死亡者比较，自然死亡发生于黄体期者占 84%，意外事故占90%，自杀占 89%，提示在月经周期后半期内妇女容易死于自杀、外伤、中毒和疾病。

三、病因与发病机制

近年的研究表明，PMS 的病因涉及诸多因素的联合，如社会心理因素、内分泌因素及神经递质的调节因素等。但 PMS 的准确机制仍不明，一些研究结果尚有矛盾之处，进一步的深入研究是必要的。

（一）社会心理因素

情绪不稳定及神经质、特质焦虑者容易体验到严重的 PMS 症状。应激或负性生活事件可加重经前症状，而休息或放松可减轻症状，均说明社会心理因素在 PMS 的发生或延续上发挥了作用。

（二）内分泌因素

1.孕激素

英国妇产科学家 Dalton（1984）推断 PMS 的产生是由于经前孕酮不足或缺陷，而且应用黄体酮治疗可以获得明显的效果，然而相反的报道则发现 PMS 妇女孕酮水平升高。哈马贝克（Hammarback）等（1989）对 18 例 PMS 妇女连续 2 月逐日测定其血清中的雌二醇和孕酮水平，发现严重 PMS 症状与黄体期血清这两种激素水平高相关。孕酮常见的不良反应如心境恶劣和焦虑，类似普通的经前症状。

这一疾病仅出现于育龄期女性，青春期前、妊娠期、绝经后期均不会出现，且仅发生于排卵周期的黄体期。给予外源性孕激素可诱发此病，在激素替代治疗（hormone replace therapy，HRT）中使用孕激素建立周期引发的抑郁情绪和生理症状同 PMS 相似；曾患有严重 PMS 的女性，进行子宫加双附件切除术后给予 HRT，单独使用雌激素不会诱发 PMS，而在联合使用雌、孕激素时 PMS 会复发。相反，卵巢内分泌激素周期消失，如切除双卵巢或给予促性腺激素释放激素激动剂（GnRHa）均可抑制原有的 PMS 症状。因此，卵巢激素尤其是孕激素可能与 PMS 的病理机制有关，孕激素可增加女性对甾体类激素的敏感性，使中枢神经系统受激素波动的影响而更敏感。

2.雌激素

（1）雌激素降低学说：正常情况下雌激素有抗抑郁的效果，经前雌激素水平下降可能与PMS，特别是经前心境恶劣的发生有关，亚诺夫斯基（Janowsky，1984）强调雌激素波动（中期雌激素明显上升,继之降低)的作用。

(2)雌激素过多学说:支持此学说者认为雌激素水平绝对或相对高,或者对雌激素的特异敏感性可招致 PMS。莫顿(Morton,1950)的报告指出,给妇女注入雌激素可产生 PMS 样的症状。巴克斯特伦(Backstrom)和卡滕森(Cartenson,1974)指出,具有经前焦虑的妇女,雌激素/黄体酮比值较高,雌、孕激素比例异常可能与 PMS 的发生有关。

3.雄激素

拉梅耶(Lahmeyer,1984)指出,妇女雄激素来自卵巢和肾上腺。在排卵前后,血中睾酮水平随雌激素水平的增高而上升,且由于大部分雄激素来自肾上腺,故于围绝经期并不下降,其时睾酮/雌激素及睾酮/孕激素之比处于高值。睾酮作用于脑可增强两性的性驱力和攻击行为,而雌激素和孕酮可对抗之。经前期雌激素和孕酮水平下降,脑中睾酮失去了对抗物,这至少与一些人 PMS 的发生有关,特别是心境的改变和其他精神病理的表现。

(三)神经递质

研究表明在 PMS 女性中血清性激素的浓度表现为正常,这表明除性激素外还可能有其他因素的作用。PMS 患者常伴有中枢神经系统中某些神经递质及其受体活性的改变,这种改变可能与中枢系统对激素的敏感性有关。一些神经递质可受卵巢甾体类激素的调节,如 5-羟色胺(5-HT)、乙酰胆碱、去甲肾上腺素、多巴胺等。

1.乙酰胆碱(Ach)

Janowsky(1982)推测 Ach 单独作用或与其他机制联合作用与 PMS 的发生有关。在人类身体中 Ach 是抑郁和应激的主要调节物,引起脉搏加快和血压上升,造成负性情绪、肾上腺交感胺释放和止痛效应。劳希(Rausch,1982)发现经前胆碱能占优势。

2.5-HT 与 γ-氨基丁酸

经前 5-HT 缺乏或胆碱能占优势可能在 PMS 的形成上发挥作用。选择性 5-HT 再摄取抑制剂如氟西汀、舍曲林问世后证明它对治疗 PMS 有效,而那些主要作用于去甲肾上腺素能的三环抗抑郁剂的效果较差,进一步支持了 5-HT 在 PMS 病理生物学中的重要作用。PMDD 患者与患 PMS 但无情绪障碍者及正常对照组相比,5-HT 水平在卵泡期增高,黄体期下降,波动明显增大,因此依诺埃(Inoue)等认为,5-HT 与 PMS,PMDD 出现的心理症状密切相关。5-羟色胺能系统地对情绪、睡眠、性欲、食欲和认知具有调节功能,在抑郁的发生发展中起到重要的作用。雌激素可增加 5-HT 受体的数量及突触后膜对 5-HT 的敏感性,并增加 5-HT 的合成及其代谢产物 5-羟吲哚乙酸的水平。有临床研究显示选择性 5-HT 再摄取抑制剂可增加血液中 5-HT 的浓度,对治疗 PMS/PMDD 有较好的疗效。

另外,有研究认为在得了抑郁、PMS、PMDD 的患者中 γ-氨基丁酸(GABA)的活性下降,埃佩森(Epperson)等用 MRI 质谱分析法测定 PMDD 水平及正常女性枕叶皮质部的 GABA、雌激素、孕激素等水平发现,PMDD 者卵泡期 GABA 水平明显低于对照组;同时 Epperson 等认为 PMDD 患者可能存在 GABA 受体功能的异常。PMS 女性黄体期孕烷醇酮水平较低,而异孕烷醇酮有 GABA 的激活作用,因此低水平的异孕烷醇酮使 PMS 女性 GABA 发活性降低,产生抑郁。此外,雌激素兼具增加 GABA 及 GABA 受体拮抗剂的双重功能。

3.类阿片物质与单胺氧化酶

哈尔布赖希(Halbreich)和恩迪科特(Endicott,1981)认为内啡肽水平变化与 PMS 的发生有关。他们推测 PMS 的许多症状类似类阿片物质撤出。目前认为在性腺类固醇激素的影响下,过多暴露于内源性阿片肽并继之脱离接触可能参与 PMS 的发生［瑞涩（Reiser）等,1985)]。持单胺氧化酶(MAO)学说者则认为 PMS 的发生与血小板 MAO 的活性改变有关,而这一改变是受孕酮影响的［克莱贝尔（Klaiber）等,1971]。正常情况下,雌激素对 MAO 的活性有抑制效应,而黄体酮对组织中 MAO 的活性有促进作用。MAO 的活性增强被认为是经前抑郁和雌激素/孕激素不平衡发生的中介。MAO 的活性增加可以减少有效的去甲肾上腺素,导致中枢神经元活动降低和减慢。MAO 学说可解释经前抑郁和嗜睡,但无法说明其他众多的症状。

4.其他

前列腺素可影响钠潴留,以及精神、行为、体温调节及许多 PMS 的症状,前列腺素合成酶抑制剂能改善 PMS 的躯体症状。一般认为此类非甾体抗炎药可降低引起 PMS 的症状的中介物质的组织浓度以此起到治疗作用。维生素 B_6 是合成多巴胺与 5-羟色胺的辅酶,维生素 B_6 的缺乏与 PMS 可能有关,一些研究发现用维生素 B_6 治疗似乎比安慰剂效果好,但结果并非一致。

四、临床表现

历来提出的症状甚为分散,可达 200 项之多,近年的研究提出大约 20 类症状是常见的,包括躯体、心理和行为 3 个方面,其中恒定出现的是疼痛、肿胀、嗜睡、易激惹、抑郁、行为笨拙、渴望食物。但表现有较大的个体差异,取决于躯体健康状态、人格特征和环境影响。

(一)躯体症状

1.水潴留

经前水潴留一般多见于踝、小腿、手指、腹部和乳房,可导致乳房胀痛、体重增加、面部虚肿和水肿、腹部不适或胀满或疼痛、排尿量减少,这些症状往往在清晨起床时明显。

2.疼痛

头痛较为常见,背痛、关节痛、肌肉痛、乳房痛的发生率亦较高。

3.自主神经功能障碍

常见恶心、呕吐、头晕、潮热、出汗等。可出现低血糖,许多妇女渴望摄入甜食。

(二)心理症状

主要为负性情绪或心境恶劣。

1.抑郁

心境低落、郁郁不乐、消极悲观、空虚孤独,甚至有自杀意念。

2.焦虑、激动

烦躁不安,似感到处于应激之下。

3.运动共济和认知功能改变

可出现行动笨拙、运动共济不良、记忆力差、自感思路混乱。

(三)行为改变

可表现为社会退缩,回避社交活动;社会功能减低、判断力下降、工作时失误;性功能减退或亢进等改变。

五、诊断与鉴别诊断

(一)诊断标准

PMS 具有 3 项属性(经前期出现;在此以前无同类表现;经至消失),诊断一般不难。

美国国立精神卫生研究院的工作定义如下：一种周期性的障碍，其严重程度是以影响一个妇女生活的一些方面(如为负性心境,经前一周心境障碍的平均严重程度较之经后一周加重30%)为标准,而症状的出现与月经有一致的和可以预期的关系。这一定义规定了PMS的症状出现与月经有关,对症状的严重程度做出了定量化标准。美国精神学会对经前有精神症状(premenstrual dysphoric disorder,PMDD)的PMS测定的诊断标准见表3-5。

表3-5　PMDD的诊断标准

对患者2～3个月经周期所记录的症状进行前瞻性评估,在黄体期的最后1个星期存在5个(或更多个)下述症状,并且在经后消失,其中至少有1种症状必须是1、2、3或4

1.明显的抑郁情绪,自我否定意识,感到失望

2.明显的焦虑、紧张,感到"激动"或"不安"

3.情绪不稳定,比如突然伤感、哭泣或对拒绝增加敏感性

4.持续和明显的易怒或发怒或与他人的争吵增加

5.对平时活动(如工作、学习、友谊、嗜好)的兴趣降低

6.主观感觉注意力集中困难

7.嗜睡、易疲劳或能量明显缺乏

8.食欲明显改变,有过度摄食或产生特殊的嗜食渴望

9.失眠

10.主观感觉不安或失控

11.其他身体症状,如乳房触痛或肿胀、头痛、关节或肌肉痛、肿胀感、体重增加

这些失调必是明显地干扰工作、学习或日常的社会活动及与他人的关系(如逃避社会活动,生产力和工作学习效率降低)

这些失调务必不是另一种疾病加重的表现(如重症抑郁症、恐慌症、恶劣心境或人格障碍)

(二)诊断方法

前瞻性每天评定计分法目前获得广泛的应用,它在确定PMS症状的周期性方面是最为可信的,评定周期需患者每天记录症状,至少记录2～3个周期,见表3-6。

表3-6　经前症状日记

姓名			日期			末次月经	
项目	周一	周二	周三	周四	周五	周六	周日
月经(以×表示)							
体重增加							
臂/腿肿胀							
乳房肿胀							
腹部肿胀							
痛性痉挛							
背痛							
身体痛							
神经紧张							
情绪波动							
易怒							

续表

姓名			日期			末次月经		
不安								
失去耐心								
焦虑								
紧张								
精神错乱								
失眠								
嗜甜食								
食欲增加								
头痛								
疲劳								
兴奋								
松弛								
友好								
活力								
每天的体重								
每天的基础体温								

注:1.每晚记下你注意到的上述症状:无:空格;轻:记1;中:记2(干扰每天的生活);重:记3(不能耐受)。2.记录每天清晨的体重(排空膀胱)。3.起床前测基础体温。

（三）鉴别诊断

1.月经周期性精神病

PMS可能是在内分泌改变和心理社会因素作用下起病的,而月经周期性精神病则有着更为深刻的病因和发病机制。PMS的临床表现以心境不良和众多的躯体不适组成,不致发展为重性精神病形式,可与月经周期性精神病区别。

2.抑郁症

PMS妇女有较高的抑郁症发生风险及抑郁症患者较之非情感性障碍患者有较高的PMS的发生率。根据PMS和抑郁症的诊断标准,可作出鉴别。

3.其他精神疾病经前恶化

将PMS的诊断标准与其他精神疾病经前恶化进行区别。

须注意疑难病例的诊断过程中妇科、心理、精神病专家协作的重要性。

六、治疗

PMS的治疗应针对躯体、心理症状及内在病理机制和改变正常排卵性月经周期等方面。此外,心理治疗和家庭治疗亦受到较多的重视。轻症PMS病例采取环境调整、适当膳食、身体锻炼、改善生活方式、应激处理和社会支持等措施即可,重症患者则需实施以下治疗。

（一）调整生活方式

包括合理的饮食与营养、适当的身体锻炼、戒烟、限制盐和咖啡的摄入。可改变饮食习惯,增加钙、镁、维生素 B_6、维生素 E 的摄入等,但尚没有确切、一致的研究表明用以上维生素和微量元素治疗的有效性。体育锻炼可改善血液循环,但其对 PMS 的预防作用尚不明确,多数临床专家认为每天锻炼 20～30 分钟有助于加强药物治疗和心理治疗。

(二)心理治疗

心理因素在 PMS 发生中所起的作用是不容忽视的,精神刺激可诱发和加重 PMS。要求患者日常保持乐观情绪,生活有规律,参加运动锻炼以增强体质,行为疗法曾用以治疗 PMS,放松技术有助于改善疼痛症状。生活在 PMS 妇女身边的人,如父母、丈夫、子女等,要多关心患者,对她们在经前出现的心境烦躁、易激惹等给予容忍和同情,工作周围的人也应体谅她们经前发生的情绪症状,在各方面予以照顾,避免患者在此期间从事驾驶或其他具有危险性的作业。

(三)药物治疗

1.精神药物

(1)抗抑郁药:5-羟色胺再摄取抑制剂(selective serotonergic reuptake inhibitors,SSRIs)对 PMS 有明显疗效,疗效达 60%～70%且耐受性较好,目前认为其是一线药物。如氟西汀(百忧解)20 mg每天 1 次,经前口服至月经第 3 天,减轻情感症状优于躯体症状。舍曲林剂量为每天 50～150 mg。三环类抗抑郁药氯丙咪嗪是一种三环类抑制 5-羟色胺和去甲肾上腺素再摄取的药物,每天25～75 mg对控制 PMS 有效,黄体期服药即可。SSRIs 与三环类抗抑郁药物相比,无抗胆碱能、低血压及镇静等不良反应,并具有无依赖性和无特殊的心血管及无其他严重毒性作用的优点。SSRIs 除抗抑郁外也有改善焦虑的效果,目前应用明显多于三环类抗抑郁药物。

(2)抗焦虑药:苯二氮䓬类用于治疗 PMS 已有很长时间,如阿普唑仑为抗焦虑药,也有抗抑郁性质,用于治疗 PMS 并获得成功,起始剂量为 0.25 mg,每天 2～3 次,逐渐递增,每天剂量可达2.4 mg或 4 mg,在黄体期用药,经至即停药,停药后一般不出现戒断症状。

2.抑制排卵周期

(1)口服避孕药:作用于下丘脑-垂体-卵巢轴可导致不排卵,常用以治疗周期性精神病和各种躯体症状。口服避孕药对 PMS 的治疗效果不是绝对的,因为一些亚型病例用本剂后症状不仅未见好转反而恶化。就一般病例而言复方短效、单相口服避孕药均有效,国内多选用复方炔诺酮或复方甲地孕酮。

(2)达那唑:一种人工合成 17α-乙炔睾酮的衍生物,对下丘脑-垂体促性腺激素有抑制作用。100～400 mg/d对消极情绪、疼痛及行为改变的症状有效,200 mg/d 能有效减轻乳房疼痛。但其雄激素活性及致肝功能损害作用,限制了其在 PMS 治疗中的临床应用。

(3)GnRHa:GnRHa 在垂体水平通过降调节抑制垂体促性腺激素的分泌,造成低促性腺激素水平及低雌激素水平,达到药物切除卵巢的疗效。有随机双育安慰剂对照研究证明 GnRHa 治疗 PMS 有效,单独应用 GnRHa 应注意低雌激素血症及骨量丢失,故治疗第 3 个月应采用反加疗法克服其不良反应。

(4)手术切除卵巢或放射破坏卵巢功能:虽然此方法对重症 PMS 治疗有效,但卵巢功能被破坏导致绝经综合征及骨质疏松性骨折、心血管疾病等风险增加,应在其他治疗均无效时酌情考虑,对中、青年女性患者不宜采用。

3.其他

(1)利尿剂:PMS 的主要症状与组织和器官的水肿有关。醛固酮受体拮抗剂螺内酯不仅有利尿作用,对血管紧张素功能亦有抑制作用。剂量为 25 mg 每天 2～3 次,可减轻水潴留,并对改善精神症状亦有效。

（2）抗前列腺素制剂：经前子宫内膜释放前列腺素，改变平滑肌张力、免疫功能及神经递质代谢。抗前列腺素如甲芬那酸 250 mg，每天 3 次，于经前 12 天起服用，餐中服药可减少胃刺激。疼痛是 PMS 的标志，抗前列腺素对其有效。除对痛经、乳胀、头痛、痉挛痛、腰骶痛有效，对紧张易怒症状也有报告证明其有效。

（3）多巴胺拮抗剂：高催乳素血症与 PMS 的关系已有研究报道。溴隐亭为多巴胺拮抗剂，可降低 PRL 水平并改善经前乳房胀痛，剂量为 2.5 mg，每天 2 次，餐中服药可减轻不良反应。

（王　婷）

第五节　围绝经期综合征

围绝经期综合征是指妇女在自然绝经前或因其他原因丧失卵巢功能，而出现一系列由性激素减少所致的症状，包括自主神经功能失调的表现。

一、病因及病理生理

更年期的变化包括 2 个方面：一方面是卵巢功能衰退，此时期卵巢逐渐趋于停止排卵，雌激素分泌减少，体内雌激素水平低落；另一方面是机体老化，两者常交织在一起。神经血管功能不稳定的综合征主要与性激素水平下降有关，但其发生机制尚未完全阐明。

二、诊断

（一）临床表现

临床表现主要根据患者的自觉症状，而无其他器质性疾病。

（1）血管舒缩综合征：潮热、面部发红、出汗，瞬息即过，反复发作。

（2）精神神经症状：情绪不稳定、易激动，自己不能控制，忧郁失眠、精力不集中等。

（3）生殖道变化：外阴与阴道萎缩，阴道干燥疼痛，外阴瘙痒；子宫萎缩、盆底松弛导致子宫脱垂及阴道膨出。

（4）尿频急或尿失禁：皮肤干燥、弹性消失；乳房萎缩、下垂。

（5）心血管系统：胆固醇、三酰甘油和致动脉粥样化脂蛋白增高，抗动脉粥样硬化脂蛋白降低，可能与冠心病的发生有关。

（6）全身骨骼发生骨质疏松。

（二）鉴别诊断

必须排除心血管、神经精神和泌尿生殖器各处的病变；潮热、出汗、精神症状、高血压等需与甲状腺功能亢进症和嗜铬细胞瘤相鉴别。

（三）辅助检查

（1）血激素测定：FSH 及 LH 水平增高、雌二醇水平下降。

（2）X 线检查：脊椎、股骨及掌骨可发现有骨质疏松。

三、治疗

(一)一般治疗

加强卫生宣教,解除不必要的顾虑,保证劳逸结合与充分的睡眠。轻症者不必服药治疗,必要时可选用适量的镇静药,如地西泮2.5～5 mg/d或氯氮䓬10～20 mg/d,睡前服,或谷维素20 mg,每天 3 次。

(二)性激素治疗

绝经前主要用孕激素或雌、孕激素联合调节月经异常;绝经后用替代治疗。

1.雌激素

对于子宫已切除的妇女,可单纯地用妊马雌酮0.625 mg或17β-雌二醇 1 mg,连续治疗 3 个月。对于存在子宫的妇女,可用尼尔雌醇片每次 5 mg,每月 1 次,症状改善后维持量在1～2 mg,每月2 次,对稳定神经血管的舒缩活动有明显的疗效,而对子宫内膜的影响少。

2.雌激素、孕激素序贯疗法

雌激素用法同上,后半期加用7～10 d快诺酮,每天 2.5～5 mg,或黄体酮 6～10 mg,每天 1 次,或甲羟孕酮 4～8 mg,每天 1 次,可减少子宫内膜癌的发生率,但周期性子宫出血的发生率高。

3.雌激素、雄激素联合疗法

妊马雌酮 0.625 mg 或 17β-雌二醇 1 mg,每天 1 次,加甲睾酮5～10 mg,每天 1 次,连用20 天,对有抑郁型精神状态患者的疗效较好,且能减少对子宫内膜的增殖作用,但有男性化作用,而且常用雄激素有成瘾的可能。

4.雌激素替代治疗应注意的几点

(1)HRT 治疗应该是维持围绝经期和绝经后妇女健康的全部策略(包括关于饮食、运动、戒烟和限酒)中的一部分。在没有明确其应用适应证时,比如雌激素不足导致的明显症状和身体反应,不建议使用 HRT 治疗。

(2)绝经后 HRT 治疗不是一个给予标准女性的单一的疗法,HRT 治疗必须根据临床症状、预防疾病的需要、个人及家族病史、相关试验室检查、女性的偏好和期望做到个体化治疗。

(3)没有理由强制性限制 HRT 治疗的使用时限,患者也可以有几年时间中断 HRT 治疗,但绝经症状可能会持续许多年,应该给予她们最低有效的治疗剂量。是否继续 HRT 治疗取决于具有充分知情权的医患双方的审慎决定,并视患者特殊的目的或对后续的风险与收益的客观评估而定。只要女性能够获得症状的改善,并且了解自身情况及治疗可能带来的风险,就可以选择 HRT 治疗。

(4)使用 HRT 治疗的女性应该至少 1 年进行一次临床随访,包括体格检查、更新病史和家族史、相关试验室和影像学检查、与患者进行生活方式和预防及减轻慢性病策略的讨论。

(5)总体来说,在有子宫的所有妇女中,全身系统雌激素治疗中应该加入孕激素,以防止子宫内膜增生或是内膜癌。无子宫者,无须加用孕激素。用于缓解泌尿生殖道萎缩的低剂量阴道雌激素治疗,可被全身吸收,但雌激素还达不到刺激子宫内膜的水平,无须同时给予孕激素。

(6)乳腺癌与绝经后 HRT 治疗的相关性程度还存在很大争议,但与 HRT 治疗有关的可能增加的乳腺癌风险是很小的(少于每年 0.1%),并小于由生活方式因素如肥胖、酗酒所带来的风险。

(7)禁忌证:如血栓栓塞性疾病、镰状细胞贫血、严重肝病、脑血管病、严重高血压等。

(王　婷)

第六节　多囊卵巢综合征

多囊卵巢综合征(PCOS)是青春期少女和育龄期妇女最常见的妇科内分泌疾病之一,据估计其在育龄期妇女中的发生率为5%～10%。1935年,施坦(Stein)和利文撒尔(Leventhal)首次描述了多囊卵巢综合征,因此它又被称为 Stein-Leventhal 综合征。PCOS 在临床上主要表现为功能性高雄激素血症和不排卵,近年来发现的继发于胰岛素抵抗的高胰岛素血症也是它的特征性表现之一。

1970年以来,已对 PCOS 做了大量的研究工作,可是其发病机制迄今为止仍不清楚。20世纪70年代发现许多 PCOS 患者的血清LH/FSH比值偏高,因此当时认为促性腺激素分泌紊乱是 PCOS 发病的主要原因。从20世纪80～90年代迄今对 PCOS 的发病机制的研究主要集中在雄激素分泌过多和胰岛素抵抗2个方面。目前认为 PCOS 的发病机制非常复杂,下丘脑-垂体-卵巢轴紊乱、胰岛素抵抗、肾上腺皮质功能异常,以及一些生长因子和遗传因素都牵涉其中。

PCOS 不但影响生殖健康,而且还引起糖尿病、高血压、子宫内膜癌等远期并发症,对健康的危害很大。但是由于 PCOS 的发病机制尚不清楚,因此现在的治疗往往都达不到根治 PCOS 的目的。

一、病理生理机制

关于 PCOS 发病的病理生理机制,人们做了许多研究,提出了一些假说,如促性腺激素分泌失调、性激素分泌失调、胰岛素抵抗和遗传因素等。近年又发现,脂肪细胞分泌的一些激素也可能与PCOS的发生有关。

(一)促性腺激素分泌失调和性激素分泌失调

卵巢合成雄激素受促性腺激素的调节,LH 刺激卵泡膜细胞分泌雄激素。20世纪70年代发现 PCOS 患者体内的 LH 水平异常升高,FSH 水平相对偏低,当时认为 PCOS 患者体内过多的雄激素是促性腺激素分泌紊乱的结果。

PCOS 患者体内过多的雄激素在周围组织的芳香化酶作用下转化成雌酮,与排卵正常的妇女相比,PCOS 患者体内的雌酮/雌二醇的比值偏高。雌激素对促性腺激素的分泌有反馈调节的作用,过去认为雌酮/雌二醇的比值不同,反馈作用也有差异。当雌酮/雌二醇的比值偏高时可引起 LH 分泌增加,从而加重 PCOS 患者的促性腺激素分泌紊乱。

过去认为在PCOS 患者体内,促性腺激素分泌失调和性激素分泌失调相互影响形成恶性循环是PCOS发病的关键,因此当时把 LH/FSH 的比值作为 PCOS 的诊断标准之一。目前认为,促性腺激素分泌失调和性激素分泌失调很可能只是 PCOS 的临床表现,因此新的 PCOS 诊断标准没有考虑 LH/FSH 的比值。

(二)胰岛素抵抗

胰岛素抵抗指机体对胰岛素不敏感,在正常人群中的发生率为10%～25%,在 PCOS 妇女中的发生率在50%以上。在胰岛素抵抗时,机体为代偿糖代谢紊乱会分泌大量的胰岛素,从而导致高胰岛素血症。PCOS 患者往往同时存在高胰岛素血症和高雄激素血症,目前认为高胰岛素血症与高雄激素血症之间存在因果关系。

1.在 PCOS 中高胰岛素血症引起高雄激素血症

由于人们观察到有胰岛素抵抗和高胰岛素血症的妇女常常有男性化表现,因此考虑胰岛素可能影响雄激素代谢。罗伊·泰勒(Roy Taylor)第一次提出有胰岛素抵抗的 PCOS 患者体内过多的睾酮是高胰岛素血症直接作用于卵巢的结果。随后又有许多临床观察结果支持这一假说,部分或全部切除卵巢或用长效 GnRH-A 抑制卵巢雄激素合成后,胰岛素抵抗依然存在,高胰岛素血症没有得到改善。黑棘皮症患者在青春期就存在胰岛素抵抗和高胰岛素血症,可是在若干年后才能观察到血雄激素水平升高。因此,如果说高胰岛素血症与高雄激素血症之间存在因果关系,很可能是高胰岛素血症引起了高雄激素血症。

近年来,许多实验证实胰岛素对血雄激素水平具有一定的调节作用。这些实验一般采用高胰岛素——正常血糖钳夹技术或口服葡萄糖的方法,使胰岛素水平在短期内迅速地提高,结果发现无论是胰岛素水平正常的妇女还是高胰岛素血症患者的血雄激素水平都有不同程度的升高。笔者也发现高胰岛素血症患者体内的雄激素水平明显高于胰岛素水平正常的妇女,尽管她们体内的 LH 水平及 LH/FSH 的比值差别无统计学意义,这提示胰岛素能刺激卵巢合成更多的睾酮,胰岛素水平升高可能会引起高雄激素血症。为研究慢性高胰岛素血症对雄激素合成的影响,一些实验用二甲双胍改善胰岛素抵抗来降低胰岛素水平,结果发现睾酮水平也相应降低。口服二甲双胍并不影响血 LH 的脉冲频率和振幅、LH/FSH 值、LH 对 LHRH 的反应和体内性类固醇激素的合成。这些研究的结果从反面进一步证实,胰岛素能刺激卵巢雄激素的合成。

2.高胰岛素血症引起高雄激素血症的机制

胰岛素增强细胞色素 P450c17α 的活性,从而刺激卵巢雄激素的合成。细胞色素 P450c17α 是一种双功能酶,同时是有 17α-羟化酶和 17,20 裂解酶的活性,是性类固醇激素合成的关键酶。在许多PCOS患者的卵巢内,细胞色素 P450c17α 的活性显著增强。二甲双胍能抑制肝糖原的合成,提高周围组织对胰岛素的敏感性,从而减少胰岛素的分泌,降低胰岛素水平。伴有高胰岛素血症的 PCOS 患者口服二甲双胍 4～8 周后,血胰岛素水平降低,细胞色素 P450c17α 的活性也显著降低,睾酮的合成也受到抑制。用控制饮食的方法改善肥胖型 PCOS 患者的胰岛素抵抗做类似实验得到了同样的结果,这表明 PCOS 患者卵巢中细胞色素 P450c17α 的活性增强可能是高胰岛素直接刺激的结果。

高胰岛素增强胰岛素样生长因子-1(IGF-1)的生物活性,IGF-1 是一种能促进合成代谢的多肽,其结构类似于胰岛素。IGF-1的作用是由 IGF-1 受体介导的,该受体在结构和功能上类似于胰岛素受体,与胰岛素也有一定的亲和力。另外体内还存在胰岛素和 IGF-1 的杂交受体,其两条链中一条来自胰岛素受体,另一条来自 IGF-1 受体,同胰岛素和 IGF-1 均有较高的亲和力。体内大多数 IGF-1 与 IGF 结合球蛋白(IGFBP)结合,只有少部分是游离的,具有生物活性。体内共有 6 种 IGFBP,其中 IGFBP-1 是由肝脏合成的,在调节 IGF-1 的活性方面最重要。

IGF-1 能直接刺激卵泡膜细胞合成雄激素,也能协同 LH 的促雄激素合成的作用。许多研究证明胰岛素能通过影响 IGF-1 系统促进卵巢雄激素的生物合成,这可能是高胰岛素血症诱发高雄激素血症的机制之一。体内升高的胰岛素则竞争性地结合于 IGF-1 受体或杂交受体,发挥类似于 IGF-1 的生物学效应,从而促进卵巢雄激素的合成。

更多的研究表明胰岛素主要通过影响 IGFBP-1 的合成来促进卵巢雄激素的合成,胰岛素能抑制肝脏 IGFBP-1 的合成,提高卵巢组织中 IGF-1 的生物活性,促进雄激素的合成。PCOS 患者血胰岛素水平升高时,血 IGFBP-1 浓度明显降低。PCOS 患者胰岛素抵抗得到改善,胰岛素水平降低后,血 IGFBP-1 浓度会相应升高。

LH 主要作用于已分化的卵泡膜细胞,促进其合成雄激素。LH 是促进雄激素合成的最重要的因子,它能增强细胞色素 P450c17α 的活性,促进雄激素的生物合成。体外实验发现胰岛素能协同 LH 促进卵巢雄激素的合成,这可能是高胰岛素血症引起高雄激素血症的又一机制。另外有学者认为胰岛素可能在垂体水平调节 LH 的分泌,从而促进卵巢雄激素的合成。

近年来的研究还表明,高胰岛素对雄激素代谢的调控不仅与直接参与卵巢雄激素的合成有关,而且还可能与影响 SHBG 的合成有关。SHBG 是由肝脏合成的,与睾酮有很高的亲和力,而与其他性类固醇激素的亲和力较低。体内大多数睾酮都与 SHBG 结合,只有少部分是游离的。被组织直接利用的只是游离的睾酮,而不是与 SHBG 结合的部分。因此,SHBG 能调节雄激素的生物利用度。

胰岛素能抑制肝细胞 SHBG 的生物合成,SHBG 水平降低能增加游离睾酮的浓度,诱发高雄激素血症。青春期性成熟的过程中常伴有胰岛素抵抗和高胰岛素血症,此时女孩体内的 SHBG 水平偏低。生育年龄期妇女中也发现血胰岛素水平与 SHBG 水平呈负相关,高胰岛素血症患者的血 SHBG 水平显著低于胰岛素水平正常的正常妇女。当高胰岛素血症患者的胰岛素抵抗被改善后,胰岛素水平下降,SHBG 水平也明显升高。在离体培养的肝细胞中发现,胰岛素能直接抑制 SHBG 的生物合成。

高胰岛素血症引起高雄激素血症的机制非常复杂,一些脂肪细胞分泌的激素或因子也可能参与其中,如瘦素、脂联素和抵抗素等。

(三)肾上腺皮质与 PCOS

肾上腺皮质是雄激素的又一重要来源,由于 95% 以上的 DHEAS 来自肾上腺皮质,因此临床上把 DHEAS 水平作为衡量肾上腺皮质分泌雄激素的指标。研究发现一半以上的 PCOS 患者伴有 DHEAS 的分泌增加,这提示肾上腺皮质可能在 PCOS 的发病机制中发挥着一定的作用。

有学者认为肾上腺皮质功能早现与 PCOS 的发生有关。作为第二性征的阴毛和腋毛的出现是肾上腺皮质分泌的雄激素作用的结果,正常女孩在 8 岁以后,肾上腺皮质分泌的雄激素开始增加,临床上主要表现为 DHEA 和 DHEAS 水平升高及阴毛的出现,这被称为肾上腺皮质功能初现。另外,青春期阴毛的出现称为阴毛初现。8 岁以前发生肾上腺皮质功能启动称为肾上腺皮质功能早现,许多研究发现肾上腺功能早现在 PCOS 的发病机制中可能扮演着一定的角色。

(四)遗传因素

PCOS 具有家族集聚性。与普通人群相比,PCOS 患者的姐妹更容易发生月经紊乱、高雄激素血症和多囊卵巢;PCOS 患者的姐妹发生 PCOS 的概率是普通人群的 4 倍左右;早秃是男性雄激素过多的临床表现,PCOS 患者的一级男性亲属有较高的早秃发病风险。目前许多学者认为遗传因素在 PCOS 的发病机制中起到重要作用,但是 PCOS 的高度异质性却提示 PCOS 的遗传模式可能非常复杂。

目前,国内外学者对 PCOS 的相关基因做了大量研究,其中包括类固醇激素代谢相关基因、糖代谢和能量平衡基因、与下丘脑和垂体激素活动有关的基因等。目前,对调节类固醇激素合成和代谢的酶的基因研究较多。文献表明 PCOS 患者的 CYP11A、CYP17、CYP11B2、SHBG、雄激素受体、GnRH、LH、ISNR、IGF 和瘦素的基因都可以发生表达水平变化或单核苷酸多态性变化。虽然已对 PCOS 的遗传学做了很多研究,可是迄今为止仍未发现能导致 PCOS 的特异基因。目前发现的与 PCOS 有关的基因,只是对 PCOS 临床表现的严重程度有所修饰,而对 PCOS 的发生并没有决定作用,疾病基因连锁分析和关联分析均不能证明这些基因与 PCOS 存在特异的遗传学关系。

随着遗传学的发展,人们发现人类疾病中有半数原因与基因遗传有关,另一半则取决于是否有基因组外遗传变化,这种基因组外遗传变化不改变遗传信息,但可导致细胞遗传性质发生变化,这就是表观遗传学。表观遗传调控可以影响基因转录活性而不涉及 DNA 序列改变,其分子基础是 DNA 甲基化及染色质的化学修饰和物理重塑。大量的临床和基础研究结果表明环境因素在疾病发生、发展中有巨大的影响,而表观遗传调控在遗传因素和环境因素的互动关系中起着桥梁的作用。

PCOS 的症状除了有高雄激素血症、排卵障碍和多囊卵巢以外,还常伴有胰岛素、血糖和血脂的变化,因此近年来人们认为 PCOS 也是一种代谢性疾病。饮食结构、生活方式可以影响 PCOS 的发生,控制饮食、增加锻炼、降低体重等措施能明显改善 PCOS 的症状,这提示 PCOS 的发生、发展与环境因素有密切的关系。由于一直没找到导致 PCOS 的特异基因,因此笔者推测,PCOS 的发生可能是 PCOS 易感基因与环境因素共同作用的结果。也就是说,在环境因素的影响下,人体启动了表观遗传调控,使 PCOS 易感患者的相关基因表达发生了变化,从而导致了PCOS 的发生。虽然目前关于其他代谢性疾病与表观遗传学的关系的研究已经有了大量的报道,可是关于 PCOS 与表观遗传学的关系的研究国内外却鲜有报道。

二、临床表现

PCOS 的临床表现呈高度异质性,有月经稀发或闭经、多毛、痤疮、肥胖、黑棘皮症、多囊卵巢、不孕、LH/FSH值升高、血睾酮水平升高、血清 SHBG 水平降低和空腹胰岛素水平升高等。

（一）症状

1.月经失调

月经失调是由排卵障碍引起的,多表现为月经稀发或闭经,少数可表现为月经频发或月经不规则。

2.不孕

PCOS 是排卵障碍性不孕的主要病因,许多患者正是由于不孕才来就诊。有统计表明,约75％的 PCOS 患者有不孕的症状。

（二）体征

1.肥胖

一半以上的 PCOS 患者有肥胖表现。体质指数[BMI,体重(kg)/身高^2(m^2)]是常用的衡量肥胖的指标,肥胖的标准为 BMI≥25。

腰臀围比(WHR)＝腰围/臀围,WHR 的大小与腹部脂肪的量呈正相关。根据 WHR 可以把肥胖分为两类:WHR≥0.85 时称为男性肥胖、腹部型肥胖、上身肥胖或中心型肥胖;WHR<0.85时称为女性肥胖、臀股肥胖、下身肥胖或外周型肥胖。PCOS 多与男性肥胖有关。

2.多毛、雄激素性脱发和痤疮

多毛、雄激素性脱发和痤疮是由高雄激素血症引起的。多毛是指性毛过多,妇女的性毛主要分布于上唇、下唇、腋下、胸中线、腹中线和外阴,雄激素水平过高时这些部位的毫毛就会变成恒毛,临床上表现为多毛(图 3-1)。四肢和躯干的毛发生长受雄激素的影响较少,它们主要与体质和遗传有关,这些部位的毛发增多不一定与高雄激素血症有关。约 2/3 的 PCOS 患者有多毛的症状。

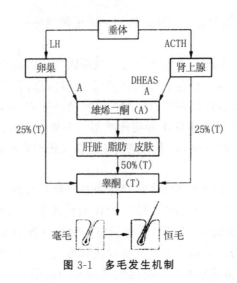

图 3-1　多毛发生机制

临床上多用 Ferriman-Gallway 半定量评分法(即 FG 评分)来评判多毛的严重程度(图 3-2)。弗里曼(Ferriman)和高尔维(Gallway)把对雄激素敏感的毛发分为 9 个区,根据性毛的生长情况,分别评 0~4 分。对每个区进行评分,最后把 9 个区的评分相加作为总评分。如果总评分>7 分,则诊断为多毛。

雄激素性脱发为进行性头发密度减少,男女均可发生,但女性的症状较轻。临床上表现为头顶部毛发变得稀疏,其病理特点是生长期毛囊与休止期毛囊的比例下降,毛囊逐渐缩小,毛囊密度减少。

痤疮主要分布于面部,部分患者的背部和胸部也可有较多的痤疮。痤疮是高雄激素血症的一个重要体征,不少患者因面部的痤疮过多而就诊。

3.黑棘皮症

继发于胰岛素抵抗的高胰岛素血症患者常有黑棘皮症。黑棘皮症是一种较常见的皮肤病变,受累部位皮肤增厚形成乳头状瘤样斑块,外观像天鹅绒;病变皮肤常伴有色素沉着,呈灰褐色至黑色,故称为黑棘皮症。黑棘皮症多发生于皮肤皱褶处,如腋窝、颈部和项部、腹股沟、肛门、生殖器等部位,且呈对称性分布,黑棘皮症评分标准如下。

0:无黑棘皮症。

1+:颈部和腋窝有细小的疣状斑块,伴有或不伴有受累皮肤色素沉着。

2+:颈部和腋窝有粗糙的疣状斑块,伴有或不伴有受累皮肤色素沉着。

3+:颈部、腋窝及躯干有粗糙的疣状斑块,伴有或不伴有受累皮肤色素沉着。

4.妇科检查

妇科检查可发现阴毛呈男性分布,有时阴毛可延伸至肛周和腹股沟外侧;阴道、子宫、卵巢和输卵管无异常。

(三)辅助检查

1.内分泌检查

测定血清 FSH、LH、PRL、睾酮、DHEAS、SHBG、雌二醇、雌酮和空腹胰岛素的水平。有月经者在月经周期的第 3~5 天抽血检测,闭经者随时抽血检测。

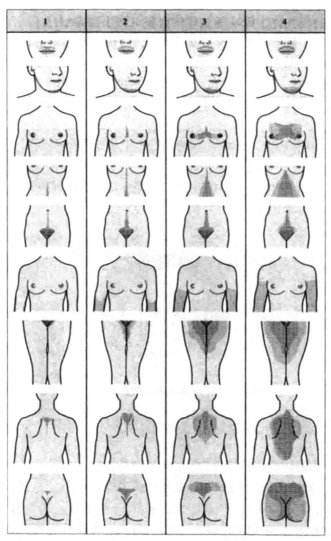

图 3-2　Ferriman-Gallway 评分

　　PCOS 患者的 FSH 水平在正常卵泡早期的水平范围,为 3～10 IU/L。约 60％的患者的 LH 水平较正常妇女高,LH/FSH 值＞2.5,如 LH/FSH 值≥3,有助于诊断。多数患者的 PRL 水平在正常范围(＜25 ng/mL),少部分患者的 PRL 水平可轻度升高(40 ng/mL)。

　　妇女体内的睾酮水平往往升高,如伴有肾上腺皮质分泌的雄激素过多时,DHEAS 水平也可升高。一般来说,大多数 PCOS 患者体内的睾酮水平偏高(＞0.55 ng/mL),一半患者体内的 DHEAS水平偏高。妇女体内的大多数睾酮是与 SHBG 结合的,只有少部分是游离的。当 SHBG 水平降低时,游离的睾酮会增加,此时即使总睾酮水平在正常范围,也可有多毛和痤疮等症状表现,PCOS 患者的 SHBG 水平往往较低。

　　PCOS 患者的雌二醇水平往往低于雌酮水平,这是过多的雄激素在周围组织中转化成雌酮的缘故。

　　有胰岛素抵抗的患者空腹胰岛素水平升高(＞20 mU/L)。

2.超声检查

已常规用于 PCOS 的诊断和随访,PCOS 患者在做超声检查时常发现卵巢体积增大,皮质增厚,皮质内有多个直径为 2~10 mm 的小卵泡。

3.基础体温

由于患者存在排卵障碍,因此基础体温呈单相反应。

4.腹腔镜检查

腹腔镜下见卵巢体积增大,皮质增厚,皮质内有多个小卵泡。

(四)PCOS 临床表现的异质性

不同的 PCOS 患者,其临床表现不完全相同。前面介绍的各种表现可以有多种组合,这些不同的组合均可以诊断为 PCOS(图 3-3)。

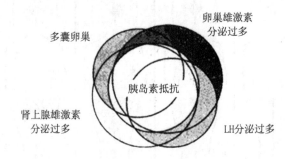

图 3-3　PCOS 临床表现的异质性过多

三、诊断标准

PCOS 是一个综合征,因此严格来说没有一个诊断标准能完全满足临床诊断的要求。目前,临床上最为广泛接受的诊断标准是 2003 年鹿特丹诊断标准。该标准是从 1990 年 NIH 诊断标准发展而来的,其依据的基础是 10 多年来的临床研究结果。鹿特丹诊断标准不可能是 PCOS 的最终诊断标准,随着对 PCOS 认识的深入,将来可能会在鹿特丹诊断标准的基础上修订出一个更好的诊断标准。由于国内缺乏大样本、多中心的 PCOS 临床流行病学资料,因此国内学者无法基于自己的资料建立一个适合中国人的诊断标准,目前国内多采用鹿特丹诊断标准(表 3-7)。

表 3-7　PCOS 2003 年鹿特丹诊断标准

修正的 2003 年标准(3 项中符合 2 项)
1.排卵稀发或无排卵
2.高雄激素血症的临床和(或)生化证据
3.多囊卵巢
以及排除其他病因(先天性肾上腺皮质增生、分泌雄激素的肿瘤和库欣综合征)

(一)排卵障碍的诊断

多数患者有月经稀发或继发性闭经,故是否有排卵障碍不难诊断。如患者月经正常,则需要测定基础体温或做卵泡监测来了解有无排卵。

（二）高雄激素血症的诊断标准

高雄激素血症的诊断标准见表 3-8。女性体内雄激素有 3 个来源：卵巢、肾上腺皮质和周围组织转化。人体内的雄激素有雄烯二酮、睾酮、双氢睾酮、DHEA 和 DHEAS 等，任何一种雄激素水平的异常升高都可引起高雄激素血症的临床表现。目前，临床上能常规测定的雄激素是睾酮，由于游离的睾酮测定的技术要求高，因此国内包括上海市各医院只测定总睾酮水平。多数 PCOS 患者有总睾酮水平的升高，但总睾酮水平不升高并不意味着可排除高雄激素血症的可能。

表 3-8　高雄激素血症的诊断标准

1.有高雄激素血症的生化证据：血睾酮水平升高或 DHEAS 水平升高或血 SHBG 水平下降

2.有高雄激素血症的临床证据：多毛或痤疮

只要满足上述 2 项中的 1 项即可诊断为高雄激素血症

多毛是指性毛异常增多，单纯的临床诊断不需要做 FG 评分，上唇、颏、胸部中线、乳头周围、下腹中线等部位出现毛发即可诊断，阴毛增多也可诊断。脱发也是高雄激素血症的临床表现，但临床上较少见。

痤疮的出现也是高雄激素血症存在的标志，单纯的临床诊断不需要做 Rosenfield 评分，反复出现的痤疮是诊断高雄激素血症的有力证据。

（三）多囊卵巢的诊断

多囊卵巢的诊断标准见表 3-9。由于卵巢的体积也是多囊卵巢的诊断标准之一，因此在做超声检查时应同时测定卵巢的 3 个径线。该诊断标准不适用于正在口服避孕药的妇女，因为使用口服避孕药能改变正常妇女和 PCOS 妇女的卵巢形态。如果存在优势卵泡（＞10 mm）或黄体，需在下个周期再做超声检查和测定基础体温。

表 3-9　多囊卵巢的诊断标准

1.每侧卵巢至少有 12 个直径为 2～9 mm 的卵泡

2.卵巢的体积增大（＞10 mL），用简化的公式 0.5×长(cm)×宽(cm)×厚度(cm)来计算卵巢的体积

只要一侧卵巢满足上述 2 项中的 1 项即可诊断为多囊卵巢

（四）排除相关疾病

排除先天性肾上腺皮质增生、库欣综合征和分泌雄激素的肿瘤等临床表现相似的疾病，对诊断 PCOS 非常重要。当血睾酮水平≥1.5 ng/mL 时应排除分泌雄激素的肿瘤，患者有向心性肥胖、满月脸等体征时应排除库欣综合征。当环丙孕酮/炔雌醇对降低雄激素的疗效不明显时，应考虑排除 21-羟化酶缺陷引起的不典型肾上腺皮质增生症。

高雄激素血症患者常规除外甲状腺功能失调的意义有限，因为其在高雄激素血症患者中的发生率并不比正常生育年龄期妇女中的发生率高。在评估高雄激素血症患者时应常规测定 PRL 水平，目的是排除高催乳素血症。需要注意的是许多高雄激素血症患者的 PRL 水平可处于正常范围的上限或稍微超过正常范围。严重的胰岛素抵抗综合征（如高雄激素血症-胰岛素抵抗-黑棘皮综合征或 Hairan 综合征）不难诊断，因为这些患者往往都有典型的黑棘皮症。

（五）胰岛素抵抗

胰岛素抵抗在 PCOS 妇女中，无论是肥胖的还是不肥胖的，都很常见（高达 50%），但基于以下理由鹿特丹标准并未把胰岛素抵抗列为 PCOS 的诊断标准。

(1)PCOS 妇女中所报道的胰岛素抵抗的发生率,因所使用试验的敏感性和特异性的不同及PCOS 的异质性而不同。

(2)缺乏标准的全球性的胰岛素分析。

(3)目前尚没有在普通人群中进行探查胰岛素抵抗的临床试验。公认的评估胰岛素抵抗的最佳方法是正常血糖钳夹试验,但该方法操作复杂,患者依从性差,因此只适于小样本的科学研究,不适于临床应用。国内外许多学者都通过计算 OGTT 试验的胰岛素水平曲线下面积与血糖水平曲线下面积的比值,来评估胰岛素抵抗状况,可是该方法无法给出判断胰岛素抵抗的参考值,因此不能用于胰岛素抵抗的诊断。目前,临床上常用的诊断胰岛素抵抗的指标有胰岛素敏感指数(ISI)和稳态模式评估法(HOMA-IR),这两个指标都是根据空腹胰岛素水平和葡萄糖水平计算出来的。它们的优点是计算简便,患者依从性高;缺点是不能反映胰岛素水平的正常生理变化和 B 细胞的功能变化。目前使用的 ISI 和 HOMA-IR 的参考值也不是来自大规模的多中心研究,因此其可靠程度令人质疑。

(4)目前缺少资料证明胰岛素抵抗的指标可预测对治疗的反应,因此这些指标在诊断 PCOS及筛选治疗方面的作用尚不明确。2003 年,鹿特丹共识中关于代谢紊乱筛选的总结如下:①对诊断 PCOS 来说没有一项胰岛素抵抗试验是必需的,它们也不需要选择治疗。②应该对肥胖型PCOS 妇女做代谢综合征的筛选,包括用口服糖耐量试验来筛选葡萄糖不耐受。③对不肥胖的PCOS 妇女有必要做进一步的研究以确定这些试验的使用,而且在胰岛素抵抗额外危险因素(如糖尿病家族史)存在时需要对这些试验加以考虑。

(六)鉴别诊断

1.多囊卵巢

虽然患者的卵巢皮质内见多个小卵泡,呈多囊改变,但患者的月经周期规则、有排卵、内分泌激素水平测定无异常发现。

2.库欣综合征

由于肾上腺皮质增生,肾上腺皮质分泌大量的皮质醇和雄激素。临床上表现为月经失调、向心性肥胖、紫纹和多毛等症状。内分泌激素水平测定:LH 水平在正常范围、皮质醇水平升高,小剂量的地塞米松试验无抑制作用。

3.迟发性 21-羟化酶缺陷症

其临床表现与 PCOS 非常相似,诊断的依据是 17-羟孕酮水平的升高和有昼夜规律的ACTH-皮质醇分泌。

4.卵巢雄激素肿瘤

患者体内的雄激素水平更高,睾酮水平＞3 ng/mL,男性化体征也更显著,超声检查可协助诊断。

5.高催乳素血症

患者虽有月经稀发或闭经,可是常伴有溢乳。内分泌激素水平测定除发现 PRL 水平升高外,其余无特殊。

四、治疗

由于 PCOS 的具体发病机制尚不清楚,因此现在的治疗都达不到治愈的目的。PCOS 治疗的目的是解决患者的需求,减少远期并发症。

（一）一般治疗

对于肥胖的 PCOS 患者来说，控制体重是最重要的治疗手段之一。控制体重的关键是减少饮食和适当地增加体育锻炼。一般来说不主张使用药物控制体重，除非患者极度肥胖。

1.控制饮食

节食是治疗肥胖最常见的方法，优点是短时间内就可使体重下降，如果每天膳食能量减少 5 021 kJ(1 200 kcal)，20 周后患者的体重就可以下降 15%。节食的缺点是不容易坚持，为了达到长期控制体重的目的，现在不主张过度节食。刚开始减肥时，每天膳食能量减少 2 092 kJ(500 kcal)，坚持 6～12 个月体重可以下降 5～10 kg；每天膳食能量减少 418 kJ(100 kcal)时，可以保持体重不增加。

在节食的同时，还应注意食物结构。建议患者总的能量摄入不＜5021 kJ/d，其中 15%～30% 的能量来自脂肪，15% 的能量来自蛋白质，55%～60% 来自糖类。患者应不吃零食，少吃或不吃油炸食品和含油脂高的食品，要多吃蔬菜和水果。喝牛奶时，应选择脱脂牛奶或脂肪含量少的牛奶。另外，每天的膳食还应保证提供足够的维生素和微量元素。

2.增加体力活动

体力活动可以消耗能量，因此对控制体重有帮助。为降低体重，患者每天应坚持中等强度的体育锻炼 60 分钟。如果做不到上述要求，那么适当地增加体力活动也是有意义的。步行或骑自行车 1 小时，可以消耗能量 251～836 kJ(60～200 kcal)。

每天坚持体育锻炼对很多人来说不现实，但是每天适当地增加体力活动还是可行的。为此建议患者应尽量避免长时间的久坐少动，每天坚持有目的的步行 30～60 分钟(有条件的可以做中等强度的体育锻炼)，这对控制体重很有帮助。

体重减少 10% 后，患者有可能恢复自发的排卵。体重减轻对改善胰岛素抵抗和高雄激素血症也有益处，临床上表现为空腹胰岛素、睾酮水平降低，SHBG 水平升高，黑棘皮症、多毛和痤疮症状得到改善。另外，控制体重对减少远期并发症，如糖尿病、心血管疾病、子宫内膜癌等也有帮助。

（二）治疗高雄激素血症

高雄激素血症是 PCOS 的主要临床表现。当患者有高雄激素血症，但无生育要求时，采用抗高雄激素血症疗法。有生育要求的患者，也应在雄激素水平恢复正常或下降后，再治疗不孕症。

1.螺内酯

螺内酯又名安体舒通，该药原本用作利尿剂，后来发现它有抗雄激素的作用，所以又被用于治疗高雄激素血症。治疗方案：螺内酯20 mg，每天 3 次，口服，最大剂量每天可用至 200 mg，连续使用 3～6 个月。在治疗的早期，患者可能有多尿表现，数天以后尿量会恢复正常。肾功能正常者一般不会发生水和电解质的代谢紊乱，如果患者有肾功能损害，应禁用或慎用该药。在使用螺内酯时，往往会出现少量、不规则出血。由于螺内酯没有调节月经的作用，因此如果患者仍然存在月经稀发或闭经，须定期补充孕激素，以免发生子宫内膜增生症或子宫内膜癌。

2.复方口服避孕药

PCOS 患者的雄激素主要来自卵巢，卵巢分泌雄激素的细胞主要是卵泡膜细胞。LH 能刺激卵泡膜细胞分泌雄激素，当 LH 水平降低时，卵泡膜细胞分泌的雄激素水平也减少。复方口服避孕药能负反馈地抑制垂体分泌 LH，减少卵巢雄激素的分泌，因此可用于治疗多毛和痤疮。另外,复方口服避孕药还有调整月经周期的作用。

(1)复方甲地孕酮片:又称避孕片2号,每片含甲地孕酮1 mg、炔雌醇35 μg。治疗方案:从月经周期的第3～5天开始每天服用1片,连服21天后等待月经来潮。

(2)复方去氧孕烯片:为短效复方口服避孕药,每片复方去氧孕烯片含去氧孕烯150 μg、炔雌醇30 μg。治疗方案:从月经周期的第3～5天开始每天服用1片,连服21天后等待月经来潮。

(3)环丙孕酮/炔雌醇:为短效复方口服避孕药,每片环丙孕酮/炔雌醇含环丙孕酮2 mg、炔雌醇35 μg。由于环丙孕酮具有很强的抗雄激素活性,因此环丙孕酮/炔雌醇除了能通过抑制LH的分泌来治疗高雄激素血症外,还能通过环丙孕酮直接对抗雄激素来治疗高雄激素血症。总的来讲,环丙孕酮/炔雌醇的疗效优于复方甲地孕酮片和复方去氧孕烯片。治疗方案:从月经周期的第3～5天开始每天服用1片,连服21天后等待月经来潮。

3.地塞米松

地塞米松为人工合成的长效糖皮质激素制剂,它对下丘脑-垂体-肾上腺皮质轴有负反馈抑制作用,对肾上腺皮质雄激素的分泌有抑制作用。如果患者体内的DHEAS水平升高,提示肾上腺皮质来源的雄激素水平增多,可给予地塞米松治疗。一般情况下较少使用地塞米松,往往在氯米芬疗效欠佳且DHEAS升高时才会使用地塞米松,方法:地塞米松0.5～0.75 mg/d。一旦确诊怀孕,应立即停用地塞米松。为了避免肾上腺皮质功能受到抑制,地塞米松治疗时间一般不超过3个月。

4.非那雄胺

非那雄胺是20世纪90年代研制开发的新一类Ⅱ型5α-还原酶抑制剂,其结构与睾酮相似,临床上主要用于治疗前列腺疾病,近年来也开始用于治疗女性高雄激素血症。非那雄胺每片5 mg,治疗前列腺增生时的剂量是5 mg/d,女性用药的剂量还需要摸索。

5.氟他胺

氟他胺为非类固醇类雄激素受体拮抗剂。临床证据表明,其抗高雄激素血症的疗效不亚于螺内酯,用法:氟他胺每次250 mg,每天1～3次。抗雄激素治疗2个月后痤疮体征就会得到改善,12个月后多毛体征也会得到改善。在治疗高雄激素血症时,一般至少治疗6个月才停药。在高雄激素血症改善后,改用孕激素疗法。患者往往在停止抗高雄激素血症治疗一段时间后病情又复发,复发后可以再选用抗高雄激素疗法,有学者认为没有必要在高雄激素血症缓解后仍长期使用抗高雄激素疗法。

(三)治疗高胰岛素血症

1.控制体重

对肥胖患者来说,治疗高胰岛素血症的方法首选控制体重,控制体重的关键是减少饮食和适当地增加体育锻炼。

2.二甲双胍

二甲双胍能抑制肝糖原的合成,提高周围组织对胰岛素的敏感性,从而减少胰岛素的分泌,降低血胰岛素水平,是目前用于改善胰岛素抵抗最常见的药物。由于PCOS患者中胰岛素抵抗的发生率较高,因此从20世纪90年代以来二甲双胍越来越普遍地用于治疗PCOS。治疗方案:二甲双胍250～500 mg,每天3次,口服。部分患者服用后有恶心、呕吐、腹胀或腹泻不适的症状,继续服药2周后症状会减轻或消失,少部分患者会因无法耐受该药而终止治疗。

许多研究均报道二甲双胍能通过改善胰岛素抵抗来降低雄激素水平,促进排卵。因此,许多学者在联合使用二甲双胍和氯米酚治疗耐氯米酚的 PCOS 患者时取得了很好的疗效。可是,在对 1966－2002 年发表的有关文献进行分析后却发现,根据当时的资料无法确定二甲双胍治疗 PCOS 产生的不孕症的疗效。二甲双胍也可用于无生育要求的育龄期 PCOS 患者,研究报道胰岛素抵抗和高雄激素血症可因此得到改善。无胰岛素抵抗的育龄期 PCOS 患者可否使用二甲双胍,尚有待进一步的研究。

青春期 PCOS 患者可否使用二甲双胍治疗,目前还存在很大的争议。理论上讲,二甲双胍能改善胰岛素抵抗,减少糖尿病和心血管疾病的发生率。可是糖尿病和心血管疾病多发生在 40 岁以后,青春期 PCOS 患者使用二甲双胍治疗 20 年(或以上)是否安全,根据目前的文献还无法回答该问题。间断或短期地使用二甲双胍与不使用二甲双胍有何区别,目前也不清楚。

3.罗格列酮

该药为噻唑烷二酮类药物,其主要功能是改善胰岛素抵抗,因此被称为胰岛素增敏剂。用法:罗格列酮 2～8 mg/d。其疗效优于二甲双胍,罗格列酮可能有肝毒性作用,因此在使用期间应严密随访患者的肝功能。目前,在治疗胰岛素抵抗时往往首选二甲双胍,如果二甲双胍疗效欠佳,则加用罗格列酮。对重度胰岛素抵抗患者,开始时就可以联合使用二甲双胍和罗格列酮。

改善胰岛素抵抗时首选饮食控制和体育锻炼,当饮食控制和体育锻炼的效果不佳时才加用二甲双胍和罗格列酮。在药物治疗时应继续坚持饮食控制和体育锻炼,一旦确诊患者怀孕应立即停用二甲双胍或罗格列酮。

一般来说,一旦选用二甲双胍治疗,至少需要使用 6 个月。一般在使用二甲双胍 6 个月后对患者进行评价,如果胰岛素抵抗得到改善,则停用二甲双胍。在停药随访期间,如果再次出现明显的胰岛素抵抗,则再选用二甲双胍治疗。

(四)建立规律的月经周期

如果患者的多毛和痤疮不严重,且又无生育要求,可采用补充激素的方式让患者定期来月经,这样可以避免将来发生子宫内膜增生或子宫内膜癌。

1.孕激素疗法

每月使用孕激素 5～7 天,停药后 1～7 天可有月经来潮。例如,甲羟孕酮 8～12 mg,每天 1 次,连续服用 5～7 天;甲地孕酮 6～10 mg,每天 1 次,连续服用 5～7 天。该方案适用于体内有一定雌激素水平的患者(如子宫内膜厚度≥7 mm),停药后 1 周左右会有月经来潮。如果撤药性出血较多,可适当地延长孕激素的使用天数。

孕激素疗法的优点是使用方便,患者容易接受。如果没有特殊情况,该方案可以长期使用。在采用孕激素治疗时,如果患者出现明显的高雄激素血症的临床表现,需要改用降雄激素治疗。如果患者有生育要求,可改用促排卵治疗。

2.雌、孕激素序贯治疗

每月使用雌激素 20～22 天,在使用雌激素的最后 5～7 天加用孕激素。例如,戊酸雌二醇 1～2 mg,每天 1 次,连续服用 21 天;从使用戊酸雌二醇的第 15 天开始加用甲羟孕酮 10 mg,每天 1 次,连续服用 7 天。停药后 1～7 天有月经来潮,使用 3～6 个周期后可停药,观察患者下一周期有无月经自发来潮,如果有月经自发来潮可继续观察下去;如果无月经自发来潮,则继续使用激素治疗。

由于许多 PCOS 患者体内的雌激素水平并不低,所以大多数情况下不需要采用此方案。如果患者体内雌激素水平偏低,则单用孕激素治疗。患者的月经量偏少或无月经,可以选择该方案。

3.雌、孕激素联合治疗

每月同时使用雌激素和孕激素 20～22 天。例如,戊酸雌二醇 1～2 mg,每天 1 次,连续服用 21 天;在使用戊酸雌二醇的同时服用甲羟孕酮 4 mg。停药后 1～7 天就有月经来潮,长期使用雌、孕激素联合治疗,患者的月经量会逐步减少,如果停药后无月经来潮,应首先排除妊娠的可能,如果没有怀孕则说明子宫内膜的生长受到抑制,此时可改用雌、孕激素序贯治疗。雌、孕激素连续治疗 3～6 个周期后可停药,观察下一周期有无月经自发来潮,如果有月经自发来潮则继续观察下去;如无月经自发来潮,可继续使用激素治疗。

复方口服避孕药属于雌、孕激素联合治疗。由于复方口服避孕药的用法简便,治疗高雄激素血症和多囊卵巢综合征的疗效好,因此临床上在考虑雌、孕激素联合治疗时往往选择复方口服避孕药。

(五)促卵泡发育和诱发排卵

仅适用于有生育要求者,无生育要求者一般不采用此治疗方法。为提高受孕的成功率,在促排卵之前往往先治疗高雄激素血症和胰岛素抵抗,使血睾酮、LH 和胰岛素水平恢复至正常范围,增大的卵巢恢复正常,卵泡数减少。

1.氯米芬

氯米芬为雌激素受体拮抗剂,它能竞争性地结合下丘脑、垂体上的雌激素受体,解除雌激素对下丘脑-垂体-卵巢轴的抑制,促进卵泡的发育。氯米芬为 PCOS 患者促卵泡发育的首选药,氯米芬治疗 PCOS 时,排卵成功率可高达 80%,但受孕率却只有 40%。目前认为受孕率低下与氯米芬拮抗雌激素对子宫内膜和子宫颈的作用有关。

从月经周期的第 2～5 天开始服用氯米芬,开始剂量为 50 mg,每天 1 次,连续服用 5 天,停药 5 天后开始进行卵泡监测。宫颈黏液评分,可了解氯米芬是否抑制宫颈黏液的分泌;超声检查,可了解卵泡的发育情况和子宫内膜厚度。

一般停用氯米芬 5～10 天内会出现直径＞10 mm 的卵泡,如果停药 10 天还没有出现直径＞10 mm 的卵泡,则视氯米芬为无效。当卵泡直径＞10 mm 时,应每 2～3 天做一次卵泡监测。当成熟卵泡直径＞16 mm 时,肌内注射 HCG 6 000～10 000 IU 来诱发排卵,一般在注射 HCG 36 小时后发生排卵。

如果低剂量的氯米芬无效,下个周期可以增加剂量,氯米芬的最大剂量可以用到 200 mg/d。不过,许多医师认为没必要使用大剂量的氯米芬(＞100 mg/d),有研究表明使用大剂量的氯米芬并不会增加诱发排卵的成功率。当氯米芬治疗无效时,应改用 HMG＋HCG。与 HMG 治疗相比,氯米芬治疗的受孕率较低,但是不易引起严重的卵巢过度刺激综合征。

如果氯米芬抑制宫颈黏液分泌,就表现为卵泡的发育与宫颈黏液的分泌不同步。此时可加用戊酸雌二醇 1～2 mg/d,以改善宫颈黏液的分泌。部分患者的宫颈黏液的分泌因此得到改善,但是也有许多患者对该治疗无效。如果无效,则采用人工授精的方法,肌内注射 HCG 前停用戊酸雌二醇。

如果氯米芬抑制子宫内膜的生长,就表现为卵泡的发育与子宫内膜的厚度不一致。此时也可加用戊酸雌二醇 2 mg/d,以刺激子宫内膜生长,但是该治疗方法往往无效。临床上如果出现氯米芬抑制内膜生长的情况,往往改用其他药物治疗,如 HMG 等。对诊断为氯米芬抵抗的患者来说,加用地塞米松或二甲双胍可能有效。许多报道都发现地塞米松或二甲双胍,尤其是二甲双胍,能提高氯米芬治疗的成功率。

氯米芬的不良反应有多胎和卵巢过度刺激,一般来说,氯米芬很少引起严重的卵巢过度刺激综合征,所以还是很安全的。

2.他莫昔芬

他莫昔芬与氯米芬一样也是雌激素受体拮抗剂,其作用机制与氯米芬相似,也是通过解除雌激素对下丘脑-垂体-卵巢轴的抑制,促进卵泡的发育,临床上较少使用他莫昔芬。从月经周期的第2～5天开始服用他莫昔芬20～40 mg,每天1次,连续服用5天。用药过程中需监测卵泡的发育,当成熟卵泡的直径达到18～20 mm时,肌内注射 HCG 6 000～10 000 IU,36 小时后发生排卵。

他莫昔芬也可以抑制宫颈黏液的分泌和子宫内膜的生长,如果出现这些情况,可以参考氯米芬的处理方法。

3.来曲唑

来曲唑是第3代非类固醇芳香化酶抑制剂,临床上主要用于治疗乳腺癌,近年来也开始用于诱发排卵的治疗。来曲唑能抑制雌激素的合成,减轻雌激素对下丘脑-垂体-卵巢轴的抑制作用,这是来曲唑诱发排卵的机制。用法:从月经周期的第2～4天开始服用来曲唑2.5～7.5 mg,每天1次,连续服用5天。用药过程中需监测卵泡的发育,当成熟卵泡的直径达到 18～20 mm 时,肌内注射 HCG 6 000～10 000 IU,36 小时后发生排卵。

有研究表明来曲唑诱发排卵的成功率优于氯米芬。另外,来曲唑没有对抗子宫颈和子宫内膜的缺点。由于来曲唑半衰期短,因此有学者推测它可能对胎儿无不利的影响。来曲唑用于诱发排卵的时间还很短,远期不良反应还有待于进一步的观察。

由于来曲唑治疗的资料还很少,因此在临床上应慎用。

4.人绝经期促性腺激素(HMG)

该药是从绝经妇女的尿液中提取的,每支含 FSH 和 LH 各75 U,适用于氯米芬治疗无效的患者。

从月经周期的第2～5天开始每天肌内注射 HMG,起步剂量是1支/天,治疗期间必须监测卵泡发育的情况。一般在使用5天后做第一次超声监测,如果卵泡直径>10 mm,应缩短卵泡监测间隔时间。当B超检查提示优势卵泡直径达16～20 mm时,停用 HMG,肌内注射 HCG 5 000～10 000 IU,48 小时后复查B超了解是否有排卵。

如果卵泡持续1周不增大,则增加剂量至2支/天。如果治疗2周还没有优势卵泡出现,应考虑该周期治疗失败。

HMG 治疗的并发症有卵巢过度刺激综合征和多胎妊娠。严重的卵巢过度刺激综合征可危及患者的生命,因此在使用 HMG 时应严密监测卵泡的发育,一旦发现有卵巢过度刺激综合征的征象,应立即采取适当的措施。当超声检查发现一侧卵巢有3个以上直径>14 mm 的优势卵泡或卵巢直径>5 cm时,容易发生严重的卵巢过度刺激综合征,此时应建议患者放弃使用 HCG。在采用雌激素测定监测卵泡发育时,雌二醇浓度>2 000 pg/mL 提示有发生卵巢过度刺激综合征的可能。

HMG+FSH 治疗可能对减少卵巢过度刺激综合征的发生有帮助,但由于患者不同,具体用法也不相同,临床上应根据卵泡监测的结果来调整剂量。

在使用 HMG 治疗前,如果发现卵巢体积大、卵泡数量多,可以先用环丙孕酮/炔雌醇或 Gn-

RHa 治疗,待卵巢体积缩小后,再给予促排卵治疗。

使用药物怀孕的患者常有黄体功能不全,因此一旦确诊怀孕,应立即给予黄体酮或 HCG 肌内注射,用法:黄体酮 20~40 mg/d 或 HCG 1 000~2 000 IU/d。有卵巢过度刺激综合征的患者,不宜采用 HCG 保胎。

5.体外受精-胚胎移植术(IVF-ET)

当患者经上述治疗仍达不到怀孕目的时,可以选择 IVF-ET。

6.未成熟卵泡体外培养

近年来,未成熟卵泡体外培养也开始用于治疗 PCOS 引起的不孕,该方法的优点是可以避免发生卵巢过度刺激综合征。

(六)手术治疗

由于手术疗效有限,因此近年来不主张手术治疗,手术治疗仅限于迫切地要求生育且要求手术治疗的患者。在手术治疗后的 3~6 个月,由于卵泡液的丢失,卵巢局部雄激素水平有所降低,所以患者可能有自发排卵。手术 6 个月后,卵巢局部的雄激素水平又恢复至手术前水平,导致卵泡发育及排卵存在障碍,此时患者很难自然怀孕。

1.腹腔镜下行皮质内卵泡穿刺及多点活检

术中注意避免过多使用电凝,否则会灼伤周围组织,从而影响卵巢的功能,引起卵巢早衰。

2.经腹卵巢楔形切除术

此法是最早是用于多囊卵巢的手术方法,由于术后输卵管、卵巢周围的粘连率高,近年来已被腹腔镜手术所替代。本手术楔形切除的卵巢组织不应大于原卵巢组织的 1/3,以免引起卵巢早衰。

(王　婷)

第七节　卵巢过度刺激综合征

卵巢过度刺激综合征是一种以促排卵为目的而进行卵巢刺激时,特别在体外受精辅助生育的技术中,所发生的医源性疾病,是辅助生殖技术中最常见且最具潜在危险的并发症,严重时可危及生命,偶有死亡病例报道。

卵巢过度刺激综合征为自限性疾病,多发生于超促排卵周期中的黄体期与早妊娠期,发病与HCG 的应用密不可分。按发病时间分为早发型与晚发型 2 种,早发型多发生于 HCG 应用后的3~9 天,其病情严重程度与卵泡数目、雌二醇水平有关。如无妊娠,10 天后缓解,如有妊娠,则病情加重。晚发型多发生于 HCG 应用后 10~17 天,与妊娠尤其是多胎妊娠有关。

一、流行病学

大多数卵巢过度刺激综合征病例的发生与应用促性腺激素进行卵巢刺激有关,尤其发生在体外受精助孕技术应用在促性腺激素进行卵巢刺激后;也有病例在应用克罗米酚后被观察到;还有非常个别的病例报道发生在未行卵巢刺激而自然受孕的早孕期,称为自发性卵巢过度刺激综合征。

（一）卵巢过度刺激综合征的高危因素

卵巢过度刺激综合征的高危因素包括原发性高危因素和继发性高因素。

1.原发性高危因素

（1）年龄＜35岁。

（2）身体瘦弱。

（3）PCOS患者或B超检查下卵巢表现为"项链"征的患者。

（4）既往有卵巢过度刺激综合征病史。

2.继发性高危因素

（1）血雌二醇值＞3 000 pg/mL。

（2）取卵日卵泡数＞20个。

（3）应用HCG诱导排卵与黄体支持。

（4）妊娠。

（二）发病率

卵巢过度刺激综合征的发病率的不同依赖于患者因素、监测方法与治疗措施。轻度20%～33%；中度3%～6%；重度0.1%～2%。轻度病例的发生在用促性腺激素进行控制性卵巢刺激的体外受精中占将近30%或更多，但由于症状与体征的温和往往不被认识。通常体外受精中少于5%的患者将可能发展为中度症状，1%的患者将可能发展为重度症状，妊娠患者的发病率是非妊娠患者的4倍。

二、病理生理学

卵巢过度刺激综合征是在促排卵后卵泡过度反应的结果，但发生在黄体期LH峰后或外源性HCG应用后，其严重性与持续时间因为应用外源性HCG进行黄体支持及内源性HCG水平的升高而加重与延长。其病理生理机制于1983年由哈宁（Haning）等首次提出，现已认为促排卵后卵巢内生成一种或几种由黄体颗粒细胞分泌的血管活性因子，其释放入血，可以引起血管通透性升高、液体渗出，导致第三腔隙液体积聚，从而形成胸腔积液、腹水，继而导致血液浓缩与血容量减少，甚至形成血栓（图3-4）。

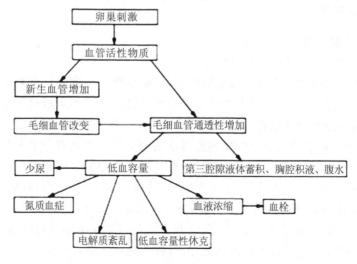

图3-4　卵巢过度刺激综合征的病理生理改变

目前研究认为可能参与卵巢过度刺激综合征病理生理的因子有肾素-血管紧张素系统（RAS）中的活性肾素与血管紧张素Ⅱ、血管内皮生长因子、其他细胞因子家族与内皮素等。这些因子被较多文献报道参与了卵泡与黄体生成的正常生理过程。促排卵后过多卵泡被刺激生长，HCG应用后形成的黄体使这些血管中的活性因子生成量增加，它们直接或间接进入血循环甚至腹腔，引起广泛的血管内皮通透性增加从而形成胸腔积液与腹水，偶有严重者会发生心包积液、全身水肿。进行胸腔、腹腔穿刺后这些物质的减少有助于毛细血管通透性的降低，临床上可改善病情。

文献报道表明血管紧张素Ⅱ在卵巢过度刺激综合征患者的血清、卵泡液中的含量比促排卵未发生卵巢过度刺激综合征者显著升高，并且随着病情好转而明显降低；免疫组化显示排卵前卵泡的颗粒细胞与黄体细胞内均存在血管紧张素Ⅱ与其两型受体AT_1、AT_2；动物实验中应用血管紧张素转化酶抑制剂阻断血管紧张素Ⅱ的生成，降低了卵巢过度刺激综合征的发生率。因此我们的研究提示卵巢内RAS以自分泌的形式引起或参与了卵巢过度刺激综合征的发病。

与卵巢过度刺激综合征发生的相关因子还包括血管内皮生长因子，过多的血管内皮生长因子引起的血管过度新生导致了血管通透性增加。颗粒细胞生成的血管内皮生长因子可被HCG升高调节，血与腹水中非结合性血管内皮生长因子的水平随卵巢过度刺激综合征的发展而升高，因此有学者认为非结合性血管内皮生长因子的水平与卵巢过度刺激综合征的严重性相关。血管内皮生长因子的作用是通过血管内皮生长因子R-2完成的，动物实验中应用血管内皮生长因子R-2的特异抗体（SU5416）可以阻断血管内皮生长因子R-2的细胞内磷酸化而致血管的通透性降低，从而抑制卵巢过度刺激综合征的发展。

家族自发性卵巢过度刺激综合征可能是由于FSH受体的变异，导致其对HCG的过度敏感所致。因此本病多在同一患者体内重复发生，或同一家族中多人发病。发病与妊娠相关，其中最多的一例患者6次妊娠均发病。与医源性卵巢过度刺激综合征不同，其发病时间多在妊娠8～14周，亦即内源性HCG升高之后，作用于变异的FSH受体，引发卵巢内窦卵泡生长发育，之后HCG又作用于LH受体，而致卵泡黄素化，启动了卵巢过度刺激综合征的病理生理过程。

三、对母儿的影响

（一）卵巢过度刺激综合征与妊娠

1.卵巢过度刺激综合征对妊娠率的影响

卵巢过度刺激综合征的发生与妊娠密切相关，妊娠是晚发型卵巢过度刺激综合征的发病因素之一，因此在卵巢过度刺激综合征人群中的妊娠率往往高于非卵巢过度刺激综合征人群。有资料显示卵巢过度刺激综合征患者的妊娠率约为82.8%，明显高于非卵巢过度刺激综合征人群的32.5%，符合卵巢过度刺激综合征的发病患者群的倾向性。但是对于早发型卵巢过度刺激综合征在移植后是否影响胚胎着床一直存在争议，有学者认为卵巢过度刺激综合征患者中过高的雌二醇水平及P/E_2比例的改变，尤其是后者对内膜的容受性产生了影响，从而降低了妊娠率；过高的细胞因子如IL-6也将降低妊娠率；卵巢过度刺激综合征患者的卵子与胚胎质量较非卵巢过度刺激综合征患者差，从而影响妊娠率；但也有研究发现相反结论：卵巢过度刺激综合征妊娠患者与未妊娠患者相比雌二醇水平反而略高；虽然卵巢过度刺激综合征患者高质量卵子的比例低于非卵巢过度刺激综合征患者，但因其获卵数目多，最终高质量胚胎数目与非卵巢过度刺激综合征患者无差异。而也有学者观察到早发型卵巢过度刺激综合征患者移植后的妊娠率为60.5%,较非卵巢过度刺激综合征人群32.5%的妊娠率高,因而支持后者观点。

2.妊娠对卵巢过度刺激综合征的影响

有研究发现妊娠与晚发型卵巢过度刺激综合征密切相关,并影响了卵巢过度刺激综合征病程的长短;妊娠与病情的轻重虽无显著性相关,但病情重者与多次腹腔穿刺患者均为妊娠患者,进一步说明了妊娠影响了卵巢过度刺激综合征病情的发展与转归。

(二)中重度卵巢过度刺激综合征对孕期流产的影响

中重度卵巢过度刺激综合征是否会增加妊娠的流产率,相关的文献报道较少。多数研究认为过高的雌二醇水平,血管活性因子包括肾素-血管紧张素、细胞因子、前列腺素水平改变,以及卵巢过度刺激综合征病程中的血流动力学变化、血液浓缩、低氧血症、肝肾功能异常等,都将增加早期妊娠的流产率。有学者对同期卵巢过度刺激综合征与非卵巢过度刺激综合征患者进行了对比分析,两组总体流产率(早期流产+晚期流产)相近,分别为16.9%与18.7%,与马瑟(Mathur)的结果相同。我们同时观察到妊娠的丢失率与患者的继发妊娠所致病情加重、病程延长有一定的相关性,但并未改变总体流产率。这一点可能与我们在发病早期就积极进行了扩容治疗有关,扩容后改变了原先的血液浓缩状态,甚至降低了妊娠期的血液浓缩状态,减轻了因高凝状态、低氧血症等对妊娠的不良影响,因此中度、病程短的患者的妊娠丢失率降低,导致病情越重、病程越长,引起了血液改变、肝功升高等持续时间延长,相应地增加了妊娠的丢失率。

(三)中重度卵巢过度刺激综合征对远期妊娠的影响

有文献报道卵巢过度刺激综合征患者因血液浓缩,血栓素与肾素-血管紧张素水平升高,孕期并发症如子痫前期与妊娠期糖尿病的发生率升高;但怀泽(Wiser)的研究显示卵巢过度刺激综合征患者中子痫前期、妊娠期糖尿病的发病率与对照组无差异。也有研究发现妊娠期并发症包括PIH、GDM与前置胎盘的发病率略高于对照组,但无统计学差异,因此支持后者观点;且与对照组相比正常分娩比例、出生缺陷率相同;早产与低体重儿比例略高于对照组,但无统计学差异,这点可能与卵巢过度刺激综合征组的双胎率略高有关;发病早晚、病情轻重、病程长短也均未影响早产率与低体重儿的比例,而双胎与早产、双胎与低体重儿均存在显著性相关,此结果与常规妊娠的结果相同。因此我们认为卵巢过度刺激综合征的发生并未影响远期的妊娠发展,未增加妊娠期并发症的发病率,对妊娠的分娩结果(包括早产率与低体重儿率)也未产生不良的影响。

四、临床表现

(一)胃肠道症状

轻度患者可有恶心、呕吐、腹泻,因卵巢增大与腹水增多而导致腹胀逐渐加重。

(二)腹水

腹胀加重、腹部膨隆,难以平卧;腹壁紧绷即称为张力性腹水,有腹痛感;膈肌被压迫上抬可出现呼吸困难。

(三)胸腔积液

多数单独发生,30%的患者合并有腹水;胸腔积液可单侧或双侧发生;表现为咳嗽,胸腔积液加重致肺组织萎缩而出现呼吸困难。

(四)呼吸系统症状

胸腔积液与大量腹水可致胸闷、憋气、呼吸困难;发生肺栓塞或成人呼吸窘迫综合征时出现呼吸困难,并有低氧血症。

（五）外阴水肿

张力性腹水致腹部压力增大,特别是久坐或久立后,压迫下腔血管使其回流受阻,甚至整个大阴唇发生水肿。

（六）肝功能异常

液体渗出可致肝水肿,约 25% 的患者出现肝酶升高,AST↑,ALT↑,ALP 水平往往处于正常值上限,肝功升高水平与卵巢过度刺激综合征的病情轻重相关,并随病情的好转而恢复正常。

（七）肾功能异常

血容量减少或因大量腹水致腹腔压力增大,导致肾灌注减少,出现少尿、低钠血症、高钾血症与酸中毒的症状,严重时出现血尿素氮（BUN）↑,血清肌酐（Cr）↑,但其也随病情好转而恢复正常。

（八）电解质紊乱

液体渗出的同时入量不足,出现少尿甚至无尿;另外可能出现低钠、高钾血症或酸中毒表现。

（九）低血容量性休克

液体渗出至第三腔隙,血容量减少可发生低血容量性休克。

（十）血栓

发病率在重度卵巢过度刺激综合征患者中约占 10%,多发生于下肢、脑、心脏与肺,出现相应部位的症状,发病时间甚至出现在卵巢过度刺激综合征好转后的数周。血栓形成是卵巢过度刺激综合征没有得到及时正确的治疗而发生的极严重的后果,不仅会危及患者生命,甚至可留下永久性后遗症,必须予以积极防治。

卵巢过度刺激综合征具有自限性,如未妊娠它将在月经来潮时随着黄体溶解而自然恢复,表现为腹水的进行性减少与尿量的迅速增多。如果妊娠,在排卵后的第 2 周,由于升高的内源性 HCG,症状与体征将进一步持续或加重,如果胚胎停育,卵巢过度刺激综合征的症状也可自行缓解。临床处理经常需要持续 2～4 周,一般在孕 6 周后逐渐得到改善。

五、诊断

依据促排卵史、症状与体征,结合 B 超检查下腹水深度与卵巢大小的测量,检测血细胞比容、白细胞、电解质、肝功能、肾功能等,以诊断卵巢过度刺激综合征及其分度,并确定病情的严重程度。

六、临床分级

1989 年戈兰（Golan）等根据临床症状、体征、B 超检查及实验室检查将其分为轻、中、重 3 度及 5 个级别（表 3-10）。

表 3-10　OHSS 的 Golan 分级

	轻度	中度	重度
Ⅰ	仅有腹胀及不适		
Ⅱ	Ⅰ＋恶心、呕吐、腹泻,卵巢直径增大 5～12 cm		
Ⅲ		Ⅱ＋B 超下有腹水	
Ⅳ			Ⅲ＋临床诊断胸腔积液/腹水,呼吸困难

续表

轻度	中度	重度
V		IV＋低血容量改变,血液浓缩,血液黏度增加,凝血异常,肾血流减少,少尿、肾功能异常,低血容量休克

纳瓦特(Navot)等于 1992 年又将重度卵巢过度刺激综合征分为严重与危重 2 组,其依据更为重视实验室检查(表 3-11)。

表 3-11　卵巢过度刺激综合征的 Navot 分级

重度症状	严重	危重
卵巢直径增大	≥12 cm	≥12 cm
腹水、呼吸困难	大量腹水伴或不伴有呼吸困难	大量腹水致腹部胀痛伴或不伴有呼吸困难
血液浓缩	血细胞比容＞45％,白细胞＞15×10⁹/L	血细胞比容＞55％,白细胞＞25×10⁹/L
少尿	少尿	少尿
血肌酐	0～133 μmol/L	≥1.6 mg/dL
肌酐清除率	≥50 mL/min	＜50 mL/min
低蛋白血症	重度	重度
	肝功能异常	肾衰竭
	全身水肿	血栓
		艾滋病

2010 年彼得·胡迈丹(Peter Humaidan)等根据卵巢过度刺激综合征的各项客观与主观指标将其分为轻、中、重 3 度,这一分度临床应用更简便、明晰(表 3-12)。

表 3-12　卵巢过度刺激综合征的 Peter Humaidan 分级

	轻	中	重
客观指标			
直肠窝积液	√	√	√
子宫周围积液(盆腔)		√	√
肠间隙积液			√
血细胞比容＞45％		√[a]	√
白细胞＞15×10⁹/L		±[a]	√
低尿量＜600 mL/d		±[a]	√
Cr＞133 μmol/L		±[a]	±
肝功能升高		±[a]	±
凝血异常			±[c]
胸腔积液			±[c]
主观指标			
腹胀	√	√	√
盆腔不适	√	√	√
呼吸困难	±[b]	±[b]	√
急性疼痛	±[b]	±[b]	±[b]

续表

	轻	中	重
恶心、呕吐	±	±	±
卵巢增大	√	√	√
妊娠	±	±	√

注:±可有可无;a≥2次,住院;b≥1次,住院;c≥1次,加强监护。

七、治疗

(一)治疗原则

卵巢过度刺激综合征为医源性自限性疾病,卵巢过度刺激综合征的病情发展与体内 HCG 的水平相关,未妊娠患者随着月经来潮而病情好转;妊娠患者早孕期的病情加重。

1.轻度卵巢过度刺激综合征

其被认为在超促排卵中几乎不可避免,患者无过多不适,可不予处理,但需避免剧烈的活动以防止卵巢扭转,也应警惕长期卧床休息而致血栓的后果。

2.中度卵巢过度刺激综合征

可在门诊观察,记 24 小时尿量,称体重、测腹围。鼓励患者进食,多饮水,尿量应 ≥1 000 mL/d,2 000 mL/d以上最佳,必要时可于门诊静脉滴注扩容液体。

3.重度卵巢过度刺激综合征

早期与中度卵巢过度刺激综合征相同,可在门诊观察与治疗,适时监测血常规、电解质与肝功能、肾功能,静脉滴注扩容液体,必要时进行腹腔穿刺,病情加重后应住院治疗。

(1)住院指征:①严重的腹痛与腹膜刺激征。②严重的恶心呕吐,以致影响每天的食水摄入。③严重少尿(<30 mL/h)甚至无尿。④张力性腹水。⑤呼吸困难或急促。⑥低血压、头昏眼花或晕厥。⑦电解质紊乱(低钠,血钠<135 mmol/L;高钾,血钾>5.5 mmol/L)。⑧血液浓缩(血细胞比容>45%,白细胞>15×10^9/L)。⑨肝功能异常。

(2)病情监护:每天监测 24 小时出入量、腹围、体重,监测生命体征,检查腹部或肺部体征;每天或隔天检测血细胞比容、白细胞、尿渗透压;每 3 天或 1 周监测电解质、肝功能、肾功能,B 超监测卵巢大小、胸腔积液及腹水变化,必要时监测 D-Dimer 或血气分析,以了解治疗效果,病情危重时需要随时复查。

(二)治疗方法

1.扩容

卵巢过度刺激综合征因液体外渗至第三腔隙致的血液浓缩,扩容是最主要的治疗。扩容液体包括晶体液与胶体液,晶体液可选用 5%的葡萄糖、10%的葡萄糖、5%的葡萄糖盐或乳酸林格液,但避免使用盐林格液,一般晶体液用量为 500~1 500 mL。只用晶体液不能维持体液平衡,因此需加用胶体液,如清蛋白、贺斯、低分子右旋糖酐、冰冻血浆等胶体液。

(1)清蛋白:为低分子质量蛋白质,由肝产生,75%的胶体渗透压由其维持,50 g 的清蛋白可以使大约800 mL液体在 15 分钟内回流至血循环中;同时可以结合并运送大分子物质如一些激素、脂肪酸、药物等,以减少血中血管活性物质的生物浓度。卵巢过度刺激综合征患者因液体外渗,导致血中清蛋白浓度降低,因此最初选用清蛋白作为扩容药物,可用 10~20 g/d 静脉滴注,如病情加重,最大剂量可用至 50 g/d。但因清蛋白为血液制品,有传播病毒等风险,现在临床应用已严格控制,因此其仅用于低蛋白血症的患者。

(2)羟乙基淀粉:平均分子质量为 200 000,半衰期＞12 小时,可有效地降低血液黏度、血细胞比容,减少红细胞聚集;因其为糖原结构,在肝内分解,因此不影响肝肾功能,并可显著地改善肌酐清除率;因无抗原性,是血浆代用品中变态反应率最低的一种。其静脉滴注剂量为 500～1 000 mL/d,应缓慢静脉滴注以避免肺部充血。因其价格低于清蛋白,且为非血液制品,现已作为中至重度卵巢过度刺激综合征时首选的扩容药物。

(3)低分子右旋糖酐:可以增加肾灌注量、尿量,降低血液黏滞度,改善微循环,防止形成血栓;但低分子右旋糖酐有降低血小板黏附的作用,有出血倾向者禁用,个别患者存在变态反应,且有临床死亡病例的报道,因此临床使用应慎重,一般应用剂量为 500 mL/d。

2.保肝治疗

肝功能升高者需用保肝药物治疗,轻度升高者可用葡醛内酯 400～600 mg/d、维生素 C 2～3 g/d 静脉滴注;当肝功能升高,ALT＞100 U/L 时,可加用古拉定 0.6～1.2 g/d 静脉滴注。经治疗后肝功能一般不会进一步恶化,并会随卵巢过度刺激综合征症状的好转而恢复。

3.胸腔、腹腔穿刺

适应证:①中等量以上胸腔积液伴明显的呼吸困难。②重度腹水伴呼吸困难。③纠正血液浓缩后仍少尿(＜30 mL/h)。④张力性腹水。但是在有腹腔内出血或血流动力学不稳定的情况下禁用腹腔穿刺,腹腔穿刺放水可采用经腹与经阴道 2 条途径,一般多采用经腹途径。穿刺应在扩容后进行,要在 B 超检查定位下施行,避免损伤增大的卵巢。穿刺不仅可以减少腹腔压力,增加肾血流灌注,从而增加尿量,同时还减少了与发病相关的血管活性因子而缩短病程,腹水慢放至不能留出为止,有研究表明最多曾放至约 6 000 mL。穿刺后症状明显缓解,且不增加流产率。有学者认为穿刺后临床治疗的效果好于扩容效果,故建议适应证适宜时尽早进行穿刺。

4.多巴胺

肾衰竭或扩容并腹腔穿刺后仍少尿的患者可应用低剂量多巴胺静脉滴注,用法为 20 mg+5％的葡萄糖 250 mL 静脉滴注,速度为 0.18 mg/(kg·h),(不影响血压和心率),同时监测中心静脉压、肺楔压。但应注意的是大剂量多巴胺静脉滴注作用于 α 受体,有收缩外周血管的作用;而低剂量多巴胺作用于 β_1 受体与 DA 受体,具有扩血管的作用,特别是直接扩张肾血管,增加肾血流,同时抑制醛固酮的释放,减少肾小管上皮细胞对水钠的重吸收,从而起到排钠利尿的作用。

也有文献报道口服多卡巴胺 750 mg/8 h,临床症状与腹水逐渐得到好转。也有人曾于腹腔穿刺时于腹腔内应用多巴胺,同样起到增加尿量的作用。

5.利尿剂

已达到血液稀释仍少尿(血细胞比容＜38％)的患者可静脉应用呋塞米 20 mg,有血液浓缩、低血容量、低钠血症时禁用。过早、过多应用利尿剂,将加重血液浓缩与低血容量而致血栓,视为禁忌。

6.肝素

个人或家族血栓史或确诊血栓者可静脉应用肝素 5 000 U/12 h,另外也有学者认为 48 小时扩容后仍不能纠正血液的高凝状态,也应该静脉滴注肝素。如果妊娠则肝素用至早孕末期,或依赖于卵巢过度刺激综合征病程及高危因素的存在与否。为了防止血栓栓塞综合征,对于各种原因需制动的患者,可以应用低剂量阿司匹林,但是腹腔穿刺时有出血的风险。

7.卵巢囊肿抽吸

B超检查下抽吸卵巢囊肿可以减少卵巢内血管活性物质的生成,但有引起囊肿破裂、出血的可能,因此原则上不建议做囊肿抽吸。促排卵后多个卵泡未破裂但妊娠的患者,如病情危重,卵巢直径>12 cm,放腹水后病情无改善时,可进行B超指引下卵巢囊肿抽吸,术后应严密观察有无腹腔内出血的征象。

8.终止妊娠

合并严重并发症,如血栓、呼吸窘迫综合征、肾衰竭或多器官功能衰竭,在持续扩容并反复多次放腹水后仍不能缓解症状时,也可考虑终止妊娠。终止妊娠是卵巢过度刺激综合征不得已而行的有效治疗方法,随着HCG水平的下降,卵巢过度刺激综合征的症状迅速好转。终止妊娠的方法首选人工流产术,同时应监测中心静脉压、肺楔压、尿量、血肌酐,以及肌酐清除率、血气分析。

八、预防

(一)个体化刺激方案

首先确认卵巢过度刺激综合征的高危人群。对于瘦小、年轻、有多囊卵巢表现的患者,以及既往发生过卵巢过度刺激综合征的高危人群,在刺激方案的选择上应慎重。对于多囊卵巢患者多采用重组人的促卵泡刺激素75~150 U起始,同时可用去氧孕烯炔雌醇片(妈富隆)等避孕药物抑制卵巢的反应性。促排卵后一定要用B超检查监测卵泡的生长,并应根据个体对药物的敏感性不同及时调整药物剂量。需注意长方案、短方案与拮抗剂方案都可能导致卵巢过度刺激综合征的发生,即使氯米芬促排卵也有可能导致其发生。

(二)HCG 的应用

因卵巢过度刺激综合征与HCG密切相关,故HCG的应用与否、应用剂量及使用时间与卵巢过度刺激综合征的发生密切相关。

1.不用 HCG 促卵子成熟

在高危人群中不用HCG,可抑制排卵与卵泡黄素化,避免卵巢过度刺激综合征的发生。但是未应用GnRH激动剂降调节的患者,停用HCG并不能避免自发性的LH峰的出现,不能完全防止卵巢过度刺激综合征的发生。

2.减少 HCG 剂量

HCG剂量减至5 000 U甚至3 000 U,与10 000 U相同,均可达到促卵泡成熟的效果,并可减少卵巢过度刺激综合征的发病率从而减轻病情,但不能完全避免卵巢过度刺激综合征的发生。

3.GnRHa 替代 HCG 促排卵

对未用GnRH激动剂降调节的患者,或应用GnRH拮抗剂的患者,可用短效GnRHa代替HCG激发内源性的LH峰,促卵泡成熟。因其作用的持续时间明显短于HCG,从而减少卵巢过度刺激综合征的发生。但GnRHa有溶黄体的作用,未避免临床妊娠率的下降,应相应地补充雌、孕激素,同时监测血中雌二醇与P水平,及时调整雌、孕激素剂量,维持雌二醇>200 pg/mL,P>20 ng/mL,文献报道临床妊娠率较HCG组无显著性降低。也有文献报道在使用GnRHa的同时加用小剂量HCG 1 000~2 000 U,使得临床妊娠率可不受影响。GnRHa可用曲普瑞林0.2~0.4 mg,或布舍瑞林200 mg,每天3次。

4.Coasting(缓刺激)

对于卵巢过度刺激综合征的高危人群,当有 30％ 的卵泡直径＞15 mm、血雌二醇＞3 000 pg/mL、总卵泡数＞20 个时,停止促性腺激素的使用,而继用 GnRHa,此后每天测定血中雌二醇浓度,当雌二醇浓度再次降到 3 000 pg/mL 以下时,再应用 HCG,可明显降低卵巢过度刺激综合征的发生率。其理论是根据 FSH 阈值学说,停用促性腺激素后,部分小卵泡因为"饥饿"而闭锁,但大卵泡的生长不受影响,从而使得活性卵泡数量减少,以及生成血管活性因子的颗粒细胞数量减少,因而卵巢过度刺激综合征的发生率降低。Coasting 的时间如果过长则会影响卵母细胞质量、受精率、胚胎质量及妊娠率,因此一般不超过 3 天。

(三)GnRH 拮抗剂方案

对易发生卵巢过度刺激综合征的高危人群,促排卵可采用 GnRH 拮抗剂方案,因为此方案可用短效GnRHa代替 HCG 来促卵泡成熟,以降低卵巢过度刺激综合征的发生。

(四)黄体支持

HCG 的应用增加了卵巢过度刺激综合征的发病率,因而对于高危人群不用 HCG 支持黄体,仅用孕激素支持黄体,可降低卵巢过度刺激综合征的发病率。

(五)静脉应用清蛋白

对于高危患者在取卵时静脉应用有渗透活性的胶体物质可以降低卵巢过度刺激综合征的危险与严重程度。对于雌激素峰值达到 3 000 pg/mL 的患者,或含有大量中小卵泡的患者,推荐在取卵时或取卵后即刻静脉应用清蛋白(25 g)。基于 meta 分析,估计每 18 个清蛋白治疗的患者,有 1 例患者将避免卵巢过度刺激综合征。然而是否对高危患者预防性应用清蛋白仍存在争议,就像关于它的花费与安全性问题存在争议一样。

(六)静脉应用贺斯

取卵后应用贺斯 500～1 000 mL 替代清蛋白静脉滴注,同样可以减少卵巢过度刺激综合征的发生。在我们的随机对照研究中,取卵后静脉滴注贺斯 1 000 mL,持续 3 天,与静脉滴注清蛋白 20 g,持续 3 天,同样起到了减少卵巢过度刺激综合征发病的作用。因其为非生物制品,可避免应用清蛋白所致的感染问题。

(七)选择性一侧卵泡提前抽吸术

应用 HCG 后 10～12 小时进行选择性一侧卵泡提前抽吸术,可降低卵巢过度刺激综合征的发生率,但因其结果的不确定性并不过多推荐使用。

(八)多巴胺激动剂

文献报道血管内皮生长因子是参与卵巢过度刺激综合征病理生理机制的重要血管活性因子,内皮细胞上的血管内皮生长因子 R-2是其引起血管通透性增加的作用受体;经研究证实多巴胺激动剂可以减少血管内皮生长因子 R-2 酪氨酸位点的磷酸化,而磷酸化对于血管内皮生长因子 R-2 的下游信号的传导至关重要。因此,多巴胺激动剂通过抑制血管内皮生长因子的生物学活性而起到减少卵巢过度刺激综合征发病的作用。因此文献报道高危患者自 HCG 应用日开始使用多巴胺激动剂卡麦角林0.5 mg/d,持续 8 天,卵巢过度刺激综合征的发病率、腹水与血液浓缩显会著性降低,而着床率与妊娠率并未受影响。

(九)二甲双胍

对于有胰岛素抵抗的 PCOS 患者,口服二甲双胍 1 500 mg/d,可以降低胰岛素与雄激素水平,相应地降低了卵巢过度刺激综合征的发病率。

（十）腹腔镜 PCOS 患者卵巢打孔

对于卵巢过度刺激综合征高危的 PCOS 患者可以采用腹腔镜进行双侧卵巢打孔的手术,术后血中雄激素与 LH 水平下降,从而使得在超促排卵后卵巢过度刺激综合征的发病率得以下降,且妊娠率增加,流产率降低,打孔时应注意控制打孔操作的时间与电功率,避免过度损伤卵巢组织。

（十一）单囊胚移植

对于已有中度卵巢过度刺激综合征的患者可以观察到取卵后 5～6 天,如症状未加重,可进行单囊胚移植,以避免多胎妊娠对卵巢过度刺激综合征发病的影响。

（十二）未成熟卵体外成熟培养

此技术最早于 1991 年由查(Cha)等提出并报道了妊娠个案。其将卵巢中不成熟卵母细胞取出,使之脱离高雄激素的环境于体外培养,成熟后应用卵细胞质内单精子注射(ICSI)技术使之受精,从而避免了超排卵所致卵巢过度刺激综合征的发生。

（十三）冷冻胚胎

卵巢过度刺激综合征的高危患者可冷冻胚胎,从而避免因妊娠产生的内源性 HCG 的作用,避免了晚发型卵巢过度刺激综合征的发生。虽然不可以完全避免早发型卵巢过度刺激综合征的发生,但其避免了因妊娠致病情的进一步加重,从而缩短了病程。

（王　婷）

第八节　高催乳素血症

机体受到内外环境因素(生理性或病理性)的影响,血中催乳激素(PRL)水平升高,其升高值达到或＞30 ng/mL 时,称高催乳素血症(HPRL)。发生高催乳素血症时,除有泌乳外常伴有性功能低下,女性则有闭经、不孕等表现。若临床上妇女停止授乳半年到 1 年仍有持续性溢乳,或非妊娠妇女有溢乳伴有闭经者,称闭经-溢乳综合征(AGS)。HPRL 在妇科内分泌疾病中较常见,其发病率约为 29.8%(12.9%～75%),引起催乳素激素增高的原因十分复杂。

一、催乳激素的来源和内分泌调节

PRL 来源于垂体前叶分泌细胞,妊娠和产褥期此种分泌细胞占垂体的 20%～40%,其余时间占 10%。下丘脑分泌多巴胺,经门脉系统进入垂体抑制 PRL 的分泌。也有人认为下丘脑分泌 PRL 抑制因子(PIF)来抑制 PRL 的分泌。下丘脑的促甲状腺素释放激素在促使垂体释放促甲状腺激素(TSH)的同时又能促使 PRL 的释放,5-羟色胺亦可促使 PRL 的分泌。通常 PRL 的分泌是受下丘脑的控制和调节,正常情况下,PRL 主要受下丘脑的持续性抑制控制。

二、病因

正常情况,PRL 的分泌呈脉冲式释放,其昼夜节律对乳腺的发育、泌乳和卵巢功能起到了重要调节作用,一旦此调节作用失衡即可引起 HPRL。

（一）生理性高催乳素血症

日常的生理活动可使 PRL 水平暂时性升高,如夜间睡眠(2～6 Am),妊娠期、产褥期 3～4 周,乳头受吸吮性刺激、性交、运动和应激性刺激,低血糖等均可使 PRL 水平有所升高,但升高幅度不会太大,持续时间不会太长,否则可能为病理状态。

（二）病理性高催乳素血症

1.下丘脑-垂体病变

垂体高催乳素腺瘤是造成高催乳素血症的主要原因,一般认为>10 mm 为大高催乳素腺瘤,<10 mm 称 PRL 微腺瘤,一般说来血中 PRL>250 ng/mL 者多为大腺瘤,100～250 ng/mL 多为微腺瘤。随着 CT、MRI、放免测定的出现使高催乳素腺瘤的检出率逐年提高,微小腺瘤有时临床长期治疗观察中才能确诊。

颅底炎症、损伤、手术,空泡蝶鞍综合征,垂体柄病变、压迫等亦可引起发病。

2.原发性和(或)继发性甲状腺功能低下

由于甲状腺素分泌减少,解除了下丘脑-垂体的抑制作用,使 TRH 分泌增加,从而使 TSH 分泌增加,也刺激了 PRL 分泌增加并影响卵巢与生殖功能。

（三）医源性高催乳血症

药物治疗其他疾病时往往造成 PRL 水平的增高。

1.抗精神失常药物

氯丙嗪、阿米替林、丙咪嗪、舒必利、苯海索(安坦)、索拉西泮(罗拉)、奋乃近、甲丙氨酯(眠尔通)、甲氧氯普胺(灭吐灵)等,以上药物可影响多巴胺的产生,影响 PIF 的作用而导致 PRL 分泌增多。

2.甾体激素

雌激素和口服避孕药可通过下对丘脑抑制 PIF 的作用或直接刺激 PRL 细胞的分泌,使 PRL 水平升高。

3.其他药物

α-甲基多巴、利血平、苯丙胺、异烟肼、吗啡等也可使 PRL 水平升高。

（四）其他疾病

其他疾病亦可同时引起 PRL 水平的升高,例如:未分化支气管肺癌、肾上腺瘤、胚胎癌、艾迪生病、慢性肾衰竭、肝硬化、妇科手术、乳头炎、胸壁外伤、带状疱疹等。

（五）特发性闭经-溢乳综合征

此类患者与妊娠无关,临床亦查不到垂体肿瘤或其他器质性病变,许多学者认为可能系下丘脑-垂体功能紊乱,促性腺激素分泌受到抑制,使 PRL 分泌增加。其中部分病例经数年临床观察,最后发现垂体高催乳素腺瘤,故此类患者可能无症状性潜在垂体瘤。所以对所有 HPRL 患者应定期随诊,早期发现肿瘤。

三、临床表现

（一）月经失调或闭经

当 PRL 水平升高超过生理水平时,则对性功能有影响,可表现为功能性出血、月经稀发以至闭经。有人报告称 PRL<60 ng/mL 仅表现月经稀发,PRL>60 ng/mL 易产生闭经。月经的改变可能是渐进而非急剧的变化,病早期时可能有正常的排卵性月经,然后发展到虽有排卵但因黄体功能不全、无排卵月经、月经稀发以致闭经。

（二）溢乳

溢乳的程度可表现不同，从挤压出一些清水或乳汁到自然分泌出不等量的乳汁，多数患者在检查乳房时挤压乳房才发现溢乳。有人报道，当 PRL 水平很高时则雌激素很低，而泌乳停止，故溢乳与 PRL 水平不呈正相关。

（三）不孕/习惯性早期流产史

（1）高催乳素血症伴有无排卵，即使少数患者不闭经，但从基础体温、宫内膜活检及黄体酮测定均证实无排卵，所以常有原发不孕。

（2）高催乳素血症伴有黄体功能不全，主要表现为：①基础体温示黄体期短于 12 天，黄体期温度上升不到0.3 ℃。②宫内膜活检显示发育迟缓。③黄体中期黄体酮值＜5 ng/mL。故高催乳素血症患者易不孕，有习惯性早期流产史。

（四）其他表现

若发病在青春期前，第二性征不发育。成年妇女可有子宫萎缩，性功能减退，部分患者由于雌素水平低落而出现更年期症状。当存在微小腺瘤（直径＜1 cm）时，很少有自觉症状，肿瘤长大向上压迫视交叉时，则有头痛、视力障碍、复视、偏盲，甚至失明等症状。

四、诊断

（一）病史及体格检查

重点了解月经史、婚育史、闭经和溢乳出现的始因、诱因、全身疾病史和引起 HPRL 相关的药物治疗史。查体时应注意有无肢端肥大和黏液性水肿，妇科检查了解性器官和性征有无萎缩或器质性病变。乳房检查注意乳房发育、形态、有无肿块、炎症，观察溢乳（多用双手轻挤压乳房）、溢出物的性状和数量。

（二）内分泌检查

1.PRL 的测定

取血前患者至少 1 个月未服用激素类药物或多巴胺拮抗剂，当天未做乳房检查，一般在早晨8:00－10:00点空腹取血，取血前静坐 0.5 小时，两次测定值均≥30 ng/mL 为异常。药物引起的 HPRL 很少＞80 ng/mL，停药后则 PRL 水平恢复正常。当 PRL＞100 ng/mL 时应首先排除垂体瘤的可能性，一般认为 PRL 值的升高与垂体瘤体积呈正相关，巨大腺瘤出血坏死时 PRL 值可不升高。需指出的是目前所用 PRL 放免药盒仅测定小分子 PRL（相对分子质量 25 000），而不能测定大分子（相对分子质量5 万～10 万）PRL，故某些临床症状明显而 PRL 正常者，不能排除所谓隐匿型高催乳素血症的可能。

2.其他相关内分泌测定

各种原发的或继发的内分泌疾病均可能与高催乳血症有关。除测定 PRL 水平外应测FSH、LH、雌二醇、P 水平，了解卵巢及垂体功能。TRH 测定除外原发性甲状腺功能低下，还要进行肾上腺功能检查和生长激素测定等。

（三）PRL 功能试验

1.PRL 兴奋试验

（1）TRH 试验：正常妇女 1 次静脉注射 TRH 100～400 μg 后25～30分钟，PRL 较注药前升高 5～10 倍，TSH 升高 2 倍，垂体瘤不升高。

(2)氯丙嗪试验:氯丙嗪促进 PRL 的分泌。正常妇女肌内注射 25～50 mg 后,60～90 分钟血 PRL 水平较用药前升高 1～2 倍。持续 3 小时,垂体瘤时不升高。

(3)甲氧氯普胺试验:该药为多巴胺受体拮抗剂,促进 PRL 的合成和释放。正常妇女静脉注射10 mg 后30～60 分钟,PRL 水平较注药前升高 3 倍以上,垂体瘤时不升高。

2.PRL 抑制试验

(1)左旋多巴试验:该药为多巴胺前体物,经脱羧酶作用生成多巴胺,抑制 PRL 的分泌。正常妇女口服 500 mg 后 2～3 小时, PRL 明显降低,垂体瘤时不降低。

(2)溴隐亭试验:该药为多巴胺受体激动剂,强力抑制 PRL 的合成和释放。正常妇女口服2.5～5 mg后2～4 小时, PRL水平下降达到 50%,在持续 20～30 小时,特发性 HPRL 和高催乳素腺瘤时下降明显。

(四)医学影像学检查

1.蝶鞍断层扫描

正常妇女的蝶鞍前后径<17 mm、深度<13 mm、面积<130 mm²,若出现以下现象应做 CT 或 MRI 检查:①风船状扩大。②双蝶底或重像。③鞍内形成高/低密度区或不均质。④平面变形。⑤鞍上钙化灶。⑥前后床突骨质疏松或鞍内空泡样变。⑦骨质破坏。

2.CT 和 MRI 扫描

可进一步确定颅内病灶定位和放射的测量。

3.各种颅内造影

各种颅内造影包括海绵窦造影、气脑造影和脑血管造影。

(五)眼科检查

明确颅内病变压迫现象,包括视力、眼压、眼底检查等。

五、治疗

针对病因的不同,治疗目的的不同,合理地选择药物和手术方式等。

(一)病因治疗

若是由原发性甲状腺功能低下引起的 HPRL,可用甲状腺素替代疗法。由药物引起者,停药后一般短期内 PRL 水平可自然恢复正常,如停药后半年 PRL 水平仍未恢复,再采用药物治疗。

(二)药物治疗

1.溴隐亭

溴隐亭为治疗高催乳素血症的首选药物,它是麦角生物碱的衍生物,多巴胺受体激动剂,直接作用于下丘脑和垂体,抑制 PRL 的合成与分泌,且抑制垂体瘤的生长使肿瘤缩小或消失。用药方法较多,一般先每天2.5 mg,5～7 天,若无不良反应可增加到 5～7.5 mg/d(分 2～3 次服),根据 PRL 水平增加剂量,连续治疗3～6 个月或更长时间。一般治疗 4 周左右,血 PRL 水平降到正常。治疗2～14周溢乳停止,月经恢复,治疗期间一旦妊娠应立即停药。

不良反应:治疗初期有恶心、头痛、眩晕、腹痛、便秘、腹泻,有时还可出现直立性低血压等。不良反应的一般症状不重,在 1～2 周内自行消失。

2.溢乳亭(甲磺酸硫丙麦角林)

20 世纪 80 年代新开发的拟多巴胺药物,其药理作用和临床疗效与溴隐亭相似,但剂量小、毒副作用少、作用时间长。目前已由天津药物研究院于 1995 年完成 Ⅱ 期临床研究,并开始临床试用,剂量每片 50 μg。用法:每天 25～50 μg。1 周后无不良反应加量,根据 PRL 水平增加剂量,直至 PRL 水平降至正常。

3.左旋多巴

左旋多巴在体内转化为多巴胺作用于下丘脑,抑制 PRL 的分泌,但作用时间短,需长期服药。剂量为每天 0.5 mg,每天 3 次,连续半年。大部分患者用药后 1 个月恢复月经,1.5～2 个月溢乳消失。此药对垂体瘤无效。

4.维生素 B₆ 可抑制泌乳

其作用机制可能是作为多巴脱羧酶的辅酶,增加下丘脑内的多巴向多巴胺转化,刺激 PIF 作用,而抑制 PRL 的分泌。用法为每天 200～600 mg,可长期应用。

5.其他药物

长效溴隐亭(LA)注射剂每次 50 mg,每天肌内注射 1 次,最大剂量可达 100 mg。

苯并喹啉衍生物是一种新的长效非麦角类多巴胺激动剂,作用时间长达 24 小时,剂量为每天 0.06～0.075 mg。

(三)促排卵治疗

对 HPRL 患者中无排卵和不孕者,单纯用以上药物不能恢复排卵和妊娠功能。因此,除用溴隐亭治疗外,应配合促排卵药物治疗,具体方法有以下 3 种方式。

(1)溴隐亭-CC-HCG。

(2)溴隐亭-HMG-HCG。

(3)GnRH 脉冲疗法-溴隐亭。

综合治疗,除缩短治疗的周期还可提高排卵率和妊娠率。

(四)手术治疗

对垂体瘤患者而言手术切除效果良好,对微腺瘤治疗率可达 85%。目前经蝶鞍显微手术切除垂体瘤安全、方便、易行,损伤的正常组织少,多恢复排卵性月经。但对较大垂体瘤,因垂体肿瘤没有包膜,与正常组织界限不清,不易彻底切除,故遗留 HPRL 血症,多伴有垂体功能不全的症状。因此有人建议对于较大肿瘤术前选用溴隐亭治疗,待肿瘤缩小再手术,可提高手术的疗效。如术后肿瘤切除不完全,症状未完全消除,服用溴隐亭等药物仍可获得疗效,术后出现部分垂体功能不全,PRL 水平仍高可用 HMG/HCG 联合治疗,加用溴隐亭等药物,若有其他内分泌腺功能不全的现象,可根据检查结果补充甲状腺素、泼尼松等。

(五)放疗

放疗适用肿瘤已扩展到蝶鞍外或手术未能切除干净术后持续 PRL 高水平者,可进行深部 X 线、⁶⁰Co、α 粒子和质子射线治疗,以及同位素 ¹⁹⁸Au 种植照射。

(六)综合疗法

综合疗法适用于那些 HPRL 合并有垂体瘤且对单纯手术或单纯放疗疗效均不满意的患者。1988 年 Chun 报告垂体瘤单纯手术、放疗、手术后加放疗,肿瘤的控制率分别为 85%、50%、93%,而平均复发时间为 3 年、7 年、4 年。因此有人主张对有浸润性 PRL 大腺瘤先用溴隐亭治疗使肿瘤缩小再手术,术后加放疗,可提高肿瘤的治愈率。对溢乳闭经综合征患者,不论采用何种疗法均应定期进行随访检查,包括 PRL 测定和蝶鞍 X 线复查。

(王　婷)

第九节 功能失调性子宫出血

  功能失调性子宫出血是因下丘脑-垂体-卵巢轴内分泌功能调节失衡所导致的大量的子宫出血,而没有器质性的原因。功能失调性子宫出血可发生在青春期至绝经期之间的任何年龄阶段,表现为周期的缩短、经期的延长和(或)月经量的增多,是妇产科的常见病和多发病之一。其在临床上一般分为无排卵型和有排卵型两大类,85%的患者为无排卵型,其中绝大部分发生在绝经前期。

  功能失调性子宫出血所涉及的机制各不相同,但每个机制均与类固醇激素的刺激相关。临床治疗的关键是要识别或确定其发生机制,各式各样的内外生殖道病理都可以表现成无排卵性出血。仔细询问月经病史和体格检查,通常可提供区别于其他异常出血的原因的大部分信息。当强烈怀疑有器质性改变或经验治疗失败时,需进行额外的评估。

一、病理生理机制

(一)正常月经出血的生理

  月经期的阴道流血是子宫内膜在卵巢周期的调控下发生的规律性剥脱的结果。它的正常周期的范围应是25~35天,平均28~30天。月经期的时间范围应是2~7天,平均3~5天,月经量平均是每个周期80 mL左右。子宫内膜在卵巢周期的卵泡期中受雌激素的影响,发生增生期改变;排卵后,黄体形成并分泌大量的孕激素和雌激素,子宫内膜发生分泌期改变。如果排出的卵母细胞没有发生受精,黄体的寿命为10~12天,当黄体自然萎缩造成雌、孕激素的水平骤然下降到一定的水平,子宫内膜的血管就会破裂出血,形成黏膜下血肿和出血,使得内膜组织崩解,形成月经来潮。

  1.月经的出血机制

  经典的关于月经期出血的机制认为,一个月经周期的子宫内膜变化,是由于雌、孕激素的撤退诱导子宫内膜基底层中的螺旋小动脉血管发生痉挛,引起内膜缺氧的凝固性坏死,导致月经的开始。而持续更强烈的血管收缩导致子宫内膜萎缩坏死脱落,月经血停止。在下一个周期中产生的雌激素的作用下,子宫内膜上皮再生。

  但是较近期的调查结果不支持经典的月经缺氧学说。在月经前,经过灌注研究未能证明子宫内膜血流减少,人类在处于月经前期子宫内膜并未测到经典的缺氧诱导因子。组织学证明,月经早期的子宫内膜是呈灶性坏死、炎症和凝血改变的,而不是血管收缩和缺氧引起的弥漫性透明变性或凝固性坏死。过去10年中,月经发生机制的理论已经有所改变。可能不能完全用“血管事件”来解释,推测是延伸到子宫内膜基底层螺旋动脉系统上的子宫内膜功能层的毛细血管丛的酶的自身消化从而引发月经。月经止血的经典机制没有发生变化,包括了凝血机制、局部的血管收缩和上皮细胞再形成,“血管事件”在月经止血中发挥了重要的作用。

  2.月经出血机制相关的酶活性

  由雌、孕激素的撤退引起的子宫内膜酶降解机制,包括细胞内溶酶体酶的释放数量、炎性细胞的浸润蛋白酶和基质金属蛋白酶。在分泌早期,酸性磷酸酶和其他溶解酶只限于细胞内溶酶体内,孕激素抑制溶酶体膜的稳定,抑制酶的释放。由于雌激素和孕激素水平在经前下降,溶酶体膜被破坏,酶释放到上皮细胞和间质细胞的胞质中,最终进入细胞间隙。完好的子宫内膜表层和桥粒可以阻碍这些蛋白酶对自身的消化降解,桥粒的溶解也就破坏了这个防御功能,造成内膜细胞连接的崩解,导致血管内皮细胞中血小板沉积、前列腺素释放、血管栓塞、红细胞渗出和组织坏死。

3.月经出血时内膜的炎性反应

孕激素撤退也会刺激子宫内膜的炎性反应。在月经前期,子宫内膜白细胞总数显著地增加,较血浆含量增加高达 40%,子宫内膜中炎性细胞浸润(包括中性粒细胞、嗜酸性粒细胞、巨噬细胞和单核细胞),趋化因子合成的白细胞介素-8(IL-8)等细胞因子增加。月经时,白细胞产生了一系列细胞分子活化,包括细胞因子、趋化因子及一系列的酶,有助于降解细胞外基质,直接或间接地激活其他蛋白酶。

基质金属蛋白酶是蛋白水解酶家族中的一种,可降解细胞外基质和基膜。基质金属蛋白酶包括了可降解细胞间质和基膜的胶原酶,进一步消化胶原的胶原酶,可连接纤维蛋白、层粘连蛋白和糖蛋白的纤维连接蛋白。每个家族成员都需要酶作用于底物和以酶原的形式存在,能被纤维蛋白酶、白细胞蛋白酶或其他金属蛋白酶激活。在月经前期子宫内膜酶原被广泛地激活并显著地增加。总之,孕激素抑制子宫内膜金属蛋白酶的表达,孕激素的撤退促进了细胞外基质的金属蛋白的酶的分泌,局部子宫内膜上皮细胞、基质和血管内皮细胞和局部组织的基质金属蛋白抑制了酶的活化。在正常月经后因为较高的雌激素水平,金属蛋白酶的表达也是被抑制的。

4.月经的内膜毛细血管出血机制

由于子宫内膜内逐渐增加的酶的降解,最终扰乱了内膜下的毛细血管和静脉血管系统,导致间质出血;内膜的表面破溃,血液流入子宫内膜腔。最终内膜的改变延伸到功能层,基底动脉破裂导致增厚、水肿和松懈的内膜间质出血,子宫内膜脱落开始并逐步延伸至宫底。

月经血包括子宫内膜碎片、大量的炎症细胞、血红细胞和蛋白水解酶。纤维蛋白溶解酶对纤维蛋白的溶解作用,使月经血呈不凝固,并促进蜕变组织排出。纤维蛋白酶原(纤维蛋白溶酶原激活剂)常出现在分泌晚期和月经期内膜中,激活了蛋白激酶导致出血。在一定程度上,月经出血量是由纤维蛋白的溶解和凝固之间的平衡所决定的。子宫内膜间质细胞的组织因子和纤溶酶原激活物抑制物(PAI)-1促进凝血纤维溶解之间的平衡。月经早期,血管内血小板及血栓自限性地减少出血量。血小板减少症及血友病的妇女月经量多,可以推断在月经止血中血小板和凝血因子的重要作用。然而,最终的月经出血停止依赖于血管的收缩反应,有可能是子宫内膜基底层的螺旋动脉,或子宫肌层的动脉的收缩。内皮素是强有力的长效血管收缩剂,月经期子宫内膜含有高浓度的内皮素和前列腺素,两者共同作用导致螺旋动脉的收缩。

5.子宫内膜月经期出血还受到内分泌和免疫系统各种因子的调节

(1)PG:PG 在全身分布广泛,子宫内膜不仅是 PG 的合成场所,也是作用部位,主要的种类有 $PGF_{2\alpha}$ 和 $PGE_{2\alpha}$。PG 在月经周期的各个阶段都有分泌,但在月经期内含量最高。PG 对血管平滑肌有强收缩的作用,在雌、孕激素的调控下,使月经期子宫内膜血管发生痉挛、出血。

(2)血管内皮素(endothelin,ET):内皮素-1 是一种强血管收缩剂,在子宫内膜中合成和释放。它能够促使 $PGF_{2\alpha}$ 的合成,对月经后内膜修复起重要的作用。

(3)雌激素受体和孕激素受体:雌激素受体有 ERα 和 ERβ 2 个亚型,在子宫内膜中以 ERα 为主。孕激素受体亦有 PRA 和 PRB 2 个亚型,位于子宫内膜的受体以 PRA 为主。雌、孕激素通过其受体分别作用在子宫内膜上,使子宫内膜产生了周期性改变。雌激素促使子宫内膜腺体和腺上皮增生,而孕激素则促使子宫内膜间质水肿,使间质中的酸性黏多糖结构崩解,便于内膜的剥脱。

(4)溶酶体酶:在月经周期中的子宫内膜,受雌、孕激素的调节,合成许多溶酶体,包含很多种水解酶。当雌、孕激素水平下降或撤退时,溶酶体膜会释放大量水解酶和胶质酶,使子宫内膜崩解,刺激 PG 的大量合成,使螺旋小动脉痉挛性收缩,继而破裂出血。

(5)基质金属蛋白酶(matrix metalloproteinase,MMPs):MMPs 包括胶原酶、明胶酶、间质溶解素等,其在月经期子宫内膜中分泌增多,这些酶对细胞外基质有强的降解作用,可能参与月经内膜的溶解和破坏的机制。

6.正常月经出血的自限性模式

(1)在雌、孕激素同时撤退时,子宫内膜脱落产生月经。由于月经周期中的雌、孕激素均匀作用于整个子宫内膜,导致子宫内膜功能层脱落和基底上皮层血管收缩、血液凝固、上皮重建等机制,有效地限制了出血的量和时间。

(2)随着雌、孕激素序贯刺激子宫内膜,使上皮细胞增殖、间质细胞和微血管的结构稳定,避免了子宫内膜的突破性出血。

7.子宫内膜对类固醇激素的生理和药理反应

正常的月经出血是由一个排卵周期结束后雌、孕激素同时撤退引起的。同样的出血机制也出现在黄体酮撤退时或激素剂量不足时,包括绝经后雌、孕激素替代治疗后和规律地口服避孕药后的阴道出血。在这种情况下,出血一般是可预测的,其量和时间都是可控的。

(1)雌激素撤退性出血:卵巢去势,即双侧卵巢切除术后的妇女或绝经后的妇女接受单一的雌激素替代治疗时或停药时可发生出血,或某些患者排卵前雌激素短暂下降时可引起月经间期出血。

(2)雌激素突破性出血:发生在各种原因的长期持续性无排卵的妇女。雌激素突破性出血的量和持续时间取决于子宫内膜雌激素作用的剂量和持续的时间。相对较低的长时间的雌激素刺激通常出血量少或点滴出血,但持续的时间较长。而持续的高水平雌激素刺激常在时间不等的闭经后,发生急剧的大量出血。

(3)孕激素撤退性出血:发生在外源性孕激素治疗停止后。孕激素撤退性出血通常只发生在已经有一定外源性或内源性雌激素的子宫内膜中。出血量和持续的时间差别很大,一般与既往雌激素刺激子宫内膜的时间和量有关。雌激素水平作用或闭经时间很短时,出血程度轻,量很少,甚至可能不会发生出血。雌激素高水平持续作用或闭经很长时间时,可能出血量大,持续时间长,但仍然是自限性的。在接受外源性雌激素和孕激素治疗的妇女,即使持续应用雌激素,孕激素撤退仍然可以发生出血;当雌激素水平提高10倍时,孕激素撤退性出血可能会延长。

(4)孕激素突破性出血:孕激素突破性出血发生在孕激素和雌激素的比值较高时,特别是单独使用孕激素避孕药或其他长效孕激素(孕激素植入物,甲羟孕酮)时,除非有足够的雌激素水平与孕激素对抗才能止血,其非常类似于雌激素水平低时的突破性出血。使用结合雌、孕激素口服避孕药的妇女有时也会有突破性出血,尽管所有的口服避孕药含有标准药理学上雌激素和孕激素的剂量,但孕激素始终是主导成分。

(二)功能失调性子宫出血的出血机制

1.无排卵性功能失调性子宫出血

因排卵障碍,下丘脑-垂体-卵巢轴的功能紊乱,卵巢的自然周期丧失,子宫内膜没有周期性的雌、孕激素的作用,而为单一的雌激素刺激,不规则地发生雌激素突破性出血。因为雌激素对子宫内膜的增生作用,间质缺少孕激素所诱导的溶解酶的生成和基质的降解,子宫内膜常常剥脱不完全、修复不同步,使阴道出血淋漓不尽。内膜组织反复剥脱,组织破损使纤维溶解酶活化,子宫内膜纤溶亢进,局部凝血功能缺陷,导致出血不止;但如果雌激素水平较高,对子宫内膜的作用较强,会导致子宫内膜持续增厚而不发生突破性出血,临床上出现闭经。一旦发生突破性出血,血量将会很大,甚至出现失血性贫血和休克。最严重的无排卵性出血往往发生在雌激素持续刺激,而无孕激素作用的妇女,临床上多见的是患有多囊卵巢综合征的肥胖女性、青春期和绝经期妇女。青少女可出现贫血,老年妇女则担心的是患癌症的风险。

无排卵性妇女的卵巢类固醇激素对子宫内膜刺激的模式是混乱和不可预测的。根据定义,无排卵女性总是处于卵巢周期的卵泡期和子宫内膜增生期。子宫内膜唯一接受的卵巢激素是雌激素,子宫内膜受雌激素的持续刺激,异常增生但高度脆弱。持续性增生和局灶增殖的子宫内膜近基质层表面的细胞小、血管多,且易破裂,基质细胞内毛细血管的血小板/纤维蛋白血栓形成脱落。因此,功能失调性子宫出血的发生不仅与异常增生的上皮和基质细胞组成的子宫内膜密切相关,还与内膜表面的微循环有关。

在持续增生和增殖的子宫内膜中毛细血管非正常地增加、扩张,超微结构的研究揭示了这种非正常的结构使得组织变得更加脆弱。微血管异常也可能是导致不正常出血的直接原因,组织学和分子生物学研究表明,增生的异常血管结构脆弱、易破裂,引起溶酶体蛋白水解酶的释放,使得周围上皮细胞、基质细胞、迁徙白细胞和巨噬细胞聚集,导致了无排卵性出血。一旦启动,这个过程进一步加剧了局部前列腺素的释放尤其是前列腺素雌二醇(PGE_2),其他分子抑制毛细血管血栓和毛细血管静脉丛的形成。因为局部浅表组织破损子宫内膜基底层和肌层血管不发生收缩,正常月经的止血机制是子宫上皮细胞修复重建和子宫内膜增生。然而,在异常月经出血中多个局灶发生上皮细胞修复、脱落出血、局灶性脱落。

2.有排卵性功能失调性子宫出血

有排卵性功能失调性子宫出血的子宫内膜虽然有周期性的雌、孕激素的刺激,但其规律和调节机制的缺陷,使子宫内膜不能正常剥脱。①黄体萎缩不全是由于溶黄体因子功能不良或缺陷,使黄体萎缩的时间过长,孕激素持续分泌,子宫内膜呈不规则剥脱,出现阴道持续流血不止。②黄体功能不足也是一种常见的内分泌紊乱,卵泡缺乏足够的 FSH 的刺激,卵泡颗粒细胞增生不良,不能分泌足够的雌激素,并且卵泡不能成熟,因而无法具备正常的颗粒黄体细胞来提供黄体酮的分泌。还可以因为下丘脑-垂体分泌促性腺激素 LH 的频率和幅度的异常,使得卵泡黄体细胞不能产生足够的黄体酮,子宫内膜的分泌相对滞后和缩短,导致月经周期变短和频繁,出血量增多。

二、诊断

一般视月经周期短于 21 天、月经期长于 7 天或每周期月经量多于 80 mL,为异常子宫出血,经临床检查排除器质性的病变,如子宫肌瘤、凝血机制障碍等,方能做出功能失调性子宫出血的诊断。如果出血量较多,可能伴随失血性贫血的临床症状和体征。

(一)病史

月经史是区别无排卵性子宫出血和其他异常出血最简单而重要的方法。详细记录月经周期时间(天数、规律性)、月经量(多、少,或变化)、持续时间(正常或延长,一致的或变化的)、月经异常的发病特点(初潮前、突然的、渐进的)、发生时间(性交后或产后,体重增加或减少)、伴随症状(经前期不适、痛经、性交困难、溢乳、多毛)、全身性疾病(肾、肝、造血系统、甲状腺)和药物(激素、抗凝血剂)等均可以快速地帮助评估出血的原因,确定是否需要治疗。

(二)体检

体格检查应发现贫血的全身表现,应排除明显的阴道或宫颈病变,确定子宫的大小(正常或增大)、轮廓(光滑、对称或不规则),质地(硬或软)和触痛。

(三)辅助检查

对大多数无排卵性子宫出血的妇女,根据月经史便可以制订治疗方案,不需要额外的实验室或影像学检查。

1.妊娠试验

可以迅速排除任何与妊娠相关或妊娠并发症导致的异常的子宫出血。

2.血常规

对于经期延长或经量增多的妇女,血常规可排除贫血和血小板减少症。

3.内分泌激素

(1)在黄体期测定血清黄体酮水平可鉴别有无排卵,当数值>3 ng/mL 均提示有排卵的可能,但出血频繁时很难确定检查孕激素的适当时机。

(2)测定血清促甲状腺激素(TSH)水平可迅速排除甲状腺疾病。

4.凝血机制检测

对那些有可疑的个人史或家庭史的青少女,出现不明原因的月经量过多,进行凝血筛选实验可排除出血性疾病。对于血友病患者凝血因子的检测是最好的筛查指标,同时需咨询血液病学家。

5.子宫内膜活组织检查

可以排除子宫内膜增生过长或癌症。年龄在 40 岁以上是发生子宫内膜疾病的危险因素,所以需进行子宫内膜活检。在绝经前妇女的子宫内膜组织学异常的比例相对较高(14%),而月经规则者则较低(<1%)。目前广泛应用的宫腔吸引管较传统的方法可减少患者的痛苦,除了可以发现任何子宫内膜疾病,活检还有助于对子宫异常出血进一步诊断或直接止血。在异常出血,近期没有服用外源性孕激素的妇女,"分泌期子宫内膜"给排卵提供了可靠的证据,就需进一步检查其他器质性病变。

6.子宫影像学检查

可以帮助区分无排卵性和器质性病变所致的子宫出血,最常见的是子宫肌瘤、子宫内膜息肉。标准的经阴道超声检查可以检测子宫平滑肌瘤的大小、位置,可以解释因肌瘤所致的异常出血或月经量过多,还可发现宫腔损坏,或薄或厚的子宫内膜。子宫内膜很薄(<5 mm)时,内膜活检可能根本取不到组织。在围绝经期和绝经后的妇女子宫异常出血时,如果子宫内膜厚度<5 mm,则认为没有必要进行子宫内膜活检,因为此时子宫内膜发生增生或癌症的风险很小,同样适用于绝经前期异常出血的妇女。但是否活检取决于临床证据和危险因素,而不是超声检测子宫内膜的厚度,一旦子宫内膜厚度增厚(>12 mm),就增加了疾病的危险。抽样研究表明,即使在临床病理诊断疾病的风险低时也需进行内膜活检;特别是当临床病史提示有长期雌激素作用史时,即使子宫内膜厚度正常,都应进行活检;当子宫内膜厚度>12 mm 时,即使临床没有发现病变时都应该进行活检。

宫腔声学造影经阴道超声检查下，导管灌注无菌生理盐水充盈宫腔显示宫腔轮廓，显现子宫内小占位，其敏感性和特异性均高于经阴道超声和宫腔镜检查。宫腔镜检查同时能诊断和治疗宫腔内的病变，MRI 方法可以诊断子宫内膜病变的性质，以及是否向基层浸入。

7.宫腔镜检查

其在治疗疾病中较其他方法入侵最小，现代宫腔镜手术直径仅有 2 mm 或 3 mm，对可疑诊断进行直观的诊断和精细的手术操作，目前其在各级医院已经相当的普及。

三、分类诊断标准

(一)无排卵性功能失调性子宫出血

1.诊断的依据

各项排卵功能的检查结果为无排卵发生：①基础体温测定为单相。②闭经时、不规则出血时、经期 6 小时内或经前诊断性刮宫提示子宫内膜组织学检查无分泌期改变。③B超检查动态监测卵巢无优势卵泡可见。④激素测定提示孕激素的分泌始终处于基础低值水平。⑤宫颈黏液始终呈单一雌激素刺激征象。

2.病理诊断分类

(1)子宫内膜增生过长(国际妇科病理协会 ISGP,1998)。①简单型增生过长：即囊腺型增生过长。腺体增生有轻至中度的结构异常，子宫内膜局部或全部增厚，或呈息肉样增生。镜下为腺体数目增多，腺腔囊性扩大，犹如瑞士干酪样外观。腺上皮细胞呈高柱状，可形成假复层排列，无分泌表现。②复杂型增生过长：即腺瘤型增生过长。腺体增生拥挤且结构复杂，子宫内膜腺体高度增生，形成子腺体或突向腺腔，腺体数目明显增多，出现背靠背的现象。腺上皮细胞呈复层或假复层排列，细胞核大、深染且有核分裂，但无不典型病变。③不典型增生过长：即癌前病变，10％～15％可转化为子宫内膜癌。腺上皮出现异型改变，增生层次增多，排列紊乱，细胞核大、深染，有异型性。

(2)增生期子宫内膜：与正常月经周期的增生期子宫内膜完全一样，但不发生分泌期改变。

(3)萎缩型子宫内膜：子宫内膜萎缩、菲薄，腺体少而小，腺管狭而直，腺上皮为单层立方形或低柱状细胞。

3.常见的临床分类

(1)青春期功能失调性子宫出血：是指女性初潮后 1～2 年，年龄一般不大于 18 岁，由于下丘脑-垂体-卵巢轴发育不完善，雌激素对下丘脑和垂体的反馈机制不健全，不能形成血 LH 的峰值诱发排卵，使子宫内膜缺乏孕激素的作用而长期处于雌激素的刺激之下，继而出现子宫内膜不能同步脱落引发的子宫多量的不规则出血。

(2)围绝经期功能失调性子宫出血：该类患者由于卵巢功能衰退，雌激素分泌显著地减少，不能诱导垂体的 LH 峰值从而发生排卵，出现周期、经期和月经量不规则的子宫出血。

(3)育龄期的无排卵性功能失调性子宫出血：该类患者常常由下丘脑-垂体-卵巢轴及肾上腺或甲状腺等内分泌系统的功能紊乱造成。例如，多囊卵巢综合征造成的慢性无排卵现象，在临床上除了闭经、月经稀发外，也常常表现为功能失调性子宫出血。

(二)有排卵性功能失调性子宫出血

1.诊断依据

卵巢功能检测表明有排卵发生而出现的子宫异常出血：①基础体温测定为双相。②经期前诊断性刮宫提示子宫内膜组织学检查呈分泌期改变。③B超检查动态监测卵巢可见优势卵泡的生长。④黄体中期黄体酮水平测定≥10 ng/mL。⑤宫颈黏液呈周期性改变。

2.常见的临床分类

(1)黄体功能不足:因不良的卵泡发育和排卵及垂体FSH、LH的分泌,导致的黄体期孕激素的分泌不足造成的子宫异常出血。表现为:①经期缩短或经期延长。②基础体温高温相持续短于12天。③黄体期子宫内膜病理提示分泌相有2天以上的延迟,或分泌反应不良。④黄体中期的黄体酮值持续为5~15 nmol/L。

(2)子宫内膜不规则脱落:发育良好的黄体萎缩时间过长,雌、孕激素下降缓慢,使子宫内膜不能同步剥脱,出现异常的子宫出血。表现为:①经期延长,子宫出血淋漓不尽。②基础体温高温下降缓慢,伴有子宫不规则出血。③月经期第5天子宫内膜病理,提示仍可见到分泌期子宫内膜,并呈残留的分泌期子宫内膜和新增生的子宫内膜混合的现象。

(三)子宫异常出血的其他类型鉴别

并非所有的不规则或月经量过多或经期延长都是因为不排卵。妊娠并发症可通过一个简单的怀孕测试排除,任何可疑的子宫内膜癌和生殖道肿瘤都需要进行子宫颈和子宫内膜活检。

1.慢性子宫内膜炎

慢性子宫内膜炎很少单独引起出血,但往往可能是一个间接地促使异常出血的原因。炎症细胞释放蛋白水解酶,破坏上皮的毛细血管丛和表面的上皮细胞,使组织变脆弱,蛋白酶阻止内膜的修复和血管的再生。此外,白细胞和巨噬细胞释放血小板活化因子和前列腺素这些强血管扩张剂使血管扩张,出血量增加。

慢性炎症相关的异物反应,几乎可以肯定是导致月经量增多的原因,这与带铜宫内节育器导致异常的子宫出血的机制相同。组织学研究提示慢性子宫内膜炎也与黏膜下肌瘤或肌壁间肌瘤、子宫内膜息肉引起的异常的子宫出血有关。

2.子宫肌瘤

子宫异常出血最常见的临床原因是子宫肌瘤,特别是导致排卵女性持续大量出血的主要病因,大多数患有子宫肌瘤的妇女有正常的月经。子宫肌瘤发病率高,首先需鉴别异常出血的原因是否为排卵异常或其他原因。因此,子宫肌瘤在不能排除其他明显因素导致的异常出血,特别是当子宫肌瘤不凸出在宫体外或脱出在子宫腔内的时候。经阴道超声检查通常提示关于子宫肌瘤的大小、数量和位置。

宫腔声学造影更清楚地显示肌瘤与子宫腔的关系,因此可帮助诊断无症状的肌瘤。肌瘤导致子宫异常出血的机制不是很清楚,可能主要取决于肌瘤的位置。组织学研究表明,黏膜下肌瘤和大而深的壁间肌瘤导致子宫内膜拉长和受压。受压迫的上皮细胞可能会导致慢性炎症,甚至溃烂、出血。在压迫或损坏的子宫内膜,血小板等其他止血因子也可能受到损害,进一步导致经期延长和大量出血。远离子宫内膜的多发的大肌瘤使患者宫腔表面积严重扩大,导致月经量过多。

对有些妇女,内科治疗可以降低由子宫肌瘤导致的异常出血。黏膜下肌瘤的妇女使用口服避孕药可减少月经量和持续时间。非甾体抗炎药和GnRHa对控制出血也有益处。

对造成异常出血的子宫肌瘤的手术治疗必须考虑到个性化,包括肌瘤的大小、数量及位置,相对风险、手术利益和不同的手术方案,以及年龄和生育要求。一般来说,对于单个黏膜下的子宫小肌瘤,不论年龄和生育要求,宫腔镜下肌瘤切除术是合适的选择;对于多个黏膜下的子宫大肌瘤,宫腔镜下黏膜下肌瘤手术需要更多的技术和更大的风险,这些更适合有生育要求的妇女;位置较深的黏膜下子宫肌瘤根据手术技巧和生育要求选择宫腔镜下子宫肌瘤切除术、腹式子宫肌瘤切除术或子宫切除术。对于经验丰富的医师,腹腔镜子宫肌瘤切除术为未生育的妇女提供了更多选择。对于多个子宫大肌瘤,没有生育要求的妇女首选的治疗是子宫切除术。

3.子宫内膜息肉

子宫内膜息肉是因慢性炎症和表面侵蚀等造成血管脆性增加的异常出血,较大的有蒂息肉在其顶部毛细血管缺血坏死,阻止形成血栓。阴道超声检查或子宫声学造影可发现息肉,宫腔镜手术是一种简单高效的治疗方法。

4.子宫内膜异位症

子宫内膜异位症是非子宫肌瘤而因月经量过多进行子宫切除最常见的病因,超声检查见到子宫肌层出现特异性回声可帮助诊断。MRI检查也可用于鉴别子宫腺肌病和子宫肌瘤,主要表现局部厚度增加>12 mm或与肌层厚度比<40%,为最有价值的诊断标准,但是性能价格比是否合适还是需要考虑,戴黄体酮宫内避孕器是一种有效的治疗方法。在80%的患者中子宫腺肌病和子宫肌瘤是同时发生的,增生的肌层多在子宫内膜异位灶附近,发生的机制可能类似于子宫肌瘤。

5.出血性疾病

许多研究已提示月经量过多与遗传的凝血功能障碍有关,当出现不能解释的月经量过多时需要检查凝血功能。血管性血友病是最常见的女性遗传性出血的疾病,血管性血友病在血液循环中缺少凝血因子Ⅷ,以致在血管损伤部位的血小板黏附蛋白和血栓的形成减少。这种疾病有几个亚型,出血倾向在个人和家庭之间有很大的差异。

四、治疗原则

(一)无排卵性功能失调性子宫出血

1.支持治疗

对长期出血造成贫血的患者,要适当补充铁剂和其他造血营养成分;对急性大出血的患者,要及时扩容,补充血液成分,防止发生休克;对已经发生休克的患者,在争分夺秒地止血的同时,应积极进行抗休克治疗,防止重要器官的衰竭;对长期出血的患者,要适当给予预防感染的治疗。去氨加压素是一种精氨酸加压素合成的类似物,可用于治疗子宫异常出血的凝血功能障碍患者,特别是血管性血友病患者。该药物可静脉注射和可作为高度集中的鼻腔喷雾剂(1.5 mg/mL)使用,鼻腔喷雾剂一般建议用于血友病的预防性治疗。

2.止血

(1)刮宫:适用于绝经前和育龄期出血的患者,可以同时进行子宫内膜的病理诊断;如果青春期功能失调性子宫出血在充分的药物治疗后无效和生命体征受到威胁时,也可在麻醉下进行刮宫;雌激素低下的患者在刮宫后可能出现淋漓不尽的子宫出血,需补充雌激素治疗。

(2)甾体激素。

雌激素:适用于内源性雌激素不足的患者,过去常用于青春期功能失调性子宫出血,现已较少用。①苯甲酸雌二醇2 mg,每6小时1次,肌内注射,共3~4天血止;之后每3天减量1/3,直至维持量2 mg,每天1次,总时间22~28天。②结合雌激素1.25~2.5 mg,每6小时1次,血止后每3天减量1/3,直至维持量每天1.25 mg,共22~28天。③雌二醇1~2 mg,每6小时1次,血止后每3天减量1/3,直至维持量每天1 mg,共22~28天。

孕激素:适用于有一定内源性雌激素水平的无排卵性功能失调性子宫出血患者。炔诺酮 2.5 mg,每6小时1次,3~4天血止后;以后每3天减量1/3,直至维持量2.5 mg,每天2次,总时间22~28天。含左炔诺孕酮(LNG)的释放性宫内节育器(曼月乐)是2000年批准在美国使用的唯一的孕激素释放性宫内节育器,使用年限是10年。近年来,其在国际上因为性能价格比优越被广泛地使用。由于黄体酮可使子宫内膜转化,可使月经量减少75%,与非甾体抗炎药或抗纤溶药物相比,宫内节育器更有效。手术可以更显著地减少出血量,但闭经的发生率高,这2种治疗方案在临床上的满意度最高。

雌、孕激素联合止血:是最常用和推荐的方法。①在孕激素止血的基础上,加用结合雌激素 0.625~1.25 mg,每天1次,共22~28天。②在雌激素止血的基础上,于治疗第2天起每天加用甲羟孕酮10 mg左右,共22~28天。③短效避孕药2~4片,每天1次,共22~28天。无论有无器质性病变,口服避孕药明显地减少了月经量。在不明原因的月经量过多者,预计将减少约40%的出血量。

雄激素:适用于绝经前功能失调性子宫出血的患者。甲睾酮25 mg,每天3次。每月总量≤300 mg。

其他药物:①非甾体抗炎药,抗前列腺素制剂氟芬那酸200 mg,每天3次;在月经周期的人类子宫内膜中PGE_2和$PGF_{2\alpha}$水平逐渐增加,月经期含量最高。非甾体抗炎药可以抑制PG的形成,减少月经失血量;甾体抗炎药也可改变血栓素A_2(血管收缩剂和血小板聚集促进剂)和前列环素(PGI_2)(血管扩张剂和血小板聚集抑制剂)的水平。一般情况下,甾体抗炎药减少了约20%的失血量。非甾体抗炎药可被视为无排卵性和功能性子宫大量出血的一线治疗方案,不良反应很少,通常在开始出血时使用并持续3天。在正常月经中,甾体抗炎药可改善痛经的症状。②一般止血药,如纤溶药物氨甲苯酸、卡巴克洛等。③GnRHα可以短期止血,经常作为异常出血的术前辅助治疗。月经过多伴有严重贫血者术前使用GnRHα暂时控制出血,可使血红蛋白水平恢复正常,减少手术输血的可能性。GnRHα治疗也往往缩小子宫肌瘤和子宫的体积,在大肌瘤的子宫切除术前使用可以缩小子宫便于经阴道手术,并减少手术难度。GnRHα可以减少在器官移植后免疫抑制药物降低性激素造成的毒性作用,然而,由于价格昂贵和低雌激素的不良反应,使其不能作为长期的治疗方案。

3.调整周期

止血治疗后调整周期的治疗是提高治愈效果的关键。止血周期撤药性出血后即开始周期治疗,共连续4~6个周期。对无生育要求的患者,可以长期进行周期性用药。

(1)对子宫内膜增生过长的患者,可给甲羟孕酮10 mg,每天1次,共22~28天。

(2)对高雄激素血症,长期无排卵的患者,可给半量或全量短效避孕药来周期用药。

(3)对雌激素水平较低的患者,可给雌、孕激素序贯治疗调整周期,结合雌激素0.625 mg,或雌二醇2 mg于周期第5天起,每天1次,共22~28天,于用药第12~15天起,加用甲羟孕酮8~10 mg,每天1次共10天,两药同时停药。

4.诱导排卵

对要求生育的患者,在调整周期后,进行诱导排卵的治疗。

(1)氯米芬:50~100 mg,于周期第3~5天起,每天1次共5天;B超检查监测卵泡的生长。

(2)促性腺激素(HMG或FSH):于周期第3天起,每天0.5~2支(每支75 U),直至卵泡生长成熟;也可和氯米芬合用,于周期第5～10天,氯米芬50 mg,每天1次,于周期第2～3天开始,每天或隔天1次肌内注射HMG或FSH 75 U,直至卵泡成熟。

(3)HCG:于卵泡生长成熟后,肌内注射HCG 5 000 U,模拟内源性LH的峰值促进卵母细胞的成熟分裂,发生排卵。

(4)促性腺激素释放激素(LHRH):对下丘脑性功能失调的患者,可给LHRH泵式脉冲样静脉注射25～50 μg,以每90～120分钟的频率,促使垂体分泌FSH和LH刺激卵巢排卵。

5.手术治疗

对药物治疗无效,并且已经没有生育要求的患者,可以进行手术治疗。

(1)子宫内膜去除术:现有的子宫内膜去除术包括热球法、微波法、电切法、热疗法、滚球法等,可以有效地破坏子宫内膜的基底层结构,起到止血的目的。这些操作大多在宫腔镜下进行,需要有经验的医师进行很细致的手术,防止子宫穿孔。热球法较为方便安全,但是内膜有可能残留,造成出血淋漓不尽,也有个别手术后怀孕的病例。

(2)子宫血管选择性栓塞术:在大出血的急诊情况下,或黏膜下和肌壁间肌瘤,或子宫肌腺症患者,可以在X线下进行放射介入的选择性子宫血管栓塞术。能够紧急止血,并减少日后的出血量,有报道称术后的患者似乎仍然可能妊娠。

(3)子宫切除术:对合并子宫器质性病变、不能或不愿进行子宫内膜去除术的患者,可进行子宫次全或全切术。

(4)子宫内膜消融术:是另一种日益流行的治疗月经量过多的方法,尤其是对于药物治疗失败、效果不佳或耐受性较差的患者。有多种子宫内膜射频消融的方法,宫腔镜下Nd:YAG(钕:yttrIUm-铝-garnet)激光气液化治疗现已>20年的历史;虽然许多患者在消融治疗后还需要后续治疗,使治疗费用升高,但获得的满意率高于近期一些新的不需要宫腔镜的子宫内膜消融技术,与传统的宫腔镜相比,在技术上更容易掌握,需要更短的时间,新设备和新技术仍在发展和完善中。

接受子宫内膜消融术后,80%的患者减少了出血量,闭经占25%,痛经减少了70%,75%的患者对手术满意,80%的患者不需要在5年之内进行后续治疗。有证据显示,子宫内膜消融术后可能发生子宫内膜癌,往往能在宫腔残余部分的孤立的子宫内膜发展成腺癌,因为没有出血,所以不易被发现。因此应充分强调术前评估的重要性,其中包括子宫内膜活检、消融的规范和患者的选择,不建议在子宫内膜癌高风险的患者身上使用子宫内膜消融术。

(二)有排卵性功能失调性子宫出血

针对患者的不同病因,采用个体化的治疗方案。

1.黄体功能不足

主要是促排卵治疗以促进黄体功能,通常采用氯米芬刺激卵泡生长,并辅以黄体酮20 mg或口服孕激素,或3天一次肌内注射HCG 2 000 U,每3天1次肌内注射的健黄体治疗。

2.子宫内膜不规则脱落

于排卵后开始,每天肌内注射黄体酮20 mg,或甲羟孕酮10 mg每天1次口服,共10～14天,促使黄体及时萎缩。

3.排卵期出血

雌、孕激素序贯疗法可以改善症状,一般需要连续治疗4～6个月。

4.月经量过多

在不需要生育的情况下可以使用口服短效避孕药,或进行子宫内膜去除术,减少月经量。

（三）疗效评估

治愈标准：①恢复自发的有排卵的规则月经者。②月经周期长于21天，月经量＜80 mL，经期短于7天者。

（四）治疗原则

考虑到异常月经出血是最常见的就诊原因，所有医师都必须在治疗前有能力给出充分的合乎逻辑的评估和处理问题的方法。

（1）某一个月经周期突然地异常出血，最常见的原因是偶然的妊娠及其并发症。

（2）无排卵性子宫出血通常是不规则的、不可预测的，月经量不定，时间的长短和性质不定，最常见于青少女和老年妇女、肥胖妇女，以及有多囊卵巢综合征的妇女。

（3）规则的、逐渐加重的或长时间的出血往往是子宫结构异常的原因，而不是因为无排卵。

（4）从月经初潮开始就出现创伤或手术时失血过多，月经量过多未见其他原因，往往警惕出血性疾病的可能性。一般常发生在自月经初潮以来月经量过多的青少年和不明原因的重度或长期月经量过多的妇女，检查凝血试验即可明确诊断。

（5）当临床病史和检查显示无排卵性出血时，可进行经验性治疗，不需要额外的实验室试验或影像学检查，但怀孕测试和全血细胞计数是合理的和必需的。

（6）当不确定是否为无排卵性出血时，测定血清黄体酮的水平来帮助诊断，TSH检查可以排除无排卵患者的甲状腺疾病。

（7）无论年龄如何，长期暴露于雌激素的患者在治疗前需进行子宫内膜活检，除非子宫内膜很薄（＜5 mm）时。子宫内膜异常增厚（＞12 mm），无论如何都应该进行子宫内膜活检。

（8）当病史（出血周期、持续时间，新发的月经间期出血）、实验室检查（血清黄体酮＞3 ng/mL），或子宫内膜活检（分泌期）均显示有排卵时，则经验性治疗失败，需进行子宫声学造影与超声显像检查，以发现子宫异常的大小或轮廓。

（9）宫腔声学造影及子宫内膜活检组合是一个高灵敏度的、预测子宫内膜癌和子宫结构异常的指标。

（10）孕激素治疗对于异常出血的无排卵的妇女是合适的，但没有避孕的目的，此时雌、孕激素避孕药是更好的选择。

（11）对长期大量的无排卵性出血的患者，通常最佳治疗是口服避孕药，必要时增加起始剂量（一次一片，每次2次，持续5～7天），然后逐渐变成标准避孕药的剂量，治疗失败时需进一步评估。

（12）当子宫内膜脱落不全或萎缩不全时雌激素是最好的治疗药物。临床上雌激素治疗的对象包括组织活检数量极少、长期接受孕激素治疗和子宫内膜较薄的妇女，治疗失败时需进一步评估。

（13）当需立即止血的或来不及使用止血药物的患者需要进行诊刮术时，宫腔镜检查下的诊刮更有助于协助诊断。

（14）长期无排卵的妇女，因为无孕激素作用会导致子宫内膜增生，往往没有细胞学异型性改变。除了少数例外，可使用周期孕激素疗法或雌、孕激素避孕药治疗。

（15）有细胞学异型性的子宫内膜增生是一种癌前病变，除了有生育要求的妇女外，最佳治疗方案是手术。非典型子宫内膜增生需要高剂量的孕激素治疗，需定期进行子宫内膜活检和长期的密切随访。

(16)子宫肌瘤是常见病,如没有排除其他明显原因的阴道的异常出血,特别当子宫肌瘤不突进子宫腔。宫腔声学造影明确界定了肌瘤的位置,帮助区分无害的肌瘤。

(17)甾体抗炎药、雌激素、孕激素、避孕药,以及宫内节育器,可有效地治疗子宫腺肌病、宫腔扩张与多个肌壁间肌瘤和其他不明原因的月经量过多。

(18)宫腔镜下子宫内膜消融术,在异常的子宫出血患者中替代治疗时,尤其是在药物治疗被拒绝、失败或效果不佳,不能耐受药物时采用。

功能失调性子宫出血,特别是长期的无排卵性功能失调性子宫出血,不仅有出血、不孕的近期问题,长期单一的内源性雌激素的刺激会带来子宫内膜癌、冠心病、糖尿病、高脂血症等一系列远期并发症,造成致命的健康损害。适当合理的药物治疗可以改善和治愈部分患者的功能失调性子宫出血,但对于有些患者的治疗周期可能会较长。一般坚持周期性的治疗可以较好地改善出血,保护子宫内膜,甚至发生妊娠,但药物治疗也有一定的不良反应;对顽固不愈的患者,或合并有其他疾病的患者,可以选择手术治疗。

功能失调性子宫出血是妇科中一种常见的疾病,是一种内分泌系统的功能紊乱。它的临床类型和发病原因非常复杂,在诊断和治疗功能失调性子宫出血的问题时,一定要非常清楚地理解月经生理和雌、孕激素的治疗原理及机制,治疗时一定要针对病因,并且采用个体化的方案,才能得到较为有效和合理的治疗。

（刘菲菲）

第四章

生殖器官损伤性疾病

第一节　外阴、阴道损伤

外阴及阴道损伤多为暴力损伤所致,应重视预防,严重损伤可导致大量的出血。异物残留的应明确残留物的种类和位置,及早取出,避免感染及严重损伤。外生殖器损伤主要指外阴(包括会阴)和阴道损伤,以前者为多见。

一、外阴损伤

(一)临床类型

1.处女膜裂伤

处女膜由黏膜组织所构成,其内、外两面均为鳞状上皮覆盖,中层含有结缔组织、血管及神经末梢。结缔组织的多少决定处女膜的厚薄程度,肥厚者多富有弹性,不易破裂;菲薄者易于裂伤。处女膜的破裂一般发生于初次性交时,破裂多在膜的后半部,裂口呈对称的两条,由膜的游离缘向基底部延伸。破裂时患者有突发性剧痛,伴有少量流血,一般出血能自止,无须处理。数天后裂口边缘修复,但不复合拢,因而残留有清晰的裂痕。但也有极少数妇女的处女膜弹性好,有一定扩张性,性交后仍保持完整而无出血。奸污或暴力性交,偶可导致处女膜过度裂伤,以致伤及周围组织而大量出血。幼女的处女膜位于前庭深处,且阴道亦狭小,故处女膜损伤较少见。奸污时一般仅导致前庭部擦伤,但如用暴力强行地插入阴茎,则可引起外阴部包括处女膜、会阴、阴道甚至肛门的广泛的撕裂伤。

2.外阴裂伤或血肿

外阴裂伤多发生于未成年少女。当女孩骑车、跨越栏杆或座椅,沿楼梯扶手滑行,或由高处跌下,以致外阴部直接触及硬物时,均可引起外阴部软组织发生不同形式和不同程度的骑跨伤,受伤后患者当即感到外阴部疼痛,并伴有外阴出血。检查可见外阴皮肤、皮下组织,甚至肌肉有明显的裂口及活动出血。

由于外阴部富于血供,而皮下组织疏松,当局部受到硬物撞击,皮下血管破裂而皮肤无裂口时,极易形成外阴血肿。血肿继续增大时,患者扪及肿块,还感到剧烈的疼痛和行动不便,甚至因巨大血肿压迫尿道而导致尿潴留。检查可见外阴部有紫蓝色的块状物隆起,压痛显著。如外阴为尖锐物体所伤,可引起外阴深部穿透伤,严重者可穿入膀胱、直肠或腹腔内。

（二）防治

初次性交时应避免使用暴力。性交后如流血不止或外阴有任何撕裂伤时,均应及时缝合止血。外阴血肿的治疗应根据血肿的大小、就诊的时间及是否继续增大而定,血肿小无增大可暂时保守治疗。叮嘱患者卧床休息,最初 24 小时内宜局部冷敷（冰敷）,以降低局部血流量和减轻外阴疼痛。24 小时后可改用热敷或超短波、远红外线等治疗,以促进血肿吸收。血肿形成 5 天后,可在严密消毒的情况下抽出血液以加速血肿的消失。但在血肿形成的最初的 24 小时内,特别是最初数小时内切忌抽吸血液,因渗出的血液有压迫出血点而达到防止继续出血的作用,早期抽吸可诱发再度出血。凡血肿巨大,特别是有继续出血者,应在良好的麻醉条件下切开血肿,排除积血,结扎出血点后再给予缝合。术毕应在外阴部和阴道同时用纱布加压以防继续渗血,同时留置导尿管,必要时可给予皮片引流。

二、阴道损伤

（一）性交损伤

一般均为暴力性交或奸污所致,近年来由情趣用品导致的损伤逐渐增多。导致性交损伤的诱因有:妊娠期阴道充血、产后或绝经后阴道萎缩、阴道手术瘢痕、阴道畸形或狭窄、性交时位置不当及男方酒后同房等。损伤部位一般多位于后穹隆,因右侧穹隆较宽敞,男子龟头多活动于该侧,故右侧裂伤多于左侧。损伤可为单一或多发性,多环绕子宫颈呈一字形横裂或新月形裂口。阴道组织血供丰富,性交引起撕裂后立即出现阴道流血,有时甚至因流血过多而致休克。严重撕裂还可以导致腹膜破裂,以致引起气腹而出现腹胀痛的症状。

患者就诊时常隐瞒性生活史。故凡有阴道出血者应警惕有性交损伤的可能,除详细咨询有关病史外,应先用窥阴器扩开阴道,用棉球拭净阴道内的积血后,仔细检查出血的来源,注意有无阴道壁裂伤,裂伤是否波及腹膜、直肠或膀胱。在紧急情况下,若是阴道壁出血可暂用纱布压迫止血,然后在做好充分准备下,经阴道用人工合成的可吸收线缝合止血,注意避免缝线穿透直肠黏膜。

（二）药物损伤

局部用消炎杀菌药治疗阴道炎时,可因剂量过大、用法不当或误用腐蚀药物而造成阴道损伤。如冲洗阴道时采用的高锰酸钾溶液的浓度过高或有颗粒未溶化时,可因形成的氢氧酸钾腐蚀阴道黏膜引起阴道溃疡和出血,往年各地采用氯己定治疗阴道炎症而引起的阴道壁广泛的溃疡亦屡有所见。

药物性损伤表现为用药后阴道分泌物增多,呈脓血性,甚至有鲜血流出,伴有阴道外阴灼热疼痛感。检查可见阴道内广泛充血,并有散在溃疡。高锰酸钾溶液烧灼所致溃疡有黑色糊状物（二氧化锰）覆盖,药物损伤后如不及时治疗,会导致阴道黏膜坏死、剥脱,最后引起阴道粘连和狭窄。

凡药物治疗引起阴道炎症时,应遵医嘱,切勿乱投药石,忌用任何腐蚀性药物纳入阴道引产。放入药物后如出现任何不适应立即取出,并用水冲洗干净。局部可涂擦紫草油,或用紫草油纱布覆盖以促进溃疡愈合和防止继发粘连,一般每天更换纱布一次,直至创面痊愈为止。如因药物经过黏膜吸收引而起全身中毒反应者,应检测肝、肾功能,有肾衰竭时应尽早给予肾透析治疗。

（三）卫生栓损伤

国外妇女使用卫生栓者较多。卫生栓导致的阴道溃疡陆续地有所发生,导致溃疡的原因可能为:①卫生栓放置的位置不当引起的组织压迫坏死。②使用者对栓中除臭剂的变态反应。③栓中所含的高吸附纤维素能改变阴道黏膜的上皮结构,破坏细胞间桥,致使细胞间的间隙扩大和形成微溃疡;如非月经期仍继续使用卫生栓以吸附血液时,则微溃疡可发展为肉眼可见的阴道溃疡。若使用具有送栓器的卫生栓,甚至在放入时即可直接导致阴道黏膜的线形撕裂伤;栓放入后虽可暂时压迫止血,但将造成裂口延期不愈,因而当栓取出后反而会出现血性白带。检查时可见阴道上段黏膜有明显的红色颗粒状斑块区,一般在停止使用卫生栓后能逐渐自愈。

（四）子宫托损伤

使用子宫托治疗子宫脱垂和尿失禁的患者由于子宫托长时间地压迫阴道壁可能导致阴道溃疡,严重者甚至发生阴道直肠瘘。预防方法主要是选择合适的子宫托,定时取出子宫托消毒,如果出现脓性或者血性白带应到妇科门诊检查。出现阴道溃疡应停用子宫托,局部使用雌三醇软膏可促进溃疡愈合。

（五）阴道水蛭咬伤

见于3～14岁的农村幼女,多在5～9月炎热季节发病。发病前一时有接触河、湖水史,其主要症状为阴道出血和发热,失血多者可出现休克。出血可能与水蛭咬伤后分泌的一种水蛭素的抗凝作用有关。治疗采用10%的高渗盐水500～1 000 mL冲洗阴道,一般可迅速止血。

三、异物残留

生殖器官异物残留包括阴道内、盆腔内和宫腔内的异物,以前者多见,后两者均为医源性异物,应可避免。

（一）原因

1.幼女无知或出于好奇心

自己或由其他小孩将纽扣、豆子、果核或回形针等塞入阴道内,精神病妇女亦可发生类似情况。

2.医源性异物

医源性异物是由医护人员手术时遗留或向患者交代不清所致。最常见的为子宫颈活组织检查或会阴、阴道修补手术后阴道内留置的纱布或棉球未及时取出或未全部取出所造成的阴道异物残留,特别严重的是经腹手术时将纱布、纱布垫,甚至器械遗留在腹腔内而形成的腹腔或盆腔异物残留。此外,也曾发生在剖宫产时,将纱布遗留在宫腔而形成的宫腔内异物残留。

3.宫腔内节育器嵌入子宫肌层或进入腹腔内

虽属异物残留,但它是安放宫内节育器的并发症之一,已在计划生育章中予以介绍。长期放置子宫托治疗子宫脱垂可导致其嵌顿在阴道壁内,也属异物残留。

（二）临床表现及诊断

阴道异物的主要症状为阴道有脓性或脓血性分泌物排出。如异物为纱布或棉球,分泌物有恶臭味。成人多有阴道手术史,一般通过阴道窥诊即能确诊。对幼女则需详细地询问有无放入异物史,肛查多可触及有一定活动度的物体,其大小、形状及硬度因异物种类不同而异。如留置的为硬物体,用金属探针放入阴道内即可探得异物的存在。应注意将阴道内异物与阴道或子宫颈葡萄状肉瘤相鉴别,必要时可在全麻下用宫腔镜或鼻镜窥视并进行活组织检查加以确诊。腹腔内有异物遗留时,术后多有持续的腹痛、发热和腹部包块,严重者并发肠梗阻、感染,甚至肠瘘。凡术后出现上述现象,特别是有腹部包块形成时,应考虑腹腔内异物残留的可能。金属异物如手术缝针留置腹腔时,可能除腹痛外,并无其他症状,通过腹部透视即可确诊。剖宫产后宫腔内有纱布残留时,患者术后长期发热、腹痛,宫腔内有大量的分泌物排出,子宫复旧不佳。当纱布经阴道排出或取出后,症状随之消失。

（三）预防

（1）医护人员应加强责任心,并严格执行剖腹术前及关腹前的器械、敷料清点制度,以确保无异物遗留。做会阴切开缝合术时,宜采用有带的纱布卷。术时将带子的游离端置于阴道口外以避免遗留。凡阴道手术后需保留纱布塞者,应将每条纱布塞的一角留在阴道口外,术后医嘱中写明纱布的数目和应取出的时间或向患者本人交代清楚,并记入病程记录中。为幼女或未婚妇女取阴道分泌物检查时,应旋紧棉絮以防脱落,发现其脱落应立即设法取出。

（2）对儿童应加强教育与监督,严防将异物塞入阴道,对精神病患者应严加管理并给予相应治疗。

（四）治疗

成年妇女阴道内的异物可随手取出。幼女阴道内有异物时可用长钳轻轻地夹出,或在麻醉下用宫腔镜或鼻镜扩开阴道取出。有炎症者取出异物后以0.5％的醋酸低压冲洗阴道。

腹腔异物应尽早剖腹探查取出,如果已形成肠瘘或术时分离粘连而形成肠瘘者,一般应根据当时的情况做肠切除吻合术或肠瘘修补术。

四、临床特殊情况的思考和建议

盆底组织疏松,部分外阴及阴道损伤后可在盆腔深部形成巨大的血肿,难以清除引流。对于此类病例,可以予以局部压迫,同时加强输血、抗感染,辅以散结化瘀的中成药,待血肿自行消散吸收即可。

（刘菲菲）

第二节 生殖道瘘

产伤及妇科手术是尿瘘的主要原因。尿瘘手术前应充分检查,明确尿瘘的种类、部位、大小、数量,制定个体化手术方案。产伤是粪瘘的主要原因,手术是唯一的治疗手段,手术时机的选择及围术期肠道管理是决定手术成败的重要因素。

一、尿瘘

尿瘘是指人体泌尿系统与其他系统或部位之间有异常的通道,表现为小便淋漓、不能控制。尿瘘包括的范围很广,诸如膀胱阴道瘘、输尿管阴道瘘、尿道阴道瘘,以及膀胱肠瘘和膀胱腹壁瘘。但由于妇女生殖系统在分娩期间或妇科手术时发生损伤的概率较大,而生殖系统与泌尿系统均同源于体腔上皮,两者紧密相邻,故临床上以泌尿生殖瘘最为常见。本节所述的尿瘘亦仅限于泌尿生殖瘘,重点描述膀胱阴道瘘。

（一）病因

绝大多数尿瘘均为损伤所致。世界卫生组织的数据表明，全世界约有200万产科尿瘘患者，每年至少有5万新发病例。欧美等发达国家，产科尿瘘发病较为罕见；发展中国家，产科原因导致的尿瘘还很普遍。据报道，非洲、南美及中东地区每1 000例分娩者中有1～3例发生膀胱阴道瘘。在我国广大农村中，特别是偏远山区，产伤是引起尿瘘的主要原因，但近年来逐渐减少，在我国各大、中城市，由于产前保健和新法接生的推广及普及，分娩损伤所致的尿瘘已极其罕见，而妇科手术所致者则相对有所增加。Mayo clinic（梅奥医学中心）近30年共收治了800例尿瘘，仅5%是由分娩损伤所致，而盆腔手术引起者则高达85%，放射治疗引起者为10%。此外，非损伤性如生殖道疾病或先天性畸形致的尿瘘，其漏尿症状相同，将在本节中一并予以介绍。

1.产科因素

分娩所致的尿瘘，主要是膀胱阴道瘘，多并发于产程延长或阻滞，根据其发病机制的不同，可分为坏死和创伤2种类型。

（1）坏死型：在分娩过程中，如产妇骨盆狭窄或胎儿过大、胎位不正，引起胎先露下降受阻时，膀胱、尿道和阴道壁等软组织长时间被挤压在胎先露和母体耻骨的联合之间，可因缺血、坏死而形成尿瘘。组织压迫可发生在骨盆的不同平面，若在骨盆入口平面，常累及子宫颈、膀胱三角区以上部位或输尿管，导致膀胱宫颈瘘、膀胱阴道瘘或输尿管阴道瘘；挤压在中骨盆平面时，多累及膀胱三角区及膀胱颈部，导致低位膀胱阴道瘘或膀胱尿道阴道瘘；挤压发生在骨盆底部达骨盆出口平面时，多累及尿道，导致尿道阴道瘘及阴道环状瘢痕狭窄。坏死型尿瘘具有以下临床特点：①多发生在骨盆狭窄的初产妇，但亦见于胎儿过大或胎位不正的经产妇。②胎先露部分或全部入盆、胎膜早破、膀胱过度充盈和膀胱壁变薄及滞产是形成尿瘘的条件，其中滞产或第二产程过度延长是发病的决定性因素。③尿漏大多出现在胎儿娩出后3～10天，但如产程过长，母体局部坏死组织可随手术产取出胎儿而脱落，以致产后立即漏尿。因而此类尿瘘实际上并非由手术不当或器械直接损伤的结果，而是由结束分娩过晚所导致的损伤。也有个别坏死型尿瘘患者延迟至产后20～40天才漏尿，但其瘘孔直径多在1 cm以内，甚至仅针孔大小。④滞产并发的生殖道感染，往往又促进和加剧瘘孔周围瘢痕组织的形成。

（2）创伤型：在分娩过程中，产道及泌尿道撕裂伤引起的尿瘘为创伤型，一般多发生在因滞产及（或）第二产程延长而采用手术结束分娩的产妇，其形成的原因有：①违反正常操作的规定，如子宫颈未开全或膀胱充盈时即行臀位牵引或产钳助产，或在阴道内盲目暴力地操作等，均可导致损伤。②胎儿娩出受阻而宫缩极强，特别是产前滥用缩宫素所致的过强宫缩，可引起子宫破裂合并膀胱撕裂。③子宫下段剖宫产术或同时加做子宫切除术时，如膀胱子宫间有粘连、膀胱未充分往下游离，可损伤膀胱或盆段输尿管。④尿瘘修补愈合后，如再度经阴道分娩，原瘘口瘢痕可因承压过大而裂开，以致尿瘘复发。

创伤型尿瘘临床特点有：①绝大多数有手术助产史。②胎儿娩出后即开始漏尿。③一般组织缺失不多，周围瘢痕组织较少。

2.妇科手术损伤

妇科手术导致膀胱和输尿管的损伤并不罕见，广泛全子宫切除、子宫内膜异位症、剖宫产术后膀胱粘连等均会增加膀胱、输尿管损伤的风险，经阴道妇科手术，如经阴道切除子宫、阴道成形术或尿道憩室切除术等也可损伤膀胱、输尿管或尿道而形成尿瘘。

3.膀胱结核

膀胱结核均继发于肾结核,患者有低热、消瘦、尿频、尿急和血尿等症状。早期出现膀胱黏膜水肿、充血,出现结核结节和溃疡;晚期出现膀胱挛缩、容量减小,当溃疡穿透膀胱全层及阴道壁时,则形成膀胱阴道瘘。结核性瘘孔的直径一般仅数毫米,甚至仅针尖大小。

4.外伤

外阴骑跨伤或骨盆骨折甚至粗暴性交均可损伤尿道或膀胱而形成尿瘘。偶见子宫脱垂或先天性无阴道患者,用刀剪自行切割,企图进行治疗而引起的尿瘘。

5.放射治疗

采用腔内放射治疗子宫颈癌或阴道癌时,可因放射源安放不当或放射过量,以致局部组织坏死而形成尿瘘。此类尿瘘多在放疗后1~2年内发生,但亦可因组织纤维化和进行性缺血而晚至十余年后出现。

6.局部药物

注射采用无水酒精或氯化钙等药物注射至子宫旁组织治疗子宫脱垂时,如不熟悉盆腔局部解剖,误将药物注入膀胱壁或尿道壁时可引起组织坏死,以致形成尿瘘,但现因注射药物引起的尿瘘已极为罕见。

7.阴道内子宫托

安放子宫托治疗子宫脱垂时,应日放夜取,每天更换。如长期放置不取出,可因局部组织受压坏死引起尿瘘或粪瘘。

8.癌肿

子宫颈癌、阴道癌、尿道癌或膀胱癌晚期,均可因癌肿浸润,组织坏死脱落而引起尿瘘。

9.膀胱结石

单纯的女性膀胱结石引起尿瘘者较为罕见。但在膀胱阴道瘘修补术后,膀胱内丝线残留或因膀胱憩室形成继发膀胱结石时,可因结石的磨损压挫伤导致尿瘘的复发。

10.先天畸形

临床上少见,主要有输尿管开口异位和先天性尿道下裂2种。前者为一侧输尿管开口于阴道侧穹窿或前庭等部位,患儿出生后既有漏尿,亦能自行解出部分尿液;后者为尿道开口于阴道口或阴道内,轻者多无明显症状,重者尿道后壁缺如,膀胱直接开口于阴道,以致排尿完全不能被控制。有些尿道开口在尿道下1/3段的尿道下裂患者,产前能控制小便,但产后由于盆底肌肉松弛和阴道前壁膨出而出现漏尿,临床上可因此而误诊为产伤性尿瘘。

(二)分类

尿瘘迄今为止尚无公认的统一标准。

根据损伤的范围不同可分为:①简单尿瘘指膀胱阴道瘘瘘孔直径<3 cm,尿道阴道瘘瘘孔直径<1 cm。②复杂尿瘘指膀胱阴道瘘瘘孔直径≥3 cm或瘘孔边缘距输尿管开口<0.5 cm,尿道阴道瘘瘘孔直径>1 cm。③极复杂尿瘘:其他少见的尿瘘。

根据解剖的部位分类为以下几种。

1.尿道阴道瘘

尿道与阴道间有瘘道相通。

2.膀胱阴道瘘

膀胱与阴道间有瘘道相通。目前国外广泛使用Waaldijk分类系统对膀胱阴道瘘进一步分类,以尿道外口作为参照点,Waaldijk 分类系统包括 3 种不同的类型。

(1)Ⅰ型:尿道及膀胱颈部未被累及。

(2)Ⅱ型:尿道受累,并进一步被分为 2 个亚型。ⅡA:远端尿道未被累及(瘘边缘距离尿道外口1 cm);ⅡB:远端尿道受累(瘘边缘与尿道外口距离<1 cm)。两种不同的Ⅱ型瘘可进一步被分为非环形和环形缺损。

(3)Ⅲ型:少见的瘘,例如膀胱肠道瘘或膀胱皮肤瘘。

3.膀胱尿道阴道瘘

瘘孔位于膀胱颈部,累及膀胱和尿道,可能伴有尿道远侧断端完全闭锁,亦可能伴有膀胱内壁部分外翻。

4.膀胱宫颈阴道瘘

膀胱、子宫颈及与之相邻的阴道前壁均有损伤,三者间形成了共同通道。

5.膀胱宫颈瘘

膀胱与子宫颈腔相通。

6.膀胱子宫瘘

膀胱与子宫腔相通。

7.输尿管阴道瘘

输尿管与阴道间有瘘道相通。

8.多发性尿瘘

同时有尿道阴道瘘和膀胱阴道瘘或输尿管阴道瘘 2 种或以上。

9.混合瘘

尿瘘与粪瘘并存。

(三)临床表现

1.漏尿

漏尿为尿瘘的主要症状。患者尿液不断地经阴道流出,无法控制。但漏尿的表现往往随瘘孔的部位和大小的不同而各异:①瘘孔位于膀胱三角区或颈部,尿液日夜外溢,完全失去控制。②瘘孔位于膀胱三角区以上的高位膀胱阴道瘘或膀胱子宫颈瘘等,站立时可暂无漏尿,平卧则漏尿不止。③膀胱内瘘孔极小,周围有肉芽组织增生,或瘘孔经修补后仍残留有曲折迂回的小瘘道者,往往仅在膀胱充盈时出现不自主的漏尿。④位于膀胱侧壁的小瘘孔,取健侧卧位时可暂时无漏尿,平卧或患侧卧位时则漏尿不止。⑤接近膀胱颈部的尿道阴道瘘,当平卧而膀胱未充盈时可无漏尿,站立时尿液即外漏。⑥位于尿道远 1/3 段的尿道阴道瘘,患者一般能控制排尿,但排尿时,尿液大部分或全部经阴道排出。⑦单侧输尿管阴道瘘,除能自主排尿外,同时有尿液不自主地自阴道阵发性流出。⑧未婚或无阴道分娩史的部分尿瘘患者,平卧且紧夹大腿时,由于肛提肌的收缩和双侧小阴唇的闭合,尿液可暂时储存在被扩张的阴道内,但当分开大腿或站立时,尿液迅即自阴道内流出。

2.外阴瘙痒和烧灼痛

由于外阴部、大腿内侧,甚至臀部皮肤长期被尿液浸润刺激而发红、增厚,并可能有丘疹或浅表溃疡等尿湿疹改变。患者感到外阴瘙痒和灼痛感,严重影响了日常活动。

3.闭经

10%～15%的患者有长期闭经或月经稀少,但闭经原因不明,可能与精神创伤有关。

4.精神抑郁

由于尿液淋漓,尿臭四溢,患者昼间难与人为伍,离群索居;夜间床褥潮湿,难以安寐,以致精神不振;更可因性生活障碍或不育等原因而导致夫妻不和,甚者为丈夫所遗弃。个别患者不堪长期肉体上的折磨和精神上的打击而萌发了自杀之念。

5.其他表现

有膀胱结石者多有尿频、尿急、下腹部疼痛不适的症状。结核性膀胱阴道瘘患者往往有发热、肾区叩痛的症状。巨大膀胱尿道阴道瘘患者,膀胱黏膜可翻出至阴道内甚至阴道口,形似脱垂的子宫,翻出的黏膜常因摩擦而充血、水肿,甚至溃破出血。

(四)诊断

通过病史询问和妇科检查,一般不难确诊。但对于某些特殊病例,尚需进行必要的辅助检查。

1.病史

出生后即漏尿者为先天性泌尿道畸形。年轻妇女,特别是未婚、未育者出现漏尿,且在发病前有较长期的发热、尿频、尿痛、尿急者,一般均系结核性膀胱阴道瘘。难产后漏尿应区别其为坏死型或创伤型,个别产后数十天出现漏尿者亦应警惕结核性膀胱炎所致膀胱阴道瘘的可能。广泛性子宫切除后,因输尿管缺血坏死所致尿瘘多在术后14天左右出现漏尿,而其他妇科手术直接损伤输尿管者一般在术后当天或数天内即有漏尿,但漏尿前患者往往先有腹胀痛、腰痛、腹块和发热等腹膜后尿液外渗的症状,当漏尿出现后,上述先驱症状可逐渐缓解和消失。其他如妇科癌肿、放疗、外伤、子宫托等原因所导致的尿瘘均有明确的病史,应详加询问。

2.体格检查

(1)全身检查:进行一般的内科检查,注意心、肝、肾有无异常和有无贫血、发热等手术禁忌。

(2)妇科检查:先取膀胱截石位,进行阴道窥镜及双合诊和三合诊检查,了解阴道、子宫颈的形态,子宫的大小、活动度和其附件情况,特别是瘘孔的位置、大小和其周围瘢痕程度。如瘘孔位于耻骨联合后方难以暴露,或瘘孔极小,无法找到时,应嘱患者取膝胸卧位,并利用单叶阴道直角拉钩,将阴道后壁向上牵引,在直视下进一步明确瘘孔及其与邻近组织或器官的解剖关系。一般应常规用子宫探针或金属导尿管探测尿道,以了解其长度和有无闭锁、狭窄、断裂等;并可利用探针探触膀胱内有无结石,粗略地估计膀胱的扩展度和容积的大小,警惕结核性挛缩膀胱的可能,应注意近侧穹隆的小瘘孔常为输尿管阴道瘘。巨大尿瘘或接近子宫颈部的瘘孔,有时可在瘘孔边缘的膀胱黏膜上找到输尿管开口,并见到有尿液自开口处阵发性喷出。自幼漏尿者多为输尿管开口异位,诊断的关键在于耐心细致地观察和寻找阴道前庭、侧壁或穹隆处有无阵发性喷尿的小裂隙。

3.辅助检查

(1)亚甲蓝试验:此试验目的在于鉴别膀胱阴道瘘与输尿管阴道瘘,同时亦可用于辨识肉眼难以看到的极小的膀胱阴道瘘孔。方法如下:通过尿道导尿管将稀释消毒亚甲蓝溶液100~200 mL注入膀胱,然后夹紧尿管,扩开阴道进行鉴别。凡见到蓝色液体经阴道壁小孔流出者为膀胱阴道瘘,自子宫颈口流出者为膀胱子宫颈瘘或膀胱子宫瘘;如流出的为清亮尿液则属于输尿管阴道瘘。在注入稀释亚甲蓝后未见液体经阴道流出时,可拔除尿管,如此时注入的蓝色液体立即从尿道口流出,则压力性尿失禁的可能性大;如无液体流出,可在阴道内上下段先后放入2只干棉球塞,让患者喝水并下床走动15~20分钟,再进行检视。如阴道上段棉塞有蓝染则为膀胱

<<<

阴道瘘,棉塞浸湿但无蓝色时提示为输尿管阴道瘘。

(2)靛胭脂试验:亚甲蓝试验时瘘孔流出的为清亮液体,即可排除膀胱阴道瘘,应考虑为输尿管阴道瘘或先天性输尿管口异位,可进一步进行靛胭脂试验加以确诊。方法为:由静脉推注靛胭脂5 mL,7分钟后可见蓝色液体由瘘孔流出。经由瘘孔排出蓝色液体的时间距注入的时间愈久,说明该侧肾积水愈严重。

(3)膀胱镜检查:可了解膀胱的容量、黏膜情况,以及有无炎症、结石、憩室,特别是瘘孔的数目、位置、大小,以及瘘孔与输尿管口和尿道内口的关系等。若诊断为输尿管阴道瘘,可在镜检下试插输尿管导管。一般健侧输尿管可顺利放入导管,而患侧则受阻,受阻处即为瘘孔的所在部位。若膀胱黏膜水肿,镜检下不易找到输尿管口,可经静脉注入靛胭脂5 mL,注入后5~7分钟即可见蓝色尿液由输尿管口流出。此法既可帮助确定输尿管口的部位和瘘口侧别,亦可根据排出蓝色尿液的时间了解肾脏功能。若镜下见某一侧无蓝色尿流出,而阴道有蓝色尿液出现时,则证明输尿管瘘位于该侧。对巨大膀胱阴道瘘或明确的尿道阴道瘘,一般均无必要且往往亦不可能进行膀胱镜检查。

(4)肾图:通过肾图分析,可了解双侧的肾脏功能和上尿路的通畅情况。若尿瘘并发一侧肾功能减退和尿路排泄迟缓,即表明为该侧输尿管阴道瘘;如双肾功能皆受损提示有尿路结核或双侧输尿管损伤的可能。

(5)排泄性尿路造影:从静脉注入泛影酸钠后摄片,可根据肾盂、输尿管及膀胱显影情况,了解双侧肾功能,以及输尿管有无梗阻和畸形等。此法一般适用于诊断输尿管阴道瘘、结核性尿瘘或先天性输尿管异位,在诊断尿瘘时很少采用经膀胱逆行尿路造影。

(五)鉴别诊断

漏尿为尿液从不正常的途径不自主地流出,仅见于尿瘘和先天性尿路畸形患者,但应与尿从正常途径不自主地流出如压力性尿失禁、结核性膀胱挛缩、充溢性尿失禁和逼尿肌不协调性尿失禁等相鉴别。

1.压力性尿失禁

压力性尿失禁的发生机制是腹压增加时膀胱内压力高于尿道内压力,造成膀胱内尿液不自控地经尿道排出。临床上表现为当患者咳嗽、喷嚏、大笑或站立时,尿液立即外流,严重者甚至平卧亦有尿溢出,一般仅见于有阴道分娩史的妇女,但巨大膀胱尿道阴道瘘修补痊愈后亦常后遗此病。压力性尿失禁患者膀胱、尿道与阴道之间不存在异常的通道,因此检查无瘘孔发现,嘱患者咳嗽时即见尿从尿道口流出;此时如用示指、中指伸入阴道内,分别置于尿道两旁(注意不能压迫尿道),用力将尿道旁的组织向耻骨方向托起,以恢复膀胱和尿道间的正常角度和尿道内阻力,然后患者咳嗽,此时尿液不再流出。

2.膀胱挛缩

膀胱挛缩为结核性膀胱炎所引起,患者膀胱容量在50 mL以下,甚者仅容数毫升,膀胱颈部也因挛缩而失去了收缩功能,以致尿液无法控制而不断地外溢。结核性膀胱挛缩患者一般均曾有发热、长期尿频、尿急、尿痛甚至有血尿史,尿常规可见大量的脓细胞。如用金属尿管探查可感到膀胱缩窄,壁实无伸张性。肾图多显示一侧甚至双肾功能减退,尿路造影可给予确诊。

3.充溢性尿失禁

一般是由于膀胱调节功能的障碍所致,可见于脊髓外伤、炎症、肿瘤、隐性脊柱裂等中枢神经疾病,和子宫颈癌根治术或分娩时胎头滞压过久后导致膀胱麻痹等周围神经疾病。临床表现为逼尿肌收缩乏力引起尿潴留,当膀胱过度充盈后仅少量或点滴尿液经由尿道口不自主断续地流出。检查见膀胱显著扩大,虽嘱患者用力向下屏气,亦无尿排出,但将导尿管放入膀胱后仍可导出大量尿液。

4.逼尿肌不协调性尿失禁

由逼尿肌出现不自主的阵发性收缩所致。此类不自主的收缩亦可因腹内压突然增高而激发,其表现与压力性尿失禁相似。但患者并无器质性病变,其尿液外流不是在压力增高时立即出现而是在数秒钟后才开始,且当压力解除后仍可继续排尿 10~20 秒。除尿失禁外,此类患者仍有正常的排尿功能。膀胱测压时,可测出逼尿肌的异常收缩。

(六)预防

绝大多数尿瘘是可以预防的,而预防产伤性尿瘘尤为重要。在预防产伤尿瘘方面,应强调计划生育、生少生好。产前要定期做孕期检查,发现骨盆狭小、畸形或胎位不正者,应提前住院分娩。治愈后的尿瘘患者,再次分娩时一般应做剖宫产。对产妇要加强产程观察,及时发现产程的异常,尤其是第二产程延长,积极处理,尽早结束分娩以避免形成滞产。经阴道手术分娩时,术前先导尿,术时严格遵守操作规程,小心使用各种器械;术后常规检查生殖道及泌尿道有无损伤,发现损伤时立即予以修补。凡产程过长、产前有尿潴留及血尿史者,产后应留置导尿管 10 天左右,以预防尿瘘形成。妇科全子宫切除手术时,如遇盆腔内器官有解剖变异或广泛粘连,最好首先在病变的以上部位暴露输尿管,然后沿其行径,向下追踪至盆腔段;次之应将膀胱自子宫颈和阴道上段处向下游离,至少达阴道两侧角部的侧方和下方为止。因子宫颈癌进行广泛性子宫切除,当处理骨盆漏斗韧带时,应先切开后腹膜,仔细游离卵巢动静脉,再进行高位缝扎;子宫动脉可在输尿管内侧切断结扎,以保留子宫动脉输尿管支的血供;输尿管不可广泛游离,同时要避免损伤输尿管外鞘膜。术中出血时,应冷静对待。如为动脉出血,应在血管近端加压,并用吸管吸净积血后,认清出血点,钳夹后缝扎止血,切忌在出血点盲目大块地夹或缝扎;如为盆底静脉丛出血,应用纱布压迫 10~15 分钟,一般出血能停止。子宫颈癌放射治疗时应严格掌握放射的剂量,后装应选择合适的施源器。使用子宫托治疗子宫脱垂时,必须日放夜取,不得长期放置不取。

(七)治疗

尿瘘一般均需手术治疗,但在个别情况下可先试行非手术疗法,若治疗失败再进行手术;此外,对不宜手术者则应改用尿收集器进行治疗。

1.非手术治疗

适用于下列情况。

(1)分娩或手术 1 周后出现的膀胱阴道瘘,可经尿道留置直径较大的导尿管,开放引流,并给予抗生素预防感染,6 周后小的瘘孔有可能愈合,较大者亦可减小其孔径。

(2)手术 1 周后出现的输尿管阴道瘘,如能在膀胱镜检下将双"J"管插入患侧输尿管损伤以上部位(非插入假道),并予以保留,2 周后瘘孔有自愈的可能。

(3)对针头大小的瘘孔,在经尿道留置导尿管的同时,可试用硝酸银烧灼使之出现新创面,瘘孔有可能因组织增生粘连而闭合。

(4)结核性膀胱阴道瘘,一般不考虑手术,均应先进行抗结核治疗。治疗半年至一年后瘘孔有可能痊愈,只有经充分治疗后仍未愈合者方可考虑手术修补。

(5)年老体弱,不能耐受手术或经有经验的医师反复修补失败的复杂膀胱阴道瘘,可使用尿收集器,以避免尿液外流。目前国内试制的尿收集器类型甚多,其区别在于收集器的收尿部分有舟状罩型、三角裤袋型和内用垫吸塞型的不同,而行尿部分和储尿部分则均大同小异。其共同缺点是在患者睡卧时,尿液仍难以达到密闭而有漏溢现象,故仍有待改进。

2.手术治疗

(1)手术治疗时间的选择:尿瘘修补的时间应视其发病原因和患者局部和全身情况的不同而异。术时或术后立即发现的直接损伤性尿瘘应争取时间及时修补,否则手术修补的时间与缺血坏死性尿瘘的时间相同,即等待 3～6 个月待组织炎症消失,局部血供恢复正常后再进行手术。有人主张服用泼尼松促使组织软化,加速水肿的消失,可将手术提前至损伤后 1 个月进行。但泼尼松类药物亦将影响伤口愈合,故多数学者仍认为提前手术是不适当的。瘘管修补术失败后亦宜等待 3 个月后再进行手术,在等待期间如发现瘘口处有未吸收的缝线应尽早拆除。

放射治疗癌肿引起的尿瘘多在治疗结束后数月出现,且常需要一个较长时间才能完成其坏死脱落的过程。一般而言,应在漏尿出现后 1 年,甚至 2～3 年瘘孔完全稳定,膀胱黏膜基本恢复正常,且无癌症复发时才考虑修补。

膀胱结核引起的尿瘘应在抗结核治疗 1 年以上仍未愈合,局部无活动性结核病变后考虑手术。

尿瘘合并膀胱结石,手术应视膀胱黏膜有无水肿、感染而定。凡结石大者宜先经腹取出膀胱结石,待黏膜炎症消失后再进行手术修补。结石小且膀胱黏膜正常时,可在取石的同时进行修补术。

尿瘘合并妊娠,虽然妊娠期局部血供良好有利于愈合,但妊娠期手术易并发出血,故一般仍以产后月经恢复后修补为宜。但若为高位尿瘘,亦可考虑在剖宫产时进行修补术。

尿瘘合并闭经者,阴道黏膜及膀胱黏膜均菲薄,应先用雌激素准备,可口服戊酸雌二醇 2 mg×20 天再进行手术。

月经定期来潮者,应选择在月经干净后 3～7 天进行手术。

(2)术前准备:①术前加强营养,增强体质,有贫血者应予纠正。②做好病员的思想工作,交代术时及术后的注意事项,以争取其主动配合。如术时应做好耐受不适体位的思想准备;术后应较长期卧床休息和每天大量饮水,以保持尿管畅流无阻等。③术前常规用 1∶5 000 的高锰酸钾溶液,坐浴 3～5 天。有外阴皮炎者在坐浴后,可用氧化锌油膏涂擦患部,直至皮炎痊愈后方可手术。④术前尿液常规检查以保证无尿路感染或膀胱结石的存在,尿常规有红、白细胞者应进一步检查确诊和治疗。⑤术前 2 日进清淡少渣饮食,术前晚上及手术日清晨各灌肠 1 次,一般无须清洁灌肠。

(3)手术途径的选择:手术有经阴道、经腹和经阴腹联合途径之分。原则上应根据瘘孔部位和发生原因选择不同的途径,但绝大多数产科损伤尿瘘应首选经阴道修补为宜。

经阴道手术。其优点有:①操作较简便,可直接、迅速暴露瘘孔,不损伤身体及其他正常组织。②对患者全身干扰小、术后较舒适、并发症少、恢复迅速,腹部无任何瘢痕残留。③术时出血少,特别是操作均在膀胱外进行,膀胱组织无损伤和出血,故术后膀胱内无血凝块堵塞,尿流一般畅通无阻。④凡损伤波及尿道者,非经阴道无法修补。⑤有利于各种辅助手术的进行,如利用阴道壁替代缺损的膀胱,利用阴道皮瓣移植或球海绵体肌填充等。⑥阴道内局部的瘢痕组织一般并不因修补而增多,故经阴道修补可反复多次进行。

经腹途径。适用于:①膀胱高位瘘孔。②输尿管阴道瘘。③反复经阴道手术失败,特别是修补后瘘孔变小,但瘘道迂回曲折者,其特点是在游离阴道黏膜后仍无法直接暴露膀胱黏膜。④阴道狭窄,瘢痕严重,经阴道无法暴露瘘孔者。⑤全子宫切除术后的膀胱阴道瘘。

经腹手术又有下列几种不同的途径。①腹膜外膀胱外:适用于单纯的高位膀胱阴道瘘。②腹膜外膀胱内:适用于瘘孔接近输尿管开口,或合并有膀胱结石者。③膜内膀胱外:适用于高位瘘,瘘孔周围的瘢痕多,或子宫有病变需切除者;特别是子宫颈有严重撕裂伤,除非切除子宫,否则膀胱不能完全松解者。④腹膜内膀胱内:适用于膀胱有广泛粘连且不易分离,或子宫已切除的膀胱阴道瘘。近年来腹腔镜手术技术迅速发展,腹腔镜下尿瘘修补也获得了很高的成功率。

经阴腹联合途径:适用于瘘孔极大,瘘孔边缘既高又低,特别是尿道有损伤不易从单途径进行分离缝合的复杂尿瘘。

一般而言,经阴道手术简单、安全,凡经阴道可以暴露者,都应优先选用阴道途径。但就医师而言,应熟悉各种手术方法,不能拘泥于单一途径。

术时麻醉、体位和消毒:手术的成功与否与麻醉的配合有密切的关系。术时麻醉应达到无痛和肌肉完全松弛,并能根据手术需要而延长麻醉的时间,一般连续硬膜外麻醉能满足手术要求。

为了充分暴露手术野,体位的选择至为重要。经腹手术取平仰卧位,如有可能,最好将双下肢用脚架略抬高分开,以便随时用手放入阴道协助手术。经阴道手术有膀胱截石位、俯卧位、侧卧位等不同方式,一般多采用前2种。凡子宫活动即用鼠齿钳夹住子宫颈能将子宫往下牵引无困难者,均可采取膀胱截石位;子宫固定特别是瘘孔位于耻骨后方,不易暴露者,应采取俯卧位。

消毒:不论经阴道或经腹手术,均应首先用肥皂水擦洗阴道、外阴,然后用生理盐水冲净,拭干后再用碘伏消毒,消毒不彻底往往是手术失败的原因之一。

充分游离瘘孔周围的组织:一般均用小弯圆刀做切口,在切开阴道黏膜前,最好先围绕预定的切口四周注射肾上腺素稀释液(1:1 000肾上腺素1 mL加入300 mL生理盐水)至阴道壁与膀胱间的疏松筋膜间隙,直至阴道黏膜隆起变白为止。注射液体后可减少术野的渗血,便于找到正确的分离间隙和避免分离的黏膜瓣撕裂。经阴道修补时有2种分离瘘孔法,即离心分离法和向心加离心分离法。离心法在距瘘口缘仅2~3 mm做环形切口,切开阴道黏膜层后,用刀或弯剪向外游离阴道黏膜,以便膀胱获得松解,此法适合于中、小瘘孔。向心加离心分离法是在距切口缘2 cm以上处做切口,先往内向心分离阴道黏膜至距瘘缘0.5 cm为止,再从原阴道黏膜切口向外做离心分离,以缓解瘘孔缝合缘的张力。向心加离心法特别适用于巨大膀胱阴道瘘,其优点:①可利用部分阴道壁代替膀胱壁覆盖瘘孔,因而有利于巨大瘘孔的闭合。②如输尿管开口接近瘘孔缘时,可避免损伤输尿管口。③瘘孔周围的瘢痕较多时,切缘位于瘢痕组织之外,血供多良好,有利于切口的愈合。④膀胱黏膜本身未受干扰,膀胱内无出血和血凝块积聚,术后尿道引流通畅。无论离心法或向心加离心分离法,阴道黏膜游离的范围要充分,原则上应使瘘孔缘游离后自行横向靠拢,或估计缝合无张力时即可。

阴道黏膜推进瓣法也可用于瘘口的修补,效果良好。根据阴道黏膜的状况,在阴道前、后、侧壁分离出不同形状的黏膜瓣,如"J"形、"U"形,最后将阴道黏膜瓣推进覆盖到瘘口。

如为巨大瘘孔,一般应分离膀胱子宫颈间隙到膀胱腹膜反折处;瘘孔缘紧贴盆壁和耻骨时,须将膀胱组织从骨膜上游离,或游离长约1 cm的骨膜片,以便将骨膜片代替膀胱侧缘与瘘孔其余部分缝合;如患者为膀胱尿道瘘,应将尿道远端阴道黏膜广泛地游离,以便使瘘孔上缘游离的阴道黏膜瓣能毫无张力地覆盖在尿道远端的尿道壁上,从而将尿道断端包埋在膀胱内,原则上应避免将尿道远侧断端直接与膀胱吻合。

若采用经阴道修补术治疗,术野较差、瘘管不能向下牵拉,瘘孔数目多、位置接近输尿管口、周围的瘢痕粘连严重,或合并输尿管阴道瘘、肾盂积水,则应选择经腹或腹腔镜膀胱阴道瘘修补术。首先应当分离膀胱子宫颈及阴道前壁的间隙,因膀胱阴道瘘瘘道周围有瘢痕形成,间隙层次往往不清,瘢痕处致密需锐性切割分离,应注意避免造成膀胱新的创口。若患者已进行全子宫切除,术中可用组织钳钳夹纱布球置于阴道残端推向腹腔方向,保持阴道壁张力,有利于分离。暴露出瘘口后,充分游离瘘口周围膀胱和相应的阴道前壁,游离出瘢痕组织周围正常的膀胱壁1 cm左右。游离膀胱瘘口脂肪组织,暴露膀胱肌层组织。剔除膀胱瘘口周围的脂肪组织以利于术后伤口的愈合。剪切去除膀胱瘘口周围的瘢痕组织,瘢痕均应剪切,剪切原则上使用剪刀,尽量不用电切或超声刀,以免对残余膀胱瘘口创面造成热损伤而不利于愈合。分层缝合膀胱瘘口,可将带蒂大网膜瓣或者腹直肌瓣缝合垫衬于膀胱和阴道之间以增加手术的成功率。

经腹或腹腔镜途径若评估为复杂膀胱阴道瘘,常规经膀胱外路径分离不能暴露膀胱瘘口或瘘口与阴道壁的组织分离困难时,可以采用膀胱切开修补术。首先分离与膀胱顶部的粘连,暴露膀胱顶部,并切开膀胱壁全层,于距离瘘口边界约2 cm处停止,切开膀胱后,显露并辨认清楚瘘口的位置,及其与双侧输尿管开口的距离和关系,再辨认瘘口与尿道内口的毗邻关系。找准瘘口的位置,在瘘口的边缘,瘘口的周围约5 mm的距离环形切开膀胱黏膜层和肌层,而瘘口周围的瘢痕应尽量切除,如切割困难则将其旷置。将切割分离出的正常膀胱黏膜和肌层进行全层连续或间断地缝合,必要时再加固缝合一层,再全层关闭切开的膀胱壁,并将膀胱顶部浆膜层固定于壁腹膜,从腹壁穿刺植入膀胱引流管进行膀胱造瘘。

严实分层缝合瘘孔:共缝合3层。第1层用3-0人工合成可吸收缝线连续或间断地缝合膀胱筋膜及肌层,缝针要带够组织,但不应穿透膀胱黏膜,以便使瘘孔缘连同其四周的瘢痕组织向内翻转而加强瘘孔屏障,从而有利于瘘孔缘的愈合,在瘘孔两侧角部的缝合应从角的外侧开始。连续缝合时,每缝合一针应注意随手将缝线拉紧。第1层缝合妥当后,即通过尿道导尿管注入生理盐水试漏,肯定无漏尿并用生理盐水洗清局部术野后,再用3-0人工合成可吸收缝线或0号丝线连续或间断地缝合第2层(即膀胱筋膜层与部分膀胱肌层)以加固之,但两侧角部缝线应从第1层缝线的外方开始。最后用2-0号可吸收缝线缝合第3层(即阴道黏膜层),黏膜的糙面宜翻向阴道腔。阴道黏膜应紧贴膀胱筋膜,其间不能遗留无效腔,否则可因创口分泌物在该处积聚、感染而导致手术失败。

有助于提高疗效的辅助手术:对一般尿瘘而言,采用上述修补方法可获得满意效果,但在极复杂的尿瘘患者中,有时加用某些辅助手术是必要的。辅助手术基本上可分为2大类:一类是扩大术野,有助于暴露瘘孔,以利于手术的顺利进行,其中包括会阴扩大侧切术、耻骨联合切除术、耻骨支开窗术等;另一类是利用异体或自身的组织替代、填充和加强缺损处的膀胱、尿道或阴道黏膜以促进瘘孔的愈合,临床上采用的异体移植有羊膜、牛心包等。临床上目前较常采用的为自身的带蒂组织如下。①球海绵体脂肪垫填充术:即在大阴唇内侧作纵形切口,游离中指大小一段皮下脂肪组织,通过侧方阴道,将游离端拉入瘘孔创面覆盖膀胱,并间断地固定缝合,以消灭膀胱与阴道黏膜间的无效腔和增强局部血供,并有可能加强膀胱颈和尿道控制排尿的能力。②大、小阴唇皮瓣移植术:可用于覆盖缺损的阴道创面。③子宫颈瓣移植修补术:适用于紧靠子宫颈且位于前穹隆部的膀胱阴道瘘。④股薄肌移植术:用以加强瘘口缝合缘。⑤阴道壁组织填充术:取长方形带蒂阴道黏膜覆盖在瘘孔缘,使瘘孔处有2层阴道黏膜覆盖。⑥其他经腹修补术时有用大网膜、腹直肌作为填充材料者。由于放疗后尿瘘周围的组织纤维化严重,血管减少,因此应重视带蒂组织瓣的修补。

如为输尿管阴道瘘,当瘘口靠近膀胱时,可进行经腹或者腹腔镜下输尿管种植术。

术后处理:①一般护理:术后应较长期卧床,但体位可不受限制。术后 2～3 天静脉补液,进少渣饮食,以后宜大量饮水,每天至少 3 000 mL 以保持膀胱自净。②留置导尿管引流:凡经阴道修补的尿瘘,一般均置保留气囊导尿管开放引流,以保持膀胱较长时间处于空虚休息的状态。保留时间以 14 天为宜,但可根据瘘孔大小和修补的难易而有所不同,孔小、缝合无张力、修补满意的瘘孔保留 3～4 天即可。保留导尿管期间,应每小时记录排出尿量。若出现尿或保留尿管 14 天仍有尿漏时,可再继续保留导尿管 7～10 天(注意此时切忌用阴道窥器或手指进行阴道检查),偶尔尿瘘仍有愈合的可能。术后如发现无尿液排出和(或)患者自觉下腹胀满时,应及时检查导尿管有无阻塞或脱落。导尿管畅通时不需更换,但连接导尿管的橡皮管及储尿袋,需每天更换。③外阴及阴道护理:每天擦洗外阴 1 次,大便后应立即增擦 1 次。除阴道有出血外,应尽量避免做阴道检查或阴道上药。④抗生素的应用:从手术日早晨开始,即应给予预防性抗生素。⑤雌激素的应用:凡术前已服用雌激素者,术后仍应继续服用 1 个月左右。⑥出院注意事项:出院时如观察无尿失禁、尿潴留等异常情况,一般不做阴道检查;术后 3 个月内禁性交,以免引起缝合口裂开和感染。如再次妊娠,嘱患者临产前住院,及早进行剖宫产结束分娩。

二、粪瘘

粪瘘是指人体肠道与其他系统或部位之间有异常沟通,其中妇产科最常见的是直肠阴道瘘,指直肠前壁和阴道后壁之间由上皮组织构成的病理性通道,粪瘘可与尿瘘并存。

(一)病因

分娩时胎头长期停滞在阴道内,直肠受压坏死是形成直肠阴道瘘的最主要的原因。会阴Ⅲ度撕裂修补后直肠未愈合,或修补会阴撕裂时,缝线透过直肠黏膜而未及时发现拆除,也可引起阴道直肠瘘。直肠手术进行肠管端端吻合时,因距离阴道过近,如果波及阴道或吻合口愈合不良,组织坏死可导致直肠阴道瘘,这种瘘的瘘口位置相对较高,近于穹隆。此外,因阴道直肠间隔薄,进行阴道后壁脱垂修补术、变性手术或阴道成形术等手术时,切除过多过厚阴道壁组织、阴道成形造穴时穴道偏向直肠侧或手术不熟练、解剖层次不清等都有可能导致手术创伤性直肠阴道瘘。痔手术或局部注射硬化剂治疗时,局部损伤或注射部位及注射药物的剂量不当使局部坏死后形成直肠阴道瘘,注射硬化剂导致的瘘孔周围的瘢痕往往范围较大。长期安放子宫托不取出,阴道内放射源安放不当或过量时亦可导致直肠阴道瘘;此外,晚期生殖道癌肿可并发粪瘘;先天性生殖器发育畸形患者,可为伴有先天性直肠阴道瘘,且常与先天性肛门闭锁并存。

(二)临床表现及诊断

凡直肠阴道瘘瘘孔较大者,粪便皆经阴道排出,便稀溏时更为明显;若瘘孔较小,粪便干结成形时,虽无明显粪便自阴道排出,但阴道内不时有分泌物和排气现象。

诊断粪瘘较尿瘘简单,除先天性粪瘘外,一般均有明显的发病原因。大的粪瘘可在阴道窥器的暴露下直接窥见瘘孔,瘘孔极小者往往仅在阴道后壁见到一处鲜红的小肉芽组织,如从此处用探针探测,而同时用另一只手放入直肠内直接触及探针即可确诊。此外还可以尝试亚甲蓝及阴道注水实验来明确小的瘘口:直肠内灌入亚甲蓝,阴道内塞入棉纱条,20 分钟后观察棉纱条上是否有染色;患者取截石位,温水灌注阴道,用直肠镜在直肠内通气,观察阴道侧有无气泡溢出。影像学检查包括经直肠超声检查、阴道造影、钡剂灌肠、CT、MRI 检查等。其中直肠超声最常用,瘘管在超声下显示为低回声或无回声。对于放疗相关的 RVF 患者,可选择使用阴道镜加造影以明确可能发生的阴道-小肠-结肠瘘,必要时需活检以排除肿瘤的复发。肛门直肠黏膜的健康情况可通过钡剂灌肠和结肠镜检查完成,而检查括约肌应成为直肠阴道瘘的必要步骤,术前进行直肠内超声检查、直肠肛管压力测定及阴部神经电位检查,以明确是否合并括约肌功能障碍。

直肠阴道瘘的分类方法并不统一,在直肠的下 1/3 及阴道的下 1/2 为低位瘘;位于直肠中 1/3 和阴道后穹隆(6 cm 以上)的瘘为高位瘘;位于这两点之间的是中位瘘。目前较为公认的是根据瘘口在阴道内的位置、大小及病因,将 RVF 分为单纯型和复杂型。发生于阴道的中低位,直径<2.5 cm,由创伤或感染因素引起的瘘称为单纯型;发生于阴道的高位,直径≥2.5 cm,由炎性肠病、放疗或肿瘤引起的瘘及修补失败的 RVF,称为复杂型。近年有部分学者认为,对那些瘘口比较小的,可首选腹腔镜下修补的高位瘘,也可以视其为单纯型。

(三)预防

预防粪瘘的基本原则与尿瘘相同。产时应注意缩短第二产程,避免会阴严重撕裂,并在缝合会阴后进行常规肛查,发现有缝线穿透直肠黏膜者应立即拆除重缝。此外,应避免长期安放子宫托不取出。妇女生殖道癌肿在进行放疗时,应注意掌握后装放射量和放射源的安放位置。

(四)治疗

虽然有学者报道 RVF 经保守治疗治愈,但大多数学者均认为手术修补是 RVF 唯一的治愈手段。高位巨大直肠阴道瘘,阴道瘢痕严重且暴露困难者,或同时合并有尿瘘者,均应先做暂时性乙状结肠造瘘,待间隔 4 周,阴道无粪便排出后再进行粪瘘修补术。

1.术前准备

(1)手术前 3 天进软食,术前 1 天进流质,术前 4 小时禁饮水。

(2)手术前 3 天,每天口服卡那霉素 1.0 g,每天 2 次;甲硝唑 0.4 g,每天 3 次。

(3)术前服用清肠剂,术前一晚及手术日早晨用肥皂水清洁灌肠。

2.手术原则

(1)粪瘘的治疗与尿瘘相同,手术创伤或外伤的瘘孔应立即修补;压迫坏死粪瘘应待产4~6 个月炎症消失后,再进行修补,修补失败者可于 3 个月后再次修补。

(2)修补 RVF 的关键在于直肠前壁的重建,恢复直肠及肛管部位的高压力区。应充分游离瘘口旁组织,仔细辨认周围组织层次,完整切除瘘管及周围瘢痕,谨慎止血后分层进行无张力缝合,并保持组织间充足的血供。如果无法保证充足的血供,则应在阴道与直肠间填充血运丰富的组织以确保缝合部位的愈合。

(3)粪瘘与尿瘘并存时,一般先缝合尿瘘,再缝粪瘘。

(4)如确系为无法修补的巨大粪瘘,可径直进行永久性结肠造瘘。

3.手术方法

(1)单纯瘘管切除、分层修补术:该术式有经腹、阴道、会阴及经肛 4 种入路。显露瘘管后,切开直肠阴道间连接处黏膜或切除瘘管,适当游离瘘管周围的直肠阴道隔后共分 3 层缝合,先用 3-0 人工合成可吸收缝线连续或间断地缝合肠壁肌层,不透过直肠黏膜,以使瘘孔缘翻转至肠腔内,第 2 层同法加固,将第 1 层包埋,最后缝合阴道黏膜层。其中经腹入路适用于高位瘘,而其余 3 种途径适用于中低位瘘。经肛途径优点在于不损伤肛门括约肌。经阴道途径的显露优于经肛途径,不需分离括约肌,可同时进行括约肌成形术,多数不需要术前或同时进行回肠末端或结肠造口,无会阴切口,愈合快,不导致会阴及肛管畸形,并发症的发生率低。

(2)直肠推进瓣修补术:该术式由诺布尔(Noble)于 1902 年提出,要点在瘘管周围分离出一个包括直肠黏膜层、黏膜肌层和部分内括约肌的推进瓣,切除部分瘘管后,将推进瓣覆盖缝合,使直肠壁恢复连续性(方法与尿瘘中阴道黏膜推进瓣相似);阴道内的瘘管则敞开引流。该术式可分为经会阴和经肛 2 种入路:经会阴切口暴露较好,可同时进行括约肌成形;经肛入路的优点则在于无会阴部切口、疼痛少、愈合好、不损伤括约肌、术后不影响排便功能,避免术后锁眼畸形及保护性转流性肠造口,是单纯型中低位 RVF 的首选方法,即使首次失败后仍能再次应用。

(3)经肛门括约肌途径修补术:也称 Mason 手术,主要用于低位 RVF,尤其是合并括约肌损伤者。术中将瘘管至会阴体间的直肠肛管阴道隔切开,分层缝合直肠肛管、肛门括约肌和阴道黏膜等。手术时应注意阴道可容二指,肛门通过一指,且有括约肌收缩感。该术式的严重术后并发症为直肠皮肤瘘及肛门失禁,其发生率分别为 3.8% 和 18.0%。对于无括约肌损伤的患者需切断括约肌,亦是 Mason 手术的不足之处。

(4)组织瓣转移修补术:指通过引入血供良好的组织到瘘道区,并分隔两侧瘘口缝合处。目的是加强直肠阴道间隙,促进愈合,适用于复杂型瘘。对于中低位瘘,常用的组织瓣有球海绵体肌、肛提肌、阴股沟瓣、臀肌皮瓣、单或双侧股薄肌皮瓣等;高位瘘通常在经腹修补术后填充大网膜或折叠下翻的腹直肌等。

(5)经腹手术及腹腔镜手术:适用于高位 RVF,术式包括经腹肛拖出式直肠切除术(Maunsell-Weir 术式)、Parks 结肠-肛管直肠肌袖内吻合术等,使阴道壁与直肠完全被隔开,彻底消除了窦道形成的最主要的因素,I 期手术的成功率高,患者易接受,主要用于复杂或复发的RVF。但手术较复杂,需要有低位直肠切除吻合的手术经验,Parks 手术缺点是残存的直肠肌袖病变可能会继续加重并发展至狭窄。随着腹腔镜技术的进步,腹腔镜下修复 RVF 病例也有较多的报道,但该术式手术适应证相对较严格,术前应明确患者瘘口的大小、位置,同时操作者需具备很高的腹腔镜操作技巧。

4.术后处理

(1)手术后保持肠道空虚数天对修补好的瘘孔的愈合非常重要,饮食控制加应用抑制肠蠕动的药物,保持无排便 3 天后可逐渐进食流质,控制第 1 次排便在术后 5 天或 6 天时,可口服液状石蜡以润滑大便。

(2)术后 3 天每天口服甲硝唑,方法同术前。

(3)保持外阴部清洁,每天擦洗 1 次。

(五)临床特殊情况的思考和建议

盆底网片重建、尿道中段悬吊及阴道骶骨固定术等需要补片材料的手术术后若出现生殖道瘘,应及早取出网片,否则瘘道难以愈合,在修补瘘道时应该充分减张。

(刘菲菲)

第三节　输尿管损伤

绝大多数输尿管损伤是由妇科手术引起的。输尿管损伤应尽早发现,早期进行手术治疗。输尿管损伤多由妇科手术引起,其中绝大多数均能在损伤后被立即发现且修补预后良好;但若术时未能察觉或修补失败,则将在术后形成输尿管阴道瘘。由输尿管损伤而形成的输尿管阴道瘘在诊断和治疗方面不同于膀胱阴道瘘,故在本节另行介绍。

一、病因

80%～90%的输尿管损伤是由于妇科手术,特别是经腹全子宫切除术或广泛性全子宫切除术。损伤的部位多见于子宫动脉、主韧带、阴道侧穹隆或骨盆漏斗韧带等部位,损伤的方式包括钳夹、结扎、切开、切断、扭曲成角、缺血坏死。输尿管从沿途经过的每一个血管获得血供,营养输尿管的小血管在输尿管外膜内相互间组成血供丰富的血管吻合网络,过度游离输尿管可能导致血管网被破坏,输尿管发生缺血性坏死。子宫内膜异位症或输卵管卵巢囊肿引起盆腔广泛粘连,或子宫颈巨大肌瘤导致盆腔器官移位而进行子宫切除时,如果术者不熟悉异常解剖也可能误伤输尿管,以致形成输尿管阴道瘘。此外,随着电刀的广泛使用,不恰当地使用电凝止血导致的输尿管损伤时有发生,输尿管在局部受热损伤后发生迟发的物理变化、局部坏死,从而形成瘘口。在使用单极电凝设备时还会发生电传导所致的输尿管组织坏死,现在单极电凝设备已被双极电凝设备所取代,因此这种损伤很罕见。

二、临床表现及诊断

任何盆腔手术过程中,如发现术野有"水样液体"阵发性渗出或发现有管腔的索状物被切断而无血液流出时,则提示为输尿管损伤。术时出血多而盲目大块地钳夹和缝扎出血点亦有可能伤及输尿管,此时应用拇指和示指由上向下扪触输尿管进入膀胱的行径。如扪触到钳夹或缝扎部位紧靠输尿管时,应将该段输尿管游离,以便确认是否有钳夹、缝扎或其他损伤的可能。如输尿管损伤未能在术时发现,术后可因损伤方式和程度的不同而有不同表现。双侧输尿管结扎术后即无尿;一侧输尿管结扎多表现为术后3天该侧腰痛,肾区叩痛伴有畏寒、发热;输尿管切断或钳夹伤多在术后1～3天内出现阴道漏尿。由输尿管被结扎或剥离缺血所引起的尿瘘可晚至术后1～3周出现漏尿。排泄性尿路造影和膀胱镜检查有助于诊断患侧肾盂积水的程度和输尿管损伤的部位,从而选择适当的治疗方案。

三、治疗

术中发现输尿管损伤当即进行治疗,效果良好。输尿管完全断裂应做端端吻合术或输尿管膀胱吻合术。部分断裂者可将创缘修整后进行缝合,此时应注意保护好尚未断裂的管壁,防止撕裂为完全断裂。单纯钳夹或缝扎可在去除钳夹或松解缝扎线结后,打开膀胱,逆行插入输尿管导管,留置72小时以促进愈合。如损伤严重,输尿管结扎处的活力差,处理方法同输尿管断裂。

术后发现输尿管损伤应尽早进行手术修复,现多认为只要患者全身情况良好,虽然技术操作较难,但早期修复效果良好。由于B超和CT技术的进步,也有人主张先做经皮肾穿刺造瘘术以避免肾功能进一步的损害,等待3～4个月后再进行延期修复。

目前妇产科采用的修复方法,主要有下列几种。

(一)输尿管端端吻合术

适用于位置较高、距输尿管远端5 cm以上而缺损较少的输尿管损伤。操作要点如下:①适当游离输尿管邻近的损伤部位的上下段,以期吻合后吻合口无张力。②切除输尿管损伤段后,将两断端分别剪开2～3 mm,从而修整成铲形但方向相反的斜面。③将双"J"管插入输尿管作为支架,引流上端进入肾盂,下端进入膀胱,2~3周后拔出。④用5-0人工合成可吸收缝线缝合输尿管一端斜面的尖端与另一端斜面底部的缺口,分别打结;再分别用两端的缝线以2 mm的间距连续缝合缺口两侧,关闭缺口,缝合时缝及的外面鞘膜层和肌层要多于黏膜,缝完一侧缺口后和另一端尾线打结。⑤取脂肪或大网膜覆盖吻合口。⑥在吻合口处放置引流管,由侧腹壁引出腹壁外,3天后无渗液即拔除。

（二）输尿管膀胱吻合术

适用于输尿管远端5 cm以内的损伤。妇产科手术导致该处损伤最为多见,且采用此吻合术治疗的效果最好,操作要点如下:①游离输尿管,切除受损段后。切除的远端用7号丝线结扎,近端剪开2~3 mm,并修整成铲形斜面,暂用两根细丝线缝于近端斜面以备牵引。②适当游离膀胱外疏松的结缔组织,使膀胱能稍上移以减少吻合后输尿管的张力。③切开膀胱,在原输尿管膀胱内开口处稍上方打洞贯通膀胱壁,利用输尿管牵引丝线将输尿管近端引入膀胱内,拆去牵引线。④用5-0人工合成不吸收缝线间断地缝合输尿管全层与膀胱黏膜层,一般缝6针,注意防止输尿管扭曲。⑤在膀胱外用细丝线间断地缝合,将输尿管鞘膜和浅肌层固定于膀胱肌壁,前后左右共缝4针,以缓解输尿管吻合口的张力和促进其愈合。⑥安置耻骨上膀胱内导尿管引流,开放引流14天。⑦缝合膀胱切口,黏膜层用2-0可吸收缝线连续或间地断缝合,肌层和其外筋膜层可用细丝线间断地缝合。⑧耻骨后膀胱外置烟卷引流,3天后无渗出物拔除。

（三）输尿管膀胱瓣吻合术

如输尿管损伤的位置较高,可采用部分膀胱壁替代部分输尿管,但目前已极少采用此手术。方法如下:在膀胱前壁做宽3 cm,长4~5 cm的梯形切口,底部保持与膀胱联系。将已游离的膀胱瓣用人工合成5-0可吸收缝线分2层缝合形成膀胱瓣管。在输尿管导管插入膀胱瓣管和输尿管后,将输尿管断端与膀胱瓣管上端吻合。

（四）输尿管回肠、回肠膀胱吻合术

如输尿管下段坏死,粘连不易分离,可采用此吻合术,即游离一段回肠替代输尿管下段,再将回肠与膀胱吻合。但就妇产科而言,目前很少有采用此法的必要。

四、预防和处理

（一）妇科手术引起的尿瘘的术中预防和处理

每位进行盆腔手术的产科和妇科医师应了解如何进入腹膜后隙和辨认输尿管。从圆韧带开始,于骨盆入口处向两侧切开卵巢血管外侧的腹膜直至结肠,此区域不会损伤任何组织或引起出血。向内侧钝性分离卵巢及其血管,进入腹膜后隙。大血管和盆侧壁在外侧,可以很容易地触摸到或直接看到,可看到输尿管疏松地附在内侧腹膜上,输尿管总是在骨盆入口髂内动脉起始处跨过髂血管。用吸引器或器械轻柔地触摸输尿管,输尿管会进行蠕动,这有助于辨认输尿管。在非常肥胖、暴露不佳的妇女,将你的示指放在腹膜后隙、拇指放在腹膜表面,通过2个手指间的滑动感或咔嚓感辨认输尿管。一旦辨认,可以很容易用直角钳钝性分离,暴露输尿管至子宫动脉。开腹手术时在子宫动脉和膀胱间,可以用前述触摸和滑动感技术辨认输尿管。腹腔镜手术时,通常输尿管可以通过腹膜被看到和一路跟踪,当不能看到时,可以用超声刀锐性分离,后腹膜辨认出输尿管并跟踪至手术部位。当腹腔镜术中使用向组织发送能量的器械时(如单极或双极电凝、超声刀、激光),手术医师应了解该器械的热损伤范围。虽然多数器械的平均热损伤范围约为2 mm,但有些可能会达到5 mm,所以在输尿管附近使用这些能量器械具有引起未发现的损伤和延期坏死的潜在可能性。

没有数据表明术前静脉肾盂造影、CT 或预防性放置输尿管支架可减少输尿管损伤的风险。

在妇科手术中,医师要对泌尿系统的损伤保持高度的警惕,了解输尿管的解剖,如遇盆腔内器官有解剖变异或广泛粘连,最好首先在髂血管分叉处暴露输尿管,然后沿其行径,向下追踪至盆腔段;下推膀胱时应注意解剖的界限,避免损伤;当高位结扎骨盆漏斗韧带时,应先切开后腹膜,仔细游离卵巢动静脉,暴露输尿管,再进行高位缝扎;输尿管不可广泛地游离,以尽量保留输尿管的血供,同时要避免损伤输尿管外鞘膜。术中出血时,应冷静对待,切忌在出血点盲目大块地钳夹或缝扎。如为动脉出血,应在血管近端加压,并用吸管吸净积血后,认清出血点,钳夹后缝扎止血。

对可疑的膀胱损伤,术中进行亚甲蓝充盈膀胱检查或膀胱镜检查,有利于及时发现和处理,避免术后出现尿瘘。对可疑的输尿管损伤和缺血,术中置入输尿管支架有利于预防术后输尿管瘘的发生。

(二)术后尿瘘的诊断和处理

术后出现阴道大量排液、大量腹腔引流液、腹膜刺激征时,应立即检查腹腔引流液或阴道排液的肌酐水平,当肌酐水平比血液中的水平明显地增加,接近尿肌酐的水平时,可以诊断为尿瘘。膀胱镜、亚甲蓝试验、静脉肾盂造影有助于了解瘘口的位置、有无肾盂积水、有无输尿管瘘。在保护肾脏功能的前提下,可以首先尝试保守治疗。输尿管瘘在膀胱镜下置入输尿管双"J"管,膀胱瘘保持尿管持续开放,一般可以自行愈合,输尿管双"J"管一般在术后 2~3 个月取出。但对于成功置入输尿管支架的患者,术后有发生继发输尿管狭窄的可能。需随访泌尿系统的 B 超和肾功能,以及时发现和处理,避免发生肾积水、肾功能受损和肾无功能。当双"J"管置入困难,置入后的症状不能缓解,且保守治疗无效时,需进行手术治疗。

(三)输尿管瘘的外科手术修复时机

目前存在争论,有人主张早期修复,亦有人建议最好于瘘发生了 3 个月后进行修复。主张延迟修复的理由包括输尿管血循环状况得到改善和瘘可能自行愈合,非手术处理及过久延迟手术的潜在危险是引流不畅或完全的输尿管梗阻而导致肾功能的丧失。有学者主张早期修复,即发现后立即修复,认为延迟修复与早期修复的成功率相等,而患者在等待修复期间存在患侧肾功能受损的危险,阴道漏尿通常带来不必要的心理痛苦和经济损伤。手术时机还取决于手术范围,输尿管损伤的时间、部位和程度,盆腔组织的情况及患者的一般状态。如存在梗阻,且不能及时手术,放置输尿管支架不成功时,行肾造瘘是避免肾功能损害和丧失的有效措施。由妇科手术引起的输尿管阴道瘘多发生于输尿管的下 1/3,以及髂血管的下方,对这种部位瘘的处理多数采用输尿管膀胱再吻合及抗反流技术。

五、临床特殊情况的思考和建议

易损伤输尿管的妇科手术中(如广泛性全子宫切除、巨大阔韧带肌瘤、深部内膜异位症等)是否需要预防性放置输尿管双"J"管仍存在争议,因为放置双"J"管本身可能带来输尿管损伤的风险,而术后尿路感染也比较常见。部分专家推荐术中使用输尿管导管,术中若无明确的输尿管损伤,可于术后即刻拔出。

(刘菲菲)

第四节 子 宫 损 伤

子宫损伤多发生于计划生育手术及宫腔镜操作,一旦发生应立即停止操作,并严密观察有无腹腔内出血或肠管损伤的征象。

一、子宫穿孔

子宫穿孔多发生于流产刮宫,特别是钳刮人工流产手术时,包括诊断性刮宫、安放和取出宫内节育器均可导致子宫穿孔。

（一）原 因

1.术前未做盆腔检查或判断错误

刮宫术前未做盆腔检查或对子宫的位置、大小判断错误,即盲目操作,是子宫穿孔的常见原因之一,特别是当子宫前屈或后屈,而探针、吸引头或刮匙放入的方向与实际的方向相反时,最易发生穿孔。双子宫或双角子宫畸形患者,早孕时误在未孕侧操作,亦易导致穿孔。

2.术时不遵守操作规程或动作粗暴

孕妇子宫颈内口较紧,进行强行扩宫,特别是强行扩张子宫颈时,可能发生穿孔。此外,如在宫腔内粗暴操作,过度搔刮或钳夹子宫某局部区域,均可引起穿孔。

3.子宫病变

以往有子宫穿孔史、反复多次刮宫史或剖宫产后瘢痕子宫患者,当再次刮宫时均易发生穿孔。子宫绒癌或子宫内膜癌累及深肌层者,在诊断性刮宫或宫腔镜检查时,可导致或加速其穿孔或破裂。

4.萎缩子宫

当体内雌激素水平低落,如产后子宫过度复旧或绝经后,子宫往往小于正常水平,且其肌层组织脆弱、肌张力低,探针很容易直接穿透宫壁,甚至可将宫内节育器直接放入腹腔内。

5.强行取出嵌入肌壁的宫内节育器

宫内节育器已嵌入子宫肌壁,甚至部分已穿透宫壁时,如果仍强行经阴道取出,有引起子宫穿孔的可能。

（二）临床表现

绝大多数子宫穿孔均发生在人工流产手术,特别是大月份钳刮手术时。子宫穿孔的临床表现可因子宫原有的状态、引起穿孔的器械大小、损伤的部位和程度,以及是否并发其他内脏损伤而有显著的不同。

1.探针或宫内节育器穿孔

凡探细针穿刺孔,由于损伤小,一般内出血少,症状不明显,检查时除可能扪及宫底部有轻压痛外,余无特殊发现。产后子宫萎缩,在安放宫内节育器时,有时可穿透宫壁将其直接放入腹腔而未被察觉,直至以后 B 超随访宫内节育器或试图取出宫内节育器失败时方才发现。

2.卵圆钳、吸管穿孔

卵圆钳或吸管所致穿孔的孔径较大,特别是当穿孔后未及时察觉仍反复操作时,常伴有急性内出血,穿孔发生时患者往往突发剧痛。腹部检查,全腹均有压痛和反跳痛,腹部以下最为明显,但肌紧张多不显著,如内出血少,移动性浊音可为阴性。妇科检查子宫颈举痛和宫体压痛均极为显著。如穿孔部位在子宫峡部一侧,且伤及子宫动脉的下行支时,可在一侧阔韧带内扪及血肿形成的块状物;但也有些患者仅表现为阵发性颈管内活跃出血,扪及宫旁无块状物,宫腔内亦已刮净而无组织残留。子宫绒癌或葡萄胎刮宫所导致的子宫穿孔,多伴有大量的内、外出血,患者在短时间内可出现休克症状。

3.子宫穿孔并发其他内脏损伤

人工流产术发生穿孔后未及时发现,仍用卵圆钳或吸引器继续操作时,往往夹住或吸住大网膜、肠管等,以致造成内脏严重的损伤。如将夹住的组织强行往外牵拉,患者顿感刀割或牵扯样上腹剧痛,术者亦多觉察往外牵拉的阻力极大,有时可夹出黄色脂肪组织、粪渣或肠管,严重者甚至可将肠管内黏膜层剥脱拉出。因肠管黏膜呈膜样,故即使夹出亦很难用肉眼辨认其为何物。肠管损伤后,其内容物溢入腹腔,迅速出现腹膜炎症状。如不及时进行手术,患者可因中毒性休克死亡。

如穿孔位于子宫前壁,伤及膀胱时可出现血尿。当膀胱破裂,尿液流入腹腔后,则形成尿液性腹膜炎。

(三)诊断

凡经阴道宫腔内操作出现下列征象时,均提示有子宫穿孔的可能。

(1)使用的器械进入宫腔深度超过事先估计或探明的长度,并感到继续放入无阻力时。

(2)扩张子宫颈的过程中,如原有阻力极大,但忽而阻力完全消失,且患者同时感到有剧烈的疼痛时。

(3)手术时患者有剧烈的上腹痛,检查有腹膜炎刺激征,或移动性浊音阳性;如看到夹出物有黄色脂肪组织、粪渣或肠管,更可确诊为肠管损伤。

(4)术后子宫旁有块物形成或宫腔内无组织物残留,但仍有反复阵发性颈管内出血者,应考虑在子宫下段侧壁阔韧带两叶之间有穿孔的可能。

(四)预防

(1)术前详细了解病史和做好妇科检查,并应排空膀胱。产后 3 个月哺乳期内和宫腔<6 cm者不放置宫内节育器。有剖宫产史、子宫穿孔史或哺乳期受孕而行人工流产术时,在扩张子宫颈后立即给予注射子宫收缩剂,以促进子宫收缩变硬,从而减少损伤。

(2)经阴道行宫腔内手术是完全凭手指触觉的"盲目"操作,故应严格遵守操作规程,动作轻柔,安全第一,务求做到每次手术均随时警惕有损伤的可能。

(3)怀孕 12~16 周而进行引产或钳刮术时,术前 2 天分 4 次口服米非司酮共 150 mg,同时注射依沙吖啶100 mg至宫腔,以促进子宫颈软化和扩张。一般在引产第 3 天,胎儿胎盘多能自行排出。如不排出时,可进行钳刮术。钳刮时先取胎盘,后取胎体,如胎块长骨通过子宫颈受阻时,忌用暴力牵拉或旋转,以免损伤宫壁。此时应将胎骨退回宫腔最宽处,换夹胎骨另一端则不难取出。

(4)如疑诊子宫体绒癌或子宫内膜癌而需进行诊断性刮宫确诊时,搔刮宜轻柔。当取出的组织足以进行病理检查时,则不应再做全面彻底的搔刮术,有条件时最好在宫腔镜的直视下取可疑部位组织进行活检。

（五）处理

手术时一旦发现子宫穿孔，应立即停止宫腔内操作。然后根据穿孔的大小、宫腔内容物的干净与否、出血的多少和是否继续有内出血、其他内脏有无损伤，以及妇女对今后生育的要求等而采取不同的处理方法。

（1）穿孔发生在宫腔内容物已完全清除后，如观察无继续内、外出血或感染，3 天后即可出院。

（2）凡穿孔较小者（用探针或小号张器所致），无明显内出血，宫腔内容物尚未清除时，应先给予缩宫素以促进子宫收缩，并严密观察有无内出血。如无特殊的症状出现，可在 10 天后再进行刮宫术；但若术者刮宫经验丰富，对仅有部分宫腔内容物残留者，可在发现穿孔的后避开穿孔部位将宫腔内容物刮净。

（3）如穿孔的直径大，有较多内出血，尤其合并有肠管或其他内脏损伤者，则不论宫腔内容物是否已刮净，都应立即剖腹探查，并根据术时发现进行肠修补或部分肠段切除吻合术。子宫是否切开或切除，应根据有无再次妊娠的要求而定。已有足够的子女者，最好做子宫次全切除术；希望再次妊娠者，在肠管修补后再进行子宫切开取胎术。

（4）其他辅助治疗：凡有穿孔可疑或证实有穿孔者，均应尽早经静脉给予抗生素预防和控制感染。

二、子宫颈撕裂

（一）原 因

子宫颈撕裂多因宫缩过强但子宫颈未充分地容受和扩张，胎儿被迫强行通过子宫颈外口或内口所致。一般见于无足月产史的中孕引产者，加用缩宫素特别是前列腺素引产者的发生率更高。

（二）临床表现

临床上可表现为以下 3 种不同类型。

1.子宫颈外口撕裂

一般与足月分娩时的撕裂相同，多发生于宫颈 6 点或 9 点处，长度可由外口处直达阴道穹隆部不等，常伴有活跃出血。

2.子宫颈内口撕裂

子宫颈内口尚未完全扩张，胎儿即强行通过时，可引起子宫颈内口处黏膜下层结缔组织的撕裂，因黏膜完整，故胎儿娩出后并无大量出血，但因子宫颈内口闭合不全以致以后出现习惯性流产。

3.子宫颈破裂

凡裂口在子宫颈阴道部以上者为子宫颈上段破裂，一般同时合并有后穹隆破裂，胎儿从后穹隆裂口娩出。如破裂在子宫颈的阴道部则为子宫颈下段破裂，可发生在子宫颈的前壁或后壁，但以后壁为多见。裂口呈横新月形，但子宫颈外口完整，患者一般流血较多。窥阴器扩开阴道时即可看见裂口，甚至可见到胎盘嵌顿于裂口处。

（三）预防和治疗

（1）凡用依沙吖啶引产时，不应滥用缩宫素，特别是不应采用米索前列醇来加强宫缩。引产时如宫缩过强，产妇主诉下腹剧烈疼痛，并有烦躁不安，而宫口扩张缓慢时，应立即肌内注射哌替啶 100 mg 及东莨菪碱 0.5 mg 以促使子宫松弛，已加用静脉注射缩宫素者应立即停止滴注。

（2）中孕引产后不论流血多少，均应常规检查阴道和子宫颈，发现撕裂者立即用人工合成可吸收缝线进行修补。

（3）凡因子宫颈内口闭合不全而出现晚期流产者，可在非妊娠期进行手术矫正，但疗效不佳。现多主张在妊娠 14～19 周期间用 10 号丝线前后各套 2 cm 长橡皮管绕子宫颈缝合扎紧以关闭颈管，待妊娠近足月或临产前拆出缝线。

（四）临床特殊情况的思考和建议

随着宫腔镜的普及，宫腔镜操作时子宫穿孔日益多见，宫腔镜为可视操作，通常术中可以发现子宫穿孔时，立刻停止操作即可，必要时后穹隆穿刺抽吸进入腹腔的膨宫液。宫腔镜电切时穿破子宫应注意观察有无膀胱及肠管损伤的征象。

（刘菲菲）

第五章

盆底功能障碍性疾病

第一节　压力性尿失禁

尿失禁是年长妇女的常见症状,其类型较多,以压力性尿失禁最为常见。压力性尿失禁(SUI)是指增加腹压甚至休息时,膀胱颈和尿道不能维持一定的压力而有尿液溢出。

一、临床表现

起病初期患者平时活动时无尿液溢出,仅在腹压增加(如咳嗽、打喷嚏、大笑、提重物、跑步等活动)时有尿液溢出,严重者休息时也有尿液溢出。80%的压力性尿失禁患者有膀胱膨出,检查时嘱患者不排尿,取膀胱截石位,观察咳嗽时有无尿液自尿道口溢出。若有尿液溢出,检查者用示、中两指伸入阴道内,分别轻压阴道前壁尿道两侧,再嘱患者咳嗽,若尿液不再溢出,提示患者为压力性尿失禁。

二、病因

病因复杂,主要包括衰老、多产、产程延长或难产及分娩损伤、子宫切除等。排便困难、肥胖等造成腹压增加的因素也可能导致压力性尿失禁,常见于膀胱膨出、尿道膨出和阴道前壁脱垂患者。

三、诊断与鉴别诊断

根据病史、症状和检查可初步诊断。确诊压力性尿失禁必须结合尿动力学检查,尿道括约肌不能收缩,当腹压增加超过尿道最大关闭压力时发生溢尿。目前临床上常用压力试验、指压试验和棉签试验作为辅助检查的方法,以排除其他类型的尿失禁及尿路感染。

四、治疗

(一)非手术治疗

(1)盆底肌锻炼:简单的方法是缩肛运动,每收缩 5 秒后放松,反复进行 15 分钟,每天 3 次,

4～6周为1个疗程。经3个月锻炼,30%～70%的患者能改善症状。

(2)药物治疗:选用肾上腺素α受体药物,常用药物有丙米嗪、麻黄碱等。不良反应是使血压升高,老年患者特别是高血压患者慎用。

(3)电刺激疗法:通过电流刺激盆底肌肉使其收缩,并反向抑制排尿肌的活性。

(4)尿道周围填充物注射:在尿道、膀胱颈的周围注射化学材料,加强尿道周围组织的张力的方法,远期效果尚未肯定。

(二)手术治疗

(1)阴道前壁修补术:该手术曾为压力性尿失禁的标准手术方法,目前仍被广泛地用于临床。因压力性尿失禁常合并阴道脱垂和子宫脱垂,该手术常与经阴道子宫切除、阴道后壁修补术同时进行,适用于需同时行进膀胱膨出修补的轻度压力性尿失禁患者。

(2)耻骨后膀胱尿道固定悬吊术均遵循2个基本原则:缝合尿道旁阴道或阴道周围的组织,提高膀胱尿道交界部位,增大尿道后角,延长尿道,增大尿道阻力;缝合至相对结实和持久的结构上,最常见为髂耻韧带,即乳房悬韧带(Cooper韧带)。

(3)经阴道尿道悬吊手术:可用自身筋膜或合成材料。近年来,中段尿道悬吊术治疗压力性尿失禁的疗效已经得到普遍认同和广泛应用,其为微创手术,尤其对老年和体弱的患者而言增加了手术安全性。

(4)经阴道尿道膀胱颈筋膜缝合术:能增强膀胱颈和尿道后壁的张力。

(孙希荣)

第二节　阴道脱垂

阴道脱垂包括阴道前壁脱垂与阴道后壁脱垂。

一、阴道前壁脱垂

阴道前壁脱垂常伴有膀胱膨出和尿道膨出,以膀胱膨出为主(图 5-1)。

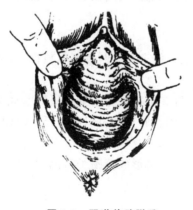

图 5-1　阴道前壁脱垂

（一）病因病理

阴道前壁的支持组织主要是耻骨尾骨肌、耻骨膀胱宫颈筋膜和泌尿生殖膈的深筋膜。

若分娩时，上述肌肉、韧带和筋膜，尤其是耻骨膀胱宫颈筋膜、阴道前壁及其周围的耻尾肌过度的伸张或撕裂，产褥期又过早地从事体力劳动，使阴道支持组织不能恢复正常，膀胱底部失去支持力，膀胱及与其紧连的阴道前壁上 2/3 段向下膨出，在阴道口或阴道口内外可见，称为膀胱膨出。膨出的膀胱随同阴道前壁仍位于阴道内，称 I 度膨出；膨出部暴露于阴道口外，称 II 度膨出；阴道前壁完全膨出于阴道口外，称 III 度膨出。

若支持尿道的耻骨膀胱宫颈筋膜严重受损，尿道及与其紧连的阴道前壁下 1/3 段则以尿道外口为支点，向后向下膨出，形成尿道膨出。

（二）临床表现

轻者可无症状。重者自觉下坠、腰酸，并有块状物自阴道脱出，站立时间过长、剧烈活动后或腹压增大时，阴道块状物增大，在休息后减小。仅膀胱膨出时，可因排尿困难而致尿潴留，易并发尿路感染，患者可有尿频、尿急、尿痛等症状。膀胱膨出合并尿道膨出时，尿道膀胱后角消失，在大笑、咳嗽、用力等行为增加腹压时，有尿液溢出，称张力性尿失禁。

（三）诊断及鉴别诊断

主要依靠阴道视诊及触诊，但要注意是否合并尿道膨出及张力性尿失禁。患者有上述自觉症状，视诊时阴道口宽阔，伴有陈旧性会阴裂伤。阴道口突出物在屏气时可能增大，若同时见尿液溢出，表明合并膀胱膨出和尿道膨出。触诊时突出包块为阴道前壁，柔软而边界不清。如用金属导尿管插入尿道膀胱中，则在可缩小的包块内触及金属导管，可确诊为膀胱或尿道膨出，也排除了阴道内其他包块的可能，如黏膜下子宫肌瘤、阴道壁囊肿、阴道肠疝、肥大宫颈及子宫脱垂（可同时存在）等。

（四）预防

正确处理产程，凡有头盆不称者及早进行剖宫产术，避免第二产程延长和滞产；提高助产技术，加强会阴的保护，及时进行会阴侧切术，必要时进行手术助产结束分娩；产后避免过早地参加重体力劳动；提倡做产后保健操。

（五）治疗

轻者只需注意适当营养和缩肛运动。严重者应进行阴道壁修补术；因其他慢性病不宜手术者，可置子宫托来缓解症状，但需日间放置、夜间取出，以防引起尿瘘、粪瘘。

二、阴道后壁脱垂

阴道后壁脱垂常伴有直肠膨出。阴道后壁脱垂可单独存在，也可合并阴道前壁脱垂。

（一）病因病理

经阴道分娩时，耻尾肌、直肠-阴道筋膜或泌尿生殖膈等盆底支持组织由于长时间受压而过度伸展或撕裂，如在产后未能修复，则直肠支持组织薄弱，导致直肠前壁向阴道后壁逐渐脱出，形成伴直肠膨出的阴道后壁脱垂（图 5-2）。

若较高处的耻尾肌纤维受损严重，可形成直肠子宫陷凹疝，导致阴道后穹隆向阴道内脱出，内有肠管，称肠膨出。

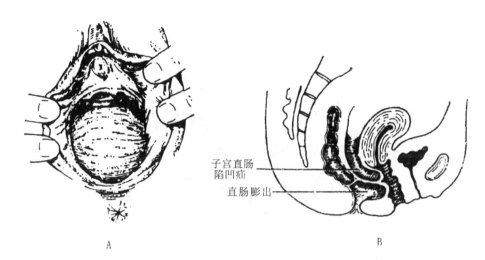

子宫直肠
陷凹疝

直肠膨山

A   B

图 5-2 阴道后壁脱垂

A.直肠膨出;B.直肠膨出矢状面观

（二）临床表现

轻者无明显表现,严重者可有下坠感、腰酸、排便困难的症状,甚至需要用手向后推移膨出的直肠方能排便。

（三）诊断与鉴别诊断

检查可见阴道后壁呈球形膨出,肛诊时手指可伸入膨出部,即可确诊。

（四）预防

同阴道前壁脱垂。

（五）治疗

轻度者不需治疗,重者需进行后阴道壁及会阴修补术。

（孙希荣）

第三节 子宫脱垂

子宫脱垂是子宫从正常的位置沿阴道下降,宫颈外口达坐骨棘水平以下,甚至子宫全部脱出阴道口以外。子宫脱垂常伴有阴道前壁和后壁脱垂。

一、临床分度与临床表现

（一）临床分度

我国采用 1981 年全国部分省、市、自治区"两病"科研协作组的分度,以患者平卧用力向下屏气时,子宫下降的最低点为分度标准,将子宫脱垂分为 3 度(图 5-3)。

(1) I 度:①轻型,子宫颈外口距处女膜缘<4 cm,未达处女膜缘。②重型,宫颈外口已达处女膜缘,阴道口可见子宫颈。

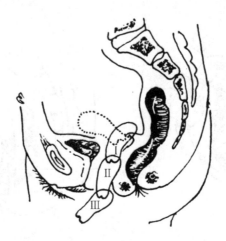

图 5-3　子宫脱垂

（2）Ⅱ度：①轻型，即宫颈已脱出阴道口外且宫体仍在阴道内；②重型，即宫颈及部分宫体脱出阴道口。

（3）Ⅲ度：宫颈与宫体全部脱出阴道口外。

（二）临床表现

1.症状

（1）Ⅰ度：患者多无自觉症状。Ⅱ、Ⅲ度患者常有程度不等的腰骶区疼痛或下坠感。

（2）Ⅱ度：患者在行走、劳动、下蹲或排便等使腹压增加时有块状物自阴道口脱出，开始时块状物在平卧休息时可变小或消失。严重者休息后块状物也不能自行回缩，常需用手推送才能将其还纳至阴道内。

（3）Ⅲ度：患者多伴有Ⅲ度阴道前壁脱垂，易出现尿潴留，还可发生压力性尿失禁。

2.体征

脱垂子宫有的可自行回缩，有的可经手还纳，不能还纳的常伴有阴道前、后壁脱出，长期摩擦可致宫颈溃疡、出血。Ⅱ、Ⅲ度子宫脱垂患者的宫颈及阴道黏膜增厚角化，宫颈肥大并延长。

二、病因

分娩损伤，产后过早地从事体力劳动，特别是重体力劳动；子宫支持组织疏松薄弱，如盆底组织先天发育不良；绝经后雌激素的不足；长期腹压增加。

三、诊断

通过妇科检查结合病史很容易诊断。检查时嘱患者向下屏气或加腹压，以判断子宫脱垂的最大程度，并分度。同时注意观察有无阴道壁脱垂、宫颈溃疡、压力性尿失禁等，必要时做宫颈细胞学检查。如子宫可还纳，需了解盆腔的情况。

四、处理

（一）支持疗法

加强营养，适当安排休息和工作，避免重体力劳动，保持大便的通畅，积极治疗增加腹压的疾病。

（二）非手术疗法

1.放置子宫托

适用于各度子宫脱垂和阴道前、后壁脱垂患者。

2.其他疗法

包括盆底肌肉锻炼、物理疗法和中药补中益气汤等。

（三）手术疗法

适用于国内分期Ⅱ度及以上子宫脱垂或保守治疗无效者。

1.阴道前、后壁修补术

适用于Ⅰ、Ⅱ度阴道前、后壁脱垂患者。

2.曼氏手术

手术包括阴道前、后壁修补，主韧带缩短及宫颈部分切除术。适用于年龄较小、宫颈延长、希望保留子宫的Ⅱ、Ⅲ度子宫脱垂伴阴道前、后壁脱垂患者。

3.经阴道子宫全切术及阴道前、后壁修补术

适用于Ⅱ、Ⅲ度子宫脱垂伴阴道前、后壁脱垂、年龄较大、无须考虑生育功能的患者。

4.阴道纵隔形成术或阴道封闭术

适用于年老体弱且不能耐受较大手术、不需保留性交功能的患者。

5.阴道、子宫悬吊术

可采用手术缩短圆韧带，或利用生物材料制成各种吊带，以达到悬吊子宫和阴道的目的。

五、预防

推行计划生育，提高助产技术，加强产后体操锻炼，避免产后重体力劳动，积极治疗和预防使腹压增加的疾病。

（孙希荣）

第六章

子宫内膜异位症与子宫腺肌病

第一节　子宫内膜异位症

一、子宫内膜异位症的现代医学病因学说

子宫内膜异位症历来被称为"谜一样的疾病",其发病机制迄今也未能阐明。近年来,在子宫内膜异位症的病因病理研究方面已经取得了很大的成绩。经典的经血逆流种植学说、体腔上皮化生学说、血流-淋巴散播学说、医源性散播学说已被众多学者接受。随着对轻度子宫内膜异位症的深入研究,发现盆腹腔内环境如免疫功能的异常及内分泌功能的紊乱在发病过程中起着越来越重要的作用,遗传因素和环境因素最近亦受到重视。以上任何一种学说都不能单独而完美地解释所有的子宫内膜异位症的发病机制,仅是其可能的发病途径之一。总之,学者们一致认为应以多因子的发病理论来解释其发病机制。

(一)经血逆流种植学说

1921年桑普森(Sampson)提出月经期脱落的有活性的子宫内膜碎屑能随经血通过输卵管逆流进入腹腔,种植于卵巢或直肠子宫陷凹,并在该处继续生长蔓延而形成盆腔子宫内膜异位症。他的研究证明,沿着输卵管的逆行方向有月经排出物的逆流,其后的研究亦发现在输卵管内有游离的且具有活性的子宫内膜碎片。月经期进行剖腹探查时可见输卵管伞端有经血流出,为经血逆流种植学说的有力证据。经血内含有活性的内膜细胞,其既具有种植功能又具有生长功能,是经血逆流种植学说的关键。研究表明具有任何妨碍经血外流的因素如无孔处女膜、阴道闭锁、阴道斜隔综合征等先天性生殖道畸形或宫颈狭窄、子宫重度后倾后屈的患者,均易伴发子宫内膜异位症,这一现象亦支持经血逆流种植学说的观点。至今,经血逆流的理论仍被大多数人所接受。但Sampson学说不能解释盆腔外的子宫内膜异位症,也无法解释为什么大多数妇女在月经周期中有经血逆流的现象,而仅有少数妇女发生子宫内膜异位症。

(二)体腔上皮化生学说

子宫内膜和腹膜细胞均来源于体腔上皮。成人的体腔上皮具有继续分化的潜能,在其他系统已有所见,如慢性萎缩性胃炎中有一种类型为肠上皮化生型,而其中的大肠型肠上皮化生与胃

癌发生的关系密切。生殖系统是否亦存在这种情况？早在1902年梅耶尔（Meyer）提出：子宫内膜异位症可能是腹腔内逆流的月经碎屑作为一种激惹因子，刺激腹膜上皮化生的结果。体腔上皮化生学说与经血逆流种植学说并不矛盾，而是其补充，经血逆流是一种激惹因素，异位内膜不是逆流经血的内膜直接种植，而是经过诱导体腔上皮化生的结果。该学说认为卵巢及盆腔子宫内膜异位病灶是由腹膜的间皮细胞化生而来的。卵巢表面上皮、盆腔腹膜、直肠阴道隔、脐等都是由具有高度化生潜能的体腔上皮分化而来的。凡由体腔上皮化生的组织，均有化生成与子宫内膜不能区分的组织的潜在能力，因而腹膜间皮细胞可能在炎症等因素的刺激下，易发生化生而形成异位的子宫内膜；卵巢表面的上皮因属原始体腔上皮，更具有分化的潜能，在反复经血回流、慢性炎症刺激或长期而持续的卵巢激素的作用下，可分化成子宫内膜。临床上卵巢子宫内膜异位症最为常见，符合体腔上皮化生学说的解释。化生学说不仅可以说明在卵巢及腹膜上的子宫内膜异位症，而且能说明盆腔外的如脐、胸腔等的病变，因为胸腔亦由体腔上皮化生而来。但迄今为止，该学说尚无充分的临床或实验依据。而且亦有人对体腔上皮化生学说提出异议，指出初潮前的女性、先天性子宫缺如的畸形患者，均未见发生子宫内膜异位症的报道。

（三）血流-淋巴散播学说

子宫内膜异位症是一种良性病变，但其生物学行为却类似恶性肿瘤，其机制可能与血流-淋巴散播有关，该学说认为子宫内膜组织可以通过血流和淋巴向远处转移。Sampson于1922年首先说明子宫内膜经血管的转移，并证实血管及淋巴管内有子宫内膜细胞。盆腔外子宫内膜异位症，如输尿管膀胱子宫内膜异位症、胃黏膜子宫内膜异位症、肺-支气管子宫内膜异位症，甚至蛛网膜子宫内膜异位症的罕见病例的报道，说明了病变可能是由子宫内膜经血流转移而形成的。持这种观点的学者认为内膜经过血流散播至静脉、胸膜、肝实质、肾脏、上臂、下肢，并且有学者在兔肺内复制出实验性子宫内膜异位症。另有人认为子宫内膜异位症先侵入子宫肌层或肌束间的淋巴管及微血管，随后向邻近的组织器官、盆腔淋巴结及远处转移。研究发现宫旁淋巴结及髂内淋巴结中含有子宫内膜组织，但在区域淋巴结的中央很少见到内膜组织。值得一提的是像胸膜等处的病灶，虽然可能是由血流-淋巴散播所致，但局部化生这一因素仍不能排除，因胸膜亦由体腔上皮分化而来，在胚胎期产生胚芽及中肾管时，有可能发生体腔上皮异位于其中，日后组织可化生为子宫内膜，而在各部位形成子宫内膜异位症。虽然血流-淋巴散播学说不能解释常发部位与正常的血流和淋巴引流不符，但是在淋巴管和血管中都能证实有子宫内膜细胞，因而不能完全否认这2种机制，至少它们是远处部位的子宫内膜异位症发生的最可能的传播方式。同时我们也注意到全身各部位的子宫内膜异位症相对于理论上的子宫内膜组织通过血流和淋巴向远处转移可能形成的子宫内膜异位症少见，这是否与机体的内分泌-免疫功能的紊乱有关，目前尚难定论，有待进一步的深入研究。

（四）医源性散播学说

近年来，子宫内膜异位症的发病率呈逐年上升的趋势，这与腹腔镜的广泛应用及医患双方对该病的重视密不可分，导致该病的发现率不断上升，但同时我们注意到一些医源性种植也是导致发病率上升不可忽略的因素。研究表明，剖宫取胎后的腹壁瘢痕子宫内膜异位症占腹壁瘢痕子宫内膜异位症的90%左右。子宫内膜的直接种植，也可发生于阴道分娩所引起的会阴、阴道或宫颈裂伤的部位，目前经阴道分娩的会阴切开率较高，可发生会阴切开术的瘢痕子宫内膜异位症。值得庆幸的是，生产时软产道的损伤虽常见，但由此而发生的子宫内膜异位症却少见，可能是因阴道内为有菌的环境，局部伤口难免有感染，感染的伤口内种植的组织不易存活，且与产后体内雌激素水平迅速下降至较低水平有一定的关系。此外,其他的一些妇科小手术,如输卵管通液术、子宫输卵管造影术、人工流产负压吸引术等,均有可能将子宫内膜带入到盆腔,造成医源性种植。宫颈电烫术、冷冻术后所遗留的伤口未恢复,而又见月经来潮,则有可能导致月经期脱落的子宫内膜组织种植于伤口,导致日后形成宫颈子宫内膜异位症。因此,为避免或减少医源性散播,在进行上述操作时,需严格选取手术的时间,剖宫产术缝合前尽量将器械冲洗干净,以免将子宫内膜带至腹壁切口。

（五）内分泌学说

子宫内膜异位症合并多种内分泌异常。这些异常,最终通过影响卵泡的发育、成熟及排卵和黄体功能,导致不孕;而长期的不孕,又反过来促进子宫内膜异位症的发生、发展,从而形成恶性的循环。

1.黄素化未破裂卵泡综合征

科尼克斯(Koninckx)等提出,一种特殊类型的排卵功能障碍——黄素化未破裂卵泡综合征,常见于子宫内膜异位症患者,因而认为黄素化未破裂卵泡综合征可能是子宫内膜异位症的发病原因之一。子宫内膜异位症合并黄素化未破裂卵泡综合征者占18%～79%,亦是其不孕的原因。此病症为卵泡发育成熟且卵泡细胞出现黄素化,患者基础体温为双相,子宫内膜呈分泌期改变,但成熟的卵子不能排出,无受孕的可能。其诊断依据为在LH高峰后2天,B超监测卵泡仍继续生长;腹腔镜下,在应有的排卵期后4～10天,未在卵巢表面发现排卵孔或黄体血肿。其发生机制可能是神经内分泌功能失调,催乳素增加,抑制促性腺激素的分泌,LH峰值降低,继而影响排卵功能;或由于催乳素增加,影响卵巢促黄体生成激素受体(LH-R)的合成和维持,使卵泡对促黄体生成激素的刺激失去敏感性,未经排卵直接黄素化,进而成为黄素化未破裂卵泡综合征。此外,内源性阿片肽的升高、卵巢内膜异位灶的直接机械作用与黄素化未破裂卵泡综合征均有关。据文献报道,有排卵者腹腔液中雌二醇及黄体酮(P)水平比黄素化未破裂卵泡综合征患者高3～20倍,因为高浓度黄体酮对有活性的异位子宫内膜有抑制生长的作用,而黄素化未破裂卵泡综合征因无排卵,则其腹腔液中黄体酮含量降低,造成腹腔内自由漂浮的内膜细胞失去抑制,有利于异位内膜的种植与生长,因此推测子宫内膜异位症可能是黄素化未破裂卵泡综合征的结果。另有学者认为子宫内膜异位症与黄素化未破裂卵泡综合征之间的因果关系尚待进一步的研究,亦有可能两者互为因果、相互作用从而加重病情、扩散病变。

2.高催乳素血症

希尔塑维茨(Hirschowitz)等认为EMT患者易合并高催乳素血症,并首先提出了"泌乳-子宫内膜异位症"这一概念。贺又娥报道EMT原发不孕患者高催乳素血症占61.5%。有学者发现血清催乳素基值正常的子宫内膜异位症患者对TRH或促黄体生成激素释放激素(LHRH)刺激试验的反应较对照组明显增强,提示患者分泌PRL的能力比正常人高。催乳素升高及分泌亢进的机制,可能与下列因素有关:①腹腔内大量异位病灶与宫腔内膜一样具有分泌催乳素的功能。②腹腔内大量异位病灶持续刺激,经传入神经,将刺激信息传至神经中枢,反射性地引起催乳素的分泌,这与吸吮乳头刺激神经中枢产生催乳素的原理相似。③与垂体催乳素细胞对疼痛过度的敏感有关。曾有专家设想子宫内膜异位症可能是由于应激引起的神经内分泌功能失调而使催乳素增高,升高的催乳素通过多巴胺系统而使下丘脑-垂体-卵巢轴功能受抑制。研究表明,升高的催乳素可抑制GnRH及促性腺激素的分泌及释放;并且异位内膜所出现的异常的无周期规律的PRL分泌,尚可干扰卵泡期卵巢旁分泌或自分泌卵泡的调控系统,使卵巢卵泡内呈现相对高的 PRL 水平,抑制性激素的合成及分泌,从而影响卵泡的发育、成熟及排卵。此外,还可以降低 LH 受体的数量,从而使得卵泡对 LH 的刺激失去敏感性,在 LH 峰值出现时,发生黄素化未破裂卵泡综合征,从而影响排卵,干扰生育。

3.黄体功能异常

(1)黄体功能不足。格兰特(Grant)于 1966 年,首次报道子宫内膜异位症患者易伴发黄体功能不足。黄体功能不足是指黄体分泌黄体酮不足和子宫内膜对黄体酮刺激的组织反应性异常,其原因与以下因素有关:①下丘脑-垂体分泌失调:如 FSH 分泌不足导致卵泡发育不良,高张性 LH 分泌,低排卵期 LH 峰值,黄体期 LH 分泌不足。②子宫内分泌功能异常:如前列腺素 $PGI2/TXA_2$ 比值、抑制素分泌异常降低。③高催乳素血症(HPRL):据调查,黄体功能不足患者约 70% 合并 HPRL,PRL 经旁分泌机制参与对 LH 释放脉冲频率和振幅强度的调节,影响卵巢黄体酮合成的酶系统功能。通过测定患者孕激素和孕激素受体的浓度,认为 EMT 患者易发生黄体功能不足,影响孕卵着床。在子宫内膜异位症患者中自然流产率较高,有文献报道其高达 40%～50%,这可能与黄体功能不足有关。用基础体温及子宫内膜活检对 90 例子宫内膜异位症患者进行研究,发现 45% 的患者有黄体功能缺陷,其中 20% 黄体期≤10 天,17% 的患者子宫内膜呈现不成熟分泌相。有人通过对子宫内膜异位症及不明原因的不孕患者血清及腹腔液中孕激素及 17β-雌二醇的测定发现:子宫内膜异位症患者血清及腹腔液中孕激素及孕激素与 17β-雌二醇的比值均明显低于不明原因的不孕组,其中以腹腔液为重。哈伯拉罕(Hbraham)与亚伯拉罕(Abraham)发现子宫内膜异位症患者黄体期雌二醇水平较正常者高,而黄体酮水平较正常者低。但另有学者通过测定孕激素及内膜活检未发现子宫内膜异位症易合并黄体功能不足,因而持相反意见。然而,最近 Wing-field 通过测定唾液中的孕激素,发现子宫内膜异位症患者大部分存在黄体功能不足,只是这些变化很微小,只能通过细致的研究才能监测到。

(2)黄体功能萎缩不全:爱雅(Ayer)等学者研究发现 EMT 患者卵泡早期卵巢静脉血中雌二醇的水平较非 EMT 低,而外周血及卵巢静脉血中的孕激素水平高于非 EMT 组,从而提示为黄体萎缩不全。卵泡早期孕激素升高,将影响下个周期卵泡的发育和干扰卵巢颗粒细胞 LH 受体的形成,从而影响排卵及胚胎着床而导致不孕。有人对子宫内膜异位症不孕患者的双相体温图形分析发现:月经周期前 3 天体温明显延迟下降占 45%。

(3)孕激素-子宫内膜不协调:研究发现不孕组在黄体期子宫内膜延迟的发生率为 14%,与有生育的对照组的发生率(4.4%)相比显著升高。而当把不孕组分为各种原因的不孕亚组时,又发现子宫内膜异位症不孕亚组与其他原因的不孕亚组及对照组相比,黄体期子宫内膜延迟的发生率,显著高于其他原因的不孕亚组及对照组。而在各组之间,黄体期孕激素的水平无明显差异,从而首次提出子宫内膜异位症患者的子宫内膜对正常孕激素的异常反应比异常孕激素所导致的异常反应更为常见,提示子宫内膜异位症患者存在孕激素-子宫内膜不协调。子宫内膜结构的异常可能是子宫内膜异位症不孕的原因,其后有学者通过电镜亦证实了此观点。

4.神经内分泌功能紊乱

胡电等研究发现 EMT 不孕妇女的血中内源性阿片肽(EOP)β-EP、DYNA 1～13 水平显著升高。EOP 是被较晚发现的体内调节多肽,参与体内神经-内分泌-免疫网络的调节,具有复杂的生理功能,与各种生殖功能障碍的发病机制有关。许多研究证实,EOP 尤其 β-EP 对下丘脑-垂体-卵巢轴的神经内分泌有调节作用。其受体拮抗剂纳洛酮可使 21～23 周的人胚下丘脑 GnRH 释放增加,而将等克分子浓度的 β-EP 与纳洛酮同时应用,可抑制纳洛酮引起的 GnRH 的分泌,表明 EOP 对下丘脑 GnRH 的释放有直接抑制作用,影响其脉冲释放节律及阻抑排卵。一些学者发现 U 型和 K 型阿片肽可增加血中 PRL 水平及降低血 LH 水平,此效应可被纳洛酮逆转。EMT 患者可能由于腹腔异位灶的刺激,经传入神经,将刺激信息传至神经中枢,反射地引起 β-EP 和 PRL 的分泌增加,并通过下丘脑 GnRH 抑制垂体 FSH、LH 的分泌。以上因素可影响卵巢功能,导致卵泡发育不良或发育迟缓,使得排卵异常,而致不孕。有学者认为 β-EP 对促性腺激素的影响是通过 LH 受体而作用的。

(六)免疫学说

免疫功能紊乱在子宫内膜异位症的发生、发展的过程中起着重要作用。大多数妇女在月经周期中有经血逆流现象,但仅有少数妇女会发生子宫内膜异位症,而全身各部位的子宫内膜异位症相对于理论上子宫内膜组织通过血流和淋巴向远处转移可能形成的子宫内膜异位症少见,究其原因,机体的免疫系统不能清除异位内膜碎片及排斥异位内膜的种植可能是子宫内膜异位症发病的重要环节。大量的研究表明,患者常伴有局部及全身细胞免疫和体液免疫功能异常,主要表现为免疫抑制与免疫刺激之间的不平衡状态。由于细胞免疫和体液免疫失衡,其产生的免疫分子包括细胞因子的含量及活性改变,以及产生自身抗体和导致补体沉积,可改变腹腔内环境,有利于异位内膜的种植和生长,并干扰生殖过程而致不孕。此外,黏附分子也参与了异位内膜的免疫黏附过程,有利于盆腔内的内膜碎片黏附在周围组织上促进子宫内膜异位症的发展。以下从细胞免疫、体液免疫、分子免疫 3 方面进行论述。

1.细胞免疫

EMT 与细胞免疫密切相关,主要表现在巨噬细胞、自然杀伤(NK)细胞、杀伤性 T 细胞对异位内膜细胞的杀伤活性降低,单核细胞则对异位内膜细胞的增殖有促进作用,T 辅助细胞/T 抑制细胞的比值升高导致体液免疫系统改变,各种免疫活性细胞分泌物质的增多可能与不孕和自然流产有关。

(1)单核巨噬细胞:单核巨噬细胞是重要的免疫活性细胞,不仅能吞噬老化的细胞、细胞碎片、细菌、精子,还是重要的抗原识别、提呈细胞,并能分泌多种细胞因子,如白细胞介素-1(IL-1)、白细胞介素-6(IL-6)、白细胞介素-8(IL-8)、肿瘤坏死因子(TNF)等,导致腹腔液中一系列细胞因子水平或活性升高,并刺激 T 细胞、B 细胞的增殖和活性增强,介导免疫反应,促进前列腺素合成及局部成纤维细胞增生、胶原沉积和纤维蛋白形成,造成纤维化和粘连。EMT 患者外周血单核细胞的数量及百分比均无变化,但其活性却大大提高,而腹腔液中巨噬细胞数量增多,并且与病变程度成正比。

韦博格(Weinberg)等发现 EMT 患者腹腔液中的单核细胞集落刺激因子(M-CSF)水平明显升高。M-CSF 可显著地促进单核细胞的分化和巨噬细胞的增殖。博朗(Braun)等发现轻度(Ⅰ~Ⅱ期)EMT 患者腹腔液中的巨噬细胞对体外培养细胞系的毒性作用明显增强,严重(Ⅲ~Ⅳ期)患者巨噬细胞的毒性则下降。早期子宫内膜异位症患者腹腔液中的巨噬细胞的细胞活性较晚期患者高,这一结果可解释部分早期子宫内膜异位症患者虽然无明显的盆腔病变,但临床症状反应明显,而且不孕的发生率也不低于晚期的患者。该学者还发现腹腔巨噬细胞无论对内异症组还是对照组均能抑制子宫内膜细胞的体外增殖;而单核细胞抑制对照组的内膜增生,却刺激内异症组的内膜增生。熊光武等报道 EMT 患者腹腔液内巨噬细胞的浓度、噬菌率、噬菌指数、杀菌率、酸性磷酸酶均高于对照组。单核巨噬细胞活性增强,能吞噬盆腔内精子,使受孕率降低。子宫内膜异位症患者腹腔液中的巨噬细胞除了分泌活性增强以外,其生命周期也发生了改变。

有研究对 EMT 患者腹腔液中巨噬细胞的 bcl-2/bax 染色发现,bcl-2/bax 免疫反应主要在正常子宫内膜的腺上皮细胞,bcl-2 出现在月经周期的增生期,而 bax 在整个月经周期中都出现。异位内膜中 bcl-2 的阳性较对照组明显增高,bax 染色阳性的巨噬细胞下降,bcl-2/bax 比例增加将使这些巨噬细胞对凋亡的易感性降低,从而抑制凋亡,使巨噬细胞增多。巨噬细胞为高活性细胞,能分泌大量的生长因子和血管生成因子,促进 EMT 的发展。

(2)NK 细胞:NK 细胞作为非特异性杀伤细胞,不需预先致敏即杀伤靶细胞,不受组织相容性抗原系统的限制,在机体的抗肿瘤发生和抗病毒感染方面发挥了重要的免疫监护作用,是具有细胞毒性的淋巴细胞。NK 细胞的这种细胞毒作用是非 HLA 限制性的,敏感细胞表面被 NK 细胞识别的分子结构也是不限定的。NK 细胞能够通过直接分泌细胞因子介导靶细胞溶解,或通过激活 T 细胞介导的免疫作用,间接地使细胞溶解。NK 细胞的活性可被单核巨噬细胞和 T 细胞产生的 IL-1、IL-2、IL-12、TNF-α 和 IFN-γ 等细胞因子所增强。若内膜细胞也是 NK 细胞的作用靶位,则子宫内膜异位症的产生有可能是 NK 细胞的活性降低,不能清除随月经血倒流入腹腔的子宫内膜细胞所导致。组织学已证实,NK 细胞可通过抑制 B 细胞功能以维持体内自身的稳定。EMT 患者 NK 细胞的活性下降,推测子宫内膜异位症可能是 NK 细胞功能缺陷,导致 B 细胞去抑制,因而过度活化、增殖以导致子宫内膜抗体等自身抗体的产生增多,引起抗原抗体反应及生成各种免疫复合物破坏生殖内环境所致。令狐华等研究发现,EMT 患者的 NK 细胞的数量虽无明显改变,但其活性明显下降,有利于子宫内膜组织得以异位种植。腹腔液和外周血中 NK 细胞分别为对照组的 38.8% 和 39.5%。威尔森(Wilson)等认为腹腔液中 NK 活性下降较外周血更为明显。

奥斯特莱克(Osterlynk)等发现取自子宫内膜异位症患者的腹腔液能显著抑制 NK 细胞介导对 NK 细胞毒敏感细胞——K562 细胞的细胞毒性作用,明显降低对植物血凝素反应的淋巴细胞的增殖。子宫内膜异位症腹腔液中 NK 细胞的活性下降的原因尚未完全阐明,可能与众多细胞因子参与了抑制 NK 的细胞毒活性的过程有关。现已发现 TNF-β 在子宫内膜异位症患者的腹腔液浓度升高,抑制了 NK 细胞的活性。但腹腔液中巨噬细胞分泌的 IL-1 和 TNF-α 的浓度增加又可增强 NK 细胞的活性,但为何最终呈现腹腔液中 NK 细胞的活性降低的现象?希尔(Hill)解释,这涉及对异位内膜免疫应答产生抗体的有关机制:最终的免疫复合物通过结合 NK 细胞的 Fc 受体而抑制了 NK 细胞的活性。同时,活化的巨噬细胞产生的前列腺素 E 也抑制了 NK 细胞的活性。最近,有学者证明了子宫内膜异位症患者腹腔液中 IL-12p40 亚单位的增加。在体外 IL-12 与 NK 细胞一起孵育,游离 p40 亚基导致 NK 细胞对自体同源内膜细胞的细胞毒活性下降,p40 亚基的抑制作用是通过下调 NK 细胞的 IL-12 受体实现的。

有资料显示,子宫内膜异位症患者的 NK 的细胞毒活性的明显下降与病变的程度有关。这里需要特别指出的是 NK 细胞的活性的下降是细胞功能的改变而不是 NK 细胞在数量上的下降。有研究显示,子宫内膜异位症患者外周血单个核细胞(PBMCs)中 NK 细胞的活性下降似乎还与雌激素的浓度增加有关,而 GnRH 类似物却增加 PBMCs 中 NK 细胞的活性。此外,卵泡期较之排卵期后 NK 的活性下降更显著,由此认为逆流经血的种植很可能发生在卵泡期。

Osterlynk 等发现在二氧化碳激光去除异位灶前后 NK 细胞的活性无明显变化,但仍较正常为低。提示 NK 细胞的活性下降在 EMT 进行性发展前已存在,有可能是一种细胞原发性缺陷。但内登(Kikuchi)等的研究表明,手术后未成熟的 NK 细胞明显下降,中度分化的 NK 细胞及成熟的 NK 细胞则明显增多。一般认为 NK 细胞的活性与其分化的程度成正比。由此认为,

NK 细胞的活性下降为继发的。子宫内膜异位症患者 NK 细胞的活性的改变,究竟是疾病的原因,抑或是疾病的结果,尚需进一步的深入研究。正如在肿瘤患者中 NK 细胞的活性下降被描述为肿瘤负荷过重所致,在晚期子宫内膜异位症患者可能存在着类似的情况。但这一理论又遇到这样的一个难题:如果子宫内膜异位症患者的非特异性自然杀伤活性存在着整体缺陷,那么这些妇女受到病毒感染和肿瘤的发病率会增加,然而事实上并非如此。要解答这些矛盾现象可能有赖于特异的 NK 细胞靶分子的确定。因此,为了证明子宫内膜异位症的发病机制确实与患者的 PBMCs 中 NK 细胞的活性下降有关,仅仅证明子宫内膜异位症患者 NK 细胞对 K562 细胞的细胞毒活性下降是不够的,NK 细胞的活性下降是否对子宫内膜有选择性? 近期已有研究证明子宫内膜异位症患者的 NK 细胞对自体子宫内膜细胞的细胞毒作用明显下降。不仅如此,有学者如威佳诺(Vigano)等的工作显示,子宫内膜异位症患者的 NK 细胞对子宫内膜细胞的细胞毒作用明显下降,而对 K562 细胞的细胞毒作用却没有改变,提示子宫内膜异位症患者的 NK 细胞的活性下降对子宫内膜细胞是有选择性的。

(3)T 细胞及其亚群:T 细胞是一类特异性免疫细胞,主要包括 T 辅助细胞(Th)、T 抑制细胞(Ts)、T 杀伤细胞或细胞毒 T 细胞(Tk 或 Tc)。与 CD3 反应的细胞是总 T 细胞,与 CD4 反应的细胞主要为辅助性 T 细胞,与 CD8 反应的细胞主要为抑制性 T 细胞。朱关玲等研究Ⅲ、Ⅳ期 EMT 患者外周的血 CD3 和 CD4 细胞水平及 CD4/CD8 比值,结果明显低于对照组,并有显著性差异,但奥普萨尔(Opsahl)发现其中活化 T 细胞数目增多。测定 T 辅助细胞 1(Th_1)产生的 IL-2 及 T 辅助细胞 2(Th_2)产生的 IL-4、IL-5 水平,患者腹腔液中上述指标均较对照组相对升高,但未观察到有倾斜于 Th_1 型或 Th_2 型细胞因子的情况。而 Hill 等在研究中发现,Ⅰ、Ⅱ期患者腹腔液中 T 抑制细胞数目明显减少,T 辅助细胞则在病情较严重时(Ⅲ、Ⅳ期)有增加的趋势。子宫内膜异位症患者 T 细胞反应是 Th_1 还是 Th_2 尚不明确。说明子宫内膜异位症先影响 T 抑制细胞使之减少,严重时再影响 T 辅助细胞数目的增加,最终影响体液免疫,如 T 细胞依赖性 B 细胞增殖,自身抗体的增多等导致不孕。EMT 的免疫状态可能与分期有关,在疾病早期,机体免疫反应增强,如:NK 细胞、T 细胞和巨噬细胞数目增加,IL-2 浓度升高,活化了淋巴细胞,使细胞的毒性增强,启动多种免疫功能来清除病灶。在有害的免疫抑制因子和正常免疫系统相互作用的过程中,诱发免疫系统释放一系列反馈因子,进一步抑制免疫活性细胞对异位内膜的清除,并使免疫活性逆转为病变的免疫促进作用。

2.体液免疫

对子宫内膜异位症患者的非特异性体液免疫功能的研究发现,患者的血清免疫球蛋白 IgA 及补体 C3、C4 水平明显高于正常生育组,而腹腔液 IgG、IgA、IgM 及补体 C3、C4 水平显著低于血清水平。说明 EMT 患者体内存在多克隆 B 细胞激活,但 B 细胞数量并不增加。用原位杂交的方法检测补体 C3 的 mRNA 水平和用免疫组化和免疫印迹法检测补体 C3 的蛋白质水平,结果发现在异位组织中补体 C3 的表达显著升高。补体水平的升高促进一些免疫复合物的形成,进而干扰免疫功能。

在子宫内膜异位症的研究中发现部分患者出现多种自身抗体,包括抗子宫内膜、卵巢组织的自身抗体,以及抗组蛋白、抗磷脂、抗多核苷酸抗体等;子宫内膜异位症患者的抗碳酸苷酶的自身抗体的阳性率也较高,尤其是在患子宫内膜异位症的不孕患者中更是如此。不过,出现这些自身抗体究竟是促进子宫内膜异位症发生的原因,还是子宫内膜异位症慢性炎症刺激的结果,有待进一步的深入研究。

子宫内膜抗体（EMAb）是以子宫内膜为靶抗原，并引起一系列免疫病理效应的自身抗体。马图尔（Mathur）等在 1982 年首次证实了子宫内膜异位症患者血清及子宫内膜组织中有特异性的 EMAb。研究证明，EMAb 的产生，一方面是异位子宫内膜刺激机体免疫系统，使多克隆 B 细胞活化，产生自身抗体；另一方面是机体的免疫系统失常所致。用不同免疫学方法检测发现：EMT 患者抗 EMAb 的检出率为 70%～80%，而对照组的血清及腹腔液中很少发现 EMAb。子宫内膜异位症各期及子宫腺肌病之间血清 EMAb 的阳性率差异无显著性，EMAb 的阳性率与子宫内膜异位症的严重程度间无相关性；可能是随着异位子宫内膜病灶的增加，抗原成分增多，抗体消耗也增多，致血循环中的 EMAb 减少所致。进一步研究发现，血清 EMAb 仅作用于 EMT 患者的内膜及异位灶，很少与正常生育组的内膜抗原反应。因此，EMT 患者的子宫内膜及异位灶内膜抗原性改变可能是患者体内产生 EMAb 的一种原因。奥塔（Ota）等报道异位的子宫内膜能表达 MHCⅡ类抗原，因而能向 T 辅助细胞提呈抗原，诱导机体产生 EMAb。而抗原抗体结合沉积于子宫和异位灶中，通过激活补体，破坏子宫内膜结构。朱关玲等发现 EMT 患者外周血的非特异性的抗磷脂抗体的阳性率较对照组高。因而 EMT 患者体内可能产生多种自身抗体，体内存在多克隆 B 细胞激活。以上致敏淋巴细胞或自身抗体损伤相应自身抗原的器官组织引起内膜的分泌不足，干扰排卵，不利于孕卵着床，导致不孕或反复流产。

CA125 存在于胚胎体腔上皮，是苗勒管衍生物及其赘生组织中的糖蛋白抗原成分，能与单克隆抗体 OC125 发生特异性结合。在腹膜、胸膜、心包膜、输卵管内膜、子宫内膜及子宫颈管内膜组织中均可检测到 CA125，所以异位子宫内膜也能产生此抗原。1986 年巴比里（Barbieri）等首次报道子宫内膜异位症患者血清 CA125 水平较对照组明显升高，并随病情严重程度而增加，在Ⅲ、Ⅳ期患者中其差异更大。认为子宫内膜异位症患者血清 CA125 浓度升高的机制是：①异位内膜病灶中 CA125 浓度高于正常组织。②子宫内膜异位症使子宫内膜细胞表面的 CA125 易进入血流。麦克比恩（McBean）在体外培养子宫内膜，发现子宫内膜异位症患者的异位子宫内膜有较强的分泌 CA125 的功能，通常是正常子宫内膜分泌的 2～4 倍。可能是由于子宫内膜损伤后，其腺上皮可黏附大量的 OC125，间质细胞则黏附较少，正常子宫内膜组织不黏附。其后有研究发现腹腔液中的 CA125 浓度高于外周血，有报道称其浓度可达外周血的 100 倍，可能由异位灶及子宫内膜上皮细胞的共同分泌所致。

二、子宫内膜异位症的诊断

（一）临床诊断

子宫内膜异位症是妇科常见病、多发病，发病率有逐年上升的趋势。由于本病分布范围甚广，甚至半数患者无明显症状，或症状体征不相符，常造成对本病的漏诊、误诊。王曼报道内在性子宫内膜异位症有60.4%误诊为子宫肌瘤，而外在性子宫内膜异位症有 32.5%误诊为卵巢囊肿。在腹腔镜应用于临床之前，子宫内膜异位症的术前诊断率在有经验的医师中约为 75%，而经验不足者仅为 20%。1983 年国内综合分析了 8 个单位共 389 例子宫内膜异位症，总误诊率为 43%（26.2%～71.1%）。子宫内膜异位症的临床诊断应结合病史、临床症状、妇科检查或体检阳性体征来考虑，并对疾病作出可能的临床分期。

1.病史

应重点询问患者有无子宫内膜异位症家族史、月经史、妊娠史、流产和分娩史。流行病学调查研究发现子宫内膜异位症患者女性的直系亲属中患此病的可能性较对照组明显升高，提示此病与遗传有关,且可能为多基因遗传。如人工流产可促进子宫内膜逆流,剖宫产术易致腹部瘢痕内膜异位症的发生。

临床症状因人而异,差异甚大,且可因病变部位的不同而出现不同的症状,约 20％的患者可无明显不适。对生育年龄妇女有痛经、不孕、性交痛、月经紊乱等症状者,需重点询问痛经出现的时间、程度、发展过程和持续时间,应与其他妇科病引起的痛经相鉴别。典型的子宫内膜异位症为继发性痛经、进行性加剧,此外有性交痛、排便痛,平时腹部隐痛,个别可出现急腹痛,也常伴有不孕及月经过多、月经紊乱或不规则阴道流血等症状。

2.症状

一般多表现为周期性发作,且可因病变的部位不同而出现不同的症状,约 20％的患者无自觉症状,常见症状如下。

(1)痛经:痛经为子宫内膜异位症患者最突出、最典型的症状之一,多为继发性和渐进性,即在初潮的最初数年内无症状,继而经期时出现疼痛,并有逐年加剧的现象,可发生在月经前、月经时及月经后。疼痛多位于下腹部及腰骶部,可放射至阴道、会阴、肛门及大腿部。疼痛的程度不一,严重者难以忍受,伴有恶心、呕吐、腹泻,需卧床休息或药物止痛。疼痛的程度与病灶的大小不一定成正比,有时盆腔腹膜散在细小的结节性病灶,可引起难以忍受的疼痛,而较大的卵巢子宫内膜异位囊肿又可能无痛经的症状,所以疼痛的程度往往不能反映出腹腔镜检查所查出的疾病程度。临床上子宫内膜异位病灶显著但无痛经者,占 25％左右,因此痛经并非子宫内膜异位症的必备症状。疼痛常随着月经周期而加重,其产生的原因为异位病灶受周期性卵巢激素水平的影响,使异位的子宫内膜增生、肿胀,如再受孕激素的影响则出血,刺激局部组织及神经以致疼痛。此外,子宫内膜异位症患者腹腔液前列腺素水平的异常升高也与痛经有关,妇女的心理状况也能影响痛觉。

(2)月经失调:有时有月经量增多,或经期延长,常＞10 天甚至 1 个月,亦有在经前出现点滴出血者。其失调原因可能为卵巢实质被异位内膜病灶所破坏,或卵巢被粘连包裹致使卵巢无排卵或黄体功能不足,或同时合并有子宫腺肌瘤使子宫内膜增多。

(3)不孕:正常妇女不孕率为 15％,而子宫内膜异位症患者可高达 40％。根据天津、上海 2 地报道,原发性不孕占 41.6％～43.3％,继发性不孕占 46.6％～47.3％。不孕与子宫内膜异位症的因果关系尚有争论。重度子宫内膜异位症患者不孕的原因主要与广泛粘连、输卵管闭锁或蠕动减弱以致影响卵子的排出、摄取和孕卵的运行有关。近年来,随着诊断性腹腔镜在临床工作中的广泛应用,越来越多的轻度子宫内膜异位症患者被发现。这些患者的输卵管和卵巢均未受累,且无其他原因。子宫内膜异位症患者不孕的原因还可能与下列因素有关:①腹腔液微环境因素:腹腔液与盆腔脏器及子宫内膜异位症病灶直接接触,为子宫内膜异位症病灶生长的内环境,同时也是卵巢、输卵管功能活动的环境。许多研究结果表明,子宫内膜异位症患者腹腔液中的巨噬细胞含量增多,活性增强及其释放的活性物质 TNF-α、IL 水平增多,可通过吞噬精子、削弱精子功能、影响受精卵卵裂、对早期胚胎的毒性作用等环节导致不孕。此外,子宫内膜异位症患者腹腔液中前列腺素水平的病理性增加,使输卵管的舒缩功能紊乱,影响受精卵运输,可能也是子宫内膜异位症致不孕的一个原因。②黄素化未破裂卵泡综合征:是另一种类型的排卵功能障碍。子宫内膜异位症合并黄素化未破裂卵泡综合征患者占 18％～79％,亦是其发生不孕的原因。患者的卵泡发育成熟且卵泡细胞出现黄素化,基础体温为双相,子宫内膜呈分泌期改变,但成熟的卵子不能排出,故无受孕的可能。黄素化未破裂卵泡综合征的发生机制可能是神经内分泌功能失调,催乳素增加,抑制促性腺激素的分泌,LH 峰值降低,继而影响卵巢功能;由于催乳素增加,影响卵巢促黄体生成激素受体的合成和维持,使卵巢、卵泡对促黄体生成激素反应迟钝,未经排卵而直接黄素化。③免疫功能异常:大量的研究表明,子宫内膜异位症患者体内免疫功能失衡,包括细胞免疫和体液免疫,为子宫内膜异位症的发病原因之一,同时也是致不孕的重要因素。患者体内 B 细胞受自身子宫内膜抗原激活后产生抗子宫内膜抗体,可干扰早期受精卵的输送和着床。同时腹腔液中巨噬细胞数量增多,活性增强,亦可吞噬精子和干扰卵细胞的分裂从而导致不孕。亦有人认为长期不孕、月经无闭止时期,可产生内膜异位种植的机会,而一旦怀孕,则异位内膜会受到抑制而萎缩。

(4)性交疼痛:发生于直肠子宫陷凹、阴道直肠隔的子宫内膜异位症,使周围组织充血肿胀,性交时宫颈受阴茎冲撞,阴道壁受阴茎摩擦,可引起性交疼痛,特别在月经来潮前性感不快而加重。此症状多被忽视,往往是在腹腔镜下直肠子宫陷凹和宫骶韧带上见到多处异位灶,或有的患者在进行双合诊、三合诊的过程中扪及触痛性结节、子宫后倾后屈固定的卵巢粘连在盆底,再次询问病史,患者可能会陈述有性交疼痛这一症状。

(5)周期性直肠刺激症状:肛门坠胀、疼痛是盆腹膜、直肠子宫陷凹的子宫内膜异位症的特有症状,是诊断子宫内膜异位症比较有价值的症状。一般发生在月经前期或月经后期,患者肛门坠胀及粪便通过直肠时疼痛难忍。由于子宫内膜异位病灶常位于盆底、直肠子宫陷凹,直肠和乙状结肠常被累及,且有粘连,每于排便时,肠蠕动引起腹膜牵拉,故出现排便痛。偶见异位内膜深达直肠黏膜,则有月经期直肠出血。随着病程的延续,异位病灶会逐渐加重,这种周期发作与月经同步的直肠刺激症状会更明显、更加严重。一般月经后症状稍减轻,若病灶较大,可能会出现排便困难。

(6)发热:子宫内膜异位症患者可能有低热,因此常被误认为生殖道结核,曾有报道 55% 的患者体温在 37 ℃以上。发热在月经后出现,故可能与病灶内的陈旧出血被吸收有关。也曾有子宫内膜异位症伴低热者,经促黄体生成激素释放激素治疗期间体温正常,证明是子宫内膜异位者引起的低热,当病情受控制时,体温也趋于正常。

(7)其他部位的子宫内膜异位症:当身体盆腔以外部位如宫颈、阴道、外阴、肠道、腹壁、脐部、膀胱、输尿管、横隔及肺等部位有内膜异位种植时,均可在病变部位出现周期性疼痛、出血或块状物增大的表现。体表病灶症状明显,易被发现和诊断;体内和脏器病灶起病隐匿,常无典型的症状,不易确诊,应引起高度重视。

1)腹壁子宫内膜异位症:发生在腹壁瘢痕的子宫内膜异位症,是继盆腔手术如子宫切开术、剖宫产术后子宫内膜直接种植所致。辛格(Singh)总结 10 年工作经验发现,子宫切开术后腹壁瘢痕子宫内膜异位症的发生率仅为 1%,剖宫产术后的发生率为 0.03%~0.2%,且腹壁瘢痕子宫内膜异位症患者中约 24% 同时有盆腔子宫内膜异位症。即使无盆腔手术史,也有可能发生腹壁子宫内膜异位症,可能为子宫内膜经血运和淋巴转移所致。患者表现为经前和经期出现腹壁瘢痕部位疼痛和包块,月经后疼痛缓解,但下次月经来潮时有复发,且随着时间延长,包块会逐渐增大,疼痛会加剧。包块直径一般在 3~4 cm,最大可达 7~8 cm,病灶表面皮肤一般色泽无异常,若病程长,可因含铁血黄素的沉积而呈现黄褐色或棕色,病灶表浅者甚至发生经期病灶出血。据患者腹部手术史及月经期的症状、体征,不难推断是否有腹壁瘢痕的内膜异位。

2)宫颈、阴道、会阴切口子宫内膜异位症:宫颈、阴道的子宫内膜异位症临床上少见。阴道的子宫内膜异位症可能是由于直肠子宫陷凹的病灶直接蔓延而来;而宫颈子宫内膜异位症的发生可能与经前行宫颈电灼或激光术,创面尚未愈合而月经来潮,内膜碎片种植在局部创面有关。妇科检查时宫颈表面可见黯红色或紫蓝色小颗粒,阴道可见紫蓝色结节,或多个息肉状突起,经期病灶增大或伴有出血,常感性交不适,甚至剧烈的疼痛。会阴切口子宫内膜异位症主要是由宫腔积血中的子宫内膜碎片直接种植于侧切口所致,其临床症状在术后数月或数年出现,主要表现为手术后瘢痕处不同程度的与月经周期相关的会阴部的周期性疼痛,会阴切口瘢痕处有结节,结节质硬有触痛,且大小随月经周期而变化,经前或经期增大,经后缩小。会阴切口部位的子宫内膜异位症病灶距离直肠黏膜较近,坐位或排便时可使疼痛加剧。

3)肠道子宫内膜异位症:肠道子宫内膜异位症可发生在阑尾、盲肠及直肠,其中阑尾子宫内膜异位症占肠道子宫内膜异位症的17%,小肠占7%,而结直肠占71%。肠道子宫内膜异位症常表现为腹痛、腹泻、便秘等,很少有便血。其腹痛为间歇性、非转移性,便血一般为肠黏膜充血而非黏膜破溃所致。症状出现与月经周期的变化有关,在经后消失,严重者可引起肠梗阻。肠道子宫内膜异位症的临床表现与直肠癌很相似,但在经后症状消失,病程长,无恶病质表现,病症呈周期性复发是本病的特征,确诊有赖于活组织检查。

4)泌尿系统子宫内膜异位症:泌尿系统的子宫内膜异位症约占1.2%,主要是累及膀胱和输尿管,肾脏和尿道极少见。膀胱症状多见于子宫内膜异位至膀胱者,有周期性尿频、尿痛的症状;若侵犯膀胱黏膜时,则可发生周期性血尿。如病灶侵犯输尿管,可被局部形成的纤维性瘢痕组织压迫、痉挛或粘连、扭曲导致输尿管缓慢阻塞,严重者形成肾盂积水和继发性压迫性肾萎缩,病灶累及双侧肾者罕见。输尿管子宫内膜异位症可分为外在浸润性和内在性两大类。早期可无明显症状,部分可出现周期性的经前、经期血尿,疼痛及尿路感染等症状,进一步发展可出现输尿管梗阻或狭窄、肾盂积水、肾功能丧失甚至尿毒症。泌尿系统子宫内膜异位症同样呈周期性发作,约半数患者在妇科检查时可扪及膀胱区有质地柔软的包块。内镜检查最有价值,月经期前大多数病例在镜下可见到增大隆起的黏膜下包块,直径在1~8 mm,并带有直径1~2 mm的紫蓝色突起,月经期可见其紫蓝色加深并有渗血,取组织活检可确诊。

5)肺部子宫内膜异位症:肺及横隔子宫内膜异位症均可发生,但在临床上罕见。由于子宫内膜异位病灶累及肺胸膜或膈胸膜,在月经期间可重复发生月经性气胸。病灶累及肺实质时,可出现经前、经期咳嗽、咯血、呼吸困难和(或)胸痛。月经后咯血自然停止,呼吸困难症状消失;但随着病情的发展,肺组织破坏会加重,咯血量逐渐增多,甚至有可能发生致命性窒息或气胸。

6)罕见部位的子宫内膜异位症:脑部子宫内膜异位症发生非常罕见,可导致典型的复发性头痛和神经性功能缺失的现象。肝子宫内膜异位囊肿的临床报道也比较罕见,李端阳在综述中报道此症世界上仅有3例报道,其中2例先后有其他部分的子宫内膜异位症,主要表现为伴随月经囊肿增大,出现右上腹疼痛及包块。腹股沟子宫内膜异位症发生也很罕见,一般认为其发生是由盆腔子宫内膜异位症累及子宫圆韧带发展而来,临床表现为腹股沟区疼痛,常为右侧,疼痛与月经周期有关,可触及包块,其大小随月经周期而改变。脐子宫内膜异位症的临床表现为脐部痛性紫蓝色皮下结节,月经期脐部有血性或棕褐色的液体排出,且有进行性加重的趋势。

除上述各种特殊症状外,卵巢子宫内膜异位囊肿破裂时所致急腹症亦逐渐为人们所认识。国内外报道其发生率为3.7%~4.2%,近年来有升高的趋势。卵巢子宫内膜异位囊肿的壁脆,缺乏弹性,且异位的内膜随月经周期的变化而发生出血,囊腔内积血量增多,压力增高,容易发生破裂。小的破裂内容物流出不多,组织纤维化可自行愈合。一般无临床症状,或症状轻微而被痛经所掩盖。仅在较大破裂时大量的陈旧性黯黑色黏稠血液流入腹腔,可引起严重的化脓性腹膜炎,患者表现为突发性剧烈疼痛,伴有恶心、呕吐和肛门坠胀。疼痛多发生在月经期和黄体期,常造成误诊。沈庆锷等(1996)报道56例病例中有3例为巧克力囊肿自发破裂,2例以急腹症入院,误诊为宫外孕,1例误诊为陈旧性宫外孕。魏少华报道1993—1998年6月间的117例子宫内膜异位症患者中,9例为卵巢内膜异位囊肿破裂,其中7例经手术证实,2例临床诊断后手术。9例中有1例有痛经史,反复发作腹痛仅1例,多数为第1次发作,但9例均有急性腹痛史。1例误诊为急性阑尾炎,另1例误诊为早孕合并卵巢囊肿蒂扭转。杨玉兰等总结26例卵巢子宫内膜异位囊肿破裂患者认为,正确诊断的关键在于认识本病的特点:①月经周期无明显变化,有渐进性痛经史。②围月经期和排卵期发生突发性剧烈腹痛,腹膜刺激征明显,但不发生休克,也无贫血表现。③体温及白细胞水平正常,少数病例略有升高。④盆腔内触及囊性和囊实性包块、直肠子宫陷凹结节,触痛明显。⑤后穹隆和腹穿刺抽出咖啡样黏稠液体。

　　3.体格检查

　　典型的盆腔子宫内膜异位症表现为子宫被粘连,致后倾固定。子宫亦可稍增大,子宫一侧或双侧附件处扪及与子宫相连的不活动包块,有轻压痛,子宫骶骨韧带、子宫后壁或后陷凹处有米粒至蚕豆大小不等的形态不规则的硬结节,触痛明显。如阴道直肠隔受累,可在阴道后穹隆扪及甚至看到突出的紫蓝色结节。如直肠有较多病变时,可触及一硬块,甚至误诊为直肠癌。卵巢内膜异位囊肿常与其周围粘连、固定,妇科检查可触及张力较大的包块并有压痛,结合不孕病史易误诊为附件炎症包块。破裂后发生内出血,表现为急性腹痛。其他部位的异位灶如脐、腹壁瘢痕、会阴切口处等,在经期可有肿大的触痛结节,而在经后缩小。

　　上述临床症状和妇科检查的阳性体征发现可作为诊断子宫内膜异位症的指标。但下列情况常会增加诊断的困难:如25%的病例不表现任何的症状,病灶的大小与痛经的程度常不成正比,盆腔以外脏器子宫内膜异位病灶不与盆腔子宫内膜异位症并存,少数绝经后妇女的内膜异位病灶仍有活性,妊娠不抑制病灶的发展等。为了提高子宫内膜异位症的诊断率,及早发现子宫内膜异位症患者,最重要的是时刻想到本病的发病率在逐渐提升。对生育年龄期妇女,如主诉不孕、痛经,检查时发现子宫后倾过度、盆腔有粘连、附件部位有不活动包块,应首先考虑到本病的可能。同时强调三合诊检查的重要性,三合诊检查可发现直肠子宫陷凹、骶骨韧带及子宫后壁峡部的异位痛性结节,这是子宫内膜异位症的典型体征之一。

　　(二)辅助检查

　　1.超声检查

　　盆腔子宫内膜异位病灶较小时,根据异位的部位,超声检查方式的不同,检出的阳性率也不同。采用经阴道探头,位于卵巢内或宫颈内的直径小至1 cm的异位灶已可以检查出来,但位于直肠子宫陷凹或盆腹腔等其他部位的小病灶却难以检出。直径在2 cm以上的子宫内膜异位囊肿经腹部超声检查可以检查出来,根据不同生长部位有各种不同的表现。

　　(1)卵巢子宫内膜异位囊肿:依异位于卵巢的子宫内膜的位置、范围和时间的不同,超声表现也不同。当子宫内膜种植于卵巢表面时,病变多位于卵巢凸面游离缘和侧面。病灶较小,直径在0.3 cm左右时超声检查较难诊断,或表现为卵巢外轮廓毛糙,经阴道超声检查下可见卵巢与子宫紧贴粘连,表面有细小暗区。子宫内膜异位于卵巢深部,病变随之扩大,囊内容物为陈旧性血液,似巧克力糊状,故又称"卵巢巧克力囊肿"。且各种类型的内膜异位囊肿声像随月经周期的改变而发生周期性变化,这是子宫内膜异位囊肿的重要特征之一。

　　1)二维声像表现:声像图表现多见子宫后方出现圆形或不整形无回声区,壁厚薄不一、内壁欠光滑、囊内见光点,且囊内各腔内回声密度有差异。囊肿往往为双侧性,5～10 cm 的中等大小较多见,20 cm 以上者较少见。由于血液机化和纤维蛋白的沉积,其内可出现不均匀的回声。在经期探查时,尚可显示肿块的增大及可随体位移动的液化区内细弱的光点。有时囊内可出现团块状实质性回声,为局部极稠厚囊液、血块或组织细胞碎片沉积所致。可以单发或多发,囊壁外缘较清晰,但内壁毛糙,经阴道探头扫查常可在较小的囊肿外侧见到部分含卵泡的卵巢组织,但囊肿较大时,常见不到正常的卵巢组织。有时囊内可见粗细不等的分隔,有学者将其分为 3 型,其中囊肿型较多见,约占 87.3%。肿块为囊性、单房或多房,间隔光带粗细不等,无回声区内充满细小光点回声,新近形成的囊肿内部回声少,病程长者内部回声多、液稠厚、包膜较厚、包膜后壁毛糙。混合型约占 8%,肿块为囊、实相间的杂乱回声,后壁界限常较为模糊。实体型较少,约占 4.7%。大多为治疗后内膜异位囊肿或绝经后内膜异位囊肿,肿块内部为高回声、不均匀,包膜显示欠清,需与卵巢肿瘤相鉴别。囊肿声像根据月经周期、病程长短的不同而有一定的特征性改变。

均匀稀疏低回声:常见于病程不长或月经前者。囊肿多呈单房性、圆形、壁薄,内壁尚光滑,囊内回声较少。因囊内液稀薄,进行囊肿穿刺时易吸出囊内液。

均匀云雾状低回声:常为月经期或月经刚结束时,单房性多见,亦有呈多房性者。囊壁可较薄或略厚,内壁也多光滑。囊内液体稍稠,进行穿刺时需用 16G 穿刺针才能较顺利地吸出。

混合云雾状回声:囊壁厚薄不均,内壁毛糙,囊内高回声区域也呈云雾状,形成不规则的团块,但高回声区之间能逐渐过渡,没有界限。此类型病程较长,高回声团为局部稠厚的囊液或积血块,穿刺抽液时此部分囊液需注入生理盐水稀释后方能抽出。

实性为主不均回声:囊壁较厚且厚薄不均,因与子宫粘连,囊壁的一部分由子宫壁组成,内壁更粗糙,囊壁上常黏附有片块状、沉积状密集高回声,高回声区的界限较清;有时囊内可见粗细不等的分隔,呈树枝状。此类型病程很长,常为囊内反复出血、血块机化、纤维素沉积等造成的组织细胞局部堆积所致。

2)彩色多普勒超声表现:卵巢子宫内膜异位囊肿的 90% 伴随卵巢皮质内陷形成,其内壁为一层极薄而高度血管化的黏膜样组织,通常无腺体。故超声表现为囊肿包膜或间隔上见血流,频谱指数依月经周期的不同而不同,多见高阻力型。囊肿内部无血管分布。无论哪一种类型,异位囊肿的囊内均无血流信号。亦有学者认为偶可在囊壁上见到中等阻力的低速血流,阻力指数在 0.5 左右,收缩期峰值血流速度在 15 cm/s 左右。若囊肿的囊内有分隔则有 2 种情况:一是卵巢内多个巧克力囊肿形成的囊肿间的间隔,其间隔上可见有条状或分支状血流信号;二是单个巧克力囊内由于组织机化、纤维素沉积所形成的不完全分隔时,其隔上无血流信号。

3)超声检查鉴别诊断:由于各种类型的内膜异位囊肿的声像随月经周期的改变而发生周期性变化,故当鉴别诊断有困难时,应结合病史并根据月经前后声像图的比较帮助鉴别。

输卵管卵巢炎症性包块:巧克力囊肿均质稀疏回声型应与卵巢单纯性囊肿鉴别,调节超声仪增益后,囊内仍有回声者为前者;有分隔时与输卵管卵巢积脓或积水相鉴别需结合临床进行;巧克力囊肿合并感染时较难鉴别,此时需结合病史,在抗感染治疗后复查比较方可作出诊断。

卵巢内出血性黄体:单发较小的均质云雾状低回声型的巧克力囊肿应与卵巢内出血性黄体相鉴别。后者的囊壁常较厚,内壁更毛糙,彩超显示囊壁上有环形丰富的血流信号,动脉频谱呈高速低阻型,血流的声音粗糙、响亮。

卵巢囊腺瘤:黏液性或浆液性囊腺瘤囊内出血时,易与混合型回声的巧克力囊肿相混淆,尤其是子宫内膜异位症病程较长、有分隔形成时,需仔细鉴别。囊腺瘤包膜完整,与周围组织无粘连,且界限清晰,显示出明显的包膜结构;囊壁或间隔上常可显示纤细的血流信号;经阴道仔细观察囊肿内壁,巧克力囊肿较毛糙,而囊腺瘤大部分较光滑,且有乳头状突起时,乳头与囊液的界限清晰可辨,且囊腺瘤急性出血前、后囊壁厚薄和囊液稀稠可有明显的变化。

卵巢畸胎瘤:当低回声囊内出现团状高回声时,巧克力囊肿应与畸胎瘤的光团回声型相鉴别。前者多因与周围的组织广泛粘连而包膜厚薄不均且边缘粗糙,囊内光团间有过渡声像;后者肿块包膜清晰完整,囊内光团与周围低回声区的界限清楚,多无过渡声像。

卵巢恶性肿瘤:当子宫内膜异位症病程迁延,反复合并感染时,巧克力囊肿囊壁增厚且不规则,囊内出现不规则实性回声和粗细不等的间隔,有时很难与恶性肿瘤相鉴别;此时需应用经阴道彩色超声检查仔细观察其实性区和间隔内有无血流信号,巧克力囊肿很难检测到血流信号,但卵巢癌实性回声区内则多有较丰富的血流信号。

(2)其他部位的内膜异位症。二维声像表现:子宫内膜异位症的病变有广泛性和多形(多样)性的特点,在身体内几乎无所不在。宫骶韧带、直肠子宫陷凹、盆腔腹膜、子宫后壁下段、阴道直肠隔、腹壁切口,甚至宫颈均可发生,但以外阴阴道部为多。

阴道子宫内膜异位症:外阴阴道部是内膜异位症的好发部位,散在出血点或细小的结节在经腹部超声检查可能无法显示,但经阴道超声检查和经直肠超声(TRS)检查则能显示这些部位,并使逐层的直肠壁、阴道壁、尿道之间的关系一目了然。阴道后壁、宫颈后壁与直肠壁紧密相连,一般直肠阴道隔及膀胱阴道隔两者的厚度均≤0.5 cm。两隔受侵犯时,厚度>0.5 cm,且变得厚薄不均。直肠阴道部的子宫内膜异位症的特征为腺体与平滑肌增生,故其在局部呈中高回声的实质性结节,常为 0.5～1.0 cm,周边较清晰,这些部位的内膜异位大多随月经周期而有变化。

宫颈子宫内膜异位囊肿:在宫颈组织内呈圆形、类圆形云雾状低回声区,边界较清晰,内壁略粗糙,其囊壁由宫颈组织构成,经阴道超声检查或穿刺抽吸更有助于确诊。较小的宫颈内膜异位病灶经腹部超声检查难与较大的宫颈纳氏囊肿相鉴别,多采用经阴道探头扫查时才能区分。纳氏囊肿的囊壁光滑,囊内液体较清亮,常呈无回声;而异位灶在提高仪器增益后,囊内均可显示出云雾状回声,内壁多毛糙。

腹壁瘢痕子宫内膜异位囊肿:腹壁瘢痕上各层均可发生,故必局部增厚,病灶呈梭形或椭圆形,边界较模糊,内部为云雾状低回声或实性不均质的低回声。其在月经期略增大,经后略回缩。

直肠子宫陷凹子宫内膜异位灶:在子宫旁的陷凹或直肠子宫陷凹内发生的异位病灶反复出血,当局限性及血量多时,形成不规则局限性积液。但该处积液多较稠厚并伴有机化,可呈混合云雾状回声或实性为主且不均匀的回声,有时积液以机化物为主时,可呈实性为主不均匀的增强回声。此时若进行手术治疗则可见积血内沉积着大小不等的砂粒状机化物,临床上较少见。

膀胱子宫内膜异位囊肿:子宫内膜异位在膀胱壁上形成低回声囊性肿块,多位于膀胱子宫陷凹处,略凸向膀胱内,形态不规则,肿块以实性为主且不均匀的回声为多。其在月经期略增大,经后略回缩。单凭超声影像难以与膀胱癌相鉴别,需结合临床才能作出较明确的诊断。

彩色多普勒及频谱多普勒表现:宫颈及腹壁子宫内膜异位囊肿,则在病变区域均无血流信号。病灶大都较小,如为红色病变则因血管网丰富、病变活跃,可显示较丰富的周边血流。紫色病变和白色病变因病灶陈旧、血管减少、瘢痕粘连可无明显的血流显示。

2.CT 表现

卵巢子宫内膜异位囊肿:内膜异位囊肿的囊壁较厚,囊内密度与出血时间的长短有关,并有不同的表现。新鲜出血时呈纯液的高密度,CT 值高,陈旧性出血时呈纯液的低密度。如囊肿仅表现为低密度囊性结构,则与卵巢的其他囊性结构不易鉴别,卵巢内小的异位病灶则较难检出。

3.MRI 表现

卵巢子宫内膜异位囊肿:病侧卵巢多表现为多囊性结构,常以较大者为中心,周边有多个小卫星病灶。囊肿之间相互挤压,可呈圆形、椭圆形、半月状、多角状。囊肿表面上可见被挤压、拉长而呈镰刀形或扁平的正常的卵巢结构。由于异位的子宫内膜随月经周期而反复出血,新旧出血相混,囊肿可表现为以下几种类型。

(1)T_1WI、T_2WI 上呈高信号:异位囊肿的内容物为血液成分,正铁血红蛋白使其在 T_1WI、T_2WI 上均产生高信号。

(2)T_1WI、T_2WI 上呈低信号:这主要是囊内出血形成凝血块所致。

(3)T_1WI 上呈高信号、T_2WI 上呈低信号:亦称阴影征,占 40%～64%,T_1WI 上的表现形态可有以下3种:①完全低信号。由于陈旧血液的 T_2 缩短,T_2WI 呈低信号。②上部高信号、下部高信号。由于仰卧位检查,血液黏稠及其内内容物随重力作用下沉,致囊肿背侧部呈低信号,腹侧呈高信号。③周边低信号、中间高信号。

(4)鉴别诊断:T_1WI 上呈高信号的出血性异位囊肿应与含有脂肪的畸胎瘤相鉴别,采用脂肪抑制技术可予以鉴别。若 T_1WI 上呈高信号转为低信号者,即脂肪被抑制,可诊断为畸胎瘤,T_1WI 上仍表现为高信号者则为出血性囊肿。另外子宫内膜异位症中有 0.3%～0.8% 的内膜组织可恶变为内膜样腺癌,此时可见出血性囊肿并伴有实性成分,增强扫描后实性部分可强化。

4.X 线检查

盆腔内小的内膜异位结节 X 线难以发现,当反复出血形成囊块时,盆腔平片可见到软组织包块影,周围器官受压移位。最常见的为卵巢子宫内膜异位症囊肿(亦称巧克力囊肿),子宫输卵管造影术可见到宫旁有包块,将子宫推向一侧,输卵管被压扭曲移位,形态不自然,造影剂进入盆腔内不能广泛均匀地弥散。盆腔充气造影可发现包块的大小,有盆腔器官粘连时可见粘连带。

(三)腹腔镜诊断

腹腔镜检查是子宫内膜异位症诊断的金标准。临床方法、影像技术及血清标志物的测定均不能用于确诊子宫内膜异位症,腹腔镜则通过肉眼直视检查,并可利用染色剂及热能源协助诊断,必要时可采用组织学检查诊断。当镜下看到典型的子宫内膜异位症病灶时,即可确定诊断。不过,肉眼诊断的子宫内膜异位症病灶只有半数得到了病理证实。

1.指征

(1)卵巢来源的肿块伴或不伴有子宫后陷凹粘连及结节,需与卵巢恶性肿瘤相鉴别诊断者。

(2)盆腔痛:一般急性发作的疼痛,妇科检查发现附件肿块,伴有腹膜刺激征,考虑卵巢囊肿破裂,或其他症状提示盆腔存在异常的情况时,应立即进行腹腔镜检查。慢性盆腔痛患者,经保守治疗症状无改善,可对盆腔内器官做进一步的检查以明确其病因。

(3)不孕妇女常规检查未能发现异常,或发现异常,但经短期治疗未能受孕者应进行腹腔镜检查,以明确是否存在子宫内膜异位症及其粘连引起不孕的因素。

2.时机

诊断性腹腔镜可在月经周期的任何时间内进行。有学者认为,子宫内膜异位症的腹腔镜检查最好在经前,但经前腹腔镜检查损伤卵巢的机会多,且存在实施联合宫腔镜检查不孕病因的不利因素。也有提出在经期进行,理由是此时内膜异位病灶比较明显,甚至可以看到出血。另外,经期腹腔镜还可以看到经血经输卵管伞端流出的倒经证据。故不少学者认为,随着对盆腔内膜异位症病灶的识别能力的提高及腹腔镜下协助和提高肉眼诊断的方法,安排在卵泡期检查并不会增加子宫内膜异位症的漏诊率。因此,从发挥腹腔镜在不孕症诊断功能的角度出发,大部分学者还是偏向于安排在卵泡期进行腹腔镜检查,若必须观察卵巢排卵孔以明确排卵功能,则可安排在早黄体期进行。

3.检查方法

腹腔镜诊断子宫内膜异位症的方法目前有以下 4 种。

(1)肉眼观察:最初的检查应通过腹腔镜肉眼观察,因为肉眼直接观察无色差,能识别微小的颜色区别。如果盆腔内存在腹腔液遮挡了后陷凹,应吸去腹腔液以便观察后陷凹和骶韧带的病灶,外观正常的卵巢也应用拨棒翻起以检查有无粘连。每一例患者均应检查阑尾,腹腔镜有放大作用,特别是与高分辨的电视系统结合的腹腔镜在检查子宫内膜异位病灶时具有很大的优越性。将腹腔镜镜头接近腹膜表面时,能识别出直径为 $400~\mu m$ 的红色病灶及 $<180~\mu m$ 的无色病灶。

(2)组织学检查:对盆腔腹膜内膜异位病灶活检的目的是为了提供组织学证据来确定诊断。组织学诊断的依据必须在活检材料中见到子宫内膜腺体和间质,可伴有吞噬含铁血黄素的巨噬细胞。也有学者认为见到子宫内膜间质比内膜腺体对诊断子宫内膜异位症更具特征性;间质子宫内膜异位的组织学特点为子宫内膜间质伴有含铁血黄素的巨噬细胞或出血,并可能是代表子宫内膜异位病理发生的一种非常早期的活动。各种不同类型病损的腺体可能具有不同程度的增生或分泌活动。血管化、有丝分裂及三维结构是评估子宫内膜异位症病灶的活跃程度的关键要素。深部子宫内膜异位已被公认是盆腔子宫内膜异位症的特殊类型,其组织学特点是在致密的纤维组织和平滑肌组织中见腺体和间质增生。许多研究提示上述这些严格的及强调证据的组织学标准可能会排斥某些内膜异位症的诊断,而且盆腹膜标本,特别是小病灶,由于组织处理过程的不同,可能导致假阴性的结果。加上活检只能在安全不易损伤脏器的部位取材,因而限制了活检在诊断盆腔子宫内膜异位症中的应用。

(3)内凝热-色试验:瑟母(Semm)自在腹腔镜引进热内凝能源系统之后,首先提出采用热-色试验诊断子宫内膜异位症。这是加热到 $100~℃$ 左右的内凝器接触病变部位,若存在子宫内膜异位症病灶,则病灶的部位显示棕黑色,为热-色试验阳性;若无子宫内膜异位症病灶的部位则仅变白色,为阴性。该试验原理是含铁血黄素效应,组织蛋白质经 $100~℃$ 加热变性,就如煮熟的鸡蛋变白色,内膜异位病灶中巨噬细胞的含铁血黄素变黑色,这是一种组织化学试验。由于盆腹腔子宫内膜异位症病灶均在腹膜表面,病灶热接触即变色,因此临床上该试验除用于子宫内膜异位症病灶的定位诊断外,还用于搜索探查病变的范围,特别是用于检测微细的、不典型的,甚至肉眼不能辨认的病灶。这种诊断较活检组织学诊断有以下优点:①可靠性强,特异性高。②敏感性高:热接触即变色,微细病灶也能检测到。③无创伤:不像活检留下腹膜创面,内凝局部蛋白质变性,表面形成蛋白保护膜,不会引起术后的粘连。应注意的是热-色试验只适合于盆腹膜浅表病灶的诊断和凝固破坏术,对下面有输尿管走行的腹膜表面和肠曲浆膜面的病灶需十分小心,内凝器接触此处组织时间不宜 >1 秒钟,不可重压。

(4)亚甲蓝着色试验法:亚甲蓝对子宫内膜有较高的亲和力。曼赫(Manhes)首次报道用浓缩亚甲蓝着色法诊断腹膜子宫内膜异位症,并对腹膜亚甲蓝着色的区域活检,50％获得内膜异位的组织学证据。尚有学者提出采用稀释的亚甲蓝溶液经宫颈或经宫腔镜输卵管口插管通液法,用于诊断子宫腺肌病和输卵管内子宫内膜异位症。林金芳在亚甲蓝通液术中发现输卵管峡部阻塞或部分阻塞局部节段蓝染者 5 例,用长效缓释型促性腺激素激动剂(Coserelin,每支3.75 mg),每月1 支,共用 3 个月;停药后 2 例再次进行腹腔镜下亚甲蓝输卵管通液术,阻塞段疏通,局部不再出现蓝染;另 3 例停药后 3 个月进行子宫输卵管造影术检查提示阻塞段已疏通。上述亚甲蓝蓝染的阻塞段病灶用GnRHa治疗后缩小或消退从而使输卵管疏通,间接证明了亚甲蓝蓝染的阻塞部位为对 GnRHa 敏感的子宫内膜异位症病灶的所在。

4.腹腔镜下的外观形态及活检组织学表现

腹腔镜下子宫内膜异位病灶的外观形态学改变按腹膜表面病灶、卵巢内膜样囊肿、输卵管内子宫内膜异位、结节性子宫内膜异位及粘连进行分述。

(1)表面病灶:为盆腹膜表面及脏器浆膜面的病灶,有以下多种色泽和形态的改变。

1)色素型病灶:为黑色、深褐色或紫蓝色结节、斑块。该类病灶组织学检查镜下可见组织不同程度的纤维化;腺体少,腺上皮细胞呈低柱状,腺细胞细小、间质少,含铁血黄素颗粒。

2)出血病灶:为红色病灶,可呈瘀斑、血疱、息肉状、出血型、火焰状,也呈斑点状瘀血病灶,周围可有明显的充血或血管增生。该类病灶的组织学检查镜下可见腺体塌陷,间质致密和出血,类似月经期在位子宫内膜的组织学改变。

3)丘疹样、腺样或泡状赘生物:病灶为半透明或淡粉红色的腺样或泡状结构者,质地如子宫内膜组织或含清澈液体的泡状结构突出于腹膜表面,反光性强,腹腔镜下观察应避免直射病灶的光照。病灶呈单个分布,也可呈簇状生长,其基底和周围血管丰富,活检钳摘取病灶后,其基底面可有出血。组织学检查发现该处病灶的腺体丰富,部分腺腔扩大,间质水肿且无纤维化,与正常在位子宫内膜组织相似。丘疹样的病灶更细微,移近内镜才能观察到。

4)血管增生:近几年报道血管增生是子宫内膜异位的腹膜改变之一。呈现以病灶为中心的放射状分布,病灶广泛时血管增生不规则;有时仅见血管增生,而病灶不明显,此时需移近腹腔镜仔细查找微细病灶,或用热-色试验探查病灶。

5)显微镜子宫内膜异位:其定义是大体外观正常的腹膜存在子宫内膜腺体和间质。不少学者报道在大体外观正常的腹膜做活检组织学检查发现子宫内膜异位,但也有学者并未观察到一致的结果。林金芳等的临床研究发现,这些病灶均属微细病灶且不易辨认,并发现人工气腹介质二氧化碳可能有助于这些病灶的显示。存在微细内膜异位病灶的腹膜在完成人工气腹后一开始往往不能发现异常,但在二氧化碳人工气腹约30 分钟后,显示出血点或出血斑处,内凝热-色试验呈阳性,表明二氧化碳对腹膜的刺激作用可能有助于腹膜子宫内膜异位病灶的显露。

6)白色斑块或瘢痕:盆腹膜失去透明和可移动特性,成为白色瘢痕,此由局部病变引起纤维化,其周围可伴有上述各种类型的病灶。如果盆腹膜病变广泛,可引起盆腹膜广泛散在的或连成片的白色瘢痕。组织学检查为纤维结缔组织增生,常在白色瘢痕周围可见子宫内膜小腺体和间质。

7)腹膜缺损:为环形或筛孔样腹膜缺损,多分布于阔韧带后叶、后陷凹、骶韧带外侧方,可单独存在也可与上述其他类型的病损同时存在。这类病损同样是由腹膜纤维瘢痕化所致,常常在腹膜缺损凹陷的边缘或基底有活跃的内膜异位病灶,需用拨棒协助暴露方才可见。

病程较长的患者,多种色泽和外观表现的病灶可同时存在。

20 世纪 70 年代末,人们仅认识到紫蓝色、深褐色等深色素病损为子宫内膜异位病灶,以后发现的出血性病灶为对激素敏感、并处于出血阶段的活动期病灶,二者被认为是子宫内膜异位症的典型表现。目前一致认为紫蓝色等深色素内膜异位灶是由病灶部位的反复出血及色素沉着所致。由于组织的无菌性炎症过程,腹膜和腹膜下的组织粘连形成白色瘢痕,局部的瘢痕收缩形成了腹膜缺损,当多个腹膜缺损及瘢痕融合在一起时,可形成筛孔样改变。近10年陆续报道了一些无色素的病损表现,腹膜表面腺样、丘疹样和泡状赘生物突起,血管增生和充血,并伴有微细的出血点,甚至肉眼不能发现的显微镜下子宫内膜异位症;组织学证据表明无色素的微细的不典型病损和疱疹腺样赘生突起是病变兴起、发展的不同阶段特征。腺样赘生突起等兴起及活动性病灶具备血管化、腺体增生及具有生长特征的三维结构。临床上恰是这些微细甚至已见突起的无色素病损不易被识别而漏诊从而延误治疗,使疾病得以进一步发展。

(2)卵巢内膜异位症:卵巢内膜异位症可以形成囊性的内膜样囊肿,直径小至 0.5～1.0 cm,大者可＞10 cm。受累的卵巢表面往往与周围有粘连,囊肿表面光滑、有光泽。卵巢内膜样囊肿可能破裂,流出咖啡色巧克力样黏稠的或稀薄的液体,可引起急腹痛。卵巢内膜样囊肿经常是双侧性的;卵巢门部位经常与阔韧带后叶、盆侧壁粘连,并可以粘连在后陷凹、子宫后方或肠曲。有时增大的双侧卵巢在子宫后方互相粘连,称"接吻卵巢";若既往无盆腔手术史,则"接吻卵巢"是卵巢内膜异位症的具有诊断意义的特征性病征。

对卵巢内膜样囊肿连续切片组织学研究证实,大多数卵巢内膜样囊肿的囊壁是卵巢皮质内陷形成的,最常见的发病部位是卵巢前靠近卵巢门处。采用新的检查技术发现,内膜样囊肿退缩内陷部位是卵巢皮质出血、内膜异位种植的部位。而纳扎特(Nezhat)等对 216 个出血性囊肿(子宫内膜异位囊肿)进行了仔细的病理研究后,将子宫内膜异位囊肿分为 2 型:Ⅰ型子宫内膜异位囊肿(原发性子宫内膜异位囊肿)较少见,直径1～2 cm,含深褐色液体,囊壁均有子宫内膜组织,是真正的子宫内膜异位囊肿,它们是表浅子宫内膜异位病灶发展的结果,显微镜下所见,整个囊壁内衬子宫内膜组织;Ⅱ型子宫内膜异位囊肿(继发性子宫内膜异位囊肿)在临床上最常见,是卵巢功能性囊肿如黄体囊肿或滤泡囊肿与子宫内膜异位病灶共同形成的,根据内膜异位结节与囊肿的关系又分为ⅡA、ⅡB、和ⅡC 3 种亚型。其中ⅡA 型约占 1/4,直径 2～6 cm,出血性囊肿与异位结节靠近但不相连,外观很像子宫内膜异位囊肿,粘连较轻,囊壁容易从卵巢内撕出,镜下见囊内衬无子宫内膜组织;ⅡB 型约占 1/4,直径 3～12 cm,粘连较重,异位结节与出血性囊肿相连、粘连,外观为子宫内膜异位囊肿,除异位结节附着外,囊壁容易从卵巢皮质及间质剥离,镜下见囊内衬可有子宫内膜组织;ⅡC 型最多见,约占半数,直径 3～20 cm,粘连致密,卵巢表面的异位结节已穿透出血性囊肿囊壁并沿囊腔生长,囊肿壁组织学检查见囊内衬有子宫内膜组织。

正常卵巢的皮质为珍珠样白色外观,表面内膜异位病灶为红色,血管化或呈出血性岛状分布。涅米宁(Nieminen)首先观察到卵巢表面的内膜异位有表面型和内陷型之分,对激素的反应不同。卵巢表面病损显微镜下为黏膜样外观,在黄体期经历分泌、血管坏死及月经期脱落之改变;而卵巢内膜样囊肿则由病灶表面粘连、出血积聚内陷侵入皮质而成。卵巢内膜样囊肿在内陷皮质的表面向外生长,由于周期性出血,囊肿进行性扩大,囊壁呈纤维化、血管化改变,囊内容物为黯红色黏稠液体。囊肿偏在卵巢一侧,囊肿内陷到卵巢的一侧,囊壁变薄,在卵巢后方及侧方仍有许多正常卵巢组织。由此可以推断,卵巢内膜样囊肿的病理发生是表面病灶粘连、内陷、侵入皮质的结果,而非在卵巢的深部发生。

鉴于卵巢内膜异位症的上述特点,腹腔镜检查时应特别注意卵巢皮质表面色泽的改变及局部的隆起;由于卵巢部位的粘连病灶呈内陷生长,故应采取活检切除法以保证切除卵巢病灶。

(3)结节性子宫内膜异位:深部子宫内膜异位常为结节性病损。其组织学特点是以纤维和肌组织为主要成分,含有稀少的、伸展的子宫内膜腺体和间质组织;腺体一般呈增生改变,在黄体期缺少分泌反应。此类病损最早称之为腺肌瘤,后因1921年桑普森(Sampson)关于子宫内膜异位论著的发表而废用。这类病损常发生在盆腔支持组织,如宫骶韧带、子宫颈后筋膜及直肠阴道隔或卵巢固有韧带,病损从腹膜下向表面延伸,当表面呈局部结节性隆起时能在腹腔镜下被发现。这类深部病损伴有盆腔痛、痛经及性交痛,细针穿刺活检有助于从组织形态上确诊;这类病灶经期出血,引起组织肿胀和疼痛的症状,对药物治疗一般不敏感。腹腔镜对诊断阴道直肠隔子宫内膜异位症意义不大。有时为了进一步了解盆腔情况,特别是除盆腔外是否存在其他部位的病理情况,腹腔镜检查也是有意义的。

(4)输卵管子宫内膜异位:输卵管浆膜面子宫内膜异位可引起输卵管扭曲而影响输卵管的通畅性,子宫内膜异位症尚可累及输卵管内黏膜引起输卵管阻塞。有学者采用输卵管镜对轻度盆腔子宫内膜异位症患者的输卵管进行检查,未发现子宫内膜异位症患者存在输卵管内病变。但有的研究则表明,腹腔镜检查证实子宫内膜异位症患者,若子宫输卵管造影术提示输卵管阻塞或在选择性输卵管插管时输卵管通液的压力增高,则高度怀疑为输卵管子宫内膜异位。轻度子宫内膜异位症也可发生峡部子宫内膜异位症结节性输卵管炎,在前面亚甲蓝着色试验法中所提到的相关资料也证实了这一点。

(四)子宫内膜异位症的临床分期

我国已相继提出了适合于非手术子宫内膜异位症临床分期法,其中以北京协和医院妇产科提出的方法简单易记,被多数临床医师采用,见表6-1。

表6-1 子宫内膜异位症临床分期法

项目	轻度	中度	重度
盆腔肿块	<4 cm	≥4 cm	≥4 cm
后穹隆结节	可疑结节	肯定结节<1 cm	结节>1 cm
骶骨韧带	轻粗	中粗	重粗

子宫内膜异位囊肿的评分:根据临床症状、体征及B超检查的结果设计了一个简易评分方法诊断子宫内膜异位囊肿(表6-2),以≥3分为诊断子宫内膜异位囊肿的标准,其诊断率超过90%,但该评分法易将卵巢恶性肿瘤和盆腔炎性包块误诊为子宫内膜异位囊肿。

表6-2 诊断子宫内膜异位囊肿的简易评分法

项目	0分	1分	2分
痛经	无或原发	继发	有加重
慢性盆腔痛	无	轻	有盆腔、肛门坠痛
盆腔结节	无	<0.5 cm	≥0.5 cm
包块活动度	好	受限	固定于宫旁或宫后
B超检查	界清囊性	包块粗糙、内欠均质	囊内为细小点状回声

(五)局部病灶的大体所见

子宫内膜异位病灶可以很小,也可为大的囊性肿块。由于异位的子宫内膜经常出血,病灶常隆起呈黯蓝色,周围组织为浅棕到棕褐色。然而新鲜病变或病变早期阶段的病灶可无明显的颜色改变,而陈旧病变或晚期病变则因反复出血和破裂,有显著的纤维性粘连和瘢痕形成。子宫内膜异位囊肿通常有很好的包膜形成,随时间的进展包膜纤维性增厚并与周围组织粘连明显,有时囊肿直径可达 20 cm。囊腔内有黯棕色的液体,其黏稠度可稀薄如水或稠厚如糖浆,因此称之为"巧克力囊肿"。囊外壁因常与周围组织有纤维性粘连而粗糙,囊内壁则一般蓬松有黯棕色的区域。巨检时除对囊壁取材外,如囊壁有增厚区或向腔内突出区也应取材。偶尔卵巢或盆腔的子宫内膜异位病灶,可表现为棕灰色质软的息肉状肿块,与恶性黑色素瘤的外观相似,瑟利(Seully)称之为"息肉样子宫内膜异位"。值得注意的是,卵巢中有许多种类的囊肿和肿瘤均可发生出血,而呈出血性囊肿或肿块外观,因此虽然出血性的卵巢囊肿常提示为子宫内膜异位,却不能仅靠肉眼检查就诊断为子宫内膜异位,准确的诊断仍要依靠组织学检查来确立。

因此,内膜异位病灶的大小、色泽和形状,以及外观差异很大。典型病变表现为深紫褐色的色素沉着损害,开始出血时为鲜红色或紫蓝色病灶,被血红蛋白染色后逐渐变成棕褐色或黯紫色,最后形成白色星状瘢痕。初发时常被描述为"火药灼伤",病灶直径<2 mm,历时长后,病灶如桑椹样,单个病灶直径为 2~5 mm,有的融合成团块或形成囊肿。此种病变看来局限于表面,实际上病变的深度极为不同,故有些病灶仅见"冰山之顶峰"。

1.盆腔腹膜病灶

包括腹膜的红色、紫色和白色病变等。腹膜子宫内膜异位症病灶的外观可分为色素沉着型及无色素沉着型 2 种。色素沉着型为典型病灶,呈黑色或紫蓝色结节,肉眼容易辨认。无色素沉着型为早期病变,具有多种表现形式,有红色火焰样病灶、白色透明病变、黄棕色斑及圆形腹膜缺损等形式。微小的病灶只有在腹腔镜下或在显微镜下才能被看到,称为显微镜病灶。此种病灶比色素沉着型病灶更具有活性,常与原因不明性不孕症同时存在。

盆腔腹膜是子宫内膜异位症的好发部位,且病灶常为多处并存。异位症患者的盆腔积液量较正常妇女为多,范围为 10~130 mL,正常妇女<10 mL。经期时多为病灶活动性出血引起的鲜红血液,非经期则为陈旧血液,或为含铁血黄素染色腹膜所致的棕黄色血液。盆腔腹膜除存在上述病灶外,往往在盆腔深部可见假囊肿。这是由流至盆腔的经血刺激腹膜,引起结缔组织反应而发生包裹所致。

腹膜非典型病变多为无色素沉着病损,包括:①腹膜白色不透明区,有或无增厚。②腹膜呈红色火焰状损害,常凸出腹膜表面。③腹膜表面有腺体赘生物。④圆形的腹膜缺陷,或称腹膜窗,可能为瘢痕和受损腹膜边缘凝集形成。⑤卵巢下粘连,在卵巢下面和卵巢窝腹膜之间的病损。上述非典型病变经活检证实为子宫内膜异位症的诊断率为 45%~81%。

2.卵巢病灶

包括卵巢表浅病灶与内膜异位囊肿。表浅病变型可见卵巢的表面及表层呈棕色或蓝红色斑点及仅数毫米大小的小囊,有时可融合成桑椹样结构。卵巢的表浅病灶由于反复的周期性出血,引起炎症反应,使盆腔组织粘连。卵巢易固定于卵巢窝接近卵巢门处,腹腔镜见外观正常但有粘连的卵巢,应视为子宫内膜异位症可疑;分开粘连后,如溢出巧克力样液体,即可诊断子宫内膜异位症。随着病程的发展,卵巢紧密地粘于卵巢窝、阔韧带后叶、盆腔侧壁及盆底,有时外观正常但体积增大的卵巢可在子宫后方与另侧卵巢粘在一起成为"接吻卵巢"。

卵巢子宫内膜异位囊肿较多见,是卵巢子宫内膜异位症的典型病变,因异位组织侵及卵巢皮质,在卵巢皮质内生长,随月经周期的激素的变化而反复出血,而使囊内液呈黑色、柏油样、巧克力色,故又名巧克力囊肿,或卵巢子宫内膜瘤。当囊内压增加时,囊壁可出现小裂隙,内容物溢出,引起局部炎性反应及组织纤维化,导致卵巢与邻近器官紧密粘连。

卵巢巧克力囊肿的形成也呈进行性。早期病变时,卵巢表面或皮质出现紫蓝色小泡,此后融合成为囊肿,其大小不一,直径可达8～10 cm或更大,常为双侧性,囊壁薄,尚未形成粘连时呈典型的紫蓝色。病变初起时囊肿游离,表面光滑;进行性生长后,与周围组织粘连紧密。术中囊肿破裂或穿刺时,可见稠厚的咖啡色液体,如巧克力糖浆。

3.直肠子宫陷凹及阴道隔病灶

在子宫浆膜面发生的子宫内膜异位症多出现于子宫后壁下段和骶韧带处,子宫表面见多个黯紫色小突起,呈弥漫颗粒状,病变仅累及浆膜及其下浅表肌层,子宫可与直肠及膀胱粘连,病变在骶韧带处可形成结节状,单个或多个,且大小不一。骶韧带的病灶继续向深层可侵入直肠阴道隔,直肠和宫颈后的表面紧密粘连,侵入直肠的病灶首先侵犯浆膜层,继而侵入肌层。阴道隔病灶严重时,在后穹隆可见突出的紫蓝色结节。病变侵入直肠或乙状结肠,直肠子宫陷凹被团块病灶封闭而消失。子宫、卵巢和直肠相互为强韧的纤维粘连,可成为"冰冻样骨盆"。

4.宫颈病灶

宫颈病灶多发生于宫颈阴道部。多属表浅部位,多与该处的组织损伤有关,如宫颈手术电熨、电烙、锥切、活检、冷冻、宫颈修补或刮宫等损伤后所引起。宫颈局部表现为紫蓝色斑点,颇似出血性纳氏囊肿,触之硬感、不平,可出血,但不脆,有的类似血性疱疹或血疱;有的呈花斑状、条索状、淡红色,经前期增大,颜色变深,略高起,偶尔整个外口受累,许多病灶可在经前或经期出血。发生宫颈内膜子宫内膜异位症者少见,其原因则可能是宫颈管内膜上皮在受损后有迅速再生的能力,因而具有抗子宫内膜种植的天然抗衡力;此外,也可能与颈管内膜异位症的症状不明显,因而临床上不易诊断有关。

5.肠道病灶

包括直肠、乙状结肠、盲肠、阑尾及小肠,肠道子宫内膜异位症以位于盆腔或邻近盆腔的肠道最常为受累,直肠和乙状结肠常见。影响肠道的内异症对外科和妇科医师均有重要的意义,肠道病灶可引起以下症状:与月经有关的周期性腹泻、反复发作的下腹部痉挛性疼痛、与月经有关的恶心呕吐和痉挛性疼痛。肠道病灶首先种植于浆膜,而后向下侵入肌层,上下蔓延,不穿破黏膜。浆膜面或肠系膜上的病灶表浅而多发;肠壁中病灶因纤维组织增生形成结节或团块,使肠腔狭窄或梗阻;肠黏膜下病变常引起便血,有时因此而误诊为癌。但内膜异位病灶的剖面为带白色的纤维组织,偶尔有小的棕褐色囊肿,肠黏膜一般完整无损;而肠黏膜发生溃疡时,与癌相鉴别较困难。小肠子宫内膜异位症较少见,发生梗阻者更少。

(六)镜下所见

镜检时内膜异位病变部位有4种基本结构,子宫内膜上皮、腺体或腺样结构、内膜间质及出血,极少数情况下见到平滑肌纤维成分。这4种基本成分不一定同时共存,有时仅能见到含铁血黄素的巨噬细胞作为诊断的唯一线索。由于病灶内反复的出血坏死,上述典型的组织学结构可能被破坏而难以发现,以致出现临床与病理不一致的现象。典型病灶的组织学检查有24%为阴性的结果,无色素沉着型病灶组织学检查的阳性率为50%。

持续有功能的子宫内膜异位病变具有破坏其镜下特征的倾向,因此,早期病变常显示典型的组织学特征,而体积大的卵巢巧克力囊肿,镜下可能仅显示充满含铁血黄素的巨噬细胞,伴有不等量的纤维结缔组织和炎性细胞。卵巢子宫内膜异位囊肿的镜下特点变化很大,在卵巢表面的异位病灶,大多能见到较为完整的腺体组织;病灶较小的部位,也能看到类似正常的内膜组织。囊肿壁由于受内容物的压迫,扩大变薄,上皮变薄或破坏,临床上常不易得到卵巢子宫内膜异位症的组织学证据。卵巢子宫内膜囊肿因血液压迫而扩大、变薄,又因反复出血,囊壁的内膜往往被肉芽组织所代替而看不到内膜组织。此时,如临床表现和手术时肉眼所见的病理改变十分典型,即使镜检仅能在囊壁中发现红细胞、含铁血黄素或含铁血黄素的巨噬细胞等出血证据,亦应视为子宫内膜异位症。因为重要的是,子宫内膜间质是发生出血的原因,而非腺体或上皮,故有时即使只见到子宫内膜间质的存在,也足以认为是此病的特征。病理上未找到子宫内膜组织的巧克力囊肿超过临床典型病例的 $1/3$。

由于临床实践中往往不能获取足够的活检材料,且 $1/3$ 的活检标本不能证实典型的组织学特征,此时在排除其他病变的存在时,可结合临床症状及肉眼所见内膜异位病变的特征做出诊断。

若在囊壁外侧为纤维组织、内衬肉芽组织,则其中会有许多炎性细胞、组织细胞或所谓的假黄色瘤细胞。假黄色瘤细胞中含血液的退变产物,特别是包括脂褐素和血褐素在内的蜡样色素,这些细胞可显示自体荧光。细胞中也有含铁血黄素,但没有蜡样色素明显。如果临床支持子宫内膜异位症,病理检查出血性囊肿壁虽无上皮和明确的子宫内膜间质,但具有上述的出血和纤维化继发性的改变,此时我们看到的病理诊断是"符合子宫内膜异位症"。

但是镜下见到单纯的间质或上皮细胞成分是不能诊断子宫内膜异位症的,此时需要与恶性子宫内膜间质肉瘤等疾病相鉴别。

显微镜下内膜异位种植物已被扫描电镜证实,但此种损害通过腹腔镜肉眼观察不能看到。墨菲(Murphy)等报告对已知子宫内膜异位症病例的正常腹膜随机做活检,用扫描电镜鉴定,25% 的患者证实为内膜异位灶。

三、子宫内膜异位症的治疗

子宫内膜异位症的西药治疗主要包括期待疗法、假孕疗法、假绝经疗法、促性腺激素类似物及其他制剂的治疗。临床上要因人而异,选择恰当的治疗手段,以达到控制或解除疼痛的症状、去除盆腔和盆腔外及生殖系统以外的内异病灶、恢复生育功能的目的。

迄今为止,尚无一种理想的根治方法。无论是药物治疗或是保守性手术治疗,术后的复发率仍相当高。而根治则须以切除全子宫双附件为代价,因此,应根据患者的年龄、生育的要求、症状的轻重、病变的部位和范围,以及有无并发症等全面考虑,给予个体化治疗。

(一)一般原则

1.要求生育者,尤其合并不孕的患者

多建议积极进行腹腔镜检查,依据术后的子宫内膜异位症生育指数的评分,进行生育的指导。

(1)即使是无症状或症状轻微的微型和轻度子宫内膜异位症患者,现多建议进行腹腔镜检查,而不主张期待疗法。由于子宫内膜异位症是一种进行性发展的疾病,早期治疗可防止病情进展及减少复发。因此,如果是进行腹腔镜诊断者,应同时将病灶消除。术后无排卵者可给予控制性促排卵治疗,年龄 >35 岁者可考虑积极的辅助生育技术,以提高其妊娠率。

(2)有症状的轻度和中度子宫内膜异位症患者:建议进行积极的腹腔镜检查,大量文献证明腹腔镜检查提高了轻、中度内膜异位症患者的术后妊娠率。术后予以促排卵治疗,以提高妊娠率。

(3)重度子宫内膜异位症或有较大的卵巢内膜样囊肿(直径 $\geqslant 5$ cm)者、囊肿直径 $2\sim4$ cm

且连续2～3个无月经周期者,建议进行腹腔镜检查及手术治疗,手术效果也优于期待治疗。

2.无生育要求者

(1)无症状者,若盆腔肿块直径<2 cm,且无临床证据提示肿块为恶性肿瘤(包括 CA125 正常水平,多普勒超声检查显示肿块血供不丰富,阻力指数>0.5),可定期随访或给予药物治疗。若盆腔肿块在短期内明显增大或肿块直径已超过 5 cm,或 CA125 水平显著升高,无法排除恶性肿瘤的可能,则需进行手术治疗。

(2)有痛经的轻、中度子宫内膜异位症患者,可用止痛药对症治疗。症状较重或伴经常性盆腔痛者,宜口服避孕药,或先用假孕疗法或假绝经疗法 3～4 个月,然后再口服避孕药来维持治疗。

(3)症状严重且盆腔包块>5 cm,或药物治疗无效者,需进行手术治疗。根据患者的年龄和病情,选择根治性手术或仅保留卵巢的手术。若保留卵巢或部分卵巢,术后宜用药物治疗 2～3 个月,以减少复发。

3.卵巢内膜样囊肿破裂者

需进行急诊手术,即囊肿剥除或一侧附件切除术,对侧卵巢若有病灶一并剔除,保留正常卵巢组织,术后予以药物治疗。

(二)治疗方法

1.药物治疗

(1)假孕疗法:早在 1958 年希斯特纳(Kistner)模拟妊娠期体内的性激素水平逐渐增高的变化,采用雌、孕激素联合治疗子宫内膜异位症取得成功,并将此种治疗方法称为假孕疗法。治疗期间患者出现闭经及恶心、呕吐、嗜睡和体重增加等不良反应。最初,由于激素的剂量过大,患者多难以坚持治疗,随后将剂量减小,每天服炔诺酮 5 mg,炔雌醇 0.075 mg,其疗效相当有效而不良反应明显减轻。假孕疗法疗程长,需连续治疗 6～12 个月,症状缓解率在 80% 左右,但妊娠率仅 20%～30%,停药后的复发率较高。目前对要求生育者,一般不再单独选择此种方法治疗。

(2)孕激素类药物:单纯高效孕激素的治疗可抑制子宫内膜增生,使异位的子宫内膜萎缩,患者出现停经。一般采用甲羟孕酮、18-甲基炔诺酮等治疗。治疗期间如出现突破性阴道出血,可加少量雌激素,如炔雌醇 0.03 mg/d 或结合雌激素(倍美力)0.625 mg/d。治疗后的妊娠率与假孕疗法相当,但不良反应较轻,患者多能坚持治疗。

(3)假绝经疗法:①达那唑:是一种人工合成的 17α-乙炔睾酮的衍生物,具有轻度的雄激素活性。它通过抑制垂体促性腺激素的合成与分泌,以抑制卵泡的发育,使血浆雌激素水平降低;同时,它还可能与雌激素受体结合,导致在位和异位的子宫内膜萎缩,患者出现闭经,因而又称此种治疗为假绝经疗法。体外实验证明达那唑可抑制淋巴细胞增生和自身抗体的产生,具有免疫抑制作用。推测达那唑还可能通过净化盆腔内环境,减少自身抗体的产生等而提高受孕的能力。其常用剂量为 400～600 mg/d,分 2～3 次口服,于月经期第 1 天开始服药,连续 6 个月。症状缓解率达 90%～100%,停药 1～2 个月内可恢复排卵。治疗后的妊娠率为 30%～50%。若 1 年内未妊娠,其复发率为 23%～30%。达那唑的不良反应,除可出现痤疮、乳房变小、毛发增多、声调低沉及体重增加等轻度男性化表现外,少数可致肝脏损害,出现血清转氨酶升高,故治疗期间需定期检查肝功能,如发现异常,应及时停药,一般在停药 3 周后肝功能可恢复正常。阴道或直肠使用达那唑栓可减少全身用药的不良反应,有较好的疗效。②孕三烯酮:为 19-去甲睾酮的衍生物,作用机制与达那唑相似,但雄激素的作用较弱。由于它在体内的半衰期较长,故不必每天服药。通常从月经期第 1 天开始服药,每次服 2.5 mg,每周服 2 次。治疗后的妊娠率与达那唑相近,但其不良反应较轻,较少出现肝脏损害,停药后的复发率亦较高,有人报告停药 1 年的复发率为 25％。③GnRHa:是人工合成的 10 肽类化合物,其作用与垂体的 GnRH 相同,但其活性比 GnRH 强50～100 倍。持续给予 GnRHa 后,垂体的 GnRH 受体将被耗尽而呈现降调作用,使促性腺激素的分泌减少,卵巢功能明显受抑制而闭经。体内雌激素水平极低,故一般称之为"药物性卵巢切除"。

GnRHa 有鼻腔喷雾和皮下注射 2 种剂型:GnRHa 乙酰胺喷雾剂为每次 200～400 mg,每天 3 次;皮下注射剂有每天注射或每月注射 1 次者。目前皮下注射剂应用较多的剂量是每月 1 次,大多数患者于开始治疗的 8 周内停经,末次注射后的 2～3 个月内月经复潮。

GnRHa 治疗的不良反应为低雌激素血症引起的潮热、出汗、外阴及阴道干涩、性欲减退和骨质丢失,长期用药可致骨质疏松。为预防低雌激素血症和骨质疏松,可采用反加疗法,即在 GnRHa 治疗的期间,加小量的雌激素或植物类雌激素,如黑升麻提取物(莉芙敏)。有报道称血浆雌二醇水平控制在 30～50 ng/L 范围内,既可防止骨质疏松,又不致影响 GnRHa 的疗效。GnRHa 的疗效优于达那唑,但无男性化和肝脏损害,故更安全。

2.手术治疗

手术治疗的目的:①明确诊断及进行临床分期。②清除异位内膜病灶及囊肿。③分解盆腔粘连及恢复盆腔正常解剖结构。④治疗不孕。⑤缓解和治疗疼痛等症状。

手术方式有经腹和经腹腔镜手术,由于后者创伤小、恢复快、术后较少形成粘连,现已成为治疗子宫内膜异位症的最佳处理方式。目前认为,以腹腔镜确诊,手术＋药物治疗为子宫内膜异位症治疗的金标准。

(1)保留生育功能的手术:对要求生育的年轻患者,应尽可能进行保留生育功能的手术,即在保留子宫、输卵管和正常卵巢组织的前提下,尽可能地清除卵巢及盆、腹膜的子宫内膜异位病灶,分离输卵管周围的粘连等。术后疼痛缓解率超过 80％,妊娠率为 40％～60％。若术后 1 年不孕,则其复发率较高。

(2)半根治手术:对症状较重且伴有子宫腺肌病又无生育要求的患者,宜切除子宫及盆腔病灶,保留正常的卵巢或部分卵巢。由于保留了卵巢功能,患者术后仍可复发,但复发率明显低于进行保守手术者。

(3)根治性手术:即进行全子宫及双侧附件切除术。由于双侧卵巢均已切除,残留病灶将随之萎缩退化,术后不再需要药物治疗,也不会复发。但病变广泛且粘连严重者,术中可能残留部分的卵巢组织。为预防卵巢残余综合征的发生,术后进行药物治疗 2～3 月不无裨益。

(4)缓解疼痛的手术:对部分经多次药物治疗无效的顽固性痛经患者还可试采取以下 2 种手术方案缓解疼痛。①宫骶神经切除术,即切断多数子宫神经穿过的宫骶韧带,将宫骶韧带与宫颈相接处1.5～2 cm 的相邻区域切除或用激光破坏。②骶前神经切除术,在下腹神经丛水平切断子宫的交感神经支配。近期疼痛的缓解率较好,但远期的复发率高达 50％。

(三)子宫内膜异位症复发

经手术或规则药物治疗后,症状、体征已消失,疾病治愈,但经过几个月(一般 3 个月)症状和(或)体征重新出现,子宫内膜异位症的复发包括症状复发(主观症状)和疾病复发(客观表现)。

1.疾病复发

术后症状缓解 3 个月后又出现且加重至术前水平者即为复发,疾病复发主要依据腹部的肿块、结节、影像学检查和手术后病理等。

2.疾病复发诊断标准

(1)术后症状缓解 3 个月后病变复发并加重。

(2)术后盆腔阳性体征消失后又出现或加重至术前水平。

(3)术后超声检查发现新的子宫内膜异位病灶。

(4)血清 CA125 水平下降后又升高,且排除其他疾病。符合上述后 3 项标准之一且伴或不伴有第 1 项标准者诊断为疾病复发。

子宫内膜异位症术后的复发率较高,保守性手术后 1 年和 2 年的复发率可达 10% 和 15%,复发是子宫内膜异位症治疗中的一个棘手的问题。

3.复发危险因素

复发危险因素有 rAFS 分期(>70)、年龄/手术年龄(年轻患者)、囊肿的大小、双侧囊肿、药物治疗史、手术治疗史、手术范围、第一次手术不彻底、道格拉斯窝封闭。

4.复发保护因素

(1)妊娠。

(2)术后药物治疗:术后药物干预延缓和减少复发是子宫内膜异位症管理中的一个重要问题,手术联合长期药物治疗(口服避孕药/曼月乐)可能对于减少复发有一定的作用。

(四)子宫内膜异位症恶变

有以下情况应警惕恶变。

(1)囊肿过大,直径>10 cm 或有明显增大的趋势。

(2)绝经后又有复发。

(3)疼痛节律改变,痛经进展或呈持续性。

(4)影像检查卵巢囊肿腔内有实性或乳头状结构,或病灶血流丰富。

(5)血清 CA125 水平明显升高(>200 IU/mL)。

目前临床诊断卵巢癌起源于异位的子宫内膜组织,一般认为应符合 Sampson 和 Scott 所提出的诊断标准:①肿瘤和内膜异位症位于同一部位。②肿瘤来源于内膜异位症,排除其他来源可能。③内膜异位症与肿瘤有类似的组织学特点,并能见到特征性的内膜间质和腺体。④形态学上见到良性和恶性上皮的移行过程。

(孙希荣)

第二节　子宫腺肌病

子宫腺肌病是指子宫内膜向肌层良性浸润并在其中弥散性生长,其特征是在子宫肌层中出现异位的内膜和腺体,伴有周围肌层细胞的代偿性肥大和增生。本病中有 20%～50% 的患者合并子宫内膜异位症,约 30% 合并子宫肌瘤。

目前子宫腺肌病的发病率有逐渐增加的趋势,其治疗的方法也日趋多样化,治疗方法的选择应考虑患者的年龄、生育的要求、临床症状的严重程度、病变的部位与范围、患者的意愿等的基础上确定。

一、临床特征

(一)病史特点

(1)详细询问相关的临床症状,如月经量增多和进行性痛经。

(2)家族中有无相同的病史。

(3)医源性因素所致子宫内膜创伤,如多次分娩、习惯性流产、人工流产、宫腔操作史。

(二)症状

子宫腺肌病的症状不典型,表现为多种多样,没有特异性。约35％的子宫腺肌病患者无临床症状,且临床症状与病变的范围有关。

1.月经量过多

占40％～50％,一般出血与病灶的深度呈正相关,偶尔也有小病变的月经量过多者。

2.痛经

逐渐加剧的进行性痛经,痛经常在月经来潮的前一周就开始,至月经结束。15％～30％的患者有痛经,疼痛的程度与病灶的多少有关,约80％的痛经者为子宫肌层深部病变所致。

3.其他症状

部分患者可有未明原因的月经中期阴道流血及性欲减退,子宫腺肌病不伴有其他不孕的疾病时,一般对生育无影响,伴有子宫肌瘤时可出现肌瘤的各种症状。

(三)体征

妇科检查可发现子宫呈均匀性增大或有局限性结节隆起,质地变硬,一般不超过怀孕12周子宫的大小。经月经期检查,子宫有触痛。月经期时,由于病灶充血、水肿及出血,子宫可增大,质地变软,压痛较平时更为明显;月经期后再次进行妇科检查发现子宫有缩小,这种周期性出现的体征改变为诊断本病的重要依据之一。合并盆腔子宫内膜异位症时,子宫增大、后倾、固定,骶骨韧带增粗,或直肠子宫陷凹处有痛性结节等。

二、辅助检查

(一)实验室检查

1.血常规

明确有无贫血。

2.CA125

子宫腺肌病患者血CA125水平明显升高,阳性率达80％,CA125水平在监测疗效上有一定的价值。

(二)影像学检查

1.B超检查

B超检查为子宫腺肌病的常规诊断手段。B超的图像特点为:①子宫呈均匀性增大,轮廓尚清晰。②子宫内膜线可无改变,或稍弯曲。③子宫切面回声不均匀,有时可见大小不等的无回声区。

2.MRI检查

MRI检查为目前诊断子宫腺肌病最可靠的无创伤性诊断的方法,可以区别子宫肌瘤和子宫腺肌病,并可诊断二者同时并存,对决定处理方法有较大的帮助,在发达国家中被广泛应用。图像表现为:①子宫增大,外缘尚光滑。②T_2WI显示子宫的正常解剖形态扭曲或消失。③子宫后壁明显增厚,结合带厚度>8 mm。④T_2WI 显示子宫壁内可见类似结合带的低信号肿物,与稍高信号的子宫肌层边界不清,类似于结合带的局灶性或广泛性增宽,其中可见局灶性的大小不等的斑点状高信号区,即为异位的陈旧性出血灶或未出血的内膜岛。

（三）其他检查

1.宫腔镜检查

子宫腔增大,有时可见异常的腺体开口,并可排除子宫内膜病变。

2.腹腔镜检查

子宫均匀增大,前后径增大更明显,子宫较硬,外观为灰白或暗紫色,有时浆膜面见突出的紫蓝色结节。

3.肌层针刺活检

诊断的准确性依赖于取材部位的选择、取材的次数及病灶的深度和广度,特异性较高,但敏感性较低,而且操作困难,在临床上少用。

三、诊断

子宫腺肌病的诊断一般并不难,最主要的困难在于与子宫肌瘤等疾病相鉴别诊断。子宫腺肌病与子宫肌瘤均是常见的妇科疾病,两种病变均发生在子宫,发病的年龄相仿,多见于 30～50 岁的育龄妇女,临床上容易互相混淆。一般来说,子宫腺肌病突出的症状是继发性逐渐加重的痛经,子宫肌瘤的突出症状却为月经过多及不规则出血,子宫腺肌病时子宫也有增大,但很少超过妊娠3 个月的子宫大小。

四、治疗

（一）治疗原则

由于子宫腺肌病的难治性,目前尚不能使每位患者均获得满意的疗效,应根据患者的年龄、生育的要求和症状,实施个体化的多种手段的联合治疗策略。

（二）药物治疗

药物治疗子宫腺肌病近期的疗效明显,但只是暂时性的,停药后症状体征常很快复发,对年轻有生育要求者、近绝经期者或不接受手术治疗者可试用达那唑、孕三烯酮或 GnRHa 等治疗。

1.达那唑

达那唑适用于轻度及中度子宫腺肌病痛经患者。

（1）用法:月经第 1 天开始口服 200 mg,2～3 次/天,持续用药6 个月。若痛经不缓解或未闭经,可加至4 次/天。疗程结束后约 90% 的症状消失,停药后 4～6 周恢复月经及排卵。

（2）不良反应:有恶心、头痛、潮热、乳房缩小、体重增加、性欲减退、多毛、痤疮、声音改变、皮脂增加、肌痛性痉挛等症状,但发生率低,且症状多不严重。

2.孕三烯酮

19-去甲睾酮的衍生物,有抗雌激素和抗孕激素的作用,不良反应的发生率同达那唑,但程度略轻。

用法:每周用药 2 次,每次 2.5 mg,于月经第 1 天开始服用,6 个月为 1 个疗程。因为用药量小,用药次数少,其应用次数近年来增多。孕三烯酮治疗轻症子宫肌腺症具有很好的效果,可达治愈的目的,从而可防止其发展为重症子宫肌腺病,减少手术及术后并发症,提高患者的生活质量。

3.GnRHa

其为人工合成的十肽类化合物,能促进垂体细胞分泌黄体生成激素(LH)和尿促卵泡素(FSH),长期应用对垂体产生降调作用,可使 LH 和 FSH 的分泌急剧减少。有研究表明子宫腺肌病导致不孕与化学、免疫等因素有关,而 GnRHa 有调节免疫活性的作用,且使子宫大小形态恢复正常,从而改善了妊娠率。但 GnRHa 作用是可逆性的,故对子宫腺肌病合并不孕的治疗在停药后短期内不能自行受孕者,应选择辅助生殖技术。

4.其他药物

(1)孕激素受体拮抗剂:米非司酮为人工合成 19-去甲基睾酮的衍生物,具有抗孕激素及抗皮质激素的活性。用法:米非司酮 10 mg 口服,1 次/天,连续 3 个月,治疗后患者停经,痛经消失,子宫体积明显缩小,不良反应少见。年轻患者停药后的复发率高于围绝经期患者,复发者进行长期的治疗仍有效。

(2)左旋 18-甲基炔诺酮:Norplant 为左旋 18-甲基炔诺酮皮下埋植剂,可治疗围绝经期子宫腺肌病,治疗后虽子宫体积无明显缩小,但痛经缓解率达 100%。缓释左旋 18-甲基炔诺酮宫内节育器(LNG-IUS,曼月乐),国内外报道用 LNG-IUS 治疗子宫腺肌病痛经及月经量过多有一定的效果。

(3)短效口服避孕药:临床研究显示,长期服用短效口服避孕药可使子宫内膜和异位内膜萎缩,缓解痛经,减少月经量,降低子宫内膜异位症的复发率。但是复方口服避孕药存在不良反应,服用后患者可出现点滴出血或突破性出血、乳房触痛、头痛、体重改变、恶心和呕吐等胃肠道反应及情绪改变等不良反应,长期应用有血栓性疾病和心血管疾病的风险。因此,复方口服避孕药的使用应综合各方面的情况进行个体化用药,以使患者获得最大益处。目前国内外还没有关于该疗法用于子宫腺肌病治疗效果大样本的评价。

(4)孕激素:孕激素作用基于子宫内膜局部高剂量的黄体酮,可引起蜕膜样变、上皮萎缩及产生直接的血管改变,使月经减少,甚至闭经。目前国外研究显示地屈孕酮是分子结构最接近天然的孕酮的一种孕激素,并具有更高的口服生物利用度。地屈孕酮是一种口服孕激素,可使子宫内膜进入完全的分泌相,从而可防止由雌激素引起的子宫内膜增生和癌变的风险。地屈孕酮可用于内源性孕激素不足的各种疾病,它不产热,且对脂代谢无影响。极少数患者可出现突破性出血,一般增加剂量即可防止。地屈孕酮也可能发生其他发生在孕激素治疗中的不良反应,如轻微出血、乳房疼痛,肝功能损害极为少见。目前国内外尚无使用地屈孕酮治疗子宫腺肌病的大型随机对照试验。

(三)手术治疗

药物治疗无效或长期剧烈的痛经时,应进行手术治疗,手术治疗包括根治手术(子宫切除术)和保守手术。

1.子宫切除术

子宫切除术是主要的治疗方法,也是唯一循证医学证实有效的方法,可以根治痛经和(或)月经量过多,适用于年龄较大、无生育要求者。近年来,阴式子宫切除术的应用日趋增多,单纯子宫腺肌病子宫体积多＜12 孕周的子宫大小,进行阴式子宫切除多无困难。若合并有内异症,有卵巢子宫内膜异位囊肿或估计有明显的粘连,可进行腹腔镜子宫切除术。虽然有研究表明腺肌病的子宫有稍多于 10% 的病变可累及宫颈,但也有研究表明子宫腺肌病主要见于子宫体部,罕见于宫颈部位,只要保证切除全部子宫下段,仍可考虑进行子宫次全切除术。

2.保守性手术

子宫腺肌病病灶挖除术、子宫内膜去除术和子宫动脉栓塞术都属于保留生育功能的手术。腹腔镜下子宫动脉阻断术和病灶消融术(使用电、射频和超声等能减少子宫腺肌病量),其近年来的报道逐渐增多,但这些手术的效果均有待于循证医学研究证实。

(1)子宫腺肌病病灶挖除术:适用于年轻、要求保留生育功能的患者。子宫腺肌瘤一般被挖除干净后,可以明显地改善症状、增加妊娠的机会。对局限型子宫腺肌病可以切除大部分的病灶,缓解症状。虽然弥散型子宫腺肌病做病灶大部切除术后的妊娠率较低,仍有一定的治疗价值。术前使用 GnRHa 治疗 3 个月,可以缩小病灶利于手术。做病灶挖除术的同时,还可做子宫神经去除术或子宫动脉阻断术以提高疗效。

(2)子宫内膜去除术:近年来,有报道称在宫腔镜下进行子宫内膜去除术治疗子宫腺肌病,术后患者月经量明显减少,甚至闭经,痛经好转或消失,对伴有月经量过多的轻度子宫腺肌病可试用。子宫内膜切除术虽可有效地控制月经量过多及痛经症状,但对深部病灶治疗的效果较差。远期并发症常见的为宫腔粘连、宫腔积血、不孕、流产、早产等。

(3)子宫动脉栓塞术:近期的效果明显,月经量减少约 50%,痛经缓解率超过 90%,子宫及病灶体积缩小显著,彩色超声检查显示子宫肌层及病灶内的血流信号明显减少,该疗法对要求保留子宫和生育功能的患者具有重大的意义。但子宫动脉栓塞术治疗某些并发症尚未解决,远期疗效尚待观察,对日后生育功能的影响还不清楚,临床应用仍未普及,还有待于进一步的积累经验。

(4)子宫病灶电凝术:通过子宫病灶电凝可引起子宫肌层内的病灶坏死,以达到治疗的目的。但病灶电凝术中很难判断电凝是否完全,因此不如手术切除准确,子宫肌壁电凝术后病灶被瘢痕组织所代替,子宫壁的瘢痕宽大,弹性及强度降低,故术后子宫破裂的风险增加。

(5)盆腔去神经支配治疗:近年来国外学者采用开腹或腹腔镜下骶前神经切除术及子宫神经切除术治疗原发及继发性痛经,并取得了较好的效果。

(6)腹腔镜下子宫动脉阻断术:子宫动脉结扎治疗子宫腺肌病的灵感来源于子宫动脉栓塞治疗子宫腺肌病的成功经验,但该术式目前应用的病例不多。由于疼痛不能得到完全的缓解,多数患者对手术的效果并不满意。

(孙希荣)

第七章

妊娠期并发症

第一节 流　产

一、定义

1977 年,世界卫生组织将流产定义为妊娠在 20～22 周以前终止、胎儿体重在 500 g 以下者。我国将流产定义为妊娠不足 28 周、胎儿体重不足 1 000 g 而自然终止者。流产发生于妊娠 12 周前者为早期流产,包括胚胎丢失和胎儿丢失;发生在妊娠 12～28 周者为晚期流产。与同一性伴侣连续发生 2 次及以上的自然流产为反复自然流产,其中 50% 左右可以找到明确的原因。在确认的妊娠中,自然流产的发生率约为 15%,连续 2 次及以上自然流产发生率约为 5%,连续 3 次及以上自然流产的发生率为 0.5%～3%。

二、病因

(一)遗传因素

尤其在早期胚胎丢失者,胚胎染色体异常占 50%～60%,仅少数染色体异常可继续发育成胎儿,但会发生某些功能异常或合并畸形。夫妇双方或一方存在染色体异常也会影响胚胎的发育,且可表现为反复自然流产。

(二)环境因素

过多地接触有害的化学物质(如砷、铅、苯、甲醛、氯丁二烯、氧化乙烯等)和物理因素(如放射线、噪音及高温等),直接或间接地对胚胎或胎儿造成损害,均可引起流产。

(三)母体因素

1.全身性疾病

母体严重的疾病可影响胎盘-胎儿循环发生流产,对母体血栓前状态等持续存在的疾病不进行干预和纠正还会发生反复自然流产。

2.生殖器官疾病

如子宫畸形、子宫肌瘤、宫颈内口松弛或宫颈的重度损伤,可以发生各孕期的流产。

3.多囊卵巢综合征等

多囊卵巢综合征等都可能发生流产,无干预也会发生反复自然流产。

4.创伤

腹部手术或妊娠外伤,可刺激子宫收缩而引发流产。

(四)胎盘内分泌功能不足

除孕激素外,胎盘还合成其他激素如绒毛膜促性腺激素、胎盘生乳素及雌激素等。

(五)免疫因素

母儿双方免疫不适应,可引起母体对胚胎产生排斥而致流产,包括自身免疫性疾病和同种免疫功能。相关的免疫因素主要有父方的组织兼容性抗原、胎儿特异抗原、血型抗原、母体细胞免疫调节失调、孕期母体封闭抗体不足及母体抗父方淋巴细胞的细胞毒抗体不足等。

三、病理

早期流产时多数胚胎死亡,底蜕膜出血,子宫收缩使妊娠产物被排出。有时B超检查下也可见底蜕膜海绵层出血坏死,形成血栓,继后胎儿死亡被排出。有时底蜕膜反复出血,血块凝固包绕胚胎组织,发生纤维化并与子宫壁粘连稽留于宫腔内。偶有胎儿被挤压,形成纸样胎儿,或钙化后形成石胎。

四、临床表现

(一)症状

阴道流血、腹痛,并非所有胚胎/胎儿丢失时都存在阴道流血或腹痛。

(二)体征

耻骨联合上闻不到胎心音或B超检查显示胚胎/胎儿停止发育或胎心搏动消失,或底蜕膜出血。

(三)临床表现类型

流产发展的不同阶段呈现不同的临床表现类型。

1.先兆流产

少量的阴道流血,继之或伴发阵发性下腹痛或腰背痛。胎膜未破,宫颈口未开,妊娠物未被排出,子宫大小与停经周数相符。先兆流产是需要抗流产干预的时段之一,可发展为难免流产。

2.难免流产

阴道的流血量增多,阵发性下腹痛加重或出现阴道流液(胎膜破裂),宫颈口已扩张,有时可见胚胎组织或胎囊堵塞于宫颈口内,子宫大小与停经周数相符或略小。流产已不可避免,需要进行清宫处理。

3.不全流产

不全流产指妊娠产物已有部分被排出体外,尚有部分残留于宫腔内,由于宫腔内残留部分妊娠产物,影响了子宫收缩,可使出血持续不止,流血过多可发生失血性休克。阴道检查可见不断有血液自宫颈口内流出,有时尚可见胎盘组织堵塞于宫颈口或部分妊娠产物已被排出至阴道内,而部分仍留在宫腔内。一般子宫大小小于停经周数,需要进行紧急清宫处理。

4.完全流产

完全流产指妊娠产物已被全部排出,阴道流血逐渐停止,腹痛逐渐消失。检查宫颈口关闭,子宫接近正常大小,B超检查宫腔内无妊娠组织物残留。

5.稽留流产

胚胎或胎儿死亡滞留于宫腔未被自然排出。早孕反应消失,子宫不再增大或反而缩小,胎动消失。子宫大小较停经周数小,未闻及胎心,B超检查提示无胎心搏动。

6.流产感染

若阴道流血的时间过长、组织残留于宫腔或进行非规范堕胎术等,均有引起宫腔内感染的可能。严重感染可扩展到盆腔、腹腔乃至全身,进而发生盆腔炎、腹膜炎、败血症及感染性休克等,称为流产感染。

五、诊断

根据病史和临床表现及血激素和B超检查,诊断并不难,明确临床表现类型有利于做出对症处理的决策。

（一）病史

询问停经史、反复流产史、早孕反应、阴道流血及流液和组织物排出、腹痛等情况,注意阴道流血、流液的色、量及臭味等。

（二）查体

观察体温、血压等全身状况,在消毒条件下进行妇科检查或阴道视诊检查。

（三）辅助检查

B超检查对确定流产形式有帮助;血尿 β-HCG、血黄体酮水平测定有利于动态观察和评估。

六、鉴别诊断

注意鉴别的有异位妊娠、葡萄胎、功能失调性子宫出血等疾病,B超检查和激素水平测定已使鉴别诊断不难为之。

七、处理

根据不同的临床表现类型进行相应的处理。

（一）先兆流产

卧床休息,避免紧张,禁忌性生活;黄体功能不足需补充黄体酮;B超检查及 β-HCG、黄体酮水平测定和动态观察;同时进行病因查找和针对性治疗,可以适当考虑使用其他保胎药如中药、维生素 E 等。

（二）难免流产、不全流产

一经确诊,应及时进行吸宫术或钳刮术,清除宫腔内的妊娠物和残留组织;晚期流产时,子宫较大,出血较多,可用缩宫素促进子宫收缩。阴道大出血伴休克者应同时输血、输液,应给予抗生素预防感染。

（三）完全流产如无感染征象

不需特殊处理。

（四）稽留流产处理较困难

对稽留流产尤其晚期流产稽留者避免盲目地实施钳挟术,可以先用前列腺素（米非司酮等）或依沙吖啶等药物引产。要在做好准备的情况下实施清宫,若胎盘等组织机化并与宫壁粘连较紧,使得清宫困难,可以考虑分次清宫,在有宫腔镜的条件下可以一次完成。同时根据患者的出血、感染等状况评估其全身影响,必要时开放静脉、补液、输血和抗生素治疗;做血常规和凝血纤溶功能等检查,尤其是出血时间长和稽留流产者不能忽视。

(五)对反复自然流产要进行病因查找

通过病史、体检和实验室检查及 B 超检查了解是否存在遗传因素、环境因素、母体因素、胎盘内分泌功能因素和免疫因素等。存在母体因素给予对应的治疗,不存在双亲遗传因素的绒毛染色体异常可以尝试再孕。多数主张在发生 2～3 次自然流产后开始筛查病因,对未发现存在各种非免疫因素及自身免疫疾病的流产为不明原因复发性流产,可考虑检测封闭抗体和 NK 细胞的数量及活性,进行免疫治疗。

(六)流产感染

评估感染的状况和累及的范围;立即给予强效广谱足量和足疗程(术后继续)的抗生素;清除宫腔内的感染物(有人不主张感染时进行刮宫术);感染已经扩散到盆腔有脓肿形成可以在 B 超检查下进行穿刺引流术;必要时切除子宫。

(马红梅)

第二节 早 产

一、早产定义

1961 年世界卫生组织将早产(Preterm birth,PTB)定义为在孕龄 37 周以下终止者。1997 年美国妇产科医师学会将早产定义为妊娠 20～37 周的分娩者。欧美国家普遍接受的早产孕周下限为 20～24 周。

目前我国采用的早产界定在发生于妊娠满 28～36^{+6}周的分娩者。自发性早产约占所有早产的 80%;因母胎疾病的治疗需要终止妊娠者称医学指征性早产,约占所有早产的 20%。产生早产儿近期的影响包括呼吸窘迫综合征、脑室内出血、支气管肺发育不全、动脉导管持续开放、早产儿视网膜病变、坏死性小肠结膜炎、呼吸暂停、高胆红素血症、低血糖、红细胞减少等疾病;远期的影响包括脑瘫、慢性肺部疾病、感知和运动障碍、视觉和听觉障碍、学习能力低下等因素。

二、病因和发病机制

确切的早产病因和发病机制并不清楚。

(一)感染

感染包括局部蜕膜-羊膜炎、细菌性阴道病、全身感染和无症状性菌尿等,以及非细菌性炎症反应。各种炎症通过启动蜕膜-羊膜细胞因子网络系统,增加前列腺素的释放,导致早产。

(二)母体紧张、胎儿窘迫及胎盘着床异常

母体或胎儿的下丘脑-垂体-肾上腺轴异常活跃,导致胎盘及蜕膜细胞分泌的促肾上腺激素释放激素增加,雌激素水平增加,子宫对缩宫素的敏感度增加。

（三）蜕膜出血

导致局部凝血酶及抗凝血酶Ⅲ复合物增加，启动局部细胞因子网络或蛋白分解酶网络或直接引发宫缩。

（四）子宫过度膨胀

多胎妊娠、羊水过多、子宫畸形等。

三、临床表现和诊断

早产分娩发生前可以历经先兆早产、早产临产和难免早产 3 个阶段。3 个阶段主要是从临床方面的宫缩、宫颈变化和病程可否逆转来考虑，截然其界限很难分清楚。

（一）先兆早产

出现腹痛、腰酸，阴道流液、流血，宫缩≥6 次/小时，宫颈尚未扩张，但经阴道 B 超检查测量宫颈长度（CL）≤2 cm，或为 2～3 cm，同时胎儿纤维连接蛋白（fFN）阳性者。

（二）早产临产

宫缩≥6 次/小时，宫颈缩短≥80%，宫颈扩张≥3 cm。

（三）难免早产

早产临产进行性发展进入不可逆转的阶段，如规律的宫缩不断地加强，子宫颈口扩张至 4 cm 或胎膜破裂，致早产不可避免者。

四、处理

（一）高危因素识别

于孕前、孕早期和产前检查时注意对高危因素的警觉，尤其要注意叠加因素者。

（1）前次早产史：有早产史的孕妇再发早产的风险比一般孕妇高 2.5 倍，前次早产越早，再次早产的风险就越高。

（2）宫颈手术史：宫颈锥形切除术、利普（LEEP）手术治疗、反复人工流产扩张宫颈等与早产有关。

（3）子宫畸形：子宫、宫颈畸形增加了早产的风险。

（4）孕妇年龄等：孕妇<17 岁或>35 岁，文化层次低、经济状况差或妊娠间隔短。

（5）孕妇体质：孕妇体质指数<19 kg/m²，或孕前体重<50 kg，营养状况差，工作时间>80 小时/周。

（6）妊娠异常：接受辅助生殖技术后妊娠、多胎妊娠、胎儿异常、阴道流血、羊水过多/过少者。

（7）妊娠期患病：孕妇患高血压病、糖尿病、甲状腺疾病、自身免疫病、哮喘、腹部手术史、有烟酒嗜好或吸毒者。

（8）生殖器官感染：孕妇患细菌性阴道病、滴虫性阴道炎、沙眼衣原体感染、淋病、梅毒、尿路感染、严重的病毒感染、宫腔感染。

（9）宫颈缩短：妊娠 14～28 周，宫颈缩短。

（10）fFN 阳性：妊娠 22～34 周，宫颈或阴道后穹隆的分泌物检测 fFN 呈阳性。

（11）生活方式的改变：中国人采用西方化的生活方式。

（二）风险评估和预测

（1）妊娠前干预：对有早产史、复发性流产史者在孕前查找原因，必要时进行宫颈内口松弛状况检查。如有生殖系统畸形需要进行外科手术矫正,指导孕期规律的产前检查。

(2)妊娠中检测:对疑似宫颈功能不全或存在早产风险因素者,对出现痛性或频繁无痛性子宫收缩、腹下坠或盆腔压迫感、月经样腹绞痛、阴道排液或出血及腰骶痛等症状时,应联合检测 CL 和 fFN 水平预测早产。CL≤2.5 cm 结合 fFN 阳性,48 小时内分娩者为 7.9%,7 天内分娩者为 13%,预测敏感性预测值、特异性预测值、阳性预测值、阴性预测值分别为 42%、97%、75%、91%。

(三)一般处理

(1)早孕期 B 超检查确定胎龄、了解胎数(如果是双胎应了解绒毛膜性,如果能测胎儿颈后透明层厚度则可了解胎儿非整倍体及部分重要器官畸形的风险)。

(2)对于有早产高危因素者,适时地进行针对性预防。

(3)筛查和治疗无症状性菌尿。

(4)平衡饮食,合理地增加妊娠期的体重。

(5)避免吸烟饮酒、长时间站立和工作时间过长。

(四)抗早产干预措施

1.宫颈环扎术

宫颈环扎术对诊断宫颈功能不全者可于怀孕 14 周后行预防性宫颈环扎术;对于宫颈功能不全所致宫口开大或者胎膜突向阴道时的紧急治疗性环扎是有效的;对有早产史者,如果妊娠 24 周且 CL<2.5 cm 时,应进行宫颈环扎;对双胎、子宫发育异常且宫颈锥切者,宫颈环扎没有预防早产的作用,但应在孕期注意监测。

2.黄体酮的应用

预防早产的黄体酮包括天然黄体酮阴道栓(天然黄体酮凝胶每支 90 mg、微粒化黄体酮胶囊每粒 200 mg)和 17-α 羟孕酮(每支 250 mg,注射剂)。在单胎无早产史孕妇,妊娠 24 周 CL<2 cm 时,应用天然孕酮凝胶 90 mg 或微粒化孕酮胶囊 200 mg,每天 1 次阴道给药,从 24 周开始至 36 周,能减少围生期的病死率。对单胎以前有早产史者,可应用 17-α 羟孕酮 250 mg 每天 1 次肌内注射,从 16～20 周开始至 36 周。黄体酮使用总体安全,但有报道应用 17-α 羟孕酮可增加中期妊娠死胎的风险,也增加妊娠糖尿病发病的风险。

3.宫缩抑制剂的应用

使用宫缩抑制剂的目的在于延迟分娩,完成促胎肺成熟治疗,以及为孕妇转诊到有早产儿抢救条件的医疗机构赢得时间。宫缩抑制剂只适用于先兆早产和早产临产者、胎儿能存活且无继续妊娠禁忌证者。当孕龄≥34 周时,一般多不再推荐应用宫缩抑制剂。如果没有感染证据,应当对 32 周或 34 周以下足月前胎膜早破患者使用宫缩抑制剂。

(1)钙通道阻滞剂:作用机制是在子宫平滑肌细胞动作电位的复极阶段,选择性地抑制钙内流,使胞质内的钙减少,从而有效地减少子宫平滑肌的收缩。常用药物是硝苯地平,不良反应:母体一过性低血压、潮红、头晕、恶心等;胎儿无明显的不良反应。禁忌证:左心功能不全、充血性心力衰竭、血流动力学不稳定者。给药剂量:尚无一致看法,通常首剂量为 20 mg,口服,90 分钟后重复一次;或 10～20 mg,口服,每 20 分钟一次,共 3 次,然后 10～20 mg,每 6 小时 1 次,维持 48 小时。

(2)β₂ 受体激动剂:通过作用于子宫平滑肌的 β_2 受体,启动细胞内的腺苷酸环化酶,使 cAMP 增加,降低肌浆蛋白轻链激酶的活性,细胞内钙离子浓度降低,平滑肌松弛。主要有利托君。母体不良反应较多,包括恶心、头痛、鼻塞、低钾、心动过速、胸痛、气短、高血糖、肺水肿,偶有心肌缺血等;胎儿及新生儿的不良反应包括心动过速、低血糖、低血钾、低血压、高胆红素,偶有脑室周围出血等。禁忌证:明显的心脏病、心动过速、糖尿病控制不满意、甲状腺功能亢进者。用药剂量:利托君起始剂量为50～100 μg/min静脉滴注,每 10 分钟可增加剂量50 μg/min,至宫缩停止,最大剂量≤350 μg/min,共 48 小时。用药过程中应观察心率及患者的主诉,必要时停止给药。

(3)硫酸镁:从 1969 年开始,硫酸镁作为宫缩抑制剂应用于临床,产前使用硫酸镁可使早产儿脑瘫的严重程度及发生率有所降低,有脑神经保护作用,故建议对 32 周前在使用其他宫缩抑制剂抗早产的同时加用硫酸镁。不良反应:恶心、潮热、头痛、视力模糊,严重者有呼吸、心搏抑制。应用硫酸镁过程中要注意呼吸>16 次/分、尿量>25 mL、膝反射存在。否则停用,镁中毒时可静脉注射钙剂解救。给药方法与剂量:硫酸镁负荷剂量 5～6 g,加入100 mL5％的葡萄糖溶液中,30 分钟滴完,此后,1～2 g/h维持,24 小时≤30 g。

(4)前列腺素合成酶抑制剂:用于抑制宫缩的前列腺素合成酶抑制剂是吲哚美辛(非特异性环氧化酶抑制剂)。①母体的不良反应:恶心、胃酸反流、胃炎等。②胎儿的不良反应:在妊娠32 周前给药或使用时间≤48 小时,则不良反应很小,否则应注意羊水量、动脉导管有无狭窄或提前关闭。③禁忌证:血小板功能不良、出血性疾病、肝功能不良、胃溃疡、对阿司匹林过敏的哮喘。④给药方法:50 mg 口服,或100 mg阴道内或直肠给药,接着以 25 mg 每 4～6 小时给药一次,用药时间≤48 小时。

(5)催产素受体拮抗剂:阿托西班是一种选择性催产素受体拮抗剂,在欧洲应用较多。不良反应:阿托西班对母儿的不良反应轻微。无明确禁忌证。剂量:负荷剂量 6.75 mg,静脉注射,继之300 μg/min,维持3 小时,接着 100 μg/h,直到 45 小时。

(6)氧化亚氮(nitricoxide,NO)供体制剂:氧化亚氮为平滑肌松弛剂,硝酸甘油为 NO 的供体,用于治疗早产。硝酸甘油的头痛症状较其他宫缩抑制剂的发生率要高,但是其他的不良反应较轻,其不良反应主要是低血压。

4.糖皮质激素促胎肺成熟

所有≤34 周,估计 7 天内可能发生早产者应当给予 1 个疗程的糖皮质激素治疗:倍他米松12 mg,肌内注射,24 小时重复一次,共 2 次;地塞米松 6 mg,肌内注射,6 小时重复一次,共 4 次。如果 7 天前曾使用过 1 个疗程糖皮质激素未分娩,目前仍有 34 周前早产可能,重复 1 个疗程糖皮质激素可以改善新生儿结局,不主张>2 个疗程以上的给药。

5.抗生素

对于胎膜完整的早产,预防性抗生素给药不能预防早产,除非分娩在即而下生殖道 B 族链球菌呈阳性,应当用抗生素预防感染,否则不推荐预防性应用抗生素。

6.联合治疗

早产临产者存在宫缩和宫颈的双重变化,既存在机械性改变又存在生物化学效应,单纯的宫缩抑制剂和单纯的宫颈环扎都不可能有效地阻断病程,此时双重阻断突显重要性,此外注意针对病因和风险因素、诱发因素实施相应治疗。

(马红梅)

第三节 妊娠剧吐

妊娠剧吐是在妊娠早期发生、以频繁的恶心呕吐为主要症状的一组综合征,严重时可以导致脱水、电解质紊乱及代谢性酸中毒,甚至肝肾衰竭、死亡,其发病率通常为0.3%~1%。恶性呕吐是指极为严重的妊娠剧吐,晨吐是妊娠早期发生的一种早孕反应,表现为于清晨空腹出现的轻度恶心、呕吐,且常可持续整天。

一、病因

尚未明确,可能与下列因素有关。

(一)绒毛膜促性腺激素(HCG)

一般认为妊娠剧吐与HCG水平高或突然升高密切相关。研究发现,早孕反应的发生和消失的过程与孕妇血HCG水平的升降时间相符,呕吐严重时,孕妇HCG水平较高;多胎妊娠、葡萄胎患者HCG水平显著增高,呕吐的发生率也高,发生的时间也提早,症状也较重;妊娠终止后,呕吐消失。但值得注意的是症状的轻重程度和HCG水平不一定呈正相关。

(二)雌激素

除了血清中高浓度的HCG水平,有人提出雌激素水平升高可能也是相关因素之一。

(三)精神和社会因素

恐惧妊娠、精神紧张、情绪不稳、经济条件差的孕妇易患妊娠剧吐,提示精神及社会因素对发病有影响。

(四)幽门螺杆菌

有研究表明,与无症状的孕妇相比,妊娠剧吐患者血清抗幽门螺杆菌的IgG浓度升高,因此认为其可能与幽门螺杆菌-消化性溃疡的致病因素有关。

(五)一些激素水平

包括胎盘血清标记物、ACTH、PRL和皮质醇水平等可能与之有关。

(六)其他

缺乏维生素,尤其是维生素B_6的缺乏可导致妊娠剧吐。至于有学者提出的妊娠剧吐是母亲为保护胎儿的发育,避免危险的食物进入是没有证据支持的。

二、临床表现

(一)恶心、呕吐

多见于初孕妇,常于停经6周左右出现。首先出现恶心、呕吐等早孕反应,以后症状逐渐加剧,直至不能进食,呕吐物中有胆汁和咖啡渣样物。

(二)水、电解质紊乱

严重的呕吐和不能进食可导致脱水及电解质紊乱,使氢、钠、钾离子大量丢失。患者明显消瘦、神疲乏力、皮肤黏膜干燥、口唇干裂、眼球内陷、脉搏增快、尿量减少、尿比重增加并出现酮体。

（三）酸、碱平衡失调

可出现饥饿性酸中毒，呕吐物中盐酸的丢失可致碱中毒和低钾血症。

（四）脏器功能损伤

若呕吐严重，不能进食，可出现脏器功能损伤。若肝功能受损，则出现血转氨酶和胆红素增高；若肾功能受损，则血尿素氮、肌酐水平升高，尿中可出现蛋白和管型；眼底检查可有视网膜出血。严重并发症如韦尼克脑病（Wernicke-Korsakoff 综合征）主要是由维生素 B_1 的缺乏导致的脑病，主要表现为中枢神经系统症状：眼球震颤、视力障碍、步态及站立姿势异常、食管破裂和气胸。但食管破裂和气胸极少发生，病情继续发展，可致患者意识模糊，陷入昏迷状态。

三、诊断与鉴别诊断

根据病史、临床表现、妇科检查及辅助检查，诊断并不困难，但必须进行 B 超检查以排除葡萄胎。此外，尚需进行必要的检查以与可致呕吐的消化系统疾病如急性病毒性肝炎、胃肠炎、胰腺炎、胆管疾病、脑膜炎及脑肿瘤等相鉴别。确诊妊娠剧吐后，为判断病情轻重，尚需进行以下检查。

（一）血液检查

测定血红细胞计数、血红蛋白、血细胞比容、全血及血浆黏度，以了解有无血液浓缩及其程度；测定二氧化碳的结合力，或做血气分析，以了解血液 pH、碱储备及酸碱平衡的情况；测定血钾、血钠、血氯水平，以了解有无电解质紊乱；监测肝、肾功能以了解其有无受损。

（二）尿液检查

记 24 小时尿量，监测尿比重、酮体水平情况，检查有无尿蛋白及管型。

（三）心电图检查

以及时发现有无低钾血症引起的心肌受损的情况。

（四）眼底检查

了解有无视网膜出血。

（五）MRI 检查

一旦出现神经系统症状，需要采用 MRI 头颅检查，排除其他的神经系统病变。同时，Wernicke-Korsakoff 综合征可有特征性的表现：对称性第三、四脑室，中脑导水管周围的乳头体、四叠体、丘脑等为主要的受累部位；MRI 上可见上述部位的病变呈稍长 T_1、长 T_2 信号，FILAIR 序列呈现高信号，弥散加权成像（DWI）在序列在病变急性期为高信号，在亚急性期为低信号，急性期由于血-脑屏障破坏病变可强化。

四、治疗

首先排除其他疾病引起的呕吐，根据酮体水平的情况了解疾病的严重程度，决定治疗的方案。治疗原则：心理支持，纠正水、电解质紊乱及酸碱失衡，补充营养，防治并发症。

（一）心理支持及饮食指导

了解患者的精神状态、思想顾虑，解除其思想负担，缓解其压力，多加鼓励。指导饮食，一般首先禁食 2～3 天，待患者精神好转，略有食欲后，再逐渐改为半流质饮食，宜进食清淡、易消化的食物，避免油腻、甜品及刺激性食物，避免有气味的食物，少食多餐，避免过饱。

（二）补液及纠正电解质紊乱

对于病情严重至脱水、酸中毒、电解质紊乱者需进行禁食、补液治疗及营养支持。根据尿量补液，每天静脉滴注葡萄糖、林格液共 3 000 mL，维持每天尿量≥1 000 mL。对低钾者，静脉补充钾离子；对代谢性酸中毒者，适当补充碳酸氢钠；对营养不良者，可予以必需氨基酸及脂肪乳等营养液。

（三）药物治疗

可在上述补液中加入维生素 B_6 及维生素 C，肌内注射维生素 B_1，每天 100 mg。对病情较重者，可用止吐药如丙氯拉嗪及氯丙嗪来减轻恶心和呕吐的症状。经过以上治疗 2～3 天，一般病情大多迅速好转，症状缓解，若治疗效果不佳，则可用氢化可的松 200～300 mg 加入 500 mL 5% 的葡萄糖液中进行静脉滴注。

（四）其他

食用姜有益于止吐，结合指压按摩和针灸也可能有益处。

（五）终止妊娠

若经治疗后病情不能缓解，反而有加重的趋势，并出现以下情况应考虑终止妊娠：①体温持续高于 38 ℃。②脉搏＞120 次/分钟。③持续黄疸或蛋白尿。④多发性神经炎及神经性体征。⑤Wernicke-Korsakoff 综合征。

（马红梅）

第四节　母儿血型不合

母儿血型不合是孕妇与胎儿之间因血型不合而产生的同种血型免疫性疾病，发生在胎儿期和新生儿早期，是胎儿、新生儿溶血性疾病中重要的病因。胎儿的基因，一半来自母亲，一半来自父亲。从父亲遗传来的红细胞血型抗原为母亲所缺乏时，此抗原在某种情况下可通过胎盘进入母体刺激产生相应的免疫抗体。再次妊娠时，抗体可通过胎盘进入胎儿体内，与胎儿红细胞上相应的抗原结合发生凝集、破坏，出现胎儿溶血，导致流产、死胎或新生儿发生不同程度的溶血性贫血或核黄疸后遗症，造成新生儿智能低下、神经系统及运动障碍等后遗症。母儿血型不合主要有 ABO 型和 Rh 型 2 类：ABO 血型不合较为多见，危害轻，常被忽视；Rh 血型不合在我国少见，但病情重。

一、发病机制

（一）胎儿红细胞进入母体

血型抗原、抗体反应包括初次反应、再次反应及回忆反应。抗原初次进入机体后，需经一定的潜伏期后产生抗体，但量不多，持续的时间也短。一般是先出现 IgM，约数周至数月消失，继 IgM 之后出现 IgG，当 IgM 接近消失时 IgG 水平达到高峰，在血中维持的时间长，可达数年。IgA 最晚出现，一般在 IgM、IgG 出现后2～8 周方可检出，持续的时间长；相同抗原与抗体第 2 次接触后，先出现原有抗体量的降低，然后 IgG 迅速大量地产生，可比初次反应时多几倍到几十倍，维持的时间长，IgM 水平则很少增加；抗体经过一段时间后逐渐消失，如再次接触抗原，可使已消失的抗体快速增加。

　　母胎间的血循环不直接相通,中间存在着胎盘屏障,但这种屏障作用是不完善的,在妊娠期微量的胎儿红细胞持续不断地进入母体血液循环中,且这种运输随着孕期而增加,有学者对16例妊娠妇女进行全过程追踪观察:妊娠早、中、晚期母血中有胎儿红细胞的发生率分别为6.7%、15.9%、28.9%。足月妊娠时如母儿 ABO 血型不合者,在母血中存在胎儿红细胞者占20%,而 ABO 血型相合者可达50%。大多数孕妇血中的胎儿血是很少的,仅 0.1~3.0 mL,如反复多次的少量胎儿血液进入母体,则可使母体致敏。早期妊娠流产的致敏危险是1%,人工流产的致敏危险是 20%~25%,在超声检查引导下进行羊水穿刺的致敏危险是 2%,绒毛取样的危险性可能高于50%。

　　(二)ABO 血型不合

　　99%发生在 O 型血孕妇,自然界中广泛存在与 A(B)抗原相似的物质(植物、寄生虫、接种疫苗),接触后也可产生抗 A(B)IgG 抗体,故新生儿溶血病有50%发生在第1胎。另外,A(B)抗原的抗原性较弱,胎儿红细胞表面的反应点比成人少,故胎儿红细胞与相应抗体结合得也少。孕妇血清中即使有较高的抗 A(B)IgG 滴定度,新生儿溶血病病情却较轻。

　　(三)Rh 血型不合

　　Rh 系统分为3组:Cc、Dd 和 Ee,有无 D 抗原决定了是阳性还是阴性。孕妇为 Rh 阴性,配偶为 Rh 阳性,再次妊娠时有可能发生新生儿 Rh 溶血病。Rh 抗原特异性强,只存在 Rh 阳性的红细胞上,正常妊娠时胎儿血液经胎盘到母血循环中大多数不足 0.1 mL,虽引起母体免疫,但产生的抗 Rh 抗体很少,第1胎常因抗体不足而极少发病。随着妊娠次数的增加,母体不断产生抗体而引起胎儿溶血的机会越多,甚至屡次发生流产或死胎,但如果母亲在妊娠前输过 Rh(+)血,则体内已有 Rh 抗体,在第1胎妊娠时即可发病,尤其是妊娠期接受 Rh(+)输血,对母子的危害更大。虽然不知道引起 Rh 阴性母体同种免疫所需的 Rh 阳性细胞的确切数目,但临床及实验均已证明 0.03~0.07 mL 的胎儿血就可以使孕妇致敏而产生抗 Rh 抗体。致敏后,再次妊娠时极少量的胎儿血液渗漏都会使孕妇抗 Rh 抗体水平急剧上升。

　　(四)ABO 血型对 Rh 母儿血型不合的影响

　　莱文(Levin)曾首次观察到胎儿血型为 Rh(+)A 或 B 型与 Rh(-)O 型母亲出现 ABO 血型不合时,Rh 免疫作用的发生率降低。其机制不清楚,有人认为由于母体中含有抗 A 或抗 B 自然抗体,因而进入母体的胎儿红细胞与这些抗体发生凝集,并迅速破坏,从而防止 Rh 抗原对母体的刺激,保护胎儿以免发生溶血。

二、诊断

　　(一)病史

　　凡过去有不明原因的死胎、死产或新生儿溶血病史孕妇,可能发生血型不合。

　　(二)辅助检查

　　1.血型检查

　　孕妇血型为 O 型,配偶血型为 A、B 或 AB 型,母儿有 ABO 血型不合的可能;孕妇为 Rh 阴性,配偶为 Rh 阳性,母儿有 Rh 血型不合的可能。

　　2.孕妇血液 ABO 和 Rh 抗体效价测定

　　孕妇血清学检查阳性,应定期测定效价。怀孕 28~32 周,每2周测定1次,32周后每周测定1次。如孕妇 Rh 血型不合,效价在 1∶32 以上,ABO 血型不合,抗体效价在 1∶512 以上,提示病情严重,结合过去有不良分娩史,要考虑终止妊娠;但是 ABO 母儿血型不合孕妇效价的高低并不与新生儿预后明显相关。

3.羊水中胆红素测定

用分光光度计做羊水胆红素吸光度分析,吸光度值差(Δ94 A450)>0.06 为危险值,0.03～0.06为警戒值,<0.03 为安全值。

4.B 超检查

在 Rh 血型不合的患者,需要定期随访胎儿的超声,严重胎儿贫血患儿可见羊水过多、胎儿皮肤水肿、胸腔积液、腹水、心脏扩大、心胸比例增加、肝脾肿大及胎盘增厚等现象。胎儿大脑中动脉收缩期峰值的血流速度升高可判断胎儿贫血的严重程度。

三、治疗

(一)妊娠期治疗

1.孕妇被动免疫

在 RhD(一)的孕妇应用抗 D 的免疫球蛋白主要的目的是预防下一胎发生溶血。指征:在流产或分娩后 72 小时内注射抗 D 免疫球蛋白 300 μg。

2.血浆置换法

Rh 血型不合的孕妇,在妊娠中期(24～26 周)胎儿水肿未出现时,可进行血浆置换术,300 mL发血浆可降低一个比数的滴定度,此法比直接进行胎儿宫内输血,或新生儿换血安全,但需要的血量较多,疗效相对较差。

3.口服中药

如三黄汤或茵陈蒿汤,如果抗体的效价下降缓慢或不下降,可一直服用至分娩。但目前中药治疗母儿血型不合的疗效缺乏循证依据。

4.胎儿输血

死胎和胎儿水肿的主要原因是重度贫血,宫内输血的目的在于纠正胎儿的贫血,常用于 Rh 血型不合的患者。宫内输血的指征:根据胎儿超声检查发现胎儿有严重的贫血可能,主要表现为胎儿大脑中动脉的血流峰值升高和胎儿水肿、羊水过多等;输血前还需要进行脐带穿刺检查胎儿血红蛋白进一步确定胎儿血红蛋白<120 g/L。输血的方法有脐静脉输血和胎儿腹腔内输血 2 种方式,所用血液满足以下条件:不含相应母亲抗体的抗原;血细胞比容为 80%;一般用 Rh(一)O 型新鲜血。在 B 超检查指导下进行,经腹壁在胎儿腹腔内注入 Rh 阴性并与孕妇血不凝集的浓缩新鲜血每次20～110 mL,≤20 mL/kg。腹腔内输血量可按下列公式计算:(孕周数-20)×10 mL。输血后需要密切地监测抗体滴度和胎儿超声,可进行反复多次宫内输血。

5.引产

妊娠近足月产生的抗体越多,对胎儿的威胁也越大,故于 36 周以后,考虑引产需有下列情况:①抗体效价:Rh 血型不合,抗体效价达 1∶32 以上;而对于 ABO 母儿血型不合一般不考虑提前终止妊娠;除考虑效价高低以外,还要结合其他产科的情况综合决定。②死胎史,特别是前一胎死因是溶血症者。③各种监测手段提示胎儿宫内不安全,如胎动改变、胎心监护图形异常、听诊胎心改变。④羊膜腔穿刺:羊水呈深黄色或胆红素含量升高。

(二)分娩期治疗

(1)争取自然分娩,避免用麻醉药、镇静剂,减少新生儿窒息的机会。

(2)分娩时做好抢救新生儿的准备,如气管插管、加压给氧,以及换血准备。

（3）娩出后立即断脐，减少抗体进入婴儿体内。

（4）胎盘端留脐血测血型、胆红素，抗人球蛋白试验及特殊抗体水平测定。并查红细胞、血红蛋白，对核红细胞与网织红细胞计数。

（三）新生儿处理

多数 ABO 血型不合的患儿可以自愈，严重的患者可出现病理性黄疸、核黄疸等。黄疸明显者，根据血胆红素的情况予以：蓝光疗法每天 12 小时，分 2 次照射；口服苯巴比妥 5～8 mg/(kg·d)；血胆红素高者予以人血白蛋白静脉注射 1 g/(kg·d)，使与游离的胆红素结合，以减少核黄疸的发生；25％的葡萄糖液注射；严重贫血者及时输血或换血治疗。

（王玉姣）

第五节　前置胎盘

妊娠 28 周后，胎盘附着于子宫下段，甚至胎盘下缘达到或覆盖宫颈内口，其位置低于胎先露部，称为前置胎盘。前置胎盘是妊娠晚期严重的并发症，也是妊娠晚期阴道流血最常见的原因。其发病率国外报道为 0.5％，国内报道为 0.24％～1.57％。

一、病因

目前尚不清楚，高龄初产妇（年龄＞35 岁）、经产妇及多产妇、吸烟或吸毒妇女为高危人群，其病因可能与下述因素有关。

（一）子宫内膜病变或损伤

多次刮宫、分娩、子宫手术史等是前置胎盘的高危因素。上述情况可损伤子宫内膜，引起子宫内膜炎或萎缩性病变，再次受孕时子宫蜕膜血管的形成不良、胎盘的血供不足，刺激胎盘面积增大延伸到子宫下段。前次剖宫产手术瘢痕可妨碍胎盘在妊娠晚期向上迁移，增加前置胎盘的可能性。据统计发生前置胎盘的孕妇中，85％～95％为经产妇。

（二）胎盘异常

双胎妊娠时胎盘面积过大，前置胎盘的发生率较单胎妊娠高 1 倍；胎盘位置正常而副胎盘位于子宫下段接近宫颈内口；膜状胎盘大而薄，扩展到子宫下段，均可发生前置胎盘。

（三）受精卵滋养层发育迟缓

受精卵到达子宫腔后，滋养层尚未发育到可以着床的阶段，受精卵继续向下游走到达子宫下段，并在该处着床而发育成前置胎盘。

二、分类

根据胎盘下缘与宫颈内口的关系，将前置胎盘分为 3 类（图 7-1）。

（1）完全性前置胎盘：又称中央性前置胎盘，胎盘组织完全覆盖宫颈内口。

（2）部分性前置胎盘：宫颈内口部分为胎盘组织所覆盖。

（3）边缘性前置胎盘：胎盘附着于子宫下段，胎盘边缘到达宫颈内口，未覆盖宫颈内口。

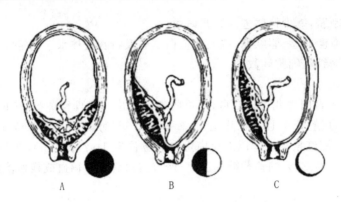

图 7-1 前置胎盘的类型

A.完全性前置胎盘;B.部分性前置胎盘;C.边缘性前置胎盘

　　胎盘位于子宫下段,与胎盘边缘极为接近,但未达到宫颈内口,称为低置胎盘。胎盘下缘与宫颈内口的关系可因宫颈管消失、宫口扩张而改变。前置胎盘的类型可因诊断时期的不同而改变,如临产前为完全性前置胎盘,临产后因宫口扩张而成为部分性前置胎盘。目前临床上均依据处理前最后一次的检查结果来决定其分类。

三、临床表现

　　(一)症状

　　前置胎盘的典型症状是妊娠晚期或临产时,发生无诱因、无痛性反复阴道流血。妊娠晚期子宫下段逐渐伸展,牵拉宫颈内口,宫颈管缩短;临产后规律宫缩使宫颈管消失成为软产道的一部分。宫颈外口扩张,附着于子宫下段及宫颈内口的胎盘前置部分不能相应伸展而与其附着处分离,血窦破裂出血。前置胎盘出血前无明显的诱因,初次的出血量一般不多,剥离处血液凝固后,出血自然停止;也有初次即发生致命性大出血而导致休克的病例。由于子宫下段不断伸展,前置胎盘出血常反复发生,出血量也越来越多。阴道流血发生的迟早、反复发生的次数、出血量的多少与前置胎盘的类型有关。完全性前置胎盘初次出血的时间早,多在妊娠28周左右,称为“警戒性出血”。边缘性前置胎盘出血多发生于妊娠晚期或临产后,出血量较少。部分性前置胎盘的初次出血的时间、出血量及反复出血的次数,介于两者之间。

　　(二)体征

　　患者一般情况与出血量有关,大量出血呈现面色苍白、脉搏增快微弱、血压下降等休克表现。腹部检查:子宫软、无压痛,大小与妊娠周数相符。由于子宫下段有胎盘占据,影响胎先露部入盆,故胎先露高浮,易并发胎位异常。反复出血或一次出血量过多,使胎儿宫内缺氧,严重者发生胎死宫内。当前置胎盘附着于子宫前壁时,可在耻骨联合上方听到胎盘杂音。临产时检查见宫缩呈阵发性,间歇期子宫完全松弛。

四、处理原则

　　处理原则是抑制宫缩、止血、纠正贫血和预防感染。根据阴道的流血量、有无休克、妊娠的周数、胎位、胎儿是否存活、是否临产及前置胎盘的类型等综合做出决定。

　　(一)期待疗法

　　应在保证孕妇安全的前提下尽可能地延长孕周,以提高围生儿的存活率。适用于妊娠

＜34周、胎儿体重＜2 000 g、胎儿存活、阴道的流血量不多、一般情况良好的孕妇。

尽管国外有资料证明，前置胎盘孕妇的妊娠结局在住院与门诊治疗之间并无明显差异，但我国仍应强调住院治疗。住院期间密切观察孕妇病情变化，为孕妇提供全面优质的护理是期待疗法的关键措施。

（二）终止妊娠

1.终止妊娠指征

孕妇反复发生多量出血甚至休克者，无论胎儿成熟与否，为了母亲的安全应终止妊娠；期待疗法中发生大出血或出血量虽少，但胎龄达36周以上，胎儿成熟度检查提示胎儿肺成熟者；胎龄未达36周，出现胎儿窘迫征象，或胎儿电子监护发现胎心异常者；出血量多，危及胎儿；胎儿已死亡或出现难以存活的畸形胎儿，如无脑儿。

2.剖宫产

剖宫产可在短时间内娩出胎儿，迅速结束分娩，对母儿而言相对安全，是处理前置胎盘的主要手段。剖宫产指征应包括：完全性前置胎盘，持续大量阴道流血；部分性和边缘性前置胎盘的出血量较多，胎先露高浮，短时间内不能结束分娩；胎心异常。术前应积极纠正贫血，预防感染，备血，做好处理产后出血和抢救新生儿的准备。

3.阴道分娩

边缘性前置胎盘、枕先露、阴道流血不多、无头盆不称和胎位异常，估计在短时间内能结束分娩者，可予以试产。

（王玉姣）

第六节　胎 盘 早 剥

20周以后或分娩期正常位置的胎盘在胎儿娩出前部分或全部从子宫壁剥离，称为胎盘早剥。胎盘早剥是妊娠晚期严重的并发症，具有起病急、发展快的特点，若处理不及时可危及母儿的生命。胎盘早剥的发病率：国外为1‰～2‰，国内为0.46‰～2.1‰。

一、病因

胎盘早剥确切的原因及发病机制尚不清楚，可能与下述因素有关。

（一）孕妇血管病变

孕妇患严重妊娠期高血压疾病、慢性高血压、慢性肾脏疾病或全身血管病变时，胎盘早剥的发生率增高。妊娠合并上述疾病时，底蜕膜螺旋小动脉易发生痉挛或硬化，引起远端毛细血管变性坏死甚至破裂出血，血液流至底蜕膜层与胎盘之间形成胎盘后血肿，致使胎盘与子宫壁分离。

（二）机械性因素

外伤尤其是腹部直接受到撞击或挤压；脐带过短（＜30 cm）或脐带围绕颈、绕体相对过短时，分娩过程中胎儿下降牵拉脐带造成胎盘剥离；羊膜穿刺时刺破前壁胎盘附着处，血管破裂出血引起胎盘剥离。

（三）宫腔内压力骤减

双胎妊娠分娩时，第 1 个胎儿娩出过速；羊水过多时，人工破膜后羊水流出过快，均可使宫腔内压力骤减，子宫骤然收缩，胎盘与子宫壁发生错位剥离。

（四）子宫静脉压突然升高

妊娠晚期或临产后，孕妇长时间保持仰卧位，巨大妊娠子宫压迫下腔静脉，使回心血量减少，血压下降。此时子宫静脉淤血、静脉压增高、蜕膜静脉床淤血或破裂，形成胎盘后血肿，导致部分或全部胎盘剥离。

（五）其他一些高危因素

如高龄孕妇、吸烟、可卡因滥用、孕妇代谢异常、孕妇有血栓形成的倾向、子宫肌瘤（尤其是胎盘附着部位肌瘤）等与胎盘早剥的发生有关。有胎盘早剥史的孕妇再次发生胎盘早剥的危险性比无胎盘早剥史者高 10 倍。

二、分类及病理变化

胎盘早剥的主要病理改变是底蜕膜出血并形成血肿，使胎盘从附着处分离。按病理类型，胎盘早剥可分为显性、隐性及混合性 3 种（图 7-2）。若底蜕膜的出血量少，出血会很快停止，多无明显的临床表现，仅在产后检查胎盘时发现胎盘母体面有凝血块及压迹。若底蜕膜继续出血，形成胎盘后血肿，胎盘剥离面随之扩大，血液冲开胎盘边缘并沿胎膜与子宫壁之间经过颈管向外流出，称为显性剥离或外出血。若胎盘边缘仍附着于子宫壁或胎先露部固定于骨盆入口，使血液积聚于胎盘与子宫壁之间，称为隐性剥离或内出血。由于子宫内有妊娠产物的存在，子宫肌不能有效收缩，以压迫破裂的血窦而止血，血液不能外流，胎盘后血肿越积越大，子宫底随之升高。当出血达到一定程度时，血液终会冲开胎盘边缘及胎膜外流，称为混合型出血。偶有出血穿破胎膜溢入羊水中成为血性羊水。

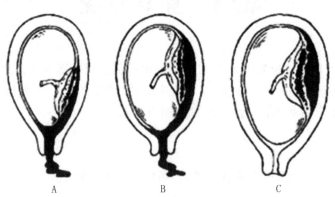

图 7-2 胎盘早剥类型
A.显性剥离；B.隐性剥离；C.混合性剥离

胎盘早剥发生内出血时，血液积聚于胎盘与子宫壁之间，随着胎盘后血肿压力的增加，血液浸入子宫肌层，引起肌纤维分离、断裂甚至变性，当血液渗透至子宫浆膜层时，子宫表面出现紫蓝色瘀斑，称为子宫胎盘卒中，又称为库弗莱尔子宫。有时血液还可渗入输卵管系膜、卵巢生发上皮下、阔韧带内。子宫肌层由于血液浸润、收缩力减弱，容易造成产后出血。

严重的胎盘早剥可以引发一系列的病理生理改变。从剥离处的胎盘绒毛和蜕膜中释放大量的组织凝血活酶,进入母体血循环,激活凝血系统,导致弥散性血管内凝血(DIC),肺、肾等脏器的毛细血管内形成微血栓,造成脏器缺血和功能障碍。胎盘早剥持续的时间越长,促凝物质不断进入母血,激活纤维蛋白溶解系统,产生大量的纤维蛋白降解产物,引起继发性纤溶亢进。发生胎盘早剥后,消耗了大量的凝血因子,并产生了高浓度的纤维蛋白降解产物,最终导致了凝血功能障碍。

三、临床表现

根据病情的严重程度,谢尔(Sher)将胎盘早剥分为 3 度。

(一)Ⅰ度

多见于分娩期,胎盘剥离面积小,患者常无腹痛或腹痛轻微,贫血体征不明显。腹部检查见子宫软,大小与妊娠周数相符,胎位清楚,胎心率正常。产后检查见胎盘母体面有凝血块及压迹即可诊断。

(二)Ⅱ度

胎盘剥离面积为胎盘面积的 1/3 左右。主要症状为突然发生持续性腹痛、腰酸或腰背痛,疼痛程度与胎盘后积血量成正比。无阴道流血或流血量不多,贫血的程度与阴道的流血量不相符。腹部检查见子宫大于妊娠周数,子宫底随胎盘后血肿的增大而升高。胎盘附着处的压痛明显(胎盘位于后壁则不明显),宫缩有间歇,胎位可扪及,胎儿存活。

(三)Ⅲ度

胎盘剥离面积超过胎盘面积的 1/2。临床表现较Ⅱ度重,患者可出现恶心、呕吐、面色苍白、四肢湿冷、脉搏细数、血压下降等休克症状,且休克的程度大多与阴道的流血量不成正比。腹部检查见子宫硬如板状,宫缩间歇时不能松弛,胎位扪及不清,胎心消失。

四、处理原则

纠正休克、及时终止妊娠是处理胎盘早剥的原则。患者入院时,情况危重,处于休克状态,应积极补充血容量,及时输入新鲜血液,尽快改善患者的状况。一旦确诊胎盘早剥,必须及时终止妊娠。终止妊娠的方法根据胎次、早剥的严重程度、胎儿宫内的状况及宫口开大等情况而定。此外,还要对并发症如凝血功能障碍、产后出血和急性肾衰竭等进行紧急处理。

(王玉姣)

第七节　过 期 妊 娠

平时月经周期规则,妊娠达到或＞42 周(＞294 天)尚未分娩者,称为过期妊娠,其发生率占妊娠总数的 3%～15%。过期妊娠使胎儿窘迫、胎粪吸入综合征、过熟综合征、新生儿窒息、围生儿死亡、巨大儿,以及难产等不良结局的发生率增高,并随妊娠期的延长而增加。

一、病因

过期妊娠可能与下列因素有关。

（一）雌、孕激素比例失调

内源性前列腺素和雌二醇的分泌不足而黄体酮水平增高，导致孕激素占优势，抑制前列腺素和缩宫素的作用，延迟分娩发动，导致过期妊娠。

（二）头盆不称

部分过期妊娠的胎儿较大，导致头盆不称和胎位异常，使胎先露部不能紧贴子宫下段及宫颈内口，反射性子宫收缩减少，容易发生过期妊娠。

（三）胎儿畸形

如无脑儿，由于无下丘脑-垂体-肾上腺轴发育不良或缺如，ACTH 的产生不足，胎儿肾上腺皮质萎缩，使雌激素的前身物质 16α-羟基硫酸脱氢表雄酮水平不足，从而雌激素的分泌减少；小而不规则的胎儿不能紧贴子宫下段及宫颈内口诱发宫缩，导致过期妊娠。

（四）遗传因素

某家族、某个体常反复发生过期妊娠，提示过期妊娠可能与遗传因素有关。胎盘硫酸酯酶缺乏症是一种罕见的伴性隐性遗传病，可导致过期妊娠。其发生机制是因胎盘缺乏硫酸酯酶，胎儿肾上腺与肝脏产生的 16α-羟基硫酸脱氢表雄酮不能脱去硫酸根转变为雌二醇及雌三醇，从而使血雌二醇及雌三醇水平明显下降，降低了子宫对缩宫素的敏感性，使分娩难以启动。

二、临床表现

（一）胎盘

过期妊娠的胎盘病理有 2 种类型：一种是胎盘功能正常，除重量略有增加外，胎盘外观和镜检均与妊娠足月的胎盘相似；另一种是胎盘功能减退，肉眼观察胎盘母体面呈片状或多灶性梗死及钙化，胎儿面及胎膜常被胎粪污染，呈黄绿色。

（二）羊水

正常妊娠 38 周后，羊水量随妊娠的推延逐渐减少，妊娠 42 周后羊水量减少迅速，约 30% 减至 300 mL 以下；羊水的粪染率明显增高，是足月妊娠的 2～3 倍，若同时伴有羊水量过少，则羊水的粪染率达 71%。

（三）胎儿

过期妊娠胎儿的生长模式与胎盘功能有关，可分以下 3 种。

1.正常生长及巨大儿

胎盘功能正常者，能维持胎儿继续生长，约 25% 成为巨大儿，其中 1.4% 的胎儿出生体重＞4 500 g。

2.胎儿成熟障碍

10%～20% 的过期妊娠者并发胎儿成熟障碍。胎盘功能减退与胎盘血流灌注不足、胎儿缺氧及营养缺乏等有关。由于胎盘合成、代谢、运输及交换等功能障碍，胎儿不易再继续生长发育。临床分为3期：第Ⅰ期为过度成熟期，表现为胎脂消失、皮下脂肪减少、皮肤干燥松弛且多皱褶、头发浓密、指（趾）甲长、身体瘦长、容貌似"小老人"。第Ⅱ期为胎儿缺氧期，表现为肛门括约肌松弛，有胎粪排出，羊水及胎儿皮肤黄染，羊膜和脐带绿染，同胎儿的患病率及围生儿的死亡率最高。第Ⅲ期为胎儿全身因粪染历时较长而广泛黄染，指（趾）甲和皮肤呈黄色，脐带和胎膜呈黄绿色，此期胎儿已经历和渡过第Ⅱ期的危险阶段，其预后反较第Ⅱ期好。

3.胎儿生长受限

小样儿可与过期妊娠共存,后者更增加了胎儿的危险性,约 1/3 的过期妊娠死产儿为生长受限小样儿。

三、处理原则

应根据胎盘的功能、胎儿的大小、宫颈的成熟度综合分析,以确诊过期妊娠,并选择恰当的分娩方式终止妊娠,在产程中密切观察羊水情况、进行胎心监护,出现胎儿窘迫的征象,进行剖宫产尽快结束分娩。

(王玉姣)

第八节 异位妊娠

一、输卵管妊娠

输卵管妊娠多发生在壶腹部(70%),其次为峡部(12%)、伞部(11.1%),间质部妊娠(2%～3%)相对少见。

(一)病因

1.输卵管异常

(1)输卵管黏膜炎和输卵管周围炎均为输卵管妊娠的常见病因。在高达 90%的异位妊娠患者中发现存在输卵管病变,尤其是慢性输卵管炎,存在异位妊娠的输卵管发生过慢性输卵管炎的比例是正常输卵管的 6 倍。输卵管黏膜炎严重者可引起管腔完全堵塞而致不孕,轻者管腔未完全堵塞,但黏膜皱褶发生粘连使管腔变窄,或纤毛缺损影响了受精卵在输卵管内的正常运行,使其中途受阻而在该处着床。输卵管周围炎病变主要发生在输卵管的浆膜层或浆肌层,常造成输卵管周围粘连、输卵管扭曲、管腔狭窄、管壁肌蠕动减弱,影响了受精卵的运行。淋菌及沙眼衣原体所致的输卵管炎常累及黏膜,而流产或分娩后的感染往往引起输卵管周围炎。结核性输卵管炎病变重,治愈后多造成不孕,偶尔妊娠,但约 1/3 为输卵管妊娠。结节性输卵管峡部炎可在大约 10%的输卵管妊娠患者中被发现,是一种特殊类型的输卵管炎,双侧输卵管峡部呈结节状态,该病变系由于输卵管黏膜上皮呈憩室样向峡部肌壁内伸展,肌壁发生结节性增生,使输卵管近端肌层肥厚,影响其蠕动功能,导致受精卵的运行受阻,易发生输卵管妊娠。

(2)输卵管发育不良如输卵管过长、肌层发育差、黏膜纤毛的缺乏,其他还有双输卵管、憩室或有副伞等,均可成为发生输卵管妊娠的原因。

(3)输卵管功能(包括蠕动、纤毛活动及上皮细胞的分泌)受雌、孕激素的调节,若调节紊乱,将影响受精卵的正常运行。此外,精神因素可引起输卵管痉挛和蠕动的异常,干扰受精卵的运送过程。

(4)由于原有的输卵管病变或手术操作的影响,不论何种手术后再次输卵管妊娠的发生率为10%～25%。输卵管绝育术后若形成输卵管瘘管或再通,均有导致输卵管妊娠的可能。因不孕接受过输卵管分离粘连术、输卵管成形术如输卵管吻合术、输卵管造口术等使不孕患者有机会获

183

得妊娠,同时也有发生输卵管妊娠的可能。但需要明确的是,输卵管外科手术本身不是引起异位妊娠的主要原因,先前的盆腔炎性疾病或先前的异位妊娠导致的基础输卵管损伤才是罪魁祸首。

(5)输卵管因周围肿瘤如子宫肌瘤或卵巢肿瘤的压迫,有时影响输卵管管腔的通畅,使受精卵的运送过程受阻,容易发生异位妊娠。

2.放置宫内节育器与异位妊娠发生的关系

随着宫内节育器的广泛应用,异位妊娠的发生率不断增高,其实宫内节育器本身并不增加异位妊娠的发生率,使用宫内节育器的女性异位妊娠的发生率是不使用任何类型的避孕措施的女性的1/10。但是,宫内节育器的使用者如果发生妊娠,则异位妊娠的风险增高(放置左炔诺孕酮宫内节育器者1/2的妊娠是异位妊娠,放置含铜宫内节育器者1/16的妊娠是异位妊娠,而相比之下未避孕者1/50的妊娠是异位妊娠)。

3.受精卵游走

卵子在一侧输卵管受精,受精卵经宫腔或腹腔进入对侧输卵管称受精卵游走,移行的时间过长,受精卵发育增大,即可在对侧输卵管内着床形成输卵管妊娠。此病因也可以用于解释为何体外受精-胚胎移植(in vitro fertilization and embryo transfer,IVF-ET)术后,宫外孕的患病率会有所增加。

4.其他

子宫内膜异位症可增加受精卵着床于输卵管的可能性;随年龄增长异位妊娠的风险亦相应上升,可能的机制为滋养层组织染色体的异常率上升及功能性的卵子转运的能力下降;吸烟是一种可独立发挥作用的危险因素,依据摄入量的不同,吸烟者异位妊娠的发生率是非吸烟人群的1.6~3.5倍;有多个终生性伴侣的女性异位妊娠的风险增加,可能与这类人群盆腔炎性疾病的风险增加有关;有研究提示,有宫内己烯雌酚(diethylstilbestrol,DES)暴露史的女性因异常的输卵管形态(可能还因伞端功能受损)导致异位妊娠的风险增加了9倍;此外定期的阴道灌洗与盆腔炎性疾病(pelvic inflammatory disease,PID)和异位妊娠的风险增加均有关系。

(二)病理

管腔内发现绒毛是输卵管妊娠的病理特征,2/3的病例用肉眼或显微镜可以发现胚胎。

1.受精卵着床在输卵管内的发育特点

受精卵着床后,输卵管壁出现蜕膜反应,但由于输卵管腔狭小、管壁较薄、缺乏黏膜下层、蜕膜形成较差,因此不利于胚胎发育,往往较早发生输卵管妊娠流产;输卵管血管分布不利于受精卵着床发育,胚胎滋养细胞往往迅速侵入输卵管上皮组织,穿破输卵管小动脉,小动脉的压力较绒毛血管高,故血液自破口流入绒毛间;同时,输卵管肌层不如子宫肌层厚而坚韧,滋养细胞更容易侵入,甚至穿透输卵管壁而引起输卵管妊娠破裂。

2.输卵管妊娠的变化与结局

(1)输卵管妊娠流产:发生的概率取决于胚胎种植的部位,多发生在8~12周内的输卵管壶腹部妊娠。囊胚向管腔内生长,出血时可导致囊胚与管腔分离;若整个囊胚剥离落入管腔并经输卵管逆蠕动排出到腹腔,即形成输卵管妊娠完全流产,出血量一般不多;若囊胚剥离不完整,则为输卵管妊娠不全流产,部分组织滞留管腔,滋养细胞可继续侵蚀输卵管导致反复出血,形成输卵管血肿或输卵管周围血肿,血液积聚在直肠子宫陷凹而形成盆腔积血,血量多时可流向腹腔。

(2)输卵管妊娠破裂:多见于输卵管峡部妊娠,破裂常发生在妊娠6~8周。囊胚生长时绒毛向管壁方向侵蚀肌层及浆膜引起输卵管妊娠破裂,妊娠物流入腹腔,也可破入阔韧带形成阔韧带妊娠。破裂所致的出血远较输卵管妊娠流产剧烈,短期内即可发生大量的腹腔内出血使患者休克;亦可反复出血,在盆腔与腹腔内形成血肿。输卵管间质部妊娠较壶腹部妊娠的发生率低,一旦发生后果严重,几乎全为输卵管妊娠破裂。输卵管间质部为嵌入子宫肌壁的输卵管近端部分,管腔周围子宫肌层较厚,因此可维持妊娠到3~4个月后发生破裂,短时间内导致失血性休克。

(3)继发性腹腔妊娠:输卵管妊娠流产或破裂后,囊胚从输卵管排出到腹腔或阔韧带内多已死亡,偶有存活者,若其绒毛组织排至腹腔后重新种植而获得营养,可继续生长发育形成继发性腹腔妊娠。输卵管妊娠流产或破裂后,出血逐渐停止,胚胎死亡后被血块包裹形成盆腔血肿,血肿不消散,随后机化并与周围组织粘连,临床上称为陈旧性异位妊娠。

(4)持续性异位妊娠:随着临床医师对异位妊娠的早期诊断的重视,早期未破裂的异位妊娠患者要求保留患侧输卵管的比例逐渐增多,保守性手术的机会增加,若术中未完全清除胚囊或残留有存活的滋养细胞而继续生长,导致术后血 β-HCG 水平不降或反而上升,称为持续性异位妊娠(persistent ectopic pregnancy,PEP)。组织学上,残留的绒毛通常局限在输卵管肌层,滋养细胞腹膜种植也可能是持续性异位妊娠的原因。腹腔镜下输卵管造口术后持续性异位妊娠的发生率为3%~30%,开腹手术则为 3%~5%。持续性异位妊娠的高危因素包括:停经时间短、孕龄小、异位妊娠病灶的体积较小、盆腔粘连、术前 HCG 水平过高。所以,实施了输卵管保守手术的患者,术后仍需严密随访 β-HCG 水平(比如每 3 天一次),必要时可联合应用甲氨蝶呤化疗(由于持续存在的滋养细胞可能不只局限于输卵管),如术后随访期间出现腹腔内出血的征象,应仔细分析临床的指征,必要时需再次进行手术探查(再次输卵管造口或者更常用的输卵管切除术)。

3.子宫及内膜的变化

无论妊娠的位置如何,子宫会对卵巢和胎盘产生的妊娠相关激素起反应。异位妊娠的子宫常增大变软,月经停止来潮,这是因为滋养细胞产生的 HCG 维持了黄体生长,使甾体激素的分泌增加、血供增加。子宫内膜出现蜕膜反应(最常见,约占 42%),但蜕膜下的海绵层及血管系统的发育较差。若胚胎受损或死亡,滋养细胞的活力下降或消失,蜕膜自宫壁剥离而发生阴道流血。内膜除呈蜕膜改变外,也可因为胚胎死亡、绒毛及黄体分泌的激素下降、新的卵泡发育,而呈增生期(约占 12%)或分泌期(约占 22%)改变。有时可见 Arias-Stell(A-S)反应,为子宫内膜腺体局部增生和过度分泌的反应,细胞核增大,深染且形态不规则,是因甾体激素过度刺激引起的,对诊断有一定的价值。

(三)临床表现

典型异位妊娠的三联症是停经、腹痛及不规则阴道流血。该组症状只出现在约 50% 的患者中,而且在异位妊娠破裂患者中最为典型。随着临床医师对异位妊娠的逐渐重视,特别是经阴道B超联合血 HCG 水平的连续监测,被早期诊断的异位妊娠患者越来越多。

1.症状

(1)停经:需要注意的是有 25% 的异位妊娠患者无明显的停经史。当月经延迟几天后出现阴道流血时,常被误认为是正常月经。所以,医师应详细询问平素的月经状况,末次月经及本次不规则流血的情况,是否同既往的月经比较有所改变。若存在不规则阴道流血伴或不伴有腹痛的生育期妇女,即使无明显的停经史也不能排除异位妊娠。

(2)阴道流血:常表现为短暂停经后不规则阴道流血,一般量少且呈点滴状暗红或深褐色。也有部分患者量多,约 5% 的患者有大量的阴道流血,但大量的阴道流血更接近不完全流产的临床表现。胚胎受损或死亡导致 HCG 水平下降,卵巢黄体分泌的激素难以维持蜕膜生长而发生剥离出血,5%～10%的患者可排出子宫蜕膜管型,排出时的绞痛如同自然流产时的绞痛。

(3)腹痛:是患者最常见的主诉,但疼痛的程度和性质差异很大,没有可以诊断异位妊娠的特征性的疼痛。疼痛可以是单侧或者双侧,可以是钝痛、锐痛或者绞痛,可以是持续性的也可以为间断性的。未破裂时,增大的胚胎使膨胀的输卵管发生痉挛或逆行蠕动,可致患侧出现隐痛或胀痛;破裂时可致突发患侧下腹部产生撕裂样剧痛甚至全腹疼痛;血液积聚在直肠子宫陷凹可出现里急后重感;膈肌受到血液刺激可以引起胸痛及肩背部疼痛,称为 Danforth 征。

2.体征

体格检查应包括生命体征的评估、腹部及盆腔的检查。一般而言,破裂和出血前的体征是非特异性的,生命的体征往往也比较平稳。

(1)生命体征:部分患者因为急性出血及剧烈的腹痛而处于休克状态,表现为面色苍白、脉细弱、肢冷、血压下降等。体温一般正常,休克时略低,积血吸收时略高,<10%的患者可有低热。另外,部分患者有胃肠道症状,约一半的患者有晕眩或轻微头痛的症状。

(2)腹部及盆腔检查:腹部可以没有压痛或者轻度压痛,伴或不伴有反跳痛。内出血多时可见腹部隆起,伴有全腹压痛和反跳痛,但压痛仍以患侧输卵管处为甚,出血量大时有移动性浊音阳性,肠鸣音减弱或消失。子宫可以轻度增大,与正常妊娠的表现相似,可以有或者没有子宫颈举痛。在约一半的病例中可触及附件包块,但包块的大小、质地和压痛可以有很大的差异,有时触及的包块可能是黄体而不是异位妊娠病灶。

(四)诊断

因临床表现的多种多样,从无症状到急性腹痛和失血性休克,故异位妊娠的诊断比较复杂。根据症状和体征,典型的异位妊娠患者较容易诊断,对于不典型的异位妊娠患者临床不易诊断,需要我们科学合理地应用各种辅助诊断方法。

1.B超检查

对于可疑的异位妊娠患者,应选择经阴道超声检查作为首要的检查手段,其在评估盆腔内结构方面优于经腹部超声检查,误诊率为10%。输卵管妊娠的典型超声图像:子宫内不见孕囊,若异位妊娠胚胎未受损,蜕膜未剥离则内膜可以增厚,但若已有阴道流血,子宫内膜并不一定增厚;附件区见边界不清,回声不均匀混合性包块,有时可见附件区孕囊、胚芽及心血管搏动,此为输卵管妊娠的直接证据(只见于10%～17%的病例);直肠子宫陷凹处有积液。

在妊娠早期,几乎所有的病例均可通过经阴道超声与血清中 HCG 水平联合检查得到确定的诊断,准确地解释超声结果需要结合 HCG 的水平(超声可识别阈值,即 HCG 临界区,是基于孕囊可见与 HCG 水平之间的相关性,具有重要的诊断意义,它被定义为水平在其之上如果确实存在宫内妊娠,则超声检查应该能够看到孕囊的血清 HCG 水平)。在大多数医疗机构中,经阴道超声检查时,该血清 HCG 水平为 1 500 IU/L 或 2 000 IU/L,经腹部超声检查时,该水平更高(6 500 IU/L)。当血清 HCG>6 500 IU/L,所有经腹部超检查声均可见存活的宫内妊娠,若宫内看不见妊娠囊提示有异位妊娠的可能性,而 HCG 水平在超声可识别范围以下看见宫内妊娠囊也是异常的,提示可能是宫内妊娠失败或者异位妊娠的假孕囊。需要注意的是 HCG 的水平与胚囊种植的部位没有相关性,不管 HCG 的水平多高,只要超声检查未见宫内妊娠就不能排除异位妊娠。

将 2 000 IU/L 而不是 1 500 IU/L 设定为临界区的阈值可以将干扰可存活的宫内妊娠(如

果存在)的风险降到最低,但是会增加异位妊娠延迟诊断的概率。血清 HCG 浓度高于临界区水平而超声检查下未见宫内孕囊强烈提示为异位妊娠或者无法存活的宫内妊娠;但 HCG 浓度低于临界区水平时超声检查下未见孕囊无诊断价值,可能提示为早期可存活的宫内妊娠或异位妊娠或不能存活的宫内妊娠。这种情况被称为"未知部位妊娠",并且 8%~40% 的患者最终均诊断为异位妊娠。临界区取决于超声医师的技术、超声检查设备的质量、患者的身体因素(例如子宫肌瘤、多胎妊娠)以及所使用的 HCG 检测方法的实验室特性。

2.妊娠试验

β-HCG 的定量检测是异位妊娠诊断的基石,但是 β-HCG 若为阴性也不能完全排除异位妊娠,有陈旧性异位妊娠的可能性,需要结合其他辅助检查来诊断。

(1)尿 HCG:这种定性试验在 HCG 25 IU/L 水平及以上能测出阳性结果,对妊娠的敏感性和特异性是 99%,可提供经济、快速有用的结果。需要注意的是异位妊娠因为胚胎发育差,时常出现弱阳性的结果,需要与宫内妊娠流产相鉴别。

(2)血清 HCG:如果发生妊娠,早在黄体生成素激增后 8 天即可在血清和尿液中检测到 HCG。正常宫内妊娠时,HCG 的浓度在妊娠 41 天前呈曲线形上升(每 48 小时至少升高 66%,平均倍增时间为1.4~2.1 天),其后上升速度变缓,直至妊娠第 10 周左右达到高峰,然后逐渐下降,在中晚期妊娠时达到稳定水平。异位妊娠、宫内妊娠流产及少部分正常宫内妊娠的患者三者血 HCG 水平有交差重叠,因此单次测定仅能确定是否妊娠,而不能区别是正常妊娠还是病理妊娠。大多数的异位妊娠由于着床部位的血供不良,血清 HCG 水平的上升较正常宫内妊娠缓慢,倍增时间可达 3~8 天,48 小时不足 66%。需要注意的是每48 小时测定血 β-HCG 值,约 85% 的正常宫内妊娠呈正常倍增,另外的 15% 增加值不足 66%,可存活的宫内妊娠有记录的48 小时 β-HCG浓度最少升高(第 99 百分位数)53%。而有 13%~21% 的异位妊娠患者 βHCG 水平在 48 小时内可上升 66%。若每 48 小时 β-HCG 水平升高<53%,24 小时<24% 或 β-HCG水平持平或下降,均应考虑异常宫内妊娠或异位妊娠,若超声检查未见宫内妊娠物,可考虑手术介入包括诊断性刮宫或行腹腔镜检查术以排除异位妊娠。现已将血清 β-HCG 水平达到1 500~2 000 IU/L称为经阴道超声分辨阈值(经腹部超声为 6 000~6 500 IU/L)。若血清 β-HCG水平达到上述阈值但经阴道超声检查未能见宫内妊娠,那么几乎可以百分之百排除为正常的宫内妊娠,需高度怀疑为病理性妊娠(异位妊娠或是宫内妊娠流产)。若 β-HCG水平未达到该阈值,经阴道超声检查也未见宫内孕囊,那么宫内早孕、异位妊娠均有可能,随后需每 2 天随访 β-HCG 水平,一旦达到阈值须结合超声复查,如果阴道超声检查未显示宫内妊娠却发现了附件区包块,异位妊娠的可能性就比较大。需要注意的是,血 β-HCG 水平的半衰期为 37 小时,随访中的 β-HCG波动水平可反映滋养细胞的活力,如果 48 小时内的下降水平<20% 或 7 天内下降<60%,那么基本可排除完全流产,而需要考虑为不完全流产或异位妊娠。另外,对于多胎妊娠来说尚无经证实的阈值水平,有报道提示多胎妊娠时血清 β-HCG 水平可能需要达到 2 300 IU/L,经阴道超声检查才能分辨宫内妊娠。

(3)血清黄体酮值:虽然单次黄体酮水平不能诊断异位妊娠,但能预测是否为异常妊娠(宫内孕流产或异位妊娠)。一般而言,正常宫内妊娠的血清黄体酮水平比异位妊娠及即将流产的宫内妊娠要高。血清黄体酮水平≥25 ng/mL 的妇女中 97.5% 为正常的宫内妊娠,但那些使用辅助生育技术而妊娠的女性,她们的血清黄体酮水平通常较高。<2% 的异位妊娠和<4% 的异常宫内妊娠患者血清孕激素水平≥25 ng/mL,仅有约0.3% 的正常妊娠者的黄体酮值<5 ng/mL。

≤5 ng/mL作为异常妊娠的预测值,其敏感性为100%,因此较低的黄体酮值可提示为宫内妊娠流产或异位妊娠。

(4)其他内分泌标志物:为了能早期诊断异位妊娠,人们研究了大量的内分泌和蛋白标志物:①雌二醇:从受孕开始直到孕6周,雌二醇水平缓慢增加,与正常妊娠相比,异位妊娠中雌二醇水平明显降低,但在正常和异位妊娠之间雌二醇水平有部分重叠。②肌酸肌酶:母体血清肌酸肌酶曾被研究用来作为诊断异位妊娠的标志物。有研究提示,与稽留流产或者正常宫内妊娠相比,母体血清肌酸肌酶水平在所有输卵管妊娠患者中显著升高。③松弛素:是一种蛋白激素,只来源于妊娠黄体,怀孕4~5周时出现在母体血清中,怀孕10周达高峰,随后逐渐下降直至孕足月。与正常的宫内妊娠相比,异位妊娠和自然流产患者体内松弛素的水平明显降低。

(5)后穹隆穿刺曾被广泛用于诊断有无盆腹腔出血,穿刺得到暗红不凝血者为阳性,异位妊娠破裂的可能性很大。然而,随着HCG水平检测和经阴道超声检查的应用,行后穹隆穿刺的患者越来越少了。对早期未破裂型异位妊娠腹腔出血量不多,后穹隆穿刺协助诊断的意义不大,甚至宫内妊娠有时也会出现阳性结果,其他的腹腔内出血的情况还有黄体出血、腹腔其他脏器的破裂、滤泡出血、经血倒流等。但当有血肿形成或粘连时,抽不出血液也不能否定异位妊娠的存在。既往有输卵管炎和盆腔炎的患者可由于直肠子宫陷凹消失而对后穹隆穿刺不满意。另外,后穹隆引出脓性液体则提示感染相关疾病,如输卵管炎、阑尾炎等。

(6)诊断性刮宫是帮助诊断早期未破裂型异位妊娠的一个很重要的方法,可以弥补血清学检查及超声检查的不足。其主要目的在于发现宫内妊娠,尤其是滋养细胞的发育较差,β-HCG水平倍增不满意及超声检查未发现明显孕囊的先兆流产或难免流产等异常妊娠。此类妊娠和异位妊娠的临床表现很相似,所以,对可疑患者可进行刮宫术,刮出物肉眼检查后送病理检查,若找到绒毛组织,即可确定为宫内妊娠,无须再处理。若刮出物未见绒毛组织,刮宫术次日测定血β-HCG水平无明显下降或继续上升则诊断为异位妊娠,诊刮后12小时血HCG水平下降<15%,异位妊娠的可能性较大。

(7)腹腔镜诊断是异位妊娠诊断的金标准,诊断的准确性可达99%,适用于输卵管妊娠未流产或未破裂时的早期诊断及治疗。但腹腔镜诊断毕竟是一种有创性检查,费用也较昂贵,不宜作为诊断异位妊娠的首选方案,而且对于极早期的异位妊娠,由于胚胎较小,着床部位输卵管尚未膨大时可能导致漏诊。

(8)其他:血红蛋白和血细胞的比容连续测定是有帮助的,在观察的最初数小时内血红蛋白和血细胞的比容下降较最初读数更重要。白细胞计数:50%的异位妊娠患者白细胞计数正常,但也有升高。

(五)鉴别诊断

1.黄体破裂

无停经史,在黄体期突发一侧下腹剧痛,可伴有肛门坠胀,无阴道流血。子宫正常大小、质地中等,一侧附件有压痛,后穹隆穿刺可抽出不凝血,β-HCG呈阴性。

2.流产

停经、阴道流血与异位妊娠相似,但腹痛位于下腹正中,腹痛呈阵发性胀痛,一般无子宫颈举痛,有时可见绒毛排出。子宫增大变软,宫口松弛,若存在卵巢黄体囊肿则可能混淆诊断,B超检查可见宫内孕囊。

3.卵巢囊肿蒂扭转

既往有卵巢囊肿病史,突发一侧下腹剧痛,可伴恶心呕吐,无阴道流血及肛门坠胀感。子宫大小正常,患侧附件区可触及痛性包块,HCG 呈阴性,B 超检查可见患侧附件区肿块。

4.卵巢子宫内膜异位囊肿破裂

有内膜异位症病史,突发一侧下腹痛,伴有肛门坠胀感,无阴道流血,宫骶韧带可触及痛性结节。B 超检查可见后穹隆积液,穿刺可能抽出巧克力样液体。

5.急性阑尾炎

无停经及阴道流血病史,典型表现为转移性右下腹痛,伴恶心、呕吐、白细胞计数升高,麦氏点压痛、反跳痛明显。

6.盆腔炎症

可能有不洁的性生活史,表现为发热、下腹部持续性疼痛、白细胞计数升高。下腹有压痛,有肌紧张及反跳痛,阴道有灼热感,可有子宫颈举痛。附件区有增厚感或有包块,后穹隆可抽出脓液。一般无停经史及阴道流血,HCG 呈阴性。

7.其他

还需与功能失调性子宫出血、胃肠炎、尿路感染、痛经、泌尿系统结石等相鉴别。

(六)治疗

绝大部分的异位妊娠患者都需要进行内科或者外科治疗,应根据病情的缓急,采取相应的处理。

1.非手术治疗

随着辅助检查技术的提高和应用,越来越多的异位妊娠患者可以在未破裂前得到诊断,早期诊断为非手术治疗创造了条件和时机。

(1)期待疗法:一部分异位妊娠患者胚胎活性较低,可能发生输卵管妊娠流产或者吸收,使得期待治疗成为可能。美国妇产科医师协会(American college of obstetricians and gynecologists,ACOG)建议的筛选标准为:①经阴道超声检查未显示孕囊,或显示疑似异位妊娠的宫外包块。②HCG 浓度<200 U/L 且逐渐下降(第三次测量值低于第一次测量值)。2016 年英国皇家妇产科医师协会(royal college of obstetricians and gynaecologists,RCOG)异位妊娠诊断和治疗的指南提出:若患者 B 超检查提示为输卵管妊娠,HCG 浓度<1 500 mIU/mL 且逐渐下降,在患者充分知情同意且能定期随访的前提下,可以考虑期待治疗。

国内选择期待治疗的指征为:①患者的病情稳定,无明显的症状或症状轻微。②B 超检查包块直径<3 cm,无胎心搏动。③腹腔内无出血或出血<100 mL。④血 β-HCG<1 000 IU/L 且滴度 48 小时下降>15%。若存在输卵管破裂的危险因素(如腹痛不断加重)、血流动力学不稳定、患者不愿或不能依从随访或不能及时就诊,则不宜期待观察。

期待治疗在不明部位的妊娠的治疗中具有重要意义,避免了对宫内妊娠及可疑异位妊娠患者的过早介入性干预,避免了药物治疗及手术操作对盆腔正常组织结构的干扰。

在严格控制期待治疗的指征的前提下(患者须充分知晓并接受期待治疗的风险),其成功率约为 70%(有报道成功率为 48%~100%),但即使 β-HCG 的初值较低,有下降趋势,仍有发生异位妊娠破裂、急诊手术甚至开腹手术的风险,需引起医师和患者的注意。观察中,若发现患者血 β-HCG 水平下降不明显或又升高者,或患者出现内出血的症状应及时改行药物治疗或手术治疗。另一方面,长期随诊超声及血 β-HCG 水平会使得治疗的费用增加。对部分患者而言,期待疗法是可供临床选择的一种方法,有报道提示期待治疗后,宫内的妊娠率为 50%～88%,再次异位的妊娠率为 0～12.5%。

(2)药物治疗:前列腺素、米非司酮、氯化钾、高渗葡萄糖及中药天花粉等都曾用于异位妊娠的治疗,但得到广泛认可和普遍应用的还是甲氨蝶呤。甲氨蝶呤是叶酸拮抗剂,能抑制四氢叶酸生成而干扰脱氧核糖核酸(deoxyribo nucleic acid,DNA)中嘌呤核苷酸的合成,使滋养细胞的分裂受阻,胚胎停止发育而死亡,是治疗早期输卵管妊娠安全可靠的方法,可以全身或局部给药。随机试验表明全身使用甲氨蝶呤和腹腔镜下保留输卵管手术在输卵管保留、输卵管通畅、重复性异位妊娠和对未来妊娠的影响方面无明显的差异(A 级证据)。应用单剂甲氨蝶呤治疗异位妊娠的总体成功率在观察试验中介于 65%～95%,成功率依赖于治疗的剂量、怀孕周数及血 HCG水平,有 3%～27%的患者需要第二剂甲氨蝶呤。一项关于观察试验的系统性回顾分析提示如HCG 水平高于5 000 mIU/mL,使用单剂量的甲氨蝶呤时,有 14.3%或更高的失败率,若 HCG水平<5 000 mIU/mL,则有 3.7%的失败率,若 HCG 水平高于 5 000 mIU/mL,多剂量的使用则更为有效。甲氨蝶呤药物的不良反应是剂量、治疗时间决定的,因为甲氨蝶呤会影响快速分裂的组织,胃肠道的反应比如恶心、呕吐、腹泻、口腔炎、胃部不适是最常见的不良反应,少见的严重不良反应包括骨髓抑制、皮炎、胸膜炎、肺炎、脱发。甲氨蝶呤的治疗效应包括:腹痛或腹痛加重(约有 2/3 的患者出现此症状,可能是由于药物对滋养层细胞的作用,通常这种腹痛不会特别剧烈,持续 24～48 小时,不伴有随急腹症及休克症状,需与异位妊娠破裂相鉴别),用药后的 1～3 天可出现血 HCG 水平一过性增高及阴道点滴状流血。

适应证和禁忌证:国内曾将血 β-HCG<2 000 IU/L,盆腔包块最大直径<3 cm 作为甲氨蝶呤治疗的适应证,但临床实践表明,部分超出上述的指征范围进行的治疗仍然取得了良好的疗效。国内选择药物治疗的常用标准为:①患者生命体征平稳,无明显的腹痛及活动性腹腔内出血的征象。②诊断为未破裂或者未流产型的早期输卵管妊娠。③血 β-HCG<5 000 IU/L,连续两次测血β-HCG水平呈上升趋势者或 48 小时下降<15%。④异位妊娠包块最大直径<3.5 cm,且未见原始心血管搏动。⑤某些输卵管妊娠保守性手术后,可有绒毛残留;⑥其他部位的异位妊娠(子宫颈、卵巢、间质或宫角妊娠)。⑦血红细胞、白细胞、血小板计数正常,肝肾功能正常。在使用甲氨蝶呤前需进行血常规、肝肾功能、血型(包括 Rh 血型)的检查,若有肺部疾病病史,则需进行胸片检查。需要注意的是,甲氨蝶呤治疗的患者必须要有良好的依从性,能进行随访监测,且因甲氨蝶呤能影响体内所有能快速分裂的组织,包括骨髓、胃肠道黏膜和呼吸上皮,因此它不能用于有血液系统恶病质、胃肠道疾病活跃期和呼吸系统疾病的患者。

英国皇家妇产科医师协会和美国妇产科医师协会、美国生殖医学会(american society for reproductive medicine,ASRM)分别于 2016 年、2008 年颁布了《异位妊娠药物治疗指南》,其基本原则一致,细节略有不同,现介绍如下。

2016 年 RCOG 公布的药物治疗的禁忌证如下:血流动力学不稳定、同时存在宫内妊娠、哺乳期、不能定期随访、甲氨蝶呤过敏、慢性肝病、活动性肺部疾病、活动性消化性溃疡、免疫缺陷、恶病质。

ACOG 颁布的异位妊娠的药物治疗方案,推荐的药物为甲氨蝶呤,使用的适宜人群为确诊或者高度怀疑为宫外孕的患者,血流动力学稳定,且异位妊娠包块未破裂。指南没有针对血HCG 值和附件包块的大小做出明确的规定,但是从相对反的指征推测看,包块最好<3.5 cm。

2008 年 ASRM 公布的药物治疗的绝对禁忌证和相对禁忌证如下:宫内妊娠、中到重度贫血、白细胞或者血小板减少症、甲氨蝶呤过敏、活动性肺部疾病、活动性消化性溃疡、肝肾功能不全、哺乳期及酗酒的患者是药物治疗的绝对禁忌证；相对禁忌证有经阴道超声检查发现心血管搏动、β-HCG 初始数值＞5 000 IU/L、经阴道超声检查发现妊娠包块＞4 cm、拒绝接受输血和不能定期随访的患者。

用药方法：不论使用何种方案，一旦 HCG 水平降至监测标准，就必须每 3 天定期监测 HCG 水平是否平稳下降，2 周后可每周监测 1 次直到正常，连续 3 次阴性，症状缓解或消失，包块缩小为有效。通常在使用甲氨蝶呤治疗后 2～3 周 HCG 即可降至非孕期水平，但若初始 HCG 水平较高，也可能需要 6～8 周或更长的时间。如果下降中的 HCG 水平再次升高，那么需考虑为持续性异位妊娠的诊断。若在使用 MXT 7 天后，HCG 水平不降反升、与初始值持平或下降幅度＜15%，均提示治疗失败。此时，可在重新评估患者的情况后再次予以甲氨蝶呤治疗，或直接手术治疗。

在开始甲氨蝶呤药物治疗前应向患者充分、详细地告知治疗过程中有输卵管破裂的风险，此外，在治疗过程中应避免摄入叶酸、非甾体抗炎药、酒精，避免阳光照射防止发生甲氨蝶呤皮炎，限制性生活或强烈的体育运动。

静脉注射：多采用 1 mg/kg 体重或 50 mg/m² 体表面积的剂量单次给药，不需用解毒药物，但由于其不良反应大，现极少应用。

局部用药：甲氨蝶呤局部用药的临床应用较少，腹腔镜直视下或在超声引导下穿刺输卵管妊娠囊，吸出部分囊液后，将药液注入；子宫颈妊娠患者可全身加局部治疗，用半量甲氨蝶呤肌内注射，另经阴道超声引导下在子宫颈妊娠囊内抽出羊水后，局部注射甲氨蝶呤。此外，当宫内、宫外同时妊娠时，在超声引导下向异位孕囊或胎儿注射 KcI，这对治疗异位妊娠安全有效，在去除了异位妊娠的同时，保存了正常的宫内妊娠和完整的子宫。

2.手术治疗

手术治疗的指征包括：血流动力学不稳定；即将发生或已发生的异位妊娠的包块破裂；药物保守治疗失败；患者不能或不愿意依从内科治疗后的随访；患者无法及时到达医疗机构进行输卵管破裂的处理。

手术方式取决于有无生育要求、输卵管妊娠的部位、包块的大小、内出血的程度及输卵管的损害程度、对侧输卵管的状况、术者的技术水平及手术设施等综合因素。

(1)根治性手术：患侧输卵管切除术为最基本且最常用的根治性手术，对破裂口大、出血量大、无法保留的输卵管异位妊娠，有子女、对侧输卵管正常、妊娠输卵管广泛损害或在同条输卵管的复发的异位妊娠及想要绝育的患者，可进行此术，以间质部妊娠及严重内出血休克者尤为适合。从输卵管峡部近端，逐渐电凝并切断输卵管系膜，直至伞端，即可自子宫上切除输卵管。虽彻底清除了病灶，但同时切断了输卵管系膜及卵巢之间的血液循环，使卵巢的血液供应受到影响，其影响程度的大小，还有待于临床的进一步研究。而输卵管部分切除术是在包含妊娠物的输卵管的近远两端、自对系膜缘向系膜逐渐充分电凝并切除该部分的病变输卵管，并将下方的输卵管系膜一并切除。此术式在清除病灶的同时，还保留了输卵管、系膜与卵巢之间的血液循环，对卵巢的血液供应影响较小，若剩余的输卵管足够长还可进行二期吻合术。

(2)保守性手术：凡输卵管早期妊娠未破裂并且妊娠病灶＜5 cm，对侧输卵管缺如或阻塞（粘连、积水、堵塞）及要求保留生育功能者可考虑进行保守性手术。但能否施行保守性手术还取决于孕卵植入的部位（输卵管间质部妊娠一般不选择保守性手术）、输卵管的破损程度和以前输卵管存在的病变。如输卵管有明显的癌变或解剖学改变,陈旧性输卵管的妊娠部位有血肿形成或积血,严重失血性休克者均列为禁忌。

1)经腹手术。①输卵管线形切开取胚术:当妊娠物种植于输卵管壶腹部者更适于此术式。在输卵管系膜的对侧,自妊娠物种植处,沿输卵管长轴表面的最肿胀薄弱处纵向线性切开各层组织,长度约 2 cm,充分暴露妊娠物,取净妊娠物,勿搔刮、挤压妊娠组织。若输卵管破裂,出血活跃时亦可先电凝输卵管系膜内血管,再取妊娠物。可用 3/4 个 0 肠线间断缝合管腔 2～3 针来止血,也可不缝合,管腔或切缘出血处以双极电凝止血待其自然愈合,称为开窗术。②输卵管伞端妊娠囊挤出术:主要适用于妊娠囊位于输卵管伞端或近输卵管伞端,沿输卵管方向走行,轻轻挤压输卵管,将妊娠物自输卵管伞端挤出,用水冲洗创面看清出血点,再用双极电凝止血,此术式有时可能因残留而导致手术失败。③部分输卵管切除＋端端吻合术:此术式较少应用。具体操作步骤为:分离输卵管系膜,将妊娠物种植处的部分输卵管切除,然后通过显微手术,进行端端吻合术。

2)腹腔镜下手术:腹腔镜手术微创,恢复快,术后输卵管的再通率及宫内妊娠率高,目前是异位妊娠的首选手术方式。手术方式主要包括以下 2 种:①输卵管线性造口/切开术:适用于未破裂的输卵管壶腹部妊娠。于输卵管对系膜缘,自妊娠物种植处,沿输卵管长轴表面的最肿胀薄弱处,纵行做"内凝"形成 2～3 cm 长的"内凝带"(先凝固后切开,以免出血影响手术野的清晰),已破裂的输卵管妊娠,则从破口处向两端纵行延长切开,切口的长度要略短于肿块的长度。输卵管一旦切开妊娠产物会自动向切口外突出或自动滑出,钳夹输卵管肿块的两端并轻轻挤压,妊娠产物会自然排出,有时需要借助抓钳来取出妊娠物,清除妊娠产物及血凝块,冲洗切口及输卵管腔,凝固切缘进行出血点止血,切口不缝合。操作中应当避免用抓钳反复搔抓输卵管腔,因为这样会损伤输卵管黏膜和导致止血困难,还应避免对管腔内的黏膜进行过多的凝固止血操作,因为这样会导致输卵管的功能丧失。输卵管峡部妊娠时输卵管内膜通常受损较重,进行输卵管线性造口/切开的术效果欠佳,术后再次发生异位妊娠的概率高,故线性造口/切开术不是输卵管峡部妊娠的首选手术方式,可选择输卵管部分切除或全切术。②输卵管伞部吸出术/挤压术或切开术:若孕囊位于输卵管伞端,可考虑应用此术式。用负压吸管自伞端口吸出妊娠组织,或夹持输卵管壶腹部顺次向伞部重复挤压数次,将妊娠产物及血凝块从伞部挤出,然后冲洗输卵管伞部将血凝块清除,此术式操作简单,但可引起出血、输卵管损伤、持续性输卵管妊娠,术后再次发生异位妊娠的可能性高。对于 HCG 水平＜200 IU/L 的陈旧性输卵管伞部妊娠患者,采用此术式是可行的,对 HCG 水平＞500 IU/L 的患者,术中或术后应给予甲氨蝶呤等化学药物治疗。伞部妊娠的腹腔镜保守治疗更多的是采用伞部切开术,用无损伤钳固定输卵管伞部,将电凝剪刀的一叶从伞部伸入输卵管内,于输卵管系膜的对侧缘剪开输卵管,切口的长度以妊娠的着床部位暴露为限。钳夹清除妊娠产物及血凝块,电凝切缘来止血,冲洗输卵管伞及黏膜,切开的伞部不缝合。

无论采取何种术式,术中均应将腹腔内的出血洗净、吸出,不要残留凝血块及妊娠胚胎组织。在手术进行的过程中,用生理盐水边冲洗边操作,既有利于手术的进行又有预防粘连的作用,必要时予以病灶处局部注射甲氨蝶呤。为减少术中出血,可将 20 单位垂体后叶素以等渗盐水稀释至 20 mL 注射于异位妊娠部位下方的输卵管系膜,误入血管可致急性动脉高压和心动过缓,故回抽无血时方可注射。

术后可给予米非司酮 25 mg,2 次/天,口服 3～5 天,防止持续性异位妊娠。

3)术后随访:手术切除异位妊娠物后,需每周检测 HCG 水平直到正常,这对接受保守性手术的患者尤为重要。一般术后 2～3 周 HCG 水平可恢复至正常,但部分病例可长达 6 周。术后 72 小时 HCG 水平下降<20%提示可能存在妊娠组织残留,大多数情况为滋养细胞组织残留,极少数情况下亦可能是存在未被发现的多部位的异位妊娠。初始 HCG 水平<3 000 IU/L 的患者术后发生持续性异位妊娠的可能性很小;若存在输卵管积血直径>6 cm,HCG 水平高于 20 000 IU/L,腹腔积血>2 L,则术后发生持续性异位妊娠的可能性很大。

二、其他类型的异位妊娠

(一)子宫颈妊娠

是指受精卵种植在组织学内口水平以下的子宫颈管内,并在该处生长发育,占异位妊娠的 1%～2%,其发生率约为 1/9 000,属于异位妊娠中罕见且危险的类型。子宫颈妊娠的病因尚不明确,目前认为主要有以下原因:①受精卵的运行过快或发育过缓,子宫内膜的成熟延迟,或子宫平滑肌的异常收缩。②人工流产、剖宫产或引产导致子宫内膜病变、缺损、瘢痕的形成或粘连,或宫内节育器的使用,都可干扰受精卵在子宫内的着床。③体外受精-胚胎移植等助孕技术的子宫颈管内操作不当导致局部的病理改变。④子宫发育不良、内分泌失调、子宫畸形或子宫肌瘤导致宫腔变形。临床表现多为停经后出现阴道流血或仅为血性分泌物,可突然大量、无痛性的流血会危及生命,不足 1/3 的患者可出现下腹痛或痛性痉挛,疼痛但不伴有出血则很少见。体格检查:子宫颈膨大呈圆锥状、蓝紫色,变软,子宫颈外口可能是张开的,外口边缘薄,显示呈蓝色或紫色的妊娠组织,其内口紧闭,无明显触痛,而子宫正常大小或稍大,硬度正常,这种表现被称为"沙漏状"子宫。

子宫颈妊娠的超声诊断的准确率约为 87%,超声检查的诊断标准如下:①子宫体正常或略大,宫腔空虚,子宫蜕膜较厚。②子宫颈管膨大如球状,与宫体相连呈沙漏状("8"字形)。③子宫颈管内可见完整的孕囊,有时还可见到胚芽或原始心血管搏动,如胚胎已死亡则回声紊乱。④子宫颈内口关闭,胚胎的位置不超过子宫颈内口或子宫动脉平面以下。子宫颈妊娠若未得到早期诊断,或是由于误诊而进行刮宫术,都极可能发生致死性的阴道大量流血,从而不得不切除子宫,使患者丧失生育能力,甚至导致患者死亡。确诊后根据阴道流血的情况及血流动力学的稳定与否来采用不同的方法。

流血量少或无流血:可选择药物保守治疗,成功率约为 95.6%,首选甲氨蝶呤全身用药,方案见输卵管妊娠;或经子宫颈注射于胚囊内。应用甲氨蝶呤后应待血 HCG 水平明显下降后再进行刮宫术,否则仍有大出血的可能。

流血量多或大出血:需在备血后操作,可刮除子宫颈管内的胚胎组织,纱条填塞或小水囊压迫创面止血,或直视下切开子宫颈剥除胚胎管壁,重建子宫颈管;宫腔镜下吸取胚胎组织,进行创面电凝止血或选择子宫动脉栓塞,同时使用栓塞剂和甲氨蝶呤,如发生失血性休克,应积极纠正休克,必要时应切除子宫挽救患者的生命。

(二)卵巢妊娠

卵巢妊娠是指受精卵在卵巢组织内着床和生长发育,是较罕见的异位妊娠,发生率为 1/7 000,占异位妊娠的 0.5%～3%,近年其发病率有增高的趋势。与输卵管妊娠相反,盆腔炎性疾病病史或使用宫内节育器并不增加卵巢妊娠的风险,从某种意义上来说,卵巢妊娠似乎是与不孕或反复异位妊娠史不相关的随机事件。临床表现与输卵管妊娠极为相似,表现为急性腹痛、盆腔包块、早孕征象及阴道流血,往往被诊断为输卵管妊娠或卵巢黄体破裂。有时经阴道超声检查也很难区分输卵管妊娠和卵巢妊娠,但可以排除宫内妊娠,腹腔镜诊断极有价值,但确诊仍需进行病理检查。诊断标准:①双侧输卵管完整,并与卵巢分开。②孕囊位于卵巢组织内。③卵巢及孕囊必须以卵巢固有韧带与子宫相连。④孕囊壁上有卵巢组织。符合上述 4 条病理学诊断标准,称为原发性卵巢妊娠,治疗可进行卵巢楔形切除。

(三)宫角妊娠

宫角妊娠是指受精卵植入在宫腔外侧角子宫输卵管结合处的内侧,接近输卵管近端的开口,与输卵管间质部妊娠相比,宫角妊娠位于圆韧带的内侧。宫角妊娠占异位妊娠的 1.5%～4.2%,但其病死率却占异位妊娠的 20%。80% 的宫角妊娠患者存在 1 项或多项高危因素,影响受精卵的正常运行及着床,受精卵不能如期到达正常的宫腔种植,使之在非正常的位置种植。在宫角处的妊娠囊随妊娠的进展,可向宫腔侧发展,向宫腔侧发展的妊娠囊会逐渐移向宫腔,但胎盘仍附着于宫角。由于宫角处内膜和肌层较薄,早期滋养层发育不良,可发生早期流产、胚胎停育,部分出现胎盘植入、产后胎盘滞留。妊娠囊向输卵管间质部扩展者,其宫角膨胀、外突,最终出现和输卵管间质部妊娠相同的结果。由于宫角妊娠在解剖上的特殊性,妊娠的结局可以多样:可妊娠至足月,可发生宫内流产,也可发生宫角破裂。B 超检查的特点:宫角处突起包块,内有妊娠囊,与子宫内膜相连续,其周围见完整的肌壁层。在腹腔镜或剖腹手术的过程中从外部观察子宫时,看到因宫角妊娠而增大的子宫使圆韧带向上、向外移位,但仍位于圆韧带本身的内侧。另一方面,间质部妊娠导致的子宫增大位于圆韧带的外侧。

治疗方法有经腹或腹腔镜下宫角切除术、B 超引导下刮宫术、全身或妊娠囊局部化疗。也有采用子宫动脉结扎治疗宫角妊娠破裂的病例报道,术后应当找到绒毛组织且超声检查宫角部无异常回声,继续追踪至血 HCG 水平降至正常。

(四)腹腔妊娠

腹腔妊娠是指妊娠囊位于输卵管、卵巢、阔韧带以外的腹腔内妊娠,是一种罕见的异位妊娠,发病率大约为 1/5 000,对母儿生命的威胁极大。临床表现不典型,易被忽视而误诊,不易早期诊断,分原发性和继发性 2 种。原发性腹腔妊娠指受精卵直接种植于腹膜、肠系膜、大网膜、盆壁、肠管、直肠子宫陷凹等处,少有异位妊娠位于肝脏、脾脏、横结肠脾曲等处的文献报道。继发性腹腔妊娠往往发生于输卵管妊娠流产或破裂后,偶可继发于卵巢妊娠或子宫内妊娠而子宫存在缺陷破裂后,胚胎落入腹腔。患者一般有停经、早孕反应、腹痛、阴道流血等类似一般异位妊娠的症状,然后阴道流血停止,腹痛缓解以后,腹部逐渐增大,胎动时,孕妇常感腹部疼痛,无阴道流血,有些患者有嗳气、便秘、腹部不适,随着胎儿的长大,症状逐渐加重。腹部检查发现子宫轮廓不清,但胎儿肢体极易触及,胎位异常(肩先露或臀先露),胎先露部高浮,胎心音异常清晰,胎盘的杂音响亮,即使足月后也难以临产。若胎儿死亡,妊娠的征象消失,月经恢复来潮,粘连的脏器和大网膜包裹死胎。胎儿逐渐缩小,日久便干尸化或成为石胎。若继发感染,形成脓肿,可向母体的肠管、阴道、膀胱或腹壁穿通,排出胎儿骨骼。B 超检查能清晰地提示子宫大小、宫外孕囊、胎儿和胎盘的结构,以及这些结构与相邻脏器的关系,是目前用于腹腔妊娠诊断首选的辅助检查方法。原则上一旦确诊,应立即终止妊娠。具体手术方式因孕期的长短、胎盘的情况而异:如果胎盘附着于子宫、输卵管及圆韧带,可以将胎盘及其附着器官一并切除;如果胎儿死亡,胎盘循环停止已久,可以试进行胎盘剥除;如果胎盘附着于重要器官而不宜切除或无法剥离者,可留置胎盘于腹腔内,术后可逐渐吸收。

（五）剖宫产术后子宫瘢痕妊娠（cesarean scar pregnancy，CSP）

CSP 是指受精卵着床于既往剖宫产子宫瘢痕处的异位妊娠，可导致胎盘植入、子宫破裂甚至孕产妇死亡，是剖宫产术后远期潜在的严重并发症，发生率为 1/2 216～1/1 800，在有剖宫产史女性的异位妊娠中约占 6.1%。

CSP 的确切病因及发病机制尚不明确，CSP 不同于宫内妊娠合并胎盘植入，后者系妊娠囊位于宫腔内，由于子宫蜕膜的发育不良，胎盘不同程度地植入子宫肌层内；而前者系妊娠囊位于宫腔外瘢痕处，四周被瘢痕处的子宫肌层和纤维组织包绕。有关 CSP 受精卵的着床，最为可能的解释是剖宫产术中损伤子宫内膜基底层，形成与宫腔相通的窦道或细小裂隙，受精卵通过窦道侵入瘢痕处肌层内种植。

出现症状的孕周早晚不一，平均诊断孕周为(7.5±2.0)周，距离前次剖宫产时间为 4 个月至15 年。不规则阴道流血通常为其首发症状，占 38.6%～50%，可为点滴状或大出血，有或无明确的停经史。阴道流血可有如下几种不同的形式：①停经后阴道流血淋漓不断，出血量不多或似月经样，或突然增多，也可能一开始即为突然大量的出血，伴有大血块，血压下降，甚至休克。②人工流产术中或术后大量出血不止，呈涌泉状，甚至难以控制，短时间内出现血压下降甚至休克，也可表现为术后阴道流血持续不断或突然增加。③药物流产后常无明显组织排出或仅有少量的蜕膜样组织排出，药流后阴道的流血持续不尽或突然增加，进行清宫术时发生大出血。约 16% 的患者伴有轻、中度腹痛，8.8% 的患者表现为单纯的下腹痛，约 40% 的患者无症状，只是在超声检查时偶然发现。CSP 患者子宫切口处瘢痕未破裂时，症状常不明显，可有瘢痕局部疼痛和压痛。随着妊娠的进展，CSP 患者发生子宫破裂、大出血的危险会逐渐增加，若突发剧烈腹痛、晕厥或休克、腹腔内出血，常提示为子宫发生破裂。

超声检查简便可靠，是诊断 CSP 最常用的方法，经阴道超声检查更有利于观察胚囊的大小，与剖宫产瘢痕的位置关系及胚囊与膀胱间的肌层厚度，经腹部超声利于了解胚囊或团块与膀胱的关系，测量局部肌层的厚度以指导治疗，两种超声联合检查可以更全面地了解病情。CSP 的超声检查诊断标准为：①宫腔及子宫颈管内未探及妊娠囊，可见内膜线。②妊娠囊或混合性包块位于子宫前壁下段肌层（相当于前次剖宫产切口部位），部分妊娠囊内可见胚芽或胎心搏动。③妊娠囊或包块与膀胱之间的子宫肌层变薄，甚至消失，妊娠囊或包块与膀胱的间隔变窄，子宫肌层连续性中断。④彩色多普勒血流成像在胚囊周围探及明显的高速低阻环状血流信号。⑤附件区未探及包块，直肠子宫陷凹无游离的液体（CSP 破裂除外）。当 CSP 的超声声像图不典型时，难以与子宫峡部妊娠、子宫颈妊娠、难免流产、妊娠滋养细胞疾病相鉴别，可进行 MRI 检查。MRI 检查矢状面及横断面的 T_1、T_2 加权连续扫描均能清晰地显示子宫前壁下段内的妊娠囊与子宫及其周围器官的关系，但因为其费用较昂贵，所以，MRI 检查不作为首选的诊断方法。血β-HCG水平与正常妊娠没有明显的差别，与相对应的妊娠周数基本符合，主要用于指导治疗方法的选择和监测治疗的结果。

根据超声检查显示的着床于子宫前壁瘢痕处的妊娠囊的生长方向，以及子宫前壁妊娠囊与膀胱间的子宫肌层的厚度进行分型，此分型方法有利于临床的实际操作。

Ⅰ型：①妊娠囊部分着床于子宫瘢痕处，部分或大部分位于宫腔内，少数甚至达宫底部宫腔。②妊娠囊明显变形、拉长，下端成锐角。③妊娠囊与膀胱之间的子宫肌层变薄，厚度＞3 mm。④CDFI：瘢痕处见滋养层血流信号（低阻血流）。

Ⅱ型：①妊娠囊部分着床于子宫瘢痕处，部分或大部分位于宫腔内，少数甚至达宫底部宫腔

②妊娠囊明显变形、拉长,下端成锐角。③妊娠囊与膀胱间的子宫肌层变薄,厚度≤3 mm。④CDFI:瘢痕处见滋养层血流信号(低阻血流)。

Ⅲ型:①妊娠囊完全着床于子宫瘢痕处肌层并向膀胱方向外凸。②宫腔及子宫颈管内空虚。③妊娠囊与膀胱之间的子宫肌层明显变薄,甚至缺失,厚度≤3 mm。④CDFI:瘢痕处见滋养层血流信号(低阻血流)。

Ⅲ型中还有一种特殊的超声表现,即包块型,其声像图的特点如下:①位于子宫下段瘢痕处的混合回声(呈囊实性)包块,有时呈类实性,包块向膀胱方向隆起。②包块与膀胱之间的子宫肌层明显变薄,甚至缺失。③CDFI:包块周边见较丰富的血流信号,可为低阻血流,少数也可仅见少许的血流信号,或无血流信号,包块型多由 CSP 流产后(如药物流产后或负压吸引术后)子宫瘢痕处的妊娠物残留并出血所致。

CSP 的治疗目标为终止妊娠、去除病灶、保障患者的安全,治疗原则为尽早发现、尽早治疗、减少并发症,避免期待治疗和盲目刮宫。对于 CSP 的治疗目前尚无规范化的统一治疗方案,治疗方案的选择,主要根据患者的年龄、病情的严重程度、孕周的大小、子宫肌层缺损的情况、血β-HCG 的水平、对生育的要求、诊疗经验及技术进行综合考虑。治疗前必须与患者充分沟通,充分告知疾病和各种治疗的风险并签署知情同意书。手术治疗包括 B 超监视下清宫术、甲氨蝶呤治疗后清宫术、子宫动脉栓塞后清宫术、腹腔镜或开腹子宫局部切开取胚及缝合术及子宫次全切除或子宫全切除术等。患者出院后应定期随访,进行超声和血 HCG 水平检查,直至血 HCG 水平恢复正常,局部包块消失。

(六)残角子宫妊娠

残角子宫又称为遗迹性双角子宫,在胚胎的发育过程中,子宫残角为一侧副中肾管发育不全所致的子宫先天性发育畸形。残角子宫按 Battram 分型分 3 种类型:①Ⅰ型,残角子宫腔与单角子宫的宫腔相通。②Ⅱ型,残角子宫腔与正常单角子宫腔不相通。③Ⅲ型,无宫腔实体残角子宫,仅以纤维带同单角子宫相连,以Ⅱ型最为多见。残角子宫妊娠是受精卵于残角子宫内着床并生长发育,残角子宫妊娠破裂的发生率高达 89%,一旦破裂,可出现致命性的腹腔内出血。

不同类型的残角子宫妊娠,有不同的临床表现。Ⅰ型残角子宫妊娠有类似输卵管异位妊娠的症状,有停经史、腹痛、阴道流血、血 β-HCG 水平升高的症状,一般腹痛轻微,甚至无腹痛,如果发生急剧的腹痛表明已有子宫破裂。双合诊检查时,在子宫旁可扪及略小于停经月份妊娠子宫的、质地较软的包块,大多在妊娠早期有类似流产的不规则阴道流血。Ⅱ型残角子宫早期妊娠症状与正常子宫妊娠相同,没有阴道流血,发生破裂的时间晚,多数在孕 12~26 周发生肌层完全破裂或不完全破裂,引起严重的内出血。Ⅲ型残角子宫因无宫腔、体积小、无内膜,不会造成残角子宫妊娠,但会导致输卵管妊娠。B 超检查的特点:子宫腔内无妊娠囊,而在子宫一侧可见一圆形或椭圆形均匀的肌样组织包块,包块内可见妊娠囊或胚胎,妊娠包块与子宫颈不相连接。在 B 超的监视下由子宫颈内置入金属探针更有助于诊断。

残角子宫妊娠的典型临床表现出现较晚,在术前明确诊断少,到发生子宫破裂时,往往病情较危重,一旦明确诊断,应尽早进行手术治疗。妊娠早、中期者行残角子宫切除术并将患侧输卵管结扎或切除为宜,以防以后发生同侧输卵管妊娠的可能,保留卵巢。当妊娠已达足月且为活胎者,应先进行剖宫产抢救胎儿,然后切除残角子宫与同侧输卵管。

<<<

（七）阔韧带间妊娠

阔韧带间妊娠是一种较少见的异位妊娠，文献报道每 300 例异位妊娠中发生 1 例阔韧带间妊娠。阔韧带间妊娠通常是由输卵管妊娠的滋养细胞组织穿过输卵管浆膜层进入输卵管系膜，继发性种植在两叶阔韧带之间而致。如果在宫腔和后腹膜间隙之间存在子宫瘘管，也可发生阔韧带间妊娠。与腹腔妊娠相似，阔韧带间妊娠胎盘可以附着到子宫、膀胱和盆腔侧壁，如果有可能，应该切除胎盘，当无法切除胎盘时，可以将其留在原位自行吸收。

（八）多发性异位妊娠

与宫内、宫外同时妊娠相比，2 个或者多个异位妊娠的发生率相对很少，可以出现在多个部位和有多种组合形式。尽管绝大多数报道的是输卵管双胎妊娠，但是也有卵巢、间质部和腹腔的双胎妊娠的报道，也有部分输卵管切除术后及 IVF-ET 术后双胎和三胎妊娠的报道。其处理同其他类型的异位妊娠，取决于妊娠的部位。

（曾春琴）

第九节　妊娠期高血压

妊娠期高血压疾病包括妊娠高血压、子痫前期、子痫、慢性高血压并发子痫前期及慢性高血压合并妊娠。过去我国称妊娠高血压综合征（妊高征）是妊娠期特有的疾病，其主要特点是生育年龄期妇女在妊娠期 20 周以后出现高血压、蛋白尿等症状，在分娩后随之消失。该病是孕产妇和围生儿的发病率及死亡率上升的主要原因，严重影响了母婴健康。与出血、感染、心脏病一起构成了致命的四大妊娠合并症，成为孕产妇死亡的主要原因之一。据估计，全世界每年因子痫而死亡的妇女大约有 5 万。这种死亡在发达国家并不多见，可能与良好的产前检查和治疗有关。在我国，特别是边远地区，妊高征的发病率与死亡率较高。1984 年及 1988 年我国先后对妊高征流行病学进行了调查，前瞻性调查了 370 万人，实际调查孕产妇 67 813 人次，妊高征的平均发生率为 9.4%，其中子痫的发生率占孕产妇的 0.2%，占妊高征的 1.9%。国外报道先兆子痫、子痫的发病率为 7%～12%。美国在 1979 年至 1986 年和英国在 1992 年的样本研究表明，子痫的发生率大约在 1/2 000，较过去 20 年大幅度地减少。

一、病因学

妊娠期高血压疾病的发病原因非常复杂，虽然各方学者经过 100 多年的研究，迄今尚未阐明。近年来，集中于滋养细胞浅着床，胎盘缺血缺氧及具有生物活性的内皮细胞功能障碍的研究，即损伤、功能障碍，导致血管舒缩物质失衡，增加血管对舒缩物质的敏感性，但导致血管内皮损伤的机制有待进一步的研究。最近，有研究认为胎盘免疫复合物的超负荷所致的血管免疫炎症是先兆子痫发病的主要原因之一。以下介绍目前认为与发病可能有关的几种因素与病因学说。

（一）子宫胎盘缺血学说

胎盘滋养细胞侵入蜕膜的功能减退是引起子痫前期的关键因素，也是导致胎盘缺血/缺氧的主要原因之一。近年来的研究多集中于母体接触的滋养细胞，在妊娠 12 周滋养细胞穿破蜕膜与子宫肌层连接部；妊娠 18 周可进入子宫肌层的动脉。由于滋养层细胞入侵，螺旋动脉远端的结构与功能发生了改变，重新塑形的螺旋动脉失去了血管平滑肌及弹性结构，变成充分扩张、曲折迂回的管型，管壁内许多弥散的细胞滋养细胞代替了血管内皮细胞。覆盖在螺旋动脉中的滋养层细胞对血管紧张素的敏感性降低，使螺旋动脉扩张，子宫胎盘的血流量增加。先兆子痫滋养层细胞在血管内移行受抑制，仅在螺旋动脉蜕膜顶部可见少量的滋养层细胞，子宫肌层的螺旋动脉维持其平滑肌层及弹性结构。分娩时做胎盘病理，找不到通常所见的浸润的滋养层细胞。

重度先兆子痫时见：①胎盘滋养叶细胞于孕中晚期仍存在大量抗原性较强的未成熟滋养层细胞，滋养叶抗原超负载。②滋养层细胞 HLA-G 抗原的表达明显减弱，可使母体保护免疫反应减弱，从而可导致孕早期的滋养细胞受到免疫损伤，以致浸润的能力受限，导致子宫螺旋小动脉的发育受阻于黏膜段，即所谓胎盘浅着床，造成胎盘缺血，并且螺旋小动脉管壁出现急性粥样硬化病变。③先兆子痫时胎盘灌注的减少导致产妇血管内皮细胞广泛的功能障碍，使得滋养细胞浸润不足，从而导致子宫螺旋动脉不完全重构，进一步引起胎盘缺血、缺氧，子宫胎盘缺血被认为是妊娠期高血压疾病的首要原因。胎盘灌注不良和缺氧时合成且释放大量因子，其中有可溶性血管内皮生成因子受体(sFLt-1)和内皮联蛋白，缺血性胎盘可能提高这些因子的结合力，使孕妇肾脏血管内皮细胞和其他器官引起广泛的激活和(或)功能障碍，最终导致了高血压。

(二)胎盘免疫理论学说

子痫前期免疫适应不良可能导致滋养细胞浸润螺旋动脉受到干扰；入侵不足和滋养细胞抑制血管扩张，降低了产妇绒毛间血液供应的空间，从而减少灌注或造成缺氧。近年的研究认为子痫发病的胎盘免疫学有关因素有以下几方面。

(1)精浆-囊泡源性转化生长因子，它可以抑制 I 型免疫反应的产生，被认为与胎盘胎儿发育的不良有关。由于母胎免疫适应不良，可使胎盘浅表，随后增加滋养细胞脱落，可能触发一个系统的炎症反应。抗原刺激导致大量的辅助 Th_1 细胞活化、内皮细胞活化和炎症缺血再灌注或母亲不适当地对存在的滋养层过度的炎症反应。

(2)多态性的 HLA-G 在滋养叶细胞介导的细胞毒方面也起着重要的作用。

(3)NK 细胞产生细胞因子，它们是与血管的生成和结构有关的因子，包括血管内皮生长因子、胎盘生长因子，血管生成素 II 与胎盘缺血有关。可见精浆-囊泡原性免疫因素、HLA-G 活性、NK 细胞的活性等与胎盘血管的重铸有着重要的关系，免疫机制控制着滋养层细胞的浸润，在子痫前期的发病中起着重要的作用。

胎盘免疫复合物超负荷所致的炎症反应是先兆子痫发病的重要原因，先兆子痫的流行病学显示胎盘是免疫的源头，随着正常妊娠的进展，滋养细胞的凋亡显著增加，释放合胞体滋养层碎片，其中包括合胞体滋养层微小碎片、游离胎儿 DNA、细胞角质蛋白片段，这些细胞碎片导致循环免疫复合物的形成，发起一连串的炎症反应。正常妊娠体内可以平衡免疫复合物的产生与清除。如果滋养细胞碎片过多，超过了产妇的清除能力，体内发生氧化应激过程导致炎症发生。产妇体内氧化应激不断刺激胎盘细胞进一步的凋亡、坏死。理论上，胎盘细胞的某些过程，如滋养细胞的脱落、排出，免疫复合物的产生，炎症反应，氧化应激等均加重胎盘细胞的凋亡。免疫复合物易沉积在血管壁，吸附在白细胞 Fe 受体，导致白细胞激活和组织损伤，许多数据表明先兆子痫发生血管炎症反应。在先兆子痫患者的肝脏、肾脏、子宫脱膜、皮肤组织的活检中证明有免疫复合物的存在和补体的沉积。动脉血管活检显示内皮细胞纤维素样坏死，急性动脉粥样硬化，这类似于器官免疫排斥改变。因此，认为先兆子痫的病理生理基础是循环免疫复合物超负荷的形成,介导了血管损伤和炎症过程。

(三)血管生成因子

现在认为子痫前期发病中胎盘血管改变是一个重要的因素,最近研究可溶性酪氨酸激酶-1(sFIt-1),可结合循环血管内皮生长因子和胎盘生长因子(PIGF),阻止他们对血管内皮细胞的作用,从而导致对内皮细胞功能障碍。最近的一项研究中,在孕妇容易发展子痫前期的情况下,表现出更高水平的酪氨酸激酶-1,相反,胎盘生长因子和血管内皮生长因子水平会减少。血管内皮生长因子被公认为有效的血管生成和增殖的影响因子;它被确认为细胞平衡一个重要的因素,特别是在平衡氧化应激上。可溶性的内源性 sFIt-1 主要来源于胎盘,可能破坏血管内皮生长因子的信号。大量的临床证据说明子痫前期产妇循环因素与血管生成(血管内皮生长因子和PIGF)、抗血管生成(sFIt-1)的不平衡是密切相关的。子痫前期患者的血浆和羊水 sFIt-1 的浓度升高,以及胎盘 sFIt-1 mRNA 的表达增强。此外,子痫前期妇女血循环中高水平sFIt-1、PIGF和血管内皮生长因子水平的下降相关。最近的研究报道认为 sFIt-1 水平的升高可能有预测子痫前期的价值,因为在出现临床症状高血压和蛋白尿之前血浓度似乎已经增加,另外有人认为sFIt-1 与 PIGF 的比例可能是预测子痫前期最准确的方法之一。

另一种抗血管生长因子,Endoglin(sEng)是子痫前期发病中的一个因素,sEng 是转化生长因子(TGF-β)受体复合物一个组成部分。它是一个与缺氧诱导蛋白、细胞增殖和一氧化氮(nitricoxide,NO)信号相关的因子。sEng 也被证明与抗血管的生成有关,它能损害 TGF-β 结合细胞表面的受体。

(四)血管内皮细胞损伤

近年来的研究认为,血管内皮细胞除具有屏障作用外,更是机体最大的内分泌组织,通过自分泌释放血管活性物质如 NO、内皮素、前列环素等来调节血管舒缩,协调凝血和抗凝血之间的平衡,参与组织间与血液间的物质交换并吞噬细菌,起到血液净化器的作用。妊娠期高血压疾病时胎盘滋养层细胞迁移至蜕膜及子宫肌层螺旋小动脉的功能减退,使螺旋小动脉对血管紧张素的敏感性增加,导致了胎盘单位灌注的不足。这使一些因子分泌入母血,从而活化血管内皮细胞,使内皮细胞功能广泛改变。在妊娠期高血压疾病中血管内皮细胞的形态受损,导致了一些后果:①造成血管内皮细胞连接被破坏,致使血管内的蛋白和液体外渗。②激活凝血系统造成DIC,并释放血管活性因子。③增加血管收缩因子如内皮素(ET-1)的生成与释放,并减少血管扩张因子,如 NO、前列环素的生成与释放,导致 NO、PGI_2 的合成及成分减少,而 ET 的合成或分泌量增加,小动脉平滑肌的兴奋性和对血管收缩物质(如血管紧张素)的敏感度增加,造成全身的小动脉痉挛,导致妊娠期高血压疾病病理的发生。

(五)氧化应激学说

在氧化应激升高状态,不平衡的抗氧化因子导致血管内皮功能障碍或是通过对血管直接作用或通过减少血管舒张剂生物的活性。在子痫前期,氧化应激可能是由于产妇原先存在的条件,如肥胖、糖尿病和高脂血症。胎盘中超氧化物歧化酶(SOD)水平减少和超氧化物转化酶的活性降低,使总抗氧化保护能力降低。有研究认为过氧化脂质是毒性物质,损害了内皮细胞,增加了末梢血管的收缩和增加了血栓的合成,以及减少了前列腺环素的合成。现认为过氧化脂质不是起因,而是氧化压力导致的胎盘缺血和细胞激活作用的结果,局部过氧化脂质的积蓄导致了自由基产物的增加,它改变了前列环素/血栓素的合成,过氧化脂质、血栓素和(或)细胞激酶的增加导致了血管和器官的功能被破坏。脂质蛋白代谢的改变主要是极低密度脂蛋白和氧化低密度脂蛋白的增加,还有三酰甘油磷脂蛋白可能导致内皮细胞被损害。过氧化脂质和它的相关性自由基已成为子痫前期患者胎盘功能损害的发病因素。目前的研究证实:母血中增高的过氧脂质主要来源于胎盘,它可以损害滋养层细胞的线粒体蛋白,使滋养细胞的功能衰退,这是子痫前期病理生理学的一个因素。

(六)凝血与纤溶系统变化

血液凝血机制和纤溶酶的改变被认为在子痫前期病理中起着一个重要的作用。正常妊娠时处于全身性血液高凝和胎盘局部血凝亢进状态,机体为适应这一变化,充分发挥了血管内皮细胞的抗凝功能进行代偿。子痫前期时,血管内皮细胞的代偿功能不全,所分泌的前列环素(PGI_2)、血栓调节蛋白(TM)、组织纤溶酶原激活物(tPA)、纤维结合蛋白(Fn)、抗凝血酶(AT-III)的比例失调,使凝血纤溶活性、凝血功能与抗凝血功能失调,难以对抗血液高凝,导致血凝亢进,呈慢性 DIC 改变。近年来发现子痫前期尤其是重度子痫前期患者常有出血倾向,机体存在凝血因子不同程度的减少及纤维蛋白降解产物明显的升高,血浆中低水平的纤溶酶原激动抑制因子II 与重度子痫前期及 FGR 有关。肾、胎盘免疫荧光技术亦证实肾和胎盘局部的 DIC 改变,但 DIC 和妊娠期高血压疾病的因果关系尚待阐明。

另一个重要因素是血小板、血小板的活性因子(PAF),血小板颗粒膜蛋白(GMP-140)的变化、活性的增加与妊娠期高血压疾病的发生及病情有关。有研究提出,用流式细胞仪测定血小板的活化可预测子痫前期的发生。测定 CD63 的表达增加是发生子痫前期的危险因素,但这种方法仍处于研究状态。血小板内皮细胞黏附分子-I 的表达增强是鉴别妊娠期高血压疾病与正常妊娠最好的标志。

(七)二甲基精氨酸二甲胺水解酶/ADMA/L-arg-NO 系统

近年来,有学者开始关注到一氧化氮合酶抑制物及其水解酶在子痫前期发病中的作用。有研究结果提示:一氧化氮合酶抑制物 L-精氨酸 的同系物——非对称性二甲基精氨酸(asymmetric dimethylarginine,ADMA)是 NOS 的内源性抑制剂,可与 L-精氨酸竞争性地抑制 NOS,减少 NO 的合成。同时研究提示ADMA不是通过肾脏滤过清除,而是主要由 NO 合酶抑制的水解酶分解代谢,此种酶称为二甲基精氨酸二甲胺水解酶,二甲基精氨酸二甲胺水解酶广泛存在于人的血管内皮细胞和其他组织细胞。二甲基精氨酸二甲胺水解酶有 2 种异构体:1 型和 2 型。二甲基精氨酸二甲胺水解酶 1 型主要存在于表达 nNOS 的组织中,二甲基精氨酸二甲胺水解酶2 型则在表达 eNOS 的组织中占优势,在胎儿组织中被高度表达。二甲基精氨酸二甲胺水解酶2 表达或活性的改变可能是内皮细胞局部或机体全身性 ADMA 的浓度变化的重要机制,现研究已证实改变二甲基精氨酸二甲胺水解酶活性可影响ADMA的水平。

国外最新研究认为 NO 的合成减少受到二甲基精氨酸二甲胺水解酶/ADMA/NOS 途径的调节。ADMA 抑制 NOS 的生物活性,而 ADMA 主要由二甲基精氨酸二甲胺水解酶代谢降解,子痫前期患者二甲基精氨酸二甲胺水解酶的表达减少,使血浆 ADMA 的分解代谢减少;血浆 ADMA 水平升高,导致 eNOS 的活性降低,使 NO 的生物合成减少,体内血管舒缩因子的平衡失调,血管收缩因子占优势,机体的小血管发生收缩,外周血管阻力增加,而产生子痫前期的病理改变。

有研究显示子痫前期血小板 L-arg-NO 的通路损伤,引起血小板聚集和黏附增强,呈一种血栓状态,血栓状态不仅仅是子痫前期的特征,而且可能是其发病的原因。有学者研究见抑制 NO 的合成时,孕鼠血浆内皮素、血栓素、TXA_2、血管紧张素 II 水平升高,而前列环素、PGI_2 水平则降低,提示 NOS 的抑制剂 ADMA 通过抑制 NOS 的合成,影响孕鼠的血管调节因子,造成内皮细胞的损伤,可能是妊娠期高血压疾病的病因。

另一方面二甲基精氨酸二甲胺水解酶₂的低表达也可能导致血管内皮生长因子 mRNA 的表达下调,引起胎盘血管构建的改变,使血管内膜的完整性受到损害,并影响内皮细胞的生长分化,致使胎盘新生血管的生成减少,胎盘血流的灌注不足,而进一步加重血管内膜的损伤,使血管舒缩因子失衡,引起小动脉痉挛,发生子痫前期的病理生理改变。ADMA 不仅可以抑制 NOS 的活性,而且还可以在内皮细胞膜的转运过程中与 L-精氨酸竞争,降低 L-精氨酸的转运率,NOS 作用的底物 L-精氨酸减少,使 NO 的合成减少,导致血压升高,基于对 ADMA 在高血压及子痫前期等血管内皮损伤性疾病发病中重要作用的认识,启发了人们应用 *L*-精氨酸及 NO 释放剂治疗原发性高血压和子痫前期,并获得了较好的疗效。

有学者报道了子痫前期与二甲基精氨酸二甲胺水解酶/ADMA/NOS 系统的研究,提示此途径失调可能是子痫前期发病的重要因素。该研究结果见子痫前期组与正常妊娠组比较胎盘中二甲基精氨酸二甲胺水解酶₂-mRNA 的表达明显降低;相反血浆 ADMA 水平升高;胎盘中 eNOS 含量呈低表达。推测子痫前期的发病与二甲基精氨酸二甲胺水解酶-ADMA-NOS 的失调有关。

二、病理生理

妊娠期高血压疾病的病理生理改变广泛而复杂,不正常的滋养细胞浸润和螺旋动脉重铸失败,使胎盘损害。各种损伤因子通过血管内皮细胞受体,引起内皮细胞的损伤,使全身血管痉挛、凝血系统被激活、止血机制异常、前列环素与血栓素的比值改变等。这些异常的改变导致视网膜、肝、肾、脑血液等多器官系统的病理性损害。

(一)子宫胎盘病理改变

正常妊娠时,滋养层细胞浸润蜕膜及子宫肌层内 1/3 部分的螺旋动脉,螺旋动脉的生理及形态改变,使子宫胎盘动脉血管床变成低阻、低压、高流量的系统。而妊娠期高血压疾病时,螺旋动脉生理改变仅限于子宫蜕膜层,肌层的血管没有扩张,子宫螺旋动脉直径仅为正常妊娠的 40%,并出现胎盘血管急性粥样病变。电镜下观察发现,妊娠期高血压患者子宫胎盘的血管有广泛的血管内皮细胞超微结构损伤。临床上常见有胎儿发育迟缓、胎盘早剥、胎死宫内。

(二)肾脏改变

妊娠高血压疾病时,肾小动脉痉挛,使肾血流量减少 20%,GFR 水平下降 30%。低的过滤分数、肾小球滤过率和肾的灌注量下降,以及尿酸清除率下降在子痫前期是一个重要的标志。肾小球血管内皮增殖是妊娠期高血压疾病特征性肾损害,使得肾小球毛细血管内皮细胞肿胀、体积增大、血流阻滞。肾小球可能有梗死,内皮下有纤维样物质沉积,使肾小球前小动脉极度狭窄,肾功能改变。在妊娠期高血压疾病早期血尿酸水平即增高,随着妊娠期高血压疾病的发展,尿素氮和肌酐水平均增高。严重者少尿(日量≤400 mL),或者无尿(日量≤100 mL)及急性肾衰竭。

(三)中枢神经系统改变

脑部损害在子痫前期很多见,临床表现包括头痛、视力模糊和皮质盲,所有改变是瞬时的,是受血压和树突状的传递控制。出血是由于血管痉挛和缺血,血管被纤维蛋白渗透,导致水肿、血管破裂。脑血流灌注有自身调节,在较大的血压波动范围内仍能保持正常的血流,当脑动脉血管痉挛,血压超过自身调节的上限值或痉挛导致脑组织水肿,那么血管内皮细胞间的紧密连接就会断裂,血浆及红细胞渗透到血管外间隙,引起脑内点状出血,甚至大面积渗出血,使脑功能受损。

脑功能受损的表现为:脑水肿、抽搐、昏迷,甚至发生脑出血、脑疝。有资料说孕中期平均动脉压≥18.7 kPa(140 mmHg)时脑血管自身调节功能的丧失而易致脑出血。

最近,用 MRI 检查发现在重度子痫前期子痫的脑出血有 2 种类型,大多数是遍及脑部的分散性出血和枕叶皮层出血,与收缩压和舒张压水平严重升高有关。在许多脑出血继发死亡的病例中,不少脑血管破裂与脑深部微小的动脉穿透有关,称夏科-布沙尔瘤,特别是在基底结、丘脑和深白质多见,并发现这种脑血管微小动脉瘤的破裂直接与血压升高有关。

(四)心血管系统改变

一些临床研究报道,妊娠高血压疾病患者有左室重量的增加与舒张功能不全的迹象,在子痫前期心排血量和血浆容量是下降的。胎盘灌注减少导致产妇血管内皮细胞广泛的功能障碍,胎盘灌注不良和缺氧时合成和释放大量的因子如 sFIt-1 和 sFng。这些因子在产妇的肾脏和其他器官引起广泛的氧化激活或血管内皮细胞功能障碍,最终导致高血压。血管系统的抵抗力增加是由于 PGI_2/TXA_2 的增加,内皮依赖性舒张受损。冠状动脉痉挛,可引起心肌缺血、间质水肿及点状出血与坏死,偶见毛细血管内栓塞,心肌损害严重可引起妊娠期高血压疾病性心脏病、心功能不全甚至心力衰竭、肺水肿。急性心力衰竭肺水肿患者的临床上可见肺淤血、肺毛细血管压增高、肺间质水肿、肺泡内水肿。心力衰竭的临床表现有脉率速、呼吸困难、胸闷、肺部啰音,甚至端坐呼吸。对全身水肿严重的患者,虽无端坐呼吸,但应警惕右心衰竭。扩容治疗使用不当可产生医源性左心衰竭、肺水肿。

(五)肝脏改变

病情严重时肝内小动脉发生痉挛与舒张,肝血管内层突然充血,使得肝静脉窦的内压力骤然升高,门静脉周围组织内可能发生出血。若肝血管痉挛收缩过久,肝血管内纤维蛋白的沉积和缺血,引起的肝周围和区域的坏死,则可导致肝实质细胞不同程度的损害。妊娠期高血压疾病致肝细胞缺血、缺氧、细胞肿胀,可单项转氨酶水平增高,轻度黄疸,胆红素可>51.3 mmol/L。严重者甚至出现肝区毛细血管出血,可致肝被膜下血肿。

(六)微血管病性溶血

妊娠期高血压疾病时由于微循环淤血,可并发微血管病性溶血,其发生的原因是:①红细胞的变形力差。②血管内皮受损,血小板被激活,血小板计数下降。③细胞膜内的饱和脂肪酸多于不饱和脂肪酸,比值失衡,细胞易裂解;肝细胞内谷草转氨酶(SGOT)释放至血循环。

1982 年温斯坦(Weinstein)报道了重度子痫前期并发微血管病性溶血,并根据其临床分成了3 个主要症状:①溶血性贫血。②转氨酶高。③血小板减少,命名为 HELLP 综合征。临床表现有上腹痛、肠胃症状、黄疸等。严重者发展为 DIC,有 DIC 的临床及实验指标。这些病理改变发生在肾脏可出现由肾血管内广泛性纤维蛋白微血栓形成所致的产后溶血性尿毒症性综合征。

(七)眼部改变

血管痉挛可发生视网膜剥离或皮质盲,使得视力模糊至双目失明,视网膜水肿至视网膜剥离失明,或大脑后动脉严重的血管痉挛性收缩致视觉皮层中枢受损而失明。

(八)血流动力学改变

正常妊娠是心排血量(CO)随心率及搏出量的增加而增加,系统血管阻力(SVR)则下降,而肺血管阻力(PVR)、中心静脉压、肺毛细血管楔压(PCWP)及平均动脉压都没有明显的改变,左心室功能保持正常水平,但未治疗的子痫前期患者,CO、PCWP 水平下降,SVR 水平可以正常或增高显示低排高阻的改变。

三、临床监测

（一）一般临床症状

过去通常将高血压、蛋白尿、水肿认为是妊娠期高血压疾病的三大症状，作为监测的主要项目。随着对妊娠高血压疾病病理生理的进一步认识，认为应将脏器损害的有关症状，特别是将心、肺、肾、脑、视觉、肝及血液系统损害的有关症状作为常规的重点监测。

1.血压

血压升高是妊娠期高血压疾病诊断的重要依据，血压升高至少应出现 2 次，间隔6 小时。基础血压较前升高，但血压＜18.7/12.0 kPa（140/90 mmHg）不作为诊断标准，必要时监测 24～48 小时的动态血压。

2.尿蛋白

尿蛋白是指 24 小时内尿液中的蛋白含量≥300 mg 或在至少相隔 6 小时的 2 次随机尿液检查中尿蛋白浓度为 0.1 g/L（定性＋）。尿蛋白通常发生在高血压之后，与病情及胎儿的病率和死亡率有密切相关，以24 小时尿蛋白的总量为标准。

3.水肿

水肿是妊娠期高血压疾病的早期症状，但不是特有的症状，一周体重增加＞2.5 kg 是妊娠期高血压疾病的明显症状。

4.心率和呼吸

休息时心率≥110 次/分钟，呼吸≥20 次/分钟，肺底有细湿啰音，是早期心力衰竭的表现。

5.肾脏

肾小动脉痉挛在妊娠期高血压疾病患者是很常见的，在肾活检中有 85％的患者存在小动脉痉挛或狭窄，肾活检有助于鉴别诊断。

6.神经系统症状

头痛、头晕、眼花、耳鸣、嗜睡和间歇性突发性抽搐是常见的。在重度妊娠期高血压疾病，这些症状是由脑血流灌注不足或脑水肿所致。

7.视觉

视力模糊、复视、盲点、失明，这些病变是由于视网膜小动脉痉挛、水肿，其病理变化可以是枕部皮质局部缺血和出血所致的。

8.消化系统症状

恶心、呕吐、上腹部或右上腹部疼痛和出血可能是由于肝纤维囊水肿和出血。这是子痫前期的严重症状，可以发生肝破裂和抽搐。

（二）实验室检查

根据症状、体征及实验室检查判定疗效及病情，主要的实验室检查有以下几个方面。

1.血液及出凝血功能

常规检查血常规、网织红细胞、外周血涂片异常变形红细胞、红细胞碎片。凝血功能检查包括凝血酶原时间（PT）、活性部分凝血酶原时间（APTT）、纤维蛋白原和纤维蛋白原降解产物、D-二聚体。血液黏稠度检测包括血黏度、血细胞比容、血浆黏度等。血小板计数对子痫的监测非常重要；血小板减少是严重妊娠期高血压疾病的特征，血小板计数＜100×10^9/L 可能是HELLP 综合征的症状之一。重度子痫前期常见有血小板减少、纤维蛋白降解产物升高、凝血酶原时间延长,提示可能有 DIC 存在。无论何种原因,全身溶血的证据如血红蛋白血症、血红蛋白尿或高胆红素血症都是疾病严重的表现,可能是由严重血管痉挛引起的微血管溶血所致。

2.肾功能

肌酐清除率应列为肾功能的常规检查,是检测肾小球滤过率的很有价值的指标。肌酐清除率降低表示妊娠期高血压疾病严重性增加。血清尿酸、肌酐和尿素氮水平也是评价肾功能的有价值的指标。

3.肝功能

血清天 SGOT、谷丙转氨酶(SGPT)和乳酸脱氢酶水平升高是重度子痫前期和 HELLP 综合征的主要症状之一。肝功能异常,转氨酶水平升高提示有肝细胞损害、坏死,严重者可有肝包膜下血肿和急性肝破裂的可能。

4.脑电图、脑血流图、脑部计算机断层扫描等检查常有异常表现

脑损害主要的提示是水肿、充血、局部缺血、血栓和出血。子痫发作后常有异常发现,最常见的发现是皮质区的低密度,这些表现是大脑缺血和瘀点伴皮层下损害的结果。昏迷患者的 CT 检查或 MRI 检查常见有广泛性的脑水肿,并散在脑出血。

5.心脏

心脏和超声心电图可了解心血管系统的情况。子痫患者常伴随血流动力学的变化,在评价心功能时注意 4 个方面:①前负荷、舒张末期压力和心腔容积。②后负荷、心肌收缩张力或射血的阻力。③心肌的收缩或变力状态。④心率。应用非介入性心血管监测,子痫前期患者得到的血流动力学指标变化范围从高心输出伴有低血管阻力到低心输出伴有高血管阻力。不同的血流动力学改变与病情的严重程度、患者慢性潜在的疾病和治疗的介入有关。心血管系统功能的评估对诊断和治疗方法的选择是必须的。至于介入性监测手段,如中心静脉压,肺毛细血管楔压的测定不应作为常规检查。中心静脉压只适用于重症抢救的患者,特别是少尿、肺水肿的患者。

介入性监测的指征可参考:①不明原因的肺水肿。②少尿,输液后无变化。③应用肼苯达嗪及强降压药后仍难以治疗的高血压。④有其他需进行血流动力学监测的医学指标。至于肺毛细血管楔状压测定的指征尚未被建立。

6.眼底检查

眼底检查应作为常规检查,常见有视网膜痉挛、水肿、出血及视网膜剥离。失明有时是由脑部缺血和出血所致,称皮质盲,CT 检查时可显示。

7.电解质

妊娠期高血压疾病患者电解质浓度与正常孕妇比较无明显差异,但应用了较强的利尿剂、限制钠盐和大量的催产素液体以致产生抗利尿作用而致低钾、低钠。子痫发作后发生乳酸性酸中毒和代偿性地呼出二氧化碳,重碳酸盐的浓度降低,导致酸中毒。酸中毒的严重程度与乳酸产生的量和代谢速率有关,也与二氧化碳呼出的速率有关。因而,对于妊娠期高血压疾病患者,特别是重度子痫前期患者做血电解质测定及血气分析检查非常必要。

8.胎儿宫内状况监测

妊娠期高血压疾病患者因血管痉挛导致胎盘灌注受损,是围生儿的病率和死亡率升高的原因,因此对胎儿宫内状况的监测很重要。胎儿宫内状况的监测包括:妊娠图、宫底高度、胎动监测、电子胎心监护。

胎盘功能监测包括 24 小时尿雌激素/肌酐(E/C)比值、雌三醇(E_3)水平。胎肺成熟度测定

包括卵磷脂/鞘磷脂(L/S)、磷脂酰甘油(PG)、泡沫试验。B超检查包括羊水量、胎儿生长发育的情况、胎盘的成熟度、胎盘后血肿、脐血流及胎儿大脑中动脉的血流频谱、生物物理几项评分等。

四、预测

子痫前期是妊娠期特有的疾病,常在妊娠20周后出现症状,此时严重影响母婴的健康,然而在出现明显症状前,患者往往已有生化方面的改变,近年来许多学者都在研究预防子痫前期的方法,旨在降低子痫前期的发生率,目前预测的方法主要有:生化指标的预测、生物指标的预测,但在预测的准确度上差异很大。

（一）生化指标

1.血β-HCG

现认为妊娠期高血压疾病为一种血管内皮损伤性疾病,胎盘血管受累时胎盘绒毛的血供减少,绒毛变性坏死,促使新的绒毛滋养层细胞不断形成,而β-HCG值升高。孕15～18周β-HCG值≥2倍正常孕妇同期β-HCG中位数时,其预测妊娠期高血压疾病的特异度为100%,灵敏度为50%。孕中期血β-HCG水平升高的妇女,其孕晚期妊娠期高血压疾病发生率明显增加,故认为孕中期测β-HCG水平预测妊娠期高血压疾病具有一定的实用价值。近年研究结果提示,妊娠早期滋养细胞侵蚀性侵入过程中,HCG的主要形式是高糖基化HCG(HHCG),以正常人群HHCG中位数倍数MoM作为检验结果的标准,正常人群为1.0 MoM。在妊娠14～21周,妊娠期高血压疾病患者尿HHCG均值明显低于正常妊娠,当HHCG≤0.9 MoM,相对危险度为1.5;当HHCG≤0.1 MoM时,相对危险度上升至10.42。

2.类胰岛素样生长因子连接蛋白-1(IGFBF-1)

IGFBF-1是蜕膜基底细胞分泌的一种蛋白质,其水平的高低可反映滋养层侵入的深度。有研究结果认为类胰岛素生长因子连接蛋白-1在合体滋养细胞、细胞滋养细胞和蜕膜中呈高表达,但在胎盘的纤维组织中呈低表达。有研究发现在重度子痫前期血循环中的胰岛素生长因子接连蛋白-1的水平是(428.3±85.9)ng/mL,而正常对照组是(76.6±11.8)ng/mL($P=0.000\ 7$)。血液胰岛素样生长因子水平是(80.9±17.2)ng/mL,而正常对照组是(179.4±28.2)ng/mL($P=0.100\ 1$)。因此认为低水平的类胰岛素生长因子-1和高水平的类胰岛素生长因子连接蛋白质可能造成胎盘和胎儿的发育迟缓。

3.纤维连接蛋白(Fn)

Fn广泛存在于机体各系统中,为网状内皮系统的调理素,当血管内皮受损时,功能失调,Fn过度分泌入血,故血浆Fn水平升高可反映血管内皮受损的情况。一般在血压升高前4周就有Fn增高,有人认为Fn水平升高是预测妊娠期高血压疾病较为敏感的指标。当其<400 μg/L时不可能发生子痫前期,阴性测值为96%。

4.尿钙

目前研究认为,妊娠期高血压疾病时肾小球的过滤率降低,而肾小管重吸收钙的能力正常,其尿钙水平明显低于正常孕妇或非孕妇。尿Ca/Cr比值≤0.04时预测价值大,现认为此种预测方法是简单实用的方法。

5.尿酸

尿酸由肾小管排泄,当肾小管损害时血中尿酸水平增高,妊娠期高血压疾病肾小管损害甚于肾小球的损害。尿酸水平和病变的发展程度有关,亦是监测妊娠期高血压疾病的主要指标之一。

6.血浆非对称二甲基精氨酸(ADMA)水平测定

近年国外有学者研究的结果认为 NO 合酶抑制物-ADMA 是 NOS 的内源性抑制物,可与 L-精氨酸竞争性地抑制 NOS,减少 NO 的合成。国内黄艳仪、姚细保等的研究显示,在子痫前期患者孕期外周血 ADMA 的浓度比正常孕晚期有显著地升高;分别是(17.9±7.25)μg/mL、(10.27±1.6)μg/mL(P<0.01),认为外周血 ADMA 浓度或动态变化可作为妊娠期高血压疾病的预测。最近,国外许多研究都认为在23~25 周的孕妇 ADMA 浓度增加,可随后发展为子痫前期,在早发型子痫前期 ADMA 水平明显增高。

7.血管生长因子

近年国外学者研究认为抗血管生成因子 sFIt-1 和抗血管生长因子 Endoglin 是子痫前期发生中的关键因素,与缺氧诱导蛋白、细胞增生和一氧化氮的信号相关,可作为妊娠期高血压疾病的预测。孕中期 sFLt-1 的水平增高是预测子痫前期的敏感指标。

8.预测子痫前期新方法

最近两年,基于对妊娠期高血压疾病病因学研究的进展,美国提出应用新的生物标志物和物理标志物单独或联合地预测子痫前期的发生,这些标志物包括:血清胎盘生长因子(PLGF)、酪氨酸激酶-1 受体(sFIt-1)、血清抗血管生长因子、胎盘蛋白-13、子宫动脉多普勒测量及尿足突状细胞排泄等。最近几个报道提出以下几个预测方法。①PLGF/sFIt-1:在子痫前期发病前、后血清胎盘生长因子(PLGF)水平减少,而 sFIt-1 和 Endoglin 水平升高,一些研究还发现血清 sFIt-1和血清 PLGF(sFIt:PLGF)的比例不平衡、疾病的严重程度和早发型子痫前期相关。②胎盘蛋白 13(PP-13):PP-13 是胎盘产生的,认为它参与胎盘血管的重塑和种植。查菲茨(Chafetz)及同事进行了一项前瞻性巢式病例对照研究发现,子痫前期孕 3 个月时 PP-13 中位数水平明显降低。他们建议孕 3 个月的产妇筛查 PP-13 水平可能预测子痫前期。③尿足突状细胞排泄:足突状细胞存在于各种急性肾小球疾病患者的尿中,子痫前期的特点是急性肾小球损伤。加罗维奇(Garovic)等研究了44 例子痫前期和23 例正常孕妇,测定血清血管生成因子、尿足突细胞和尿 PLGF,子痫前期患者出现尿足迹突状细胞,其特异性为 100%,预测价值优于血管生成因子,临床应用效果仍需进一步的深入研究。

(二)生物指标

1.心血管特异性的测定

利用血压动态监测系统对孕妇进行血压监测,当孕 20 周后血压基线仍随孕周的增加而无暂时下降的趋势者,提示有妊娠期高血压疾病的可能。

2.子宫胎盘血液循环的观察

妊娠早期,位于内膜的胚泡在发育的同时,滋养层细胞继续侵蚀血管,子宫螺旋动脉使管壁肌肉消失,管腔扩大,失去收缩能力,血管阻力下降。妊娠期间,子宫动脉分离出近百条螺旋动脉分布在子宫内膜中,血液充满了绒毛间隙,形成了子宫胎盘局部血供的"高流低阻"现象。在妊娠期高血压疾病患者,滋养层细胞对螺旋小动脉的侵蚀不够,血管阻力不下降或下降较少,舒张期子宫胎盘有床血供不足,子宫胎盘循环高阻力。因此,用超声多普勒测量子宫胎盘的循环状态,可预测妊娠期高血压疾病。常用的方法主要有 2 种。①脐动脉血流速度波形测定:测定动脉血流收缩期高峰与舒张高峰比值(S/D),在孕≤24 周时 S/D≥4,孕后期 S/D<3。凡脐动脉 S/D 比值升高者,妊娠期高血压疾病的发生率为 73%。②子宫动脉多普勒测量:观察是否存在舒张

早期切迹,当双侧子宫动脉都存在舒张早期切迹,预测妊娠高血压疾病的敏感性、特异性较高,孕24周时敏感度为76.1%,特异性为95.1%。

3.孕中期平均动脉压

孕22～26周的孕中期平均动脉压≥11.3 kPa(85 mmHg)时,妊娠期高血压疾病的发生率为13%(一般人群为5%～8%)[孕中期平均动脉压=(收缩压+2×舒张压)÷3]。

4.翻身试验

血压反应为阳性,其中93%的孕妇以后可能发生妊娠期高血压疾病。测定方法为:孕妇左侧卧位测血压直至血压稳定后,翻身仰卧5分钟,再测血压,若仰卧舒张压较左侧卧位≥2.7 kPa(20 mmHg),提示有发生子痫前期的倾向。

5.血液流变学试验

低血容量(血细胞比容≥0.35)及高血黏度,全血黏度比值≥3.6,血浆黏度比值≥1.6者,提示孕妇有发生妊娠期高血压疾病的倾向。

五、预防

目前对妊娠高血压疾病缺乏有效的治疗措施,预防工作对降低疾病的发生发展显得更重要。预防工作主要包括几方面。

(一)围生期保健

(1)建立健全的三级保健网,开展围妊娠期和围生期的保健工作。

(2)坚持左侧卧位,增加胎盘和绒毛的血液供应,避免胎盘灌注不良和缺血、缺氧。

(3)针对高危因素进行预防,保持合理的体质指数,肥胖的妇女要适当减肥,避免多胎妊娠、高龄妊娠和低龄妊娠,以及捐赠精子、卵子的怀孕;有复发性流产史;抗心磷脂抗体综合征、易栓症等妊娠期高血压疾病的危险性增加。

(二)药物、微量元素、营养素的预防作用

1.阿司匹林和其他抗血小板药物

阿司匹林可以选择性抑制环氧合酶,减少血栓素 TXA_2 的合成。在20世纪80年代一些临床试验也取得了可喜的成果;于孕22周以前预防性使用低剂量的阿司匹林50～100 mg可使该病的风险度下降,阿司匹林治疗23周后妊娠不能预防先兆子痫。然而,至20世纪90年代3个独立的大规模的调查,认为阿司匹林不能降低妊娠高血压疾病的发生率,反而会增加胎盘早剥的发生率。一个大型的多中心研究,其中包括253 9例高风险的妇女,包括糖尿病、慢性高血压、多胎妊娠或先兆子痫,使用低剂量的阿司匹林(60 mg)没有降低子痫前期的发生率。现在阿司匹林不建议常规使用预防子痫前期,而应该个体化,对高危患者选择性用药是可以接受的。

2.妊娠期补钙

补钙可稳定细胞膜的结构,控制膜离子的通透性,减少钙离子内流的积聚,可预防妊娠期高血压疾病的发生。国外有学者报道从妊娠20～24周/24～28周开始服用钙元素1 200 mg增至2 g,经观察不补钙组妊娠期高血压疾病的发病率为18%,补钙不足2 g组妊娠期高血压疾病的发病率为7%～9%,补钙2 g组的发病率为4%,效果最佳,对母婴无不良影响。

3.抗氧化剂维生素 C 和维生素 E 的补充

多个中心随机试验结果显示,孕期补充维生素 C 和维生素 E 不能降低子痫前期的发生率。

4.L-Arg(L-Arginine,L-Arg)的补充

L-Arg 是合成一氧化氮(NO)的底物,它可以刺激血管内皮细胞的 NO 合成酶(NOS),而增加NO 的合成和释放,减轻微血管的损伤,改善子宫胎盘的血流。已有报道其用于妊娠期高血压疾病的治疗和预防;用 A-Lrg 口服 4 g/d,连用 2 周,可以延长孕周和降低低体重儿的发生率。虽然 L-Arg 在预防子痫前期的发生方面还缺乏大样本的研究,但随着人们对 NO 了解的逐步深入,L-Arg 在临床的应用将更加广泛,用于预防妊娠期高血压疾病已初露前景。

5.中医中药在妊娠期高血压疾病预防中的应用

自 20 世纪 80 年代起,我国已有关于应用中药丹参、川芎、小剂量熟大黄等中药预防妊娠期高血疾病。其中以研究丹参较多,丹参的有效成分丹参酮,有抗血小板聚集、保护内皮细胞的功能,可增强子宫胎盘的血液灌注,在预防和辅助治疗子痫前期中有一定的效果。

我国学者段涛对妊娠期高血压疾病提出 3 级预防措施:一级预防——针对高危因素的预防;二级预防——药物、微量元素、营养素的补充;三级预防——良好的产前检查,及早发现高危因素和早期的临床表现,及早处理。

六、治疗

(一)治疗目的

(1)预防抽搐,预防子痫发生。

(2)预防合并脑出血、肺水肿、肾衰竭、胎盘早期剥离和胎儿死亡。

(3)降低孕产妇及围产儿的病率、死亡率及严重后遗症,延长孕周,以对母儿产生最小创伤的方式终止妊娠。

对其治疗基于以下几点:①纠正病理生理改变。②缓解孕妇症状,及早发现并治疗,保证母亲的安全。③监测及促进胎儿生长,治疗方法尽量不影响胎儿的发育。④以解痉、降压、镇静、适时终止妊娠为原则。

(二)一般治疗

(1)左侧卧位,营养调节休息(但不宜过量)。

(2)每天注意临床征象的发展,包括:头痛、视觉异常、上腹部痛和体重增加过快。

(3)称体重,入院后每天 1 次。

(4)测定尿蛋白,入院后至少每 2 天 1 次。

(5)测定血肌酐、转氨酶、血细胞比容、血小板水平,测定的间隔依高血压的程度而定,经常估计胎儿的宫内情况。

(三)降压治疗

1.治疗时机

长期以来学者认为降压药虽可使血压下降,但亦可同时降低重要脏器的血流量,还可降低子宫胎盘的血流量,对胎儿有害。故提倡当 SBP≥21.3 kPa(160 mmHg)或 DBP≥14.7 kPa(110 mmHg)时,为防止脑血管意外,方行降压治疗。近年循证医学分析,表明降低血压不会改善胎儿的结局,但可以减少严重高血压的发生率,并不会加重子痫前期恶化。因此,认真血压控制和适当的生化和血液系统的监测,在妊娠期高血压疾病的治疗中是需要的。

2.轻中度高血压处理

(1)甲基多巴:可兴奋血管运动中枢的 α 受体,抑制外周交感神经而降低血压。作为降压剂尽管疗效有限,但仍是孕期长期控制血压的药物。甲基多巴是唯一的没有影响胎儿胎盘循环的降压药。常用剂量为 250 mg,口服,每天 3 次。

(2)β受体阻滞剂:α、β受体阻滞剂如盐酸拉贝洛尔,能降低严重的高血压发生率,可能通过降低产妇心排血量,降低外周阻力。不影响肾及胎盘的血流量,有抗血小板聚集作用,并能促胎肺成熟。常用剂量为 100 mg,口服,每天 2 次,轻至中度高血压的维持量一般为每天 400～800 mg。其他 β 受体阻滞剂,尤其是阿替洛尔减少子宫胎盘灌注可导致胎儿的宫内生长受限。

(3)硝苯地平:为钙通道阻滞剂,具有抑制钙离子内流的作用,直接松弛血管平滑肌,可解除血管痉挛,扩张周围小动脉,可选择性地扩张脑血管。研究表明硝苯地平能够有效地降低脑动脉压,用法:10 mg,口服,每天 3 次,24 小时总量≤60 mg。孕妇血压不稳定可使用长效硝苯地平;常用氨氯地平,一般剂量 5 mg,每天 1 次,或每天 2 次。硝苯地平控释片,常用剂量为30 mg,每天 1 次。

(4)尼莫地平:钙通道阻滞剂,选择性扩张脑血管。用法:20～60 mg,口服,每天 2～3 次。

3.重度高血压处理

血压＞22.7/14.7 kPa(170/110 mmHg)的结果是直接导致了血管内皮损伤,当血压水平在(24.0～25.3)/(16.0～17.3) kPa[(180～190)/(120～130) mmHg]时脑血管自动调节功能失衡,从而增加脑出血的危险,也增加了胎盘早剥或胎儿窘迫的风险。因此,血压＞22.7/14.7 kPa(170/110 mmHg)时迫切需要处理。应选用安全有效、不良反应较少的药物,既能将孕妇的血压降低到安全水平,又不会造成突然的血压下降,因这可能减少子宫胎盘的灌注,导致胎儿缺氧。严重急性高血压管理应是一对一护理;连续血压、心率监测,至少每 15 分钟 1 次。

(1)肼屈嗪:直接动脉血管扩张剂,舒张周围小动脉血管,使外周阻力降低,从而降低血管压。并能增加心搏出量、肾血流量及子宫胎盘的血流量。降压作用快,舒张压下降明显,是妊娠期高血压疾病最常用的控制急性重度高血压的药物。用法如下。①静脉注射:先给 1 mg 静脉缓注试验剂量,如 1 分钟后无不良反应,可在 4 分钟内给 4 mg 静脉缓慢注射。以后根据血压情况每20 分钟用药 1 次,每次5～10 mg 稀释缓慢静脉注射,10～20 分钟内注完,最大剂量≤30 mg。一般以维持舒张压在 12.0～13.3 kPa(90～100 mmHg)为宜,以免影响胎盘的血流量。静脉注射方法比较烦琐,且难以监测,较少采用。②静脉滴注:负荷量 10～20 mg,加入 5% 的葡萄糖250 mL,从 10～20 滴/分钟开始;将血压降低至安全水平,再给予静脉滴注 1～5 mg/h,需严密监测血压。③或 40 mg 加入 5% 的葡萄糖 500 mL 内静脉滴注。④口服:25～50 mg,每天3 次。有妊娠期高血压性心脏病、心力衰竭者不宜应用此药。常见的不良反应有头痛、心慌、气短、头晕等。但最近 meta 分析发现,肼屈嗪比硝苯地平或拉贝洛尔更容易发生产妇低血压、胎盘早剥、剖宫产和胎心率变化等不利因素。多年来在国外一般选用肼屈嗪,但目前在欧洲、南非等地区肼屈嗪已不作为治疗子痫前期的一线药物。

(2)拉贝洛尔:拉贝洛尔又称柳胺苄心定,结合 α 和 β-肾上腺素受体拮抗剂,已成为最常用治疗急性重症高血压的药物。用药方案有以下几种方法可参考:①首次剂量可给口服,20 mg,若10 分钟内无效后再给予 40 mg,10 分钟后仍无效可再给 80 mg,总剂量不能＞240 mg。②静脉用药首剂可给20～40 mg,稀释后10～15 分钟静脉缓慢推注,随后静脉滴注 20 mg/h。根据病情调整滴速、剂量,每天剂量控制在200～240 mg。③也可用拉贝洛尔 200 mg 加入生理盐水100 mL,以输液泵输入,从0.1～0.2 mg/min低剂量开始,5～10 分钟根据血压调整剂量,每次可递增 0.1～0.2 mg/min,用药时需严密监测血压,24 小时总量≤220 mg。④血压平稳后改为口服,100 mg,每 8 小时 1 次。心脏及肝、肾功能不全者慎用,给药期间患者应保持仰卧位,用药后要平卧 3 小时。不良反应有头晕、幻觉、乏力,少数患者可发生直立性低血压。

(3)硝苯地平:钙通道阻滞剂,是有效的口服控制急性重症高血压药,在怀孕期间不能舌下含服,以免引起血压急剧下降,减少子宫胎盘血流,造成胎儿缺氧。此药商品名为心痛定,在急性高血压时首剂用 10 mg,30 分钟后血压控制不佳再给 10 mg,每天总量可用 60 mg。亦可考虑用长效硝苯地平,口服,5～10 mg,每天 1 次。不良反应包括头痛、头晕、心悸。

(4)防止惊厥和控制急性痉挛药物:镁离子作为一种外周神经肌肉连接处兴奋阻滞剂,抑制运动神经末梢释放乙酰胆碱,阻断神经肌肉接头间的信息传导,可作为 N-甲基右旋天门冬氨酸受体拮抗剂发挥抗惊厥的作用。镁离子竞争结合钙离子,使平滑肌细胞内钙离子水平下降,从而解除血管痉挛,减少血管内皮损伤。镁离子刺激血管内皮细胞合成前列环素,抑制内皮素合成,降低机体对血管紧张素 II 的反应,从而缓解血管痉挛状态。随机对照试验比较使用硫酸镁治疗重度子前期防止惊厥,表明在重度子痫前期硫酸镁预防与安慰剂相比会大大降低子痫的发病率。

硫酸镁用药指征:①控制子痫抽搐及防止再抽搐。②预防重度子痫前期发展为子痫。③子痫前期临产前用药预防抽搐。

硫酸镁的用药方法:根据 2001 年我国妊高征协作组及中华医学会推荐的治疗方案为。①首次负荷剂量:静脉给药,25％硫酸镁 2.5～4 g 加于 10％的葡萄糖 20～40 mL,缓慢静脉推注,10～15 分钟推完。或用首剂 25％硫酸镁 20 mL(5 g)加入 10％的葡萄糖 100～200 mL 中,1 小时内滴完。②维持量:继之以 25％硫酸镁60 mL 加入 5％的葡萄糖液 500 mL 静脉滴注,滴速为 1～2 g/h,用输液泵控制滴速。③根据病情严重程度,决定是否加用肌内注射,用法为 25％的硫酸镁 10～20 mL(2.5～5 g),臀肌深部注射,注射前先于肌内注射部位注射 2％利多卡因 2 mL。第 1 个 24 小时硫酸镁总量为 25 g,之后酌情减量,24 小时总量控制在22.5～25 g。

有医院自 20 世纪 80 年代初使用硫酸镁静脉滴注治疗重度子痫前期,硫酸镁用量在第 1 个 24 小时用22.5～25 g,用法:①硫酸镁 2.5 g,稀释在 5％的葡萄糖溶液 20 mL 中缓慢静脉注射。②或者不用静脉注射,改用硫酸镁 5 g 加入 5％的葡萄糖液 100～200 mL 中静脉滴注,1 小时内滴完。这样既可使血镁迅速达止惊的有效浓度,又可避免高浓度的硫酸瞬时进入心脏引起房室传导阻滞,致心搏骤停。③继之以硫酸镁 15 g 加入 5％的葡萄糖液 500～1 000 mL 静脉滴注,1.5～2 g/h。④夜间(约晚上 10 点)肌内注射硫酸镁2.5～5.0 g,一般在静脉用药后 5～6 小时以上,或前次用药 5～6 小时后始能加用肌内注射,因硫酸镁的半衰期为 6 小时。⑤用药 2 天后,若病情稳定,而孕周未达 34 周,胎儿未成熟,需延长孕周者,可用硫酸镁15 g加入 5％葡萄糖液 500～1 000 mL静脉滴注,1.5～2 g/h,用药天数酌情而定。

我国学者丛克家研究各种治疗方案患者血中镁的浓度,硫酸镁用量每天浓度为 20.0～22.5 g,在不同时间段血镁浓度均达有效浓度(1.73～2.96 mmol),用首剂负荷量后血镁浓度迅速上升至1.76 mmol/L,达到制止抽搐的有效血镁浓度。静脉滴注后 5 小时,血镁浓度已下降到1.64 mmol/L,接近基础值,药效减弱,故主张静脉滴注后加用肌内注射。我院也曾监测血镁浓度,按上述我院的使用方法,在用药 2～4 小时后,血镁浓度达 4.8～5 mEq/L,在连续静脉滴注 6 小时后血镁浓度 4.6 mEq/L,能维持有效治疗量。我院硫酸镁用量多控制在 20 g/d 左右,亦收到治疗效果,未发生过镁中毒反应。我国南方人、北方人的体重差异较大,用药时注意按患者体重调整用量。我们认为,国外学者提出的硫酸镁每天用量可达 30 g 以上,甚至更高,不适合亚洲低体重人群,临床中应注意,以免引起镁毒性反应。

硫酸镁主要是防止或控制抽搐,用于紧急处理子痫或重度子痫前期患者,用药天数视病情而定,治疗或防止抽搐有效浓度为 1.7～2.96 mmol/L,若血清镁离子浓度＞3 mmol/L,即可发生镁中毒。正常人血镁浓度为 1 mmol/L 左右,当血镁≥3 mmol/L 膝反射减弱,≥5 mmol/L 可发生呼吸抑制,≥7 mmol/L可发生传导阻滞,心跳骤然。硫酸镁中毒表现首先是膝反射减弱至消失,全身张力减退,呼吸困难、减慢,语言不清,严重者可出现呼吸肌麻痹,甚至呼吸、心跳停止,从而危及生命。曾有因硫酸镁中毒,呼吸抑制而死亡之病例发生。应引起临床医师的高度重视,严格掌握硫酸镁用药的指征、剂量、持续时间,严密观察,使之既达疗效,又能防毒性反应的发生。

硫酸镁用药注意事项:用药前及用药中需定时检查膝反射是否减弱或消失;呼吸≥16 次;尿量每小时≥25 mL;或每 24 小时≥600 mL。硫酸镁治疗时需备钙,一旦出现中毒反应,应立即静脉注射 10％的葡萄糖酸钙 10 mL。我国近 20 年来,广泛应用硫酸镁治疗重度子痫前期及子痫。但大剂量的硫酸镁(22.5～25 g)稀释静脉滴注,必然会增加患者细胞外组织液、明显水肿和造成血管内皮通透性增加,可导致肺水肿。在应用硫酸镁的同时应控制液体输入量,每小时不应＞80 mL,在使用硫酸镁静脉滴注期间应记录每小时尿量,如果患者尿少,需要仔细评定原因,并考虑中心静脉压/肺毛细血管压监测。根据病情结合中心静脉压调整液体的出入量。如果出现肺水肿的迹象,应给予 20 mg 的呋塞米。

(5)血管扩张剂:血管扩张剂硝酸甘油、硝普钠、酚妥拉明,是强有力的速效的血管扩张剂,扩张周围血管使血压下降,可应用于妊娠期高血压疾病,急进性高血压。

具体用法如下。①硝酸甘油:硝酸甘油为静脉扩张剂,常用 20 mg 溶于 5％的葡萄糖 250 mL 静脉滴注,滴速视血压而调节,血压降至预期值时调整剂量至 10～15 滴/分钟,或输液泵调节滴速,为 5～20 μg/min。或用硝酸甘油 20 mg 溶于 5％葡萄糖 50 mL 用微量泵推注,开始为 5 μg/min,以后每 3～5 分钟增加 5 μg,直至 20 μg/min,即有良好疗效。用药期间应每15分钟测 1 次血压。②酚妥拉明:酚妥拉明为小动脉扩张剂,可选择性扩张肺动脉,常用 10～20 mg 溶于 5％葡萄糖液 250 mL 中静脉滴注,以0.04～0.1 mg/min 的速度输入,严密观察血压。③硝普钠:硝普钠兼有扩张静脉和小动脉的作用,常用 25～50 mg 加入 5％的葡萄糖液 500 mL 中静脉滴注(避光)或 25 mg 溶于 5％的葡萄糖液 50 mL 中用微量泵静脉注射。开始剂量为 8～16 μg/min,逐渐增至 20 μg/min,视血压与病情调整剂量。用药期间严密观察病情和血压。每个剂量只用 6 小时,＞6 小时需更换新药液。24 小时用药≤100 mg,产前用药≤24 小时,用药≤5 天,仅用于急性高血压或妊娠高血压疾病合并心力衰竭的患者。硝普钠能迅速通过胎盘进入胎儿体内,其代谢产物氰化物对胎儿有毒性作用,不宜在妊娠期使用。

(6)利尿:利尿剂仅在必要时应用,不作为常规使用。

利尿指征:①急性心力衰竭、肺水肿、脑水肿。②全身性水肿。③慢性血管性疾病如慢性肾炎、慢性高血压等。④血容量过高,有潜在性肺水肿发生者。

药物:①呋塞米。20～40 mg 溶于 5％的葡萄糖液 20～40 mL 中缓慢静脉注射(5 分钟以上)。必要时可用呋塞米 160～200 mg 静脉滴注,可同时应用酚妥拉明 10～20 mg 静脉注射,适用于肺水肿、心、肾衰竭。②甘露醇:20％甘露醇 250 mL 静脉滴注(30 分钟滴完),仅适用于脑水肿,降低脑内压、消除脑水肿,心功能不全者禁用。

(7)镇静:镇静剂兼有镇静及抗惊厥作用,不常规使用,对于子痫前期和子痫,或精神紧张、睡眠不足时可选择镇静剂。①地西泮(安定):具有较强的镇静和止惊作用,用法为 10 mg 肌内注射或静脉注射(必须在 2 分钟以上),必要时可重复 1 次,抽搐过程中不可使用。②冬眠药物:一般用氯丙嗪、异丙嗪各 50 mg,哌替啶 100 mg 混合为一个剂量,称冬眠Ⅰ号。一般用 1/3～

1/2 量肌内注射或稀释静脉注射,余下 2/3 量静脉缓慢滴注,维持镇静作用。用异丙嗪 25 mg、哌替啶 50 mg 配合称"杜非合剂",肌内注射有良好的镇痛作用,间隔 12 小时可重复 1 次。氯丙嗪可使血压急剧下降,导致肾及子宫胎盘供血不足,胎儿缺氧,且对母亲肝脏损害,目前仅用于应用安定、硫酸镁镇静无效的患者。③苯巴比妥:100~200 mg 肌内注射,必要时可重复使用。用于镇静口服剂量 30~60 mg,3 次/天,本药易蓄积中毒,最好在连用 5 天后停药1~2 天,目前已较少用。

(8)抗凝和扩容:子痫前期存在血凝障碍,某些患者血液高凝,呈慢性 DIC 改变,需进行适当的抗凝治疗。

抗凝参考指征:①多发性出血倾向。②高血黏度血症,血液浓缩。③多发性微血管栓塞之症状、体征,如皮肤皮下栓塞、坏死及早期出现的肾、脑、肺功能不全。④有胎儿宫内发育迟缓、胎盘功能低下、脐血流异常、胎盘梗死、血栓形成的可能。⑤有不容易以原发病解释的微循环衰竭与休克。⑥实验室检查呈 DIC 高凝期,或前 DIC 改变:如血小板$<100\times10^9$/L 或进行性减少;凝血酶原时间比正常对照延长或缩短3 秒;纤维蛋白原<1.5 g/L 或呈进行性下降或>4 g/L;3P 试验阳性,或纤维蛋白降解产物>0.2 g/L,D-二聚体阳性(20 μg/mL)并且是进行性增高;血液中红细胞碎片比例$>2\%$。

推荐用药:①丹参注射液 12~15 g 加入 5％的葡萄糖液 500 mL 静脉滴注。②川芎嗪注射液150 mg 加入 5％的葡萄糖液滴注。以上二药适用于高血黏度、血液浓缩者,或胎儿发育迟缓、病情较轻者。③低分子肝素:分子质量<10 000 的肝素称低分子肝素,即 0.2 mL(1 支)皮下注射。适用于胎儿宫内发育迟缓、胎盘功能低下、胎盘梗死,或重度子痫前期、子痫有早期 DIC 倾向者。④小剂量肝素:普通肝素12.5~25mg 溶于 5％的葡萄糖液 250 mL 内缓慢静脉滴注,或0.5~1.0 mg/kg,加入葡萄糖溶液 250 mL 分段静脉滴注,每 6 小时为一时间段。滴注过程中需监测 DIC 指标,以调剂量。普通肝素用于急性及慢性 DIC 患者。产前 24 小时停用肝素,产后肝素慎用、量要小,以免产后出血。⑤亦可用少量新鲜冰冻血浆200~400 mL。

液体平衡:20 世纪 70-80 年代期研究认为,妊娠期高血压疾病,特别是重度子痫前期患者,存在血液浓缩,胎盘的有效循环量下降,故提出扩充血容量稀释血液疗法。多年来,在临床实践中发现,有因液体的过多注入,加重心脏负担诱发肺水肿的报道。产妇的死亡率与使用过多的侵入性液体相关,对于有严重低蛋白血症贫血者,可选用人血清蛋白、血浆、全血等。对于某些重度子痫前期、子痫妇女,有血液浓缩、有效循环量下降、胎盘血流量下降或水电解质紊乱的情况,可慎重地使用胶体或晶体液。现一般不主张用扩容剂,认为会加重心肺负担,若血管内负荷严重过量,可导致脑水肿与肺水肿。多项调查结果表明,扩容治疗不利于妊娠高血压疾病患者。尿量减少的处理应采用期待的方法,必要时用血流动力学监测,而不要输入过多的液体。重度子痫前期患者,施行剖宫产术麻醉前不必输入过多的晶体液,因没有任何证据表明晶体液可以预防低血压。

4.子痫的治疗原则

(1)控制抽搐:①安定 10 mg 缓慢静脉推注;继之以安定 20 mg 加入 5％葡萄糖 250 mL 中缓慢静脉滴注,根据病情调整滴速。②可选用冬眠合剂Ⅰ号(氯丙嗪、异丙嗪各 50 mg,哌替啶100 mg)1/3~1/2量稀释缓慢静脉注射,1/2 量加入 5％葡萄糖 250 mL 中缓慢静脉滴注,根据病情调整速度。③用硫酸镁2.5 g 加5％的葡萄糖 40 mL 缓慢推注;或 25％的硫酸镁 20 mL 加入5％的葡萄糖 100 mL 中快速静脉滴注,30 分钟内滴完,后继续静脉滴注硫酸镁,以 1~2 g/h 速度维持。注意硫酸镁与镇静剂同时应用时,对呼吸抑制的协同作用。

(2)纠正缺氧和酸中毒:保持呼吸道通畅,面罩给氧,必要时气管插管,经常测血氧分压,预防脑缺氧,注意纠正酸中毒。

(3)控制血压:控制血压方法同重度子痫前期。

(4)终止妊娠:抽搐控制后未能分娩者进行剖宫产。

(5)降低颅内压:20%的甘露醇0.5 mL/kg,静脉滴注,现已少用,因会加重心脏负担。现常用呋塞米20 mg静脉注射,能快速降低颅内压。

(6)必要时做介入性血流动力学监测,特别在少尿及有肺水肿可能者。

(7)其他治疗原则同重度子痫前期。Richard子痫昏迷治疗方案:①立即用硫酸镁控制抽搐,舒张压>14.7 kPa(110 mmHg),加用降压药。②24小时内常规用地塞米松5～10 mg,墨菲管内滴注,以减轻脑水肿。③监测血压、保持呼吸道通畅、供氧,必要时气管插管。④经常测血氧分压,预防脑缺氧。⑤终止妊娠,已停止抽搐4～6小时不能分娩者急进行剖宫产。⑥置患者于30度半卧位,降低颅内静脉压。⑦产后如仍不清醒,无反应,注意与脑出血相鉴别,有条件在医院做CT检查。⑧神经反射监护。⑨降低颅内压,20%的甘露醇0.5 mL/kg静脉滴注降低颅内压。

(8)终止妊娠:因妊娠期高血压疾病是孕产妇特有的疾病,随着妊娠的终止可自行好转,故适时以适当的方法终止妊娠是最理想的治疗途径。

终止妊娠时机:密切监护母亲病情和胎儿的宫内健康情况,监测胎盘功能及胎儿的成熟度,选择合适的终止妊娠时机:①重度子痫前期积极治疗2～3天,为避免母亲严重并发症,亦应积极地终止妊娠。②子痫控制6～12小时的孕妇,必要时子痫控制2小时后亦可考虑终止妊娠。③有明显的脏器损害,或严重并发症危及母体者应终止妊娠。④孕34周前经治疗无效者,期待治疗延长孕周虽可望改善围产儿的死亡率,但与产妇的死亡率相关。对早发型子痫前期孕32周后亦可考虑终止妊娠。⑤重度子痫经积极治疗,于孕34周后可考虑终止妊娠。

终止妊娠指征:多主张以下几点。①重度子痫前期患者经积极治疗24～72小时仍无明显好转,病情有加剧的可能,特别是出现严重并发症者。②重度子痫前期患者孕龄已超过34周。③子痫前期患者,孕龄不足34周,胎盘功能减退,胎儿尚未成熟,可用地塞米松促胎肺成熟后终止妊娠。④子痫控制后2小时可考虑终止妊娠。⑤在观察病情中遇有下列情况应考虑终止妊娠:胎盘早剥、视网膜出血、视网膜剥离、皮质盲、视力障碍、失明、肝酶明显升高、血小板减少、少尿、无尿、肺水肿、明显胸腔积液、腹水、胎儿窘迫等;胎心监护出现重度变异减速、多个延长减速和频发慢期减速等提示病情严重的症状时应考虑终止妊娠。

终止妊娠的方法:①阴道分娩。病情稳定,宫颈成熟,估计引产能够成功临产者,不存在其他剖宫产产科的指征者,可以选用阴道分娩。②剖宫产。病情重,不具备阴道分娩的条件者,宜进行剖宫产术。子痫前期患者使用麻醉方式是有争议的,但是如果母亲凝血功能正常,没有存在低血容量,使用硬膜外麻醉是安全、有效的,不会引起全身麻醉所致的血压升高。

产褥期处理:重症患者在产后24～72小时,尤其24小时内,仍有可能发生子痫,需继续积极治疗,包括应用镇静、降压、解痉等药物。产后检查时,应随访血压、蛋白尿及心肾功能的情况,如发现异常,应及时治疗,防止后遗症的发生。

(9)其他药物治疗。

心钠素:是人工合成的心钠衍化物,为心肌细胞分泌的活性物质,具有很强的降压利尿作用。

主要作用是增加肾血流量,提高肾小球的滤过率,降低血管紧张素受体的亲和力,可对抗 A Ⅱ 的缩血管作用,具有强大的利钠、利尿及扩张血管的活性。20 世纪 80 年代有报道,经临床应用人心钠素Ⅲ治疗妊娠期高血压疾病并发心力衰竭,心力衰竭可获得控制,使得血压下降,水肿消退,蛋白尿转阴,是治疗妊娠期高血压疾病引起心力衰竭的理想药物,近年其应用较少,临床资料的报道不多。

抗凝血酶(AT-Ⅲ):抗凝血酶对各种凝血机制中的酶具有抑制作用,实验证明抗凝血可以预防妊娠期高血压疾病动物模型上的血压升高和蛋白尿的发生,因此 AT-Ⅲ 很可能可以有效地处理子痫前期患者的临床症状和体征。重度子痫前期时 AT-Ⅲ 水平下降,如 AT-Ⅲ/C 水平下降70% 以下则有出现血栓的危险。一般可静脉滴注,AT-Ⅲ 1 000～3 000 U,血中 AT-Ⅲ/C 水平上升至 130%～140%,如同时应用小剂量肝素可提高抗凝效果。

ACEI:开博通或厄贝沙坦,其作用是抑制 ACEI 活性,阻止血管紧张素Ⅰ转换成血管紧张素Ⅱ,有明显降低外周的阻力,增加肾血流量的作用。但这些药物可导致胎儿死亡、羊水少、新生儿无尿、肾衰竭、胎儿生长迟缓、新生儿低血压和动脉导管未闭,因此任何妊娠的妇女均禁忌用ACEI,孕期禁止使用。

L-精氨酸(L-Arginine,L-Arg):最近的报道认为 NO 和前列环素的减少可能是妊娠期高血压疾病发病机制的主要原因,与血管舒张因子和收缩因子的不平衡有关。L-Arg 是合成 NO 的底物,它可以刺激血管内皮细胞的 NO 合成酶(NOS)而增加 NO 的合成和释放,通过扩张外周血管发挥降压的作用。随着人们对 NO 了解的逐步深入,L-Arg 在临床、基础的研究和应用更加广泛,近年国外已有应用 L-Arg 治疗或辅助治疗高血压的报道。

国内有学者报道:高血压患者静脉滴注 L-Arg[(20 g/(150 mL·30 min)]5 分钟后血压开始下降,15 分钟达稳定值,平均动脉压以(15.4±1.3)kPa[(115.4±9.9)mmHg]降至(11.8±1.0)kPa[(88.5±7.6)mmHg]。2007 年国外有学者对尿蛋白阴性的妊娠高血压患者及尿蛋白>300 mg/24 h 的子痫前期患者各 40 例用 L-Arg 治疗;L-Arg 20 g/500 mL 静脉滴注,每天 1 次,连续用 5 天,再跟随 4 g/d,口服 2 周,或安慰剂治疗。结果见在用 L-Arg 治疗组的患者收缩压与安慰剂组相比有明显下降,认为应用 L-Arg 治疗有希望可以延长孕周和降低低体重儿的发生率,但 L-Arg 在预防子痫前期的发生方面还缺乏大样本的研究。

2006 年雷蒂耶夫斯基(Rytiewski)报道,应用 L-Arginine 治疗子痫前期,口服 L-arginine 3 g/d(L-Arg 组)40 例,安慰剂组 41 例。结果提示应用 L-Arg 组病例的胎儿大脑中动脉的灌注量增加,脑-胎盘血流量的比例增加,分娩新生儿阿普加(Apgar)评分较高,提供口服 L-Arg 治疗子痫前期的患者似乎有希望延长孕周改善新生儿的结局,但还需要大样本的研究以进一步得到证实。总的认为,对子痫前期患者给予 L-Arg 治疗可能通过增加内皮系统和 NO 的生物活性降低血压,认为应用 L-Arg 治疗可能改善子痫前期患者内皮细胞的功能,是一种新的、安全的、有效的治疗预防子痫前期的方法。

硝酸甘油(NG):用于治疗心血管疾病已多年,随着 NO 的研究不断深入,其作用机制得到了进一步的认识,目前认为 NG 在体内代谢和释放外源性 NO,促进血管内生成一氧化氮,通过一系列信使介导,改变蛋白质磷酸化产生平滑肌松弛的作用。由于有强大的动静脉系统扩张作用,使其对其相关的组织器官产生作用。NG 还能有效地抑制血小板聚集,在先兆子痫患者应用 NG能降低患者血压和脐动脉搏动指数(PI)。

有学者于 2004 年报道应用 NG 治疗子痫前期,用硝酸甘油 20 mg 加入生理盐水 50 mL 用静脉泵推注,注速 $5\sim20\ \mu g/min$,$5\sim7$ 天,与用 $MgSO_4$ 病例比较,见前者 SBP、DBP、MAP 均较后者低,新生儿低 Apgar 评分,新生儿入新生儿监护病房数 NG 组较 $MgSO_4$ 组低。母亲急性心力衰竭、肺水肿的发生率,NG 组较 $MgSO_4$ 组明显降低。但硝酸甘油作用的时间短,停药后数分钟降压作用消失,故宜与长效钙通道阻滞剂合用。

也有学者应用 NG 治疗没有并发症的子痫前期,方法为硝酸甘油 25 mg 加入 5% 的葡萄糖 $20\sim30$ mL 用静脉泵推注,以 $5\sim20\ \mu g/min$,7 天后改用缓释的钙通道阻滞剂拜新同口服,直至分娩,平均治疗时间 2 周。由于孕周延长,新生儿低 Apgar 评分,入新生儿监护病房的病例比用 $MgSO_4$ 治疗组低,母婴预后较好,母体无严重并发症的发生。

多项研究认为,NG 治疗子痫前期不仅可扩张母体血管,还可明显降低脐-胎盘血管阻力,有助于改善宫内环境,而且未发现胎心有变化;但 NG 治疗是否会对胎儿的血管张力、血压、外周血管阻力和血小板、L-Arg 的功能产生不良影响,及其确切疗效有待于进一步的研究。

(10)免疫学方面的治疗:目前研究认为先兆子痫是胎盘免疫复合物的产生超过其消除能力而引发的炎症反应,促使大量滋养层细胞凋亡、坏死和氧化应邀。这个观点引起新的治疗方案的产生,目前针对免疫学的治疗有以下几点研究进展:①抑制补体活化、调整补体治疗炎症反应:认为单克隆抗体 C_3 抑制剂、多抑制素、C_5 结合抗体、C_{5a} 受体拮抗剂可能是预防和治疗先兆子痫的理想药物。②降低免疫复合物的产生:先兆子痫时最有效减少免疫复合物的产生自然方法是娩出胎盘。理论上,减少免疫复合物水平的药物治疗,可以减少患者体内抗体的产生。目前研究认为,通过 CD20 单克隆抗体实现中断 B 细胞抗体的产生,美国有研究者用一种治疗自身免疫性疾病的药物——单克隆抗体用于先兆子痫的治疗,推测此单克隆抗体可减少 B 细胞抗体的水平,以减少免疫复合物的产生。③免疫炎症反应的调控:控制先兆子痫免疫反应的方法包括抗炎症药物(如地塞米松)及单克隆抗细胞因子抗体,如肿瘤坏死因子(TNF)-α 抗体可溶性肿瘤坏死因子受体(抑制性肿瘤坏死因子);白细胞介素-1(IL-1)受体拮抗剂已用于试验治疗脓毒症的全身炎症反应。有研究报道指出先兆子痫存在胎盘功能和血清抑制性细胞因子水平如 IL-10 的不足。因此,抑制细胞因子可能对治疗有效。④抑制粒细胞活性:免疫复合物直接活化效应细胞,参与错综复杂的炎症结局过程,在这过程中粒细胞 Fcγ 受体到了起关键性作用,有研究认为,抑制性受体 FcγRⅡB 水平上调,提高免疫复合物刺激阈从而与 IgG 抗体反应抑制了炎症反应。临床上有使用静脉注射免疫球蛋白(IVIG)诱导抑制 FcγRⅡB 受体的表达,从而提高免疫复合物激活 FcγRⅡ 受体的刺激阈。布兰奇(Branch)等人的研究初步确定了 IVIG 对抗磷脂综合征妊娠妇女及其新生儿的治疗有显著的效果。

七、并发症的诊断和治疗

(一)妊娠期高血压疾病并发心力衰竭

1.妊娠期高血压疾病并发心力衰竭的诱因及诊断

妊娠期高血压疾病时冠状动脉痉挛,可引起心肌缺血、间质水肿及点状出血与坏死,偶见毛细血管内栓塞,心肌损害严重可引起妊娠期高血压疾病性心脏病、心功能不全,甚至心力衰竭、肺水肿。不适当的扩容、贫血、肾功能损害、肺部感染等常为心力衰竭的诱发因素。心力衰竭的临床表现可有脉率快,部分患者可听到舒张期奔马律、肺动脉瓣区 P2 亢进、呼吸困难、胸肺部啰音,颈静脉充盈、肝脏肿大甚至端坐呼吸。对于全身水肿严重的患者,虽无端坐呼吸,应警惕右心衰竭。心电图提示心肌损害,有 T 波改变、减低或倒置,有时呈现 ST 倒置或压低。X 线检查可见心脏扩大及肺纹理增加,甚至肺水肿的表现。

妊娠期高血压疾病并发心力衰竭需与各科原因所致的心力衰竭相鉴别。包括孕前不健康的心脏,如先天性心脏病、风湿性心脏病、贫血、甲亢、结缔组织疾病引起的心肌损害等。孕前健康的心脏,如围生期心肌病、羊水栓塞或肺栓塞可根据不同的病史及心脏特征加以鉴别,围生期心肌病易与妊娠期高血压疾病性心脏病混淆。妊娠期高血压疾病时全身小动脉痉挛,影响冠脉循环,心脏供血不足、间质水肿,致心功能受损,是发生围生期心肌病的原因之一,发生率为27.2%,为正常孕妇的5倍。国外报道的发生率高达60%,说明两者有密切的相关。围生期心肌病患者可能会有中度血压升高,中度蛋白尿异常而被诊断为妊娠期高血压疾病。鉴别主要依靠病史及心脏体征。围生期心肌病除有心力衰竭的临床表现外,主要体征包括两肺底湿啰音、奔马律及第三心音、二尖瓣区有收缩期杂音。超声心动图检查所有病例均有左室扩大,腔内径增大,以左室腔扩大最为显著。部分病例由于心腔内附壁血栓脱落,可导致肺动脉栓塞,病情急剧恶化。本院曾有1例重度子痫前期合并围生期心肌病患者,产后第4天死于肺栓塞。妊娠期高血压疾病心力衰竭的临床表现有较严重的高血压、蛋白尿、水肿,当血压显著升高时,冠状动脉痉挛导致心肌缺血,甚至灶性坏死而诱发心功能不全,但无心脏显著扩大,无严重心律失常,常伴有肾损害。妊娠期高血压疾病心力衰竭患者的预后较好。

2.妊娠期高血压疾病心力衰竭的治疗

(1)积极治疗妊娠期高血压疾病:解除小动脉痉挛,纠正低排高阻,减轻心脏前、后的负荷。

(2)可选用以下1种或2种血管扩张剂:酚妥拉明,10 mg加入5%的葡萄糖液250 mL内,静脉滴注,0.1~0.3 mg/min;硝酸甘油10 mg,加入5%的葡萄糖25~50 mL内,微量泵推注,5~20 μg/min,根据血压调整速度;硝普钠25~50 mg,加入5%的葡萄糖50 mL内,微量泵推注,10~20 μg/min,根据血压调整速度。扩血管治疗后能迅速降压,降低心脏的后负荷,改善心肌缺氧,是治疗妊娠高血压疾病心力衰竭的主要手段。

(3)增强心脏收缩力:用毛花苷C 0.4 mg,加入5%的葡萄糖液20 mL内,稀释缓慢静脉注射。也可用地高辛,每天0.125~0.25 mg,口服。非洋地黄类正性肌力药物,如多巴胺、多巴酚丁胺、前列腺素E(米力农)、门冬氨酸钾镁等。血压高者慎用多巴胺类药物或只用小剂量,并与血管扩张剂合用。

(4)利尿剂:呋塞米20~40 mg,加入5%的葡萄糖液20 mL,静脉注射,快速利尿。

(5)有严重呼吸困难,可用吗啡3~5 mg,稀释,皮下注射。

(6)心力衰竭控制后宜终止妊娠。

(7)限制液体的入量。

(二)HELLP综合征

1982年温斯坦报道了重度子痫前期并发微血管病性溶血,并根据其临床3个主要症状:溶血性贫血、转氨酶升高、血小板减少命名为HELLP综合征。

(三)溶血性尿毒症性综合征(HUS)

溶血性尿毒症性综合征是以急性微血管病性溶血性贫血、血小板减少及急性肾衰竭三大症状为主的综合征。其发病机制是由于妊娠期,特别是妊娠期高血压疾病时血液处于高凝状态,易有局限性微血栓形成,当红细胞以高速度通过肾小球毛细血管及小动脉时,受血管内纤维网及变性的血管壁内膜的机械性阻碍,导致红细胞变形、破裂,造成血管内溶血与凝血活酶的释放,促进了血管内凝血的进行。由于纤维沉积于肾小球毛细血管与小动脉内,减少了肾小球的血流灌注量,最终导致肾衰竭。另外,免疫系统的变化及感染因素可诱发 HUS。

1.诊断

(1)临床表现:溶血性贫血、黄疸、阴道流血和瘀斑、瘀点,有些患者会发生心律不齐、心包炎、心力衰竭、心肌梗死、支气管肺炎、抽搐发作等。同时有过性血尿及血红蛋白尿,尿少,可发展到急性肾衰竭至少尿、无尿。

(2)实验室检查:①末梢血常规显示贫血、红细胞异常,出现形态异常、变形的红细胞及红细胞碎片,网织红细胞增多。②血小板减少,常降至 $100×10^9/L$ 以下。③黄疸指数升高:血清胆红素及肝功能 SGPT 水平增高。④乳酸脱氢酶升高达 $600\ \mu g/L$ 以上,表示体内有凝血存在。⑤有血红蛋白尿或血尿,尿蛋白及各种管型。⑥氮质血症:血尿素氮、肌酐及非蛋白氮增高。

2.鉴别诊断

(1)单纯性妊娠期高血压疾病:不出现 HUS 的进行性溶血、血小板下降、血红蛋白尿等临床表现和实验室结果。

(2)HELLP 综合征:HUS 和 HELLP 综合征均可在妊娠期高血压疾病患者中出现。而 HUS 以肾损害表现为主,伴有急性肾功损害和血红蛋白尿。而 HELLP 综合征常以肝损害表现为主,具体以肝功能转氨酶升高、溶血性黄疸为主。根据临床及实验室检查可以鉴别。

(3)与系统性红斑狼疮性肾炎及急性脂肪肝引起的肾衰竭应以区别。

(三)HUS 肾衰竭治疗原则

(1)积极治疗妊娠期高血压疾病。

(2)保持肾功能,血管扩张药物应用,新利尿合剂:酚妥拉明 $10\sim20$ mg、呋塞米 100 mg 各自加入 5%的葡萄糖 250 mL 中进行静脉滴注(根据病情调整剂量)。

(3)严重少尿、无尿可用快速利尿剂。

(4)终止妊娠。

(5)透析:应早期透析,如少尿、无尿,血钾升高＞5.5 mmol/L;尿素氮＞17.8 mmol/L(50 mg/L);血肌酐＞442 μmol/L(50 mg/L),需用透析治疗,或用连续性肾滤过替代治疗(CRRT)、静脉-静脉连续滤过替代治疗(CVVH)。

(四)DIC

子痫前期、子痫与 DIC 的关系密切,重度子痫前期时,全身血管明显痉挛,血液黏度升高,全身组织器官血流量减少,血管内皮损伤引起血管内微血栓形成,患者血液中凝血因子消耗多引起凝血因子减少。子痫前期、子痫本身是一种慢性 DIC 状态。严重 DIC 或产后即会发生出血倾向,如血尿、产后出血等。

1.子痫前期、子痫并发 DIC 的早期诊断

子痫前期、子痫并发 DIC 的临床表现常见有:①多发性出血倾向如血尿、牙龈出血、皮肤瘀斑、针眼出血、产后出血等。②多发性微血管血栓之症状、体征,如皮肤皮下栓塞、坏死及早期出现的肾、脑、肺功能不全。

子痫前期、子痫并发 DIC 实验室检查包括:①血小板＜$100×10^9/L$ 或呈进行性减少。②凝血酶原时间比正常延长或缩短 3 秒。③纤维蛋白＜1.5 g/L(150 mg/dL)或呈进行性下降或＞4 g/L。④D-二聚体阳性,纤维蛋白降解产物＞0.2 g/L(20 μg/mL),血液中的红细胞碎片＞2%。⑤有条件可查抗凝血酶Ⅲ(ATⅢ)的活性。

2.妊娠期高血压疾病并发 DIC 的治疗

妊娠期高血压疾病并发 DIC 的早期表现主要是凝血因子改变,若能及早检查这些敏感的指

标,即可早期发现慢性 DIC。及早处理,预后良好。妊娠期高血压疾病合并严重 DIC 的发生率不高。治疗以积极治疗原发病,控制子痫前期及子痫的发展,去除病因,以终止妊娠为主。根据病情可适当使用新鲜冰冻血浆,低分子肝素或小剂量的肝素(25～50 mg/d),血压过高时不适宜使用肝素,以免引起脑出血。子痫前期、子痫并发 DIC 多较轻,积极治疗后终止妊娠,多能治愈。

（五）胎盘早期剥离

妊娠期高血压疾病患者的子宫底蜕膜层小动脉痉挛而发生急性动脉粥样硬化,毛细血管缺血坏死而破裂出血,产生胎盘后血肿,引起胎盘早期剥离。有人认为在胎盘早期剥离患者中 69% 的人有妊娠期高血压疾病,可见妊娠期高血压疾病与胎盘早期剥离关系密切。

胎盘早期剥离诊断并不困难,根据腹痛、子宫肌张力增高、胎心消失、阴道少量出血、休克等典型症状可做出诊断。然而典型症状出现时,母婴预后较差。而 B 超检查往往可早期发现胎盘后血肿存在,而早期诊断胎盘剥离,故妊娠期高血压疾病患者必须常规做腹部 B 超检查,以早期做出有无合并胎盘早期剥离的诊断。

胎盘早剥引起 DIC 一般多在发病后 6 小时以上,胎盘早剥时间越长,进入母体血循环内的促凝物质越多,被消耗的纤维蛋白原及其他凝血因子也越多。因此早期诊断及时终止妊娠对预防及控制 DIC 非常重要,治疗原则以积极治疗妊娠期高血压疾病、终止妊娠去除病因、输新鲜血液、新鲜冰冻血浆、补充凝血因子(包括纤维蛋白原)等措施为主,可阻断 DIC 的发生、发展。

（六）脑血管意外

脑血管意外包括脑出血、脑血栓形成、蛛网膜下腔出血和脑血栓,是妊娠期高血压疾病最严重的并发症,也是妊娠期高血压疾病最主要的死亡原因。脑血管灌注有自身调节,在较大血压波动范围内仍能保持正常血流。当脑血管痉挛,血压超过自身调节的上限值或痉挛导致脑组织水肿,脑血管内皮细胞间的紧密连接就会断裂,血浆及红细胞会渗透到血管外间隙引起脑内点状出血,甚至大面积渗血,导致脑功能受损。当孕中期平均动脉压≥18.7 kPa(140 mmHg)时脑血管自身调节功能消失,脑功能受损的临床表现为脑水肿、抽搐、昏迷、呼吸深沉、瞳孔缩小或不等大、对光反射消失、四肢瘫痪或偏瘫。应仔细做神经系统检查。必要时做脑 CT 或 B 超检查可明确诊断。

脑水肿、脑血管意外的处理:有怀疑脑出血或昏迷者应做 CT 检查、脑水肿可分次肌内注射或静脉注射地塞米松 20～30 mg/d,减轻脑血管痉挛和毛细血管的通透性,改善意识状态,并可使用快速利尿剂,降低颅内压。大片灶性脑出血在脑外科的密切配合下进行剖宫产,结束妊娠后遂即进行开颅术,清除血肿、减压、引流,则有生存的希望。

（李丽娟）

第十节　妊娠期肝内胆汁淤积症

一、发病特点

妊娠期肝内胆汁淤积症(intrahepatic cholestasis of pregnancy,ICP)是一种在妊娠期所特有的肝内胆汁淤积。多发生于妊娠晚期,随妊娠的终止而迅速恢复,再次妊娠又可复发,瘙痒及黄疸为其临床特征。胎儿易出现早产,胎儿低体重,出生后发育良好。产后孕妇出血较常见。对胎儿影响则更明显。早产发生率为37.2%,死胎为8.5%,畸胎为4.2%,宫内窘迫为3.2%,低体重儿(<2 000 g)为33.8%。

1883年阿希费尔德(Ahifeld)首次报道一种发生于妊娠中后期,有复发倾向的黄疸。1954年斯万堡(Svanborg)对该病进行了组织病理学、生物化学及症状学研究,并做了详细阐述,认为其是独立的临床疾病。以后世界各地均有报道,但以北欧、北美、澳大利亚、智利等地为多,总的发病率不到妊娠的1%。

本病发病机制尚未充分阐明,可能与下列因素有关:①性激素的作用,目前认为雌激素的急剧增加为主要的致病因素。②遗传因素,本病可能对雌激素的促胆汁淤积作用具有易感性,而该易感性可能具遗传性。智利刚萨雷斯(Gonzalez,1989)随访了62例双胎产妇,以单胎产妇为对照,前者本病发病率(20.9%)明显高于后者(4.7%),$P<0.001$;且前者尿中雌激素排出量亦明显高于后者。1996年梅拉(Merla)采用PCR技术研究了智利26名无血缘关系的多发性黄疸及30名无血缘关系的正常妊娠妇女,发现在 HLA-DPB1412 等位基因上,ICP组的出现频率(69%)妇女高于正常妊娠组,尽管无统计学差异,也提示ICP与遗传有一定的关系。

病理变化如下。①光镜检查:肝结构完整,肝细胞无明显炎症或变性表现,仅在肝小叶中央区部分胆小管内可见胆栓,胆小管直径正常或有轻度扩张;小叶中央区的肝细胞含有色素,并可见嗜碱性的颗粒聚集,但由于病变不明显有时可被忽略。②电镜检查:细胞一般结构完整,线粒体大小、电子密度及其分布均正常,粗面内质网、核糖体及糖原的外形和分布亦属正常;光滑内质网轻度扩张,其主要病理表现在肝细胞的胆管极、溶酶体的数量轻度增加,围绕毛细胆管的外胞质区增宽,毛细胆管有不同程度的扩张,微绒毛扭曲、水肿或消失,管腔内充满颗粒状的致密电子物质。

二、诊断

ICP在妊娠中、晚期出现瘙痒,或瘙痒与黄疸同时共存,分娩后迅速消失。

(一)瘙痒

往往是首先出现的症状,常起于28~32周,但亦有早至妊娠12周者。有学者报道的250例病例中,除去开始时间不详的6.4%以外,瘙痒起始于早期妊娠(孕12周以前)、中期妊娠(13~27周)及晚期妊娠(28~40周)者各占1.2%、23.2%及69.2%。瘙痒的程度亦各有不同,可以从轻度偶然的瘙痒直到严重的全身瘙痒,个别甚至发展到无法入眠而需终止妊娠。手掌和脚掌是瘙痒的常见部位,瘙痒都持续至分娩,大多数在分娩后2天消失,少数1周左右消失,持续至2周及以上者罕见。

(二)黄疸

瘙痒发生后的数天至数周内(平均为2周),部分患者出现黄疸,在文献中ICP的黄疸发生率在15%~60%,吴味辛报道为55.4%,戴钟英报道为15%。黄疸程度一般为轻度,有时仅角膜轻度黄染,黄疸持续至分娩后数天内消退,个别可持续至产后1个月以上;在将发生黄疸的前后,患者的尿色变深,粪便色变浅。

(三)其他症状

发生呕吐、乏力、胃纳不佳等症状者极少。

(四)实验室检查

(1)目前实验室甘胆酸的检测是诊断及治疗监测ICP的重要指标,胆汁中的胆酸主要是甘胆酸及牛磺酸,其比值为 3:1,临床通过检测血清中甘胆酸的值了解胆酸水平,血清胆酸水平升高是 ICP 最主要的特异性证据。在瘙痒症状出现前或转氨酶升高前数周血清胆酸水平已升高。

(2)血清胆红素增高者占 25%～100%,因病例选择标准的不同而异。多数为轻、中度,<85 μmol/L(5 mg/dL)者占 95.6%,以直接胆红素为主,尿胆红素约半数为呈阳性。尿胆原常呈阳性,粪便颜色多数正常或略淡。

(3)血清转氨酶水平约半数升高,多属轻度,很少>10 倍以上。

(4)血清碱性磷酸酶、γ-谷氨酰转肽酶及 5′-核苷酸酶水平多数升高,严重者可达 10 倍以上,提示为肝内胆汁排泄受阻。

(5)血清胆固醇总量约半数以上有不同程度的升高,胆固醇值一般正常。

(6)血浆总蛋白、清蛋白/球蛋白比值及丙种球蛋白值多属正常。

以上肝功能改变多数于妊娠终止后 2 周内恢复正常,但须注意,有些改变在正常妊娠时亦可出现,必须加以鉴别。

三、治疗方法

治疗目的是缓解瘙痒症状,恢复肝功能,降低血胆酸水平,注意胎儿宫内状况的监护,及时发现胎儿缺氧并采取相应的措施,以改善妊娠水平结局。

(一)一般处理

适当卧床休息,采取左侧卧位以增加胎盘血流量,给予吸氧、高渗葡萄糖、维生素类及能量,既保肝又可提高胎儿对缺氧的耐受性,定期复查肝功能、血胆酸来了解病情。

(二)药物治疗

能使孕妇的临床症状减轻,胆汁淤积的生化指标正常和围生儿预后改善,常用药物如下。

1.考来烯胺

能与肠道胆酸结合后形成不被吸收的复合物而经粪便排出,阻断胆酸的肝肠循环,降低血胆酸的浓度,减轻瘙痒症状,但不能改善生化指标异常及胎儿预后。用量为每次 4 g,每天 2～3 次,口服。由于考来烯胺(消胆胺)影响脂溶性维生素 A、维生素 D、维生素 K 及脂肪的吸收,凝血酶原时间会延长及发生脂肪痢,故用药的同时应补充维生素 A、维生素 D、维生素 K。

2.苯巴比妥

此药可诱导酶活性和产生细胞素 P450,从而增加胆汁流量,改善瘙痒症状,但生化指标变化不明显,用量每次为 0.03 g,每天 3 次,连用 2～3 周。

3.地塞米松

可诱导酶活性,能通过胎盘减少胎儿肾上腺脱氢表雄酮的分泌,降低雌激素的产生,减轻胆汁淤积;能促进胎肺成熟,避免早产儿发生呼吸窘迫综合征;可使瘙痒症状缓解甚至消失。一般用量为每天 12 mg,连用 7 天。1992 年 Hirvioja 报道了 10 例 28～32 妊娠周的 ICP 患者,每天口服 12 mg 地塞米松,共 7 天,随后 3 天减量全停药,结果所有患者的瘙痒都减轻或消失,用药 1 天,血清雌三醇水平即明显减少,用药后 4 天,血清雌二醇、总胆酸水平均明显降低。

4.熊去氧胆酸(UDCA)

其作用机制尚不明确,可能是改变胆汁酸池的成分,替代肝细胞膜片对细胞毒性大的有流水性的内源性胆汁酸,并抑制肠道对疏水性胆酸的重吸收,降低血胆酸水平,改善胎儿的环境。用量为 15 mg/(kg·d),分 3 次口服,共 20 天,瘙痒症状和生化指标均有明显改善。1992 年 Palma

对第一组 5 名 ICP 患者给予每天口服 UDCA 1 g,共 20 天,第 2 组另外 3 名每天服 1 g,20 天后停药 14 天,后再服 20 天,患者的瘙痒症状、血中总胆盐及转氨酶水平均有明显好转,后一组在治疗期间,瘙痒症状及肝功能均有明显改善,停药后又有反复,但第 2 疗程时又有改善,该药对母、儿均无不良反应,产后 5 个月随访时,婴儿表现良好,疗效可以肯定。

5.S-腺苷蛋氨酸(S-adenosy-L-methionine,SAM)

实验已经证明可使小鼠对雌激素导致的肝脏胆汁淤积和结石生成有改善作用。对人类,SAM 可通过甲基化对雌激素的代谢物起激活作用,它刺激膜的磷脂合成,通过使肝浆膜磷脂成分的增加防止雌激素所引起的胆汁淤积。1988 年 Freez 等报道在志愿者人体试验中证实 SAM 可以保护雌激素敏感者的肝脏,并使胆固醇指数正常化。1990 年则 Masia 等以 SAM 800 mg/d 静脉注射,16 天为 1 个疗程,除减轻瘙痒、改善肝功能外,还可降低早产率。但 1991 年 RibanItk 用 SAM 并未获得理想的效果,因此该药的效果尚待进一步评估。

(三)产科处理

1.产前监护

从孕 34 周开始每周进行无应激试验(NST),必要时行胎儿生物物理评分,以便及早发现胎儿缺氧,NST 基线胎心率变异消失可作为预测 ICP 胎儿宫内缺氧的指标。

2.适时终止妊娠

出现黄疸,胎龄已达 36 周者;无黄疸、妊娠已足月或胎肺已成熟者;有胎盘功能明显减退或胎儿窘迫者,应及时终止妊娠。应以剖宫产为宜,经阴道分娩会加重胎儿的缺氧,甚至使其死亡。

(李丽娟)

第八章

妊娠期合并症

第一节　妊娠合并创伤性疾病

创伤在妊娠期的发生率为 6%～7%,是非产科性孕产妇死亡的首要因素,约占 46%,全世界每年大约有一百万孕产妇死于创伤性疾病。交通事故是外伤的最主要原因,其次为坠落伤和身体虐待伤。孕期所受创伤大多为轻伤,只有 0.4% 的妊娠妇女因创伤需入院治疗。创伤的处理要考虑到母亲和胎儿,但母亲的安危是至关重要的。快速地评估、处理、转运是改善围产结局的关键,这就需要多个学科的共同合作。

一、流行病学

引起妊娠期创伤性疾病的原因与非妊娠期并无差别,孕妇的死亡率与妊娠本身无关,而与创伤本身的严重性有关。由于子宫和胎儿的不断增大,创伤对孕妇和胎儿的威胁也随着妊娠的进展而增大。10%～15% 的创伤发生在妊娠早期,50%～54% 的创伤发生在妊娠晚期。妊娠使损伤的类型发生了变化,随着妊娠的进展,腹部损伤更多见,而头部损伤少见。在创伤原因中大约70% 为交通事故伤,坠落伤和身体虐待伤占妊娠期创伤总数的 10%～31%,而且人际暴力造成的损伤有上升的趋势。妊娠期创伤的高危因素为怀孕的年龄、药物的滥用、家庭暴力。

二、妊娠期的变化

(一)解剖变化

妊娠期最显著的变化就是子宫的增大,妊娠 12 周子宫超出盆腔边缘成为腹腔内器官,20 周平脐,36 周到达肋骨边缘。在妊娠晚期,随着胎头入盆,宫高也随之下降。妊娠中晚期时子宫壁变薄,使其更容易受到创伤,由于胎盘弹性差,即使母体轻微的创伤也容易导致胎盘的剥离。妊娠晚期随着胎头下降,子宫更容易受到损伤,尤其在骨盆骨折时。横隔上升 4 cm,由于胸廓的挤压,纵隔和心脏可能会显示增大的影像学图像。随着子宫的增大,腹腔器官上移,到孕晚期胃肠道大部分位于肋骨下。妊娠晚期腹膜伸展,敏感性降低,因而血液或其他液体对腹膜的刺激可能缺少典型的压痛和反跳痛。增大的子宫将膀胱推出盆腔,因而更易受到损伤而破裂。

（二）生理变化

妊娠中期后，孕妇的心率增快（每分钟为10~15次），血压下降0.7~2.0 kPa(5~15 mmHg)，这些变化并不明显，但在孕妇创伤的时候这些变化不能仅仅认为是由妊娠引起的。妊娠期血容量可增加50%，而红细胞增加20%~30%，因而会出现妊娠期贫血。由于血容量的增加，轻度的失血更不容易被察觉。妊娠期子宫血流量由非妊娠时的60 mL/min增加到妊娠晚期的600 mL/min，母体失血时子宫血流量代偿性减少，当母体血容量减少30%~35%，平均动脉压的改变虽然甚微，但子宫血流量却已减少10%~20%，因而可能导致胎儿窘迫。

妊娠期内分泌状态和解剖学的改变引起肺部生理上的明显变化，每分钟的通气量增加，功能残气量减少，$PaCO_2$水平下降到4.0~4.7 kPa(30~35 mmHg)，导致慢性代偿性呼吸性碱中毒和缓冲能力下降。妊娠创伤后进行吸入麻醉时肺残气量减低，可影响其麻醉效果，使用呼吸机时可加重其呼吸性碱中毒。

三、妊娠期创伤的分类

按创伤的原因可分为交通事故、暴力和虐待伤、坠落伤、自杀、中毒、烧伤、溺水等；妊娠期创伤类型按创伤部位分为颅脑伤、胸部伤、腹部伤、肢体伤等；按皮肤的完整性分为闭合性创伤、开放性创伤；按妊娠期腹部的特点又可以分为腹部直接创伤（腹部闭合性创伤、腹部开放性创伤）和腹部间接创伤（跌伤、扭伤、挫伤等）。

四、围产结局

在所有的创伤中，8%威胁到孕妇的生命安全，其中40%~50%可引起胎儿的丢失。而轻微的创伤中只有1%~5%可引起胎儿的丢失，但由于轻微创伤多见，是引起胎儿丢失最常见的原因。Kady等对10 000多名受创伤的妊娠妇女进行回顾性研究发现有25例为胎儿死亡，只有3例为孕妇死亡。在导致胎儿死亡的原因中交通事故占82%，枪伤占6%，坠落伤占3%，由孕妇的死亡导致胎儿死亡的约占11%。创伤严重度评分（ISS）对母胎的预后有很好的评估作用，评分>9分能预测胎儿的死亡，敏感性和特异性可达85.7%和70.9%，另外骨盆骨折胎儿的死亡率可达25%~57%。胎盘早剥、胎儿的直接损伤、DIC、休克等也是引起胎儿死亡的直接原因。

五、妊娠期创伤的评估及处理

外伤孕妇的评估和处理需要做到及时和有组织性。无论创伤发生在妊娠何期，基本的抢救原则是对母体复苏、建立有效通气，对于低血容量患者，在止血的同时输入晶体液和血制品。在紧急复苏后，继续检查出血的部位、是否有骨折、是否有闭合性损伤，以及子宫和胎儿d损伤情况。

（一）初步的评估及处理

初步处理的主要目标是对患者做全面的评估并保持病情的稳定。初步评估主要着重于发现是否有威胁生命的外伤及是否需要生命复苏。初步评估包括生命复苏的ABC（气道、呼吸、循环）、初步的体格检查、充分暴露并确定受伤的部位及简要的神经系统评估。

保持患者呼吸道的通畅，维持正常的氧供至关重要。孕妇功能残气量的减少及需氧量的增加使其极易缺氧，而胎儿对缺氧的耐受性很差。及时给予孕妇氧气吸入，监测血氧的饱和度。一旦发现患者不能维持正常通气及氧供，要及早进行气管内插管及机械通气。

孕期血流动力学发生改变,因而要对母体的生命状态做出正确的评价。孕期血容量可增加 50%,当血容量丢失 30%～50% 时,孕妇的脉搏和血压才会有所改变。因而一旦孕妇血流动力学发生改变时,则预示着发生了较严重的急性失血。由于中心静脉压不受妊娠的影响,因而可以作为监测血流动力学的一个可靠指标。对于伤势较严重的患者需要及早给予液体支持,至少要开通 2 个静脉通道,首选周围静脉导管。大多数医师首选补充晶体液作为复苏的第一步,补充的晶体液与丢失的血流量比例为 3∶1。紧急情况下,在获得血型和交叉配血的结果之前可输注 O 型血或者成分血。

妊娠 24 周后增大的子宫压迫下腔静脉可以引起仰卧位低血压,而下腔静脉压升高可使骨盆、胎盘原有的病情恶化,同时易导致下肢出血。孕妇应采取左侧卧位,最大限度地减轻子宫对下腔静脉的压迫。如果有脊柱损伤,可以使右侧升高 15 ℃。如果患者不能倾斜,就需要人工把子宫移向左侧。

初步评价时体格检查必须全面有效。对于中重度患者必须除去所有衣服,以便更好地观察及评价伤情。对神经系统做基本检查,并进行格拉斯哥(Glasgow)昏迷评分,评分<8 分需要进行气管插管和机械通气及控制颅内压。

(二)再次评估及处理

再次评估应采用触诊和叩诊对患者进行彻底的检查。首先问清损伤的原因、致伤的武器、药物和酒精及安全带的使用情况,特别要注意出血的部位、受伤的肢体及穿透伤的出入口。50% 的患者由于头部受伤而死亡,因而要进行神经系统的全面检查并与初次评价比较。张力性及开放性气胸、血胸、连枷胸提示为胸部外伤,需要快速诊断及治疗。应对所有患者进行腹部检查,即使无阳性体征也不能排除腹腔内损伤的可能。

病情稳定后进行全面的产科评估,包括获取孕产史、产科检查、胎儿监测。测量宫高及听诊胎心,检查子宫张力及是否有宫缩和压痛。用阴道窥器检查是否有胎膜早破及泌尿生殖道流血。及早进行超声检查明确孕周、胎心情况、胎儿存活的可能性,明确有无胎盘早剥,并明确是否有腹水及出血。行胎心监护,以便对胎心变化做出及时的分析。

要通过各种实验室检查和诊断方法对外伤孕妇进行评估和处理,可根据临床情况选择不同的检查方法。

六、辅助检查

(一)实验室检查

包括血常规、尿常规、凝血功能、肝肾功能、血生化和血糖、血型和交叉配血、酶学检查、血气分析、尿和血的毒理分析、胎儿血红细胞外周涂片(Kleihauer-Betke)染色等。

血常规和血细胞的比容可以判断失血或感染的情况。尽管孕期常存在生理性贫血,但正常孕妇血红蛋白应>10 g/dL。即使血红蛋白水平正常也不排除大量失血的可能,因为机体有几个小时的平衡期。妊娠期孕妇纤维蛋白原含量增加,如果纤维蛋白原水平位于正常值的低限(200～250 mg/mL),提示为消耗性凝血功能障碍。血清生化值也可以提供一些有价值的信息,碳酸氢钠水平降低往往与胎儿死亡有关。测定肌酐基础水平对判断肾脏并发症很有用处。SGOT 和 SGPT>130 IU/L 时,腹腔内损伤的风险会提高 6 倍。Kleihauer-Betke 染色涂片可发现母体循环中胎儿血细胞的存在,还能显示母胎输血的程度。酒精和毒品的使用在外伤患者中很常见,因此应进行尿与血的毒物筛查。

（二）穿刺和导管检查

诊断性穿刺是一种简单、安全的辅助方法，可在急症室内进行。一般胸腔穿刺可明确是否有血胸或气胸；腹腔穿刺和灌洗，可以证实内脏是否破裂、出血；心包穿刺可证实是否有心包积液和积血。放置导尿管或灌洗可以诊断尿道和膀胱的损伤；监测中心静脉压可以辅助判断血容量和心功能是否正确。

（三）影像学检查

对于妊娠期妇女，必要的影像学的检查并不能因为胎儿的存在而省略，但应做好腹部防护措施，并避免重复照射。在妊娠2~7周和8~15周是胎儿器官和神经系统形成时期，对射线比较敏感，受到照射易导致胎儿畸形。但20周后射线对胎儿的影响是可以忽略的，尤其在控制辐射剂量后。如果累积辐射量<10 rads(100 mgy)，照射剂量<1 rads(10 mgy)时，对胎儿的影响很小。如果累积辐射量<5 rads (100 mgy)，则对胎儿没有影响。研究发现辐射剂量>15 rads (150 mgy)，有6%的胎儿精神发育迟缓，3%的概率童年时期患癌症，15%的胎儿有小头畸形。

CT是诊断颅脑损伤和实质脏器损伤的一种很好的方法，颅脑CT对胎儿是安全的，尤其做好腹部防护的时候。B超检查可以评价胎儿孕周、胎盘低置及早剥，评价胎儿宫内状况。

创伤部位腹部强化B超是一种新型无创的检查方式，尤其适用于血流动力学稳定的患者。可重复操作，主要能识别心包积液、胸腔积液、腹膜后肾周积液和腹水的情况。此法敏感性为73%~88%，准确率为96%~99%。

七、妊娠期常见创伤及治疗

（一）钝性损伤

1.概述

交通事故是钝性损伤最常见的原因，占60%~75%，也是导致外伤孕妇胎儿死亡的首要原因，其次为坠落伤和人际暴力，妊娠期妇女更易受到腹部的损伤。孕期、撞击的程度及方式是预测母儿预后的重要因素。钝性损伤常见的产科并发症为流产、早产、胎盘早剥、子宫破裂、母胎输血、胎儿直接外伤及死胎，另外还有罕见的羊水栓塞。

2.处理

对该类患者的处理基本原则同非妊娠外伤患者相同，要对患者进行系统的评估和复苏，关注的重点主要是母亲。孕妇的死亡是导致胎儿死亡的最主要原因，一旦孕妇发生休克，胎儿的死亡率高达80%，在致命外伤得到控制后要及时对胎儿进行监测。

钝性损伤中最常见的为腹部外伤。在妊娠早期子宫受盆腔保护不易受到直接创伤，妊娠的丢失主要是由于低血压和低血容量导致的胎盘灌注不足。随着妊娠的进展，子宫超出盆腔，受伤的风险增加，孕期盆腔血流丰富更易发生致命的腹膜后出血。准确快速地诊断患者是否有腹腔内脏器的损伤，以及是否需要开腹探查是对外科医师的一大挑战。骨盆骨折常合并泌尿生殖道损伤及腹膜后出血，易导致胎儿的直接损伤。骨盆骨折孕妇的死亡率可达9%，胎儿的死亡率高达35%。妊娠期耻骨联合和骶尾关节扩张，因而对孕妇盆腔X片要有正确的理解。骨盆骨折并不是经阴分娩的禁忌证，除非为不稳定骨折。

3.常见并发症

（1）胎盘早剥：在轻伤孕妇中发生率为1%~5%，重伤发生率为6%~37%，是导致胎儿死亡的常见原因之一。胎盘早剥可以在受伤后立即发生，也可发生在受伤一段时间后发生。典型的症状包括阴道流血、腹痛、子宫易激惹、宫底压痛、宫缩强度及频率增加。即使没有以上症状也不能排除胎盘早剥。外伤后胎盘早剥的处理同非外伤者。除了常规的实验室检查,最重要的是胎心率宫缩描记图。对>20周的外伤孕妇常规监测2～6小时,如果有持续的宫缩、子宫敏感、阴道流血、严重创伤、胎膜早破、胎心异常则要延长监护时间。

(2)早产:25%的创伤合并早产。严密监护胎心率变化和宫缩频率,给予宫缩抑制剂。选用宫缩抑制剂时应考虑孕妇潜在的并发症和药物的副反应而需要慎重选择。常用的肾上腺能受体激动剂如利托君和沙丁胺醇能引起孕妇的心率增快,对疑有内出血者不应应用。常用的有钙通道阻滞剂如硝苯地平,可以导致母体低血压,应用要慎重。硫酸镁是常用的宫缩抑制剂,但经肾脏排泄,易使肾功能受损患者发生肾毒性的风险增加并容易发生中毒。非甾体抗炎药如吲哚美辛也可以抑制早产,但可导致胎儿动脉导管早闭及羊水过少。

(3)子宫破裂:钝性创伤也可以导致子宫破裂,发生率<1%,但对母儿威胁极大。孕妇死亡率为10%,胎儿死亡率可达100%。子宫的血管密布,血流丰富,一旦发生损伤容易引发大出血。子宫破裂诊断困难,可以被腹部其他损伤所掩盖,有时直到剖腹探查才能明确诊断。一旦怀疑为子宫破裂,应立即开腹探查控制出血和清除凝血功能障碍,快速的液体复苏可以减少出血带来的并发症。如果进行子宫修补术,应在胎儿娩出后与孕妇血流动力学稳定时进行。如果破裂严重,不能修补或孕妇处于失血性休克时,应行子宫切除术。

(4)胎儿损伤:由于子宫和羊水的保护,直接的胎儿损伤比较少见,发生率<1%。包括胎儿颅骨骨折、长骨骨折、颅内出血及软组织损伤。妊娠晚期随着胎头下降、胎儿颅骨骨折及脑部损伤多见,尤其在合并骨盆骨折时更为多见。胎儿损伤的处理应个体化,但经验有限。若胎儿存活、无窘迫征象,且孕周较小时可考虑期待疗法,应进行超声检查及胎儿监测,直到胎儿成熟。如发生于孕晚期,或胎儿出现缺氧征象时有引产指征,则需要儿科医师会诊,同时在分娩中提供帮助。

(5)母胎输血:创伤后相当一部分患者发生母胎输血综合征(FMH),发生率为8.7%～30%。前壁胎盘及有子宫压痛的患者发生FHM的风险增加。尽管大多数FMH胎儿预后良好,但亦有贫血、室上心动过速、死胎等并发症发生。Kleihauer-Betke试验能发现Rh阴性孕妇大量的母胎输血,Rh抗原在妊娠6周左右就出现,胎儿0.01 mL血量就能刺激母体产生抗体。但Kleihauer-Betke试验尚不能敏感地探测到母体循环中如此少的胎儿血,因而对外伤后未致敏的Rh阴性血妇女都应该给予Rh免疫球蛋白治疗。

4.预防

乘客的安全带挽救了成千上万人的生命,膝-肩安全带的使用可减少45%的胎儿受伤和50%的中重度外伤。安全带能使患者避免与车内面相撞及弹出车外,并使减速的力量扩散到较大的面积。安全气囊能大大减低创伤的死亡率,在妊娠期应继续使用。

(二)穿透伤

发生率为3%～10%,主要有枪伤和刀伤,前者对孕妇和胎儿伤害更大。妊娠期由于增大的子宫保护,内脏的损伤发生率为16%～38%,低于非妊娠期的40%～70%。枪伤导致胎儿损伤的概率高达70%,其中40%～70%的胎儿死亡,死亡原因为直接损伤或早产。妊娠期由于肠管的上移、上腹部的刺伤更容易损伤肠管,常需要外科治疗。治疗原则同非妊娠期:及时的手术探查、异物清除、诊断性腹腔冲洗、内镜检查、CT检查、病情观察。处理需要外科和产科医师共同合作,需根据具体情况进行处理。穿刺伤患者需要给予破伤风进行预防,尤其对刀伤和枪伤患者。

（三）人际暴力创伤

妊娠期家庭暴力的发生率为 10％～30％,导致约 5％的胎儿死亡。而且随着妊娠的进展,发生率增加,危险因素包括怀孕的年龄、乙醇和药物的滥用。这些患者开始产科检查的时间较晚,在妊娠期未予以重视,易导致妊娠期并发症的发生或合并症的加重。而且其阴道流血、胎儿生长受限、胎盘早剥、妊娠期贫血、胎膜早破、死产,以及新生儿疾病的发生率明显增高。妊娠期受到家庭暴力的结局从心理障碍直至母胎死亡,心理障碍多表现为抑郁和焦虑。因此,应将妊娠期家庭暴力作为重要的公共健康问题,在孕早期对受暴虐者进行筛查,及时发现并进行干预,预防可能发生的不良后果。

（四）坠落伤

坠落伤占 3％～31％,妊娠后期腹部隆起,为维持平衡,脊柱更加向前突出,这种变化导致孕妇更易摔倒。摔倒时常常以臀部、腹部正中或侧面着地。最常见的损伤就是骨折,其他损伤包括擦伤、刺伤、关节扭伤或拉伤。早期妊娠患者若无先兆流产的迹象,可保胎治疗或观察,定期B超监测胚胎的发育情况。中期妊娠时,检查有无晚期先兆流产的症状和体征,有子宫收缩时可应用宫缩抑制剂,阴道流血先排除胎盘早剥,若绒毛膜下的血肿无进行性增大,胎儿的情况良好可止血保胎治疗。晚期妊娠时若无早产临产和腹部压痛,超声检查和持续 4 小时的无应激试验均正常,可考虑出院,门诊复查。

（五）烧伤

孕妇发生烧伤的概率不高,但很难处理。母儿的预后与烧伤面积密切相关,烧伤体表面积＞25％时,胎儿的丢失率达 56％;而烧伤体表面积达 25％～50％时,胎儿的死亡率达 63％;当烧伤体表面积＞50％时,胎儿很难存活。根据烧伤面积积极纠正孕母的代谢紊乱,并进行胎儿监护,母体的病情稳定后可保胎观察。若病情严重,胎死宫内,母体生命体征及病情平稳后,应适时选择合适的方式引产。

总之,妊娠期受到创伤,不论受伤的性质、程度如何,均应提高警惕。多学科团队的合作可以大大改善母胎的预后,产科医师在最初的评估、病情的稳定及后续的处理中是必不可少的。为了母亲的利益,产科医师应随时准备对胎儿进行干预,尤其在胎儿的存活已经成为问题时。对外伤孕妇不能因为妊娠而干预或阻止,对病情的全面评估包括影像学的应用。对孕妇进行教育,劝诫其使用安全带。及时发现家庭暴力,并给予干预是产前检查的重要内容。

（李丽娟）

第二节　妊娠合并急性阑尾炎

急性阑尾炎是妊娠期最常见的外科疾病,妊娠期急性阑尾炎的发病率与非妊娠期相同,国内资料为0.5‰～1‰,国外文献报道为 1/1 500。妊娠各时期均可发生急性阑尾炎,妊娠晚期其发病率略下降,偶见于分娩期及产褥期。通常认为,妊娠与急性阑尾炎的发生无内在的联系,但妊娠期母体生理功能和解剖发生变化,尤其妊娠中晚期阑尾炎的症状、体征与病变程度常常不符,容易造成漏诊或对病情的严重性估计不足,从而延误治疗,一旦发生阑尾穿孔及弥散性腹膜炎,孕妇及胎儿的并发症和死亡率都将大大提高,因此妊娠期早诊断、及时处理对母儿的预后有重要的影响。

一、病因和发病机制

急性阑尾炎的发病因素尚不肯定,多数意见认为其是几种因素综合而发生的。

(一)梗阻

阑尾为一细长的管道,起自盲肠顶端后部,仅一端与盲肠相通,通常为腹膜所包,其远端游离于右下腹腔。一般长为 6～8 cm,直径为 0.6～0.8 cm。一旦发生梗阻,可使管腔内分泌积存,内压增高,压迫阑尾壁,阻碍远侧血运,在此基础上,管腔内的细菌侵入受损黏膜,易致感染。常见的梗阻原因有:①粪石、粪块、蛔虫。②既往破坏所致管腔狭窄。③阑尾系膜过短所致阑尾扭曲。④阑尾管壁内淋巴组织增生或水肿引起管腔狭窄;⑤阑尾开口于盲肠部位的附近有病变,如炎症、结核、肿瘤,使阑尾开口受压,排空受阻。

(二)感染

未梗阻而发病者,其主要因素是阑尾腔内的细菌所致直接感染。少数发生于上呼吸道感染后,因此也被认为感染可由血运传至阑尾。还有一部分感染起自邻近器官的化脓性感染,侵入阑尾。

(三)其他

胃肠道功能障碍(腹泻、便秘等)引起内脏的神经反射,导致阑尾肌肉和血管痉挛,产生阑尾管腔狭窄。遗传因素和阑尾先天性畸形。

二、妊娠期阑尾炎特点

(一)妊娠期阑尾的位置发生变化

阑尾位置的变化使妊娠期阑尾炎的临床表现不典型。妊娠初期阑尾的位置多数在髂前上棘至脐连线中外 1/3 处,随着妊娠的进展,子宫增大,盲肠和阑尾受压迫向上、向外、向后移位。妊娠 3 个月末其位于髂嵴下 2 横指,妊娠 5 个月末达髂嵴水平,妊娠 8 个月达髂嵴上 2 横指,妊娠足月可达胆囊区。盲肠和阑尾向上移位的同时,阑尾呈逆时针方向旋转,一部分被增大的子宫覆盖。因此,妊娠期阑尾炎压痛部位常不典型。

(二)妊娠期阑尾炎容易发生穿孔及弥散性腹膜炎

妊娠期盆腔充血,血运丰富,淋巴循环旺盛,毛细血管通透性及组织蛋白溶解能力增强;妊娠期类固醇类激素分泌增多,抑制孕妇的免疫机制,促进炎症的发展;增大的子宫不仅将腹部与阑尾分开,还使腹壁防卫能力减弱,而且增大的子宫将网膜推向上腹部,妨碍大网膜游走,使大网膜不能到达感染部位发挥其防卫作用。因此妊娠期阑尾容易发生穿孔,阑尾穿孔后炎症不易被包裹、局限,容易发展成弥散性腹膜炎。

妊娠期阑尾炎症可诱发宫缩,宫缩使粘连不易形成,炎症不易局限,容易导致弥散性腹膜炎。炎症刺激子宫浆膜时,可引起子宫收缩,诱发流产、早产或引起子宫强直性收缩,其毒素可能导致胎儿缺氧甚至死亡。宫缩可混淆诊断,认为是先兆流产或早产而延误治疗。

(三)妊娠期血常规改变

不能反映病情的程度。

(四)妊娠期其他疾病

如肾盂肾炎、输尿管结石、胎盘早剥、子宫肌瘤变性等易与急性阑尾炎混淆,容易造成误诊,进而造成治疗延误。

三、临床表现

妊娠的不同时期、急性阑尾炎发展的不同阶段,患者的临床表现有差别。

（一）症状与体征

1.妊娠早期阑尾炎

症状及体征与非妊娠期基本相同。腹痛是急性阑尾炎首发的、基本的症状,妊娠早期100%的孕妇有腹痛,最初多表现为上腹及脐周阵发性隐痛或绞痛,约数小时后转移并固定至右下腹,呈持续性疼痛。可有食欲缺乏、恶心、呕吐、便秘或腹泻等胃肠道症状。低位的阑尾炎可刺激直肠或膀胱,出现排便时里急后重感或尿频、尿急的症状。急性阑尾炎早期体温可正常或轻度升高,右下腹麦氏点固定压痛,肛门指诊:直肠前壁右侧有触痛。

2.妊娠中晚期阑尾炎

疼痛的位置与非妊娠期不同。随着阑尾位置的移动,腹痛及压痛的位置逐渐上移,甚至可达右肋下肝区;阑尾位于子宫背面时,疼痛可位于右侧腰部。文献报道妊娠中晚期约80%的孕妇有右下腹痛,20%的孕妇表现为右上腹痛。由于增大的子宫将壁腹膜向前顶起,故右下腹痛及压痛、反跳痛不明显。

若体温明显升高（>39 ℃）或脉率明显增快,出现乏力、口渴、头痛等全身感染中毒症状,右下腹麦氏点压痛、反跳痛及腹肌紧张明显,血常规升高明显,提示为阑尾穿孔或合并弥散性腹膜炎。

（二）辅助检查

1.血常规

妊娠期生理性白细胞升高,故白细胞计数对诊断并不重要,正常妊娠期白细胞计数在 $6\times10^9/L\sim16\times10^9/L$,分娩时可高达（20～30）$\times10^9/L$,因此白细胞计数对诊的断帮助不大。但白细胞计数若明显增加,持续$\geq18\times10^9/L$ 或计数在正常范围但分类有核左移对诊断有意义。

2.尿常规

孕中晚期阑尾炎可累及附近输尿管及肾盂,尿液分析可见脓、血尿。

3.B超检查

妊娠期超声检查诊断阑尾炎的标准与非妊娠期相同,在早、中孕期效果更好。特征性的改变是:阑尾呈低回声管状结构,见横断面呈同心圆似的靶状影像,直径≥7 mm。B超检查诊断急性阑尾炎的准确性为90%～97%,特异性为80%～93%。如果发生坏疽性或穿孔性阑尾炎,阑尾局部积液较多或肠麻痹胀气,或孕晚期增大的子宫遮盖阑尾,影响阑尾显影,使超声检查诊断阑尾炎受限。

4.CT

CT 用于诊断阑尾的敏感性为92%,特异性为99%,可用于B超检查下阑尾不显影者。

5.MRI检查

有学者对51名孕期怀疑阑尾炎的孕妇行 MRI 检查,其诊断标准:如果阑尾腔内含气体和（或）造影剂,直径≤6 cm,则为正常阑尾。如果阑尾腔扩张,内含液体,直径>7 mm,被认为是异常阑尾。如果直径为 6～7 cm,则需进一步确诊。MRI 检查用于诊断阑尾炎的敏感性检查100%,特异性检查93.6%,修正后的阳性预测值为1.4%,阴性预测值检查100%,准确性检查

94％。MRI检查对妊娠期急腹痛患者提供排除阑尾炎极好的形态学依据,尤其是超声检查未发现阑尾者。

四、诊断及鉴别诊断

文献报道妊娠期阑尾炎术前诊断率为50％～85％,14％～30％的患者在发生阑尾穿孔或并发弥散性腹膜炎时才确诊。妊娠期阑尾炎患者常有慢性阑尾炎史,妊娠早期阑尾炎的诊断并不困难,妊娠中晚期由于症状及体征不典型,右下腹痛及压痛需与源于子宫、附件的病变相鉴别。可以先按压右侧腹部压痛点,然后嘱患者左侧卧位,如果压痛减轻或消失,提示压痛可能来自子宫及附件,如果压痛无变化,提示为阑尾炎的可能性大。如果诊断有困难,可借助B超及MRI检查,并与以下妊娠期急腹症相鉴别后做出诊断。对腹膜炎症状明显,临床怀疑阑为尾炎者可进行腹腔镜检查,能提高孕20周以前急性阑尾炎诊断的准确性。

(一)与妇科急腹症相鉴别

1.卵巢囊肿扭转

卵巢囊肿扭转是妊娠期最常见的妇科急腹症,多发生于孕8～15周,子宫增大入腹腔,使囊肿的位置变化所致。部分患者妊娠前有卵巢囊肿病史,表现为突发性一侧剧烈疼痛,常随体位发生改变,疼痛时可伴有恶心、呕吐;腹部检查下腹部有局限性压痛,孕早期或肿块较大时可触及压痛包块,如果囊肿扭转坏死时,局部有肌紧张及反跳痛,B超检查可见附件区包块。

2.异位妊娠破裂

可有盆腔炎病史,停经后有不规则阴道出血及下腹痛,查体:贫血面容,下腹有压痛、反跳痛、肌紧张。妇科检查:后穹隆饱满、触痛,有宫颈举痛,一侧附件区增厚、有压痛。B超检查:子宫内未见妊娠囊,右侧附件区可见囊性无回声区,有时可见胎芽、胎心。尿妊娠试验(＋),血 β-HCG 水平测定可确诊。

(二)与其他外科疾病鉴别

1.消化系统疾病

上腹空腔或实质性脏器病变,如胃十二指肠溃疡穿孔、急性胆囊炎坏疽穿孔或肝肿瘤破裂出血等,因胃液、胆汁或血液沿结肠旁沟积聚在右下腹,可引起右下腹痛和压痛,但临床表现为突发的右上腹剧痛后迅速延及右下腹,疼痛及压痛范围大。胃十二指肠穿孔者 X 线可见膈下游离气体,肝脏破裂者 B 超检查可见腹水。麦克尔憩室炎的临床表现与阑尾炎极为相似,常难以鉴别。憩室炎的腹痛和压痛偏脐部和中下腹部。有时憩室和脐之间有纤维束带,可并发小肠梗阻,或憩室出血而有黑粪或果酱样粪。另外,急性胃肠炎和克罗恩病的体征会有脐周或一次下腹痛症状,但一般无转移性右下腹痛,且常伴有明显的恶心、呕吐等胃肠道症状。

2.呼吸系统疾病

右下肺大叶性肺炎和右侧胸膜炎可出现牵涉性右侧腹疼痛,但定位不明确,并与呼吸关系密切,腹部通常无固定的压痛点,更无肌紧张和反跳痛。腹痛发作前常有发热,呼吸道感染症状为其主要表现,胸部 X 线片检查可见肺部病变。

3.泌尿系统疾病

右侧肾绞痛、肾盂积水、急性肾炎。

4.血液系统疾病

约半数过敏性紫癜患者有脐周和下腹痛,但疼痛点不如急性阑尾炎确切和局限,有时皮肤紫癜为首发症状,伴有便血和血尿,该病常有过敏史,血管脆性试验呈阳性。

五、处理

妊娠期阑尾炎不主张保守治疗,一旦确诊,应在积极抗感染治疗的同时,立即进行手术治疗。尤其在妊娠中晚期,如果一时难以诊断明确,又高度怀疑为阑尾炎时,应尽早剖腹探查,有产科指征时可同时进行剖宫产。

(一)一般处理

1.抗感染治疗

应选择对胎儿影响小,敏感地抗肠道内菌群的广谱抗生素,如阑尾炎时厌氧菌感染占75%～90%,应选择针对厌氧菌的抗生素,如甲硝唑、头孢类抗生素。化脓性阑尾炎术中做分泌物的细菌培养＋药敏试验,有利于术后抗生素的选择。

2.支持治疗

补液、纠正水和电解质紊乱。

(二)手术治疗

目前手术方式有 2 种:开腹或腹腔镜下阑尾切除术。

1.开腹手术

妊娠早期阑尾切除手术同非妊娠期,一般取右下腹麦氏点。妊娠中晚期手术时或诊断不明确时取腹部壁压痛点最明显处,选择切口为右侧旁正中切口或正中切口,晚期可取右侧腹直肌旁切口,高度相当于宫体上 1/3 的部位。孕妇左侧卧位,一般选择连续硬膜外麻醉,病情危重伴休克者,以全麻更安全。术中避开子宫找到阑尾,基底部结扎后切断阑尾,内翻缝合,尽量不放腹腔引流,以减少对子宫的刺激。若阑尾穿孔、盲肠壁水肿,应在附近放置引流管,避免引流物直接与子宫壁接触。除非有产科指征,原则上仅处理阑尾炎而不同时做剖宫产。有以下情况同时进行剖宫产:妊娠已近预产期、术中不能暴露阑尾时,可先进行腹膜外剖宫产术,随后再做阑尾切除术;阑尾穿孔并发弥散性腹膜炎,盆腔感染严重,子宫及胎盘有感染迹象,估计胎儿基本成熟。

2.腹腔镜阑尾切除术

随着麻醉技术及腹腔镜手术技术的完善,腹腔镜切除阑尾以其安全、有效、创伤小、恢复快等优势,被越来越多的医师接受,并开始应用于妊娠期阑尾切除。多数文献报道腹腔镜用于妊娠期是安全的,但应掌握手术适应证和具备熟练的手术技巧。为确保妊娠期腹腔镜下成功切除阑尾,孕周应限制在26～28 周内。术中人工气腹时 CO_2 压力应控制在 1.6 kPa(12 mmHg)以下,监测母亲血氧的饱和度。用开腹的方法进 TRoCar,尽量使用小口径 TRoCar,可避免子宫损伤。但Carver(AmSurg 2005)比较了孕早中期开腹与腹腔镜阑尾切除术对孕妇、胎儿及妊娠结局的影响,认为:2 组的外科及产科并发症、住院时间、出生体重无明显差别,腹腔镜组中有 2 例胎儿死亡,尽管无统计学差异,但他认为腹腔镜组胎儿的丢失应引起关注,主张妊娠期更适合选择开腹手术。

腹腔镜用于妊娠期的另一优势是其诊断价值,对术中发现为卵巢囊肿扭转等急腹症时,还可同时进行治疗。

(三)保守治疗

妊娠期阑尾炎一旦确诊,大多数学者主张及早进行手术治疗。也有人认为,妊娠早期单纯性阑尾炎可保守治疗,选择对胎儿影响小的有效抗生素。由于妊娠中晚期阑尾炎可复发,因此孕期要密切监测病情，一旦复发应尽早手术。

（四）产科处理

术后若妊娠继续，应给予黄体酮、抑制宫缩等保胎治疗的同时进行镇痛治疗，严密观测有无宫缩及胎心变化。

六、预后

妊娠期阑尾炎并非常见，但可造成不良的妊娠结局。阑尾炎增加流产和早产的可能性，胎儿的丢失率是增加的，尤其是阑尾穿孔并发弥散性腹膜炎时母儿的预后不良。胎儿总的丢失率15%，单纯性阑尾炎的妊娠丢失率为 3%～5%，而一旦阑尾穿孔胎儿的自然丢失率可达 20%～30%，围生儿的死亡率为 1.8%～14.3%。另外，由于顾虑疾病及手术对妊娠胎儿的影响，很多患者选择终止妊娠，增加了胎儿的丢失率。

（李丽娟）

第三节　妊娠合并急性肠梗阻

妊娠期肠梗阻较罕见，占妊娠期非产科手术的第 2 位，国外文献报道发病率为 1：（3 000～16 000），国内资料报道发病率为 0.042%～0.16%。肠梗阻可见于妊娠各时期，但以妊娠晚期发病率高，为40%～50%。

一、病因和发病机制

引起肠梗阻的各种原因中，妊娠期以肠粘连和肠扭转较常见，另见于肠套叠、嵌顿疝、肿瘤阻塞或压迫、肠蛔虫、肠系膜动脉血栓或栓塞等。HalterLinz 曾分析妊娠期肠梗阻病例的原因，其中以粘连引起的最多，占 65.3%；肠扭转占 25.7%；肠套叠占 6.0%；恶性肿瘤占 3%。Ogilvie 综合征又名急性结肠假性梗阻症，其特征酷似机械性结肠梗阻，结肠显著扩张，但无器质性梗阻存在，临床上以腹痛、呕吐、腹胀为主症。文献报道的妊娠合并 Ogilvie 综合征，10% 发生在分娩后。

妊娠本身是否引起肠梗阻，尚无定论。有些学者认为无关，临床观察妊娠期肠梗阻的发病率与非孕期相似。有学者认为妊娠有 3 个时期容易发生肠梗阻，一是中孕期妊娠子宫增大进入腹腔；二是足月妊娠时胎头下降；三是产后子宫大小明显改变。增大的子宫或胎头下降均可挤压肠襻，使粘连的肠管受压或扭转而形成肠梗阻。产后子宫突然缩复，肠襻急剧移位时，更容易发生肠梗阻。另外，先天性肠系膜根部距离过短，受逐渐增大的子宫推挤时，由于肠管活动度受限，过度牵拉和挤压，亦可使小肠扭转，发生机械性肠梗阻。妊娠期还可见由于穿孔性腹膜炎或肠系膜血管血栓形成引起的麻痹性肠梗阻。

肠梗阻主要病理生理变化有肠膨胀和肠坏死、体液丧失和电解质紊乱、感染和毒素吸收 3 个方面。

（一）肠腔膨胀、积气积液

肠梗阻后梗阻部位以上的肠腔内积聚了大量的气体和体液，这时肠内压增高，使肠管扩张、腹部膨胀。

肠管内的气体 70% 是咽下的，30% 是由血液弥散和肠腔内容物腐败、发酵而产生的气体。积聚的液体主要是消化液，如胆汁、胰液、胃液、肠液等。肠梗阻时，一方面因肠壁静脉受压，消化液的吸收减少，另一方面肠内压增高可以刺激肠黏膜，促使腺体分泌更多的消化液，此外，肠内压增高压迫肠壁静脉使其回流受到阻碍，加上缺氧使毛细血管的通透性增高，大量液体渗入腹腔和肠腔。进而腹胀使腹压上升、膈肌升高、腹式呼吸减弱，影响下腔静脉回流，导致呼吸、循环功能障碍。

（二）体液丧失、水电解质紊乱，进而酸碱失衡

胃肠道的分泌液每天约为 8 000 mL，在正常情况下绝大部分被再吸收。急性肠梗阻患者，由于不能进食及频繁呕吐，大量丢失胃肠道液，水分及电解质大量丢失，尤以高位肠梗阻为甚。低位肠梗阻时，则这些液体不能被吸收而潴留在肠腔内，相当于丢失体外。另外，肠管过度膨胀，影响肠壁静脉回流，使肠壁水肿和血浆向肠壁、肠腔和腹腔渗出。如有肠绞窄存在，更会丢失大量液体。这些变化可以造成严重的缺水，并导致血容量减少和血液浓缩，以及酸碱的平衡失调，但其变化也因梗阻部位的不同而有差别。如为十二指肠第一段梗阻，可因丢失大量氯离子和酸性胃液而产生碱中毒。一般小肠梗阻，丧失的体液多为碱性或中性，钠、钾离子的丢失较氯离子为多，以及在低血容量和缺氧的情况下酸性代谢物剧增，加上缺水、少尿所造成的肾排 H^+ 和再吸收 $NaHCO_3$ 受阻，可引起严重的代谢性酸中毒。严重的缺钾可加重肠膨胀，并可引起肌肉无力和心律失常。特别是当酸中毒被纠正后，钾向细胞内转移，加上尿多、排钾，更易突然出现低钾血症。

（三）感染和毒血症

梗阻部位以上的肠液因在肠腔停滞过久、发酵，加上肠腔内的细菌数量显著增多，腐败作用加强，生成了许多毒性产物。肠管极度膨胀，尤其肠管绞窄时，肠管失去活力，毒素和细菌可通过肠壁到腹腔内，引起腹膜炎，又可通过腹膜的吸收，进入血液，产生严重的毒血症甚至发生中毒性休克。总之，肠梗阻的病理生理变化程度随着梗阻的性质、部位而有所差异，如单纯性肠梗阻，以体液丧失和肠膨胀为主；绞窄性肠梗阻和单纯性肠梗阻晚期，以肠坏死、感染和中毒为主，但严重的肠梗阻因严重的缺水、血液浓缩、血容量减少、电解质紊乱、酸碱平衡失调、细菌感染、毒血症等，可引起严重休克。当肠坏死、穿孔，发生腹膜炎时，全身中毒症状尤为严重，最后可因急性肾功能及循环、呼吸功能衰竭而死亡。

二、临床表现

（一）肠梗阻的一般症状和体征

腹痛为肠梗阻的主要症状。肠内容物的通过受阻，引起肠壁平滑肌强烈的收缩和痉挛，产生阵发性的剧烈绞痛。高位肠梗阻时，呕吐出现早而频繁，呕吐物为胃或十二指肠内容物；低位梗阻时，呕吐的出现迟而次数少。此外，还可能有排气和排便障碍，多数患者不再排气、排便。发病后仍有多次、少量排气或排便时，常为不完全性肠梗阻。是体征主要为腹胀及腹部压痛，有的可摸到肿块，听诊肠鸣音亢进与阵发性腹痛的出现相一致。

（二）妊娠期肠梗阻的临床特点

妊娠期肠梗阻基本上与非孕期肠梗阻相似。但妊娠晚期子宫增大占据腹腔，肠襻移向子宫的后方或两侧，或因产后腹壁松弛，使体征不明显、不典型，应予警惕。有学者报道：妊娠期并发

肠梗阻患者 80％有恶心、呕吐的症状,98％有持续性或阵发性腹痛,70％有腹肌紧张,而异常的肠鸣音仅占 55％。

三、诊断和鉴别诊断

(一)既往史

了解患者既往有无盆腹腔炎症或手术史,对诊断有重要的意义。特别是阑尾炎、宫外孕及其他附件手术史,并注意术后有无并发肠粘连的表现。

(二)临床症状与体征

仔细分析以上的临床症状与体征,严密观察病情的变化。根据腹痛、呕吐、腹胀及肛门停止排便、排气的症状,诊断单纯性肠梗阻较容易,但重要的是要判断有无绞窄性肠梗阻的发生。有些患者的病程较长,就诊前曾服用止痛或解痉类药物,或发展为肠穿孔、肠麻痹时腹痛不明显,给判断病情的程度造成困难,详细询问病史和诊治经过尤为重要。

(三)辅助检查

血常规检查对诊断无特殊的价值,白细胞总数及中性粒细胞数逐渐显著升高时,应想到绞窄性肠梗阻的可能。X 线检查对诊断有很大帮助,腹部 X 线片,90％的患者可见肠管过度胀气及出现液平面等肠梗阻表现。对于诊断有困难者,进行腹部 MRI 检查为诊断提供线索。

(四)与其他疾病相鉴别

注意与妊娠期卵巢囊肿扭转、胎盘早期剥离及其他外科急腹症,如急性阑尾炎、胆囊炎、胆石症和急性胰腺炎等疾病相鉴别。妊娠晚期应与临产宫缩相鉴别。

四、治疗

妊娠期肠梗阻的处理,应根据梗阻的性质、类型、程度、部位、全身情况及妊娠的期限和胎儿的情况等,采取适当的措施。

(一)保守治疗

观察非绞窄性肠梗阻,应先保守治疗,包括暂禁食、胃肠减压、补液输血、应用抗生素等。对乙状结肠扭转的病程早期,可进行小心插肛管排气或多次小量灌肠,以使扭转部位肠腔内气体及粪便排出。但有引起流产或早产的可能,应注意防治。

(二)手术治疗

经保守治疗 12～24 小时,症状不好转,梗阻未解除者,应采取手术治疗。术中彻底查清绞窄梗阻的部位及病变的程度,以决定手术的方式。

(三)产科处理

(1)能够继续妊娠者应给予保胎治疗。

(2)妊娠早期肠梗阻经保守治疗好转,梗阻解除者,可以继续妊娠。施行肠梗阻手术的病例,往往病情较重,不宜继续妊娠,可择期进行人工流产。

(3)妊娠中期合并肠梗阻,如无产科指征,不必采取引产手术终止妊娠,但部分病例可能发生自然流产。

(4)妊娠晚期往往由于胀大的子宫影响了肠梗阻手术的进行,应先进行剖宫产术,多数可得到活婴。

五、预后

妊娠并发急性肠梗阻,孕妇及胎儿的死亡率较高,主要是由于子宫增大及孕激素的影响,使肠梗阻的症状不典型,造成误诊、延迟诊断、手术不及时或手术准备不充分等后果。随着对妊娠期肠梗阻疾病的诊断和治疗水平的提高,母儿的病死率明显下降。有学者报道,1900 年母儿的死亡率高达 60%,20 世纪 30 年代,孕妇的死亡率降至 20%,胎儿的死亡率降为 50%,到 20 世纪 90 年代孕妇的死亡率降至 6%,但胎儿的丢失率仍波动在 20%~60%。

(李丽娟)

第四节　妊娠合并急性胰腺炎

急性胰腺炎(acute pancreatitis,AP)是由多种原因引起的胰腺自身消化性疾病,属危重急腹症之一;尤其是急性出血坏死性胰腺炎(AHNP),其呼吸衰竭和肾衰竭的发生率分别为 72% 和 67%,死亡率高达 30%~50%。据拉敏(Ramin)等报道,妊娠期 AP 的发生率为 1/3 333,虽然妊娠合并急性胰腺炎较少见,但因二者相互影响且发病急、进展快、临床过程凶险,可致多器官功能衰竭,对母婴的生命危害极大。

妊娠期急性胰腺炎的平均发病年龄约为 25 岁,一半以上的患者年龄<30 岁,这与普通孕产妇的年龄构成比大致相当。既往认为发病以初产妇多见,但近年来也有不同的观点,经产妇发病亦不少见。妊娠期急性胰腺炎可发生在妊娠的早、中、晚期及产褥期中的任一时期,多数文献以妊娠晚期最为常见,但埃尔南德斯(Hernandez)等报道,56% 的患者发生在妊娠中期。

一、病因和发病机制

施密特(Schmidt)在 180 年前就曾描述过妊娠与急性胰腺炎的关系,但 100 多年来,对这种关系的实质并不十分清楚。自 20 世纪 70 年代以来,随着医学影像技术的发展,妊娠期急性胰腺炎患者中胆石症的检出率逐渐增高,至 20 世纪 80 年代中、后期,大多数的研究认为,胆管疾病与妊娠期急性胰腺炎密切相关,尤其胆石症是重要原因,占 67%~100%,约 1/3 与酗酒、饱食、高脂饮食有关,其余可能由手术、病毒感染或暂未查明的病因引起。

妊娠期总胆固醇较非孕期增加 23%~53%,甘油三酯增加 2~4 倍,高脂血症及高蛋白、高脂肪的饮食促使胆石形成或胆囊炎急性发作,而妊娠期由于子宫增大、妊娠剧吐及分娩屏气等因素腹压有升高的倾向,也可促使胰腺炎的发生。尤其是妊娠晚期,子宫遮盖胰腺,使胰腺症状不典型,加上炎症刺激子宫收缩,掩盖原发腹部病灶,常误诊为临产或胎盘早剥、妊娠期高血压疾病等,误诊率一般为 20%~40%。妊娠加重了急性胰腺炎,使死亡率增高,死亡率增高的可能原因是妊娠期胎盘的催乳素增高,使血清中甘油三酯释放大量游离脂肪酸引起胰腺细胞急性脂肪浸润、胰腺小动脉及微循环急性脂肪栓塞而导致胰腺坏死。急性胰腺炎症、胰液及血液溢出、激惹子宫收缩可出现早产,亦可因长时间不协调宫缩、低血容量、重症感染等导致胎儿窘迫或胎死宫内。因此,对妊娠期急性胰腺炎必须给予足够的重视,对于妊娠期间及产后出现急腹症的症状且不能用产科原因解释者,均应高度警惕妊娠期急性胰腺炎易引发的低血容量性休克,胎盘的血液灌流可因此急剧下降。同时,严重脱水使血液处于高凝状态,增多的纤维蛋白和纤维蛋白原沉淀于胎盘的绒毛血管,此时又由于血管内膜常合并炎症,血细胞易集聚形成微血管栓塞,由此造成血管腔隙变窄,从而进一步影响了胎盘的血液灌注。此外,坏死性胰腺炎时,生化的改变明显异常,血清中间代谢产物的堆积将导致酮症酸中毒。总之,妊娠期急性胰腺炎的胎儿宫内窘迫的发生率可因此明显上升。还有学者认为,妊娠期急性胰腺炎时,肝血流量可骤减 40% 以上,氧化磷酸化等能量代谢会发生障碍,腺苷三磷酸的产生减少,凝血因子的合成也将下降,这将增加妊娠期急性胰腺炎患者产时子宫收缩乏力及产后出血的发生。妊娠期急性胰腺炎不只是胰腺的局部炎症,因其更易并发呼吸衰竭及心力衰竭等脏器功能障碍,故增加了孕产妇围生期的死亡率。

急性胰腺炎的发病机制主要是由于胰酶对胰腺的自我消化,对其周围组织的消化,从而继发了一系列器官的功能障碍。胰腺含有非常丰富的消化酶:蛋白酶、脂肪酶、淀粉酶等。胰腺腺泡分泌的酶主要有胰蛋白酶、糜蛋白酶、羧肽酶、弹力酶、磷脂酶 A_2、硬蛋白酶、脂肪酶、淀粉酶、核蛋白酶等。正常情况下除脂肪酶、淀粉酶、核蛋白酶是以活性性状态存在外,其他的均是以非活性状态存在。在病理情况下,这些酶在胰腺导管及细胞内被活化后即可引起胰腺炎的发生。急性胰腺炎除上述的自身消化外,近年来又进一步对其进行了深入的研究,发现胰蛋白酶和抗胰蛋白酶系统、磷脂酶 A 和血栓素 A_2、胰腺血液循环障碍、氧自由基、细胞膜的稳定性及内毒素等,在急性胰腺炎的发病机制中起了重要作用。

急性胰腺炎的局部基本病理改变为水肿、出血、坏死,可分 3 种类型。①水肿型胰腺炎:最常见,胰腺水肿、增大、变硬,表面充血,小网膜囊内一般无渗液。②出血型胰腺炎:较少见,胰腺充血、水肿、散布出血灶,腹腔内可有大量血性渗液。③坏死型胰腺炎:罕见,胰腺除水肿、出血外,可见片状坏死区,腹腔内血性渗液有混浊恶息。

二、临床表现和诊断

典型表现为中、上腹部疼痛,向腰背部放射,伴阵发性加剧,并逐渐蔓延至全腹,同时伴发热及恶心呕吐。体检可以发现腹部肌紧张,有压痛及反跳痛,上腹部最为明显。典型病例可呈现腰背部横向条索状压痛或出现 Grey-Turner 征。实验室检查血白细胞计数在 $12\times10^9/L$ 以上,中性粒细胞数>80%,典型指标还有血尿、淀粉酶水平明显升高,具有诊断意义。B超检查常常提示是否有胰腺肿大及胆囊结石等。

依据病史、临床表现、实验室与影像学检查,典型的妊娠期急性胰腺炎的诊断并不困难。问题是临床医师往往忽视妊娠期急性胰腺炎的存在,有些疾病如急性肺炎、穿透性十二指肠溃疡、脾破裂、肾周围脓肿、急性阑尾炎、破裂型异位妊娠、妊娠剧吐、先兆子痫等,在妊娠期的临床表现有时类似于急性胰腺炎的症状,这些都给诊断带来了困难。中上腹或左上腹放射至背部的疼痛是妊娠期急性胰腺炎患者最重要的症状,90%的患者有此主诉,且伴有恶心、呕吐、肠梗阻和低热等症状,有的患者在发生恶心、呕吐、腹痛三大症状前数小时可有进油腻饮食的病史。在妊娠晚期,特别是处于临产阶段,急性胰腺炎的撕裂性上腹部胀痛常被宫缩痛掩盖或与宫缩痛混淆。在上腹部,居于腹膜后的胰腺在妊娠期易被推移的胃肠和网膜所覆盖,因此,其腹膜炎与上腹部包块的体征可不典型。因此,有研究者认为,对于出现不明原因的恶心、呕吐并伴有腹痛的患者,应把胰腺炎作为鉴别诊断的疾病之一,以免漏诊。

三、妊娠期急性胰腺炎的治疗及预后

妊娠合并急性胰腺炎的治疗原则与非妊娠患者基本一致,但因为合并产科的问题,在治疗上也有不同于非妊娠期的特点,需要兼顾药物和手术对胎儿的影响。经适当的外科与产科的处理,妊娠期急性胰腺炎的围生结局良好,近来的研究认为其母亲的死亡率仅 3.4%,胎儿抢救的成功率达 89%。

(一)保守治疗

妊娠期急性胰腺炎以保守治疗为主,并要求在重症监护室进行治疗。保守治疗的目的是通过降低胰酶的合成使胰腺得以休息,方法包括禁食、胃肠减压、服用止酸剂及静脉补充水、电解质等。

(二)内镜治疗

胆石性胰腺炎的首选治疗方法是内镜下奥迪括约肌切开术,或放置鼻胆管引流。在重症胰腺炎 72 小时内行内镜治疗,其并发症(18%)和死亡率(0%)均显著低于保守治疗(54% 和 13%),但内镜治疗必须在早期实施,一旦胰腺组织发生坏死,病变将不可逆转。

(三)手术治疗

妊娠期急性胰腺炎的手术治疗作用有限,但若患者对保守处理的反应不佳则手术是必要的。其外科手术处理包含 2 个方面,既包括对胰腺本身的手术,也包括与胰腺炎相关的胆管疾病的手术。妊娠期急性胰腺炎的最佳手术期应在妊娠中期或产褥期,妊娠中期进行手术较为安全是因为此期胎儿的器官发育已经完成,自发性流产和早产的可能性较小,况且子宫也未进入上腹腔,对手术野的影响小,而且手术宜在患者症状好转后延期施行,急症手术患者的死亡率较高。妊娠晚期主张积极进行保守治疗,手术宜安排在分娩后进行,但若腹痛加剧,血清淀粉酶水平持续上升也可进行开腹手术。在腹部手术时最好不进行剖宫产,除非遇上产科指征或增大的子宫影响了手术操作。

(四)产科处理

妊娠期重症急性胰腺炎的治疗是否需终止妊娠是个值得商榷的问题。有学者认为胎儿宫内死亡、早产或剖宫产后,胰腺炎的症状可以得到缓解。但近年来有些报道则认为,分娩后患者的状况反而更糟。对于多数患者来说,急性胰腺炎并不是进行治疗性流产、引产及分娩的适应证。妊娠期急性胰腺炎的治疗是否成功,胎儿及新生儿的抢救成功率是重要指标,经过适时、恰当的外科处理,妊娠期急性胰腺炎妊娠的丢失率已有很大程度的下降,终止妊娠时更需注意孕周及胎儿是否有宫内窘迫的征象。

四、妊娠并发急性胰腺炎母儿预后

妊娠合并急性胰腺炎可以造成流产、早产、死产及围生期婴儿的死亡率升高。这不仅与胰腺炎的病情有关,而且与孕周的时间、胎儿生长状况等都有关系。威尔金森(Wilkinson)曾收集 98 例妊娠期胰腺炎患者的情况,母婴的死亡率均达到 37%,而非孕妇女的死亡率仅3%~6%。但随着对急性胰腺炎诊疗水平的提高,母儿的预后有明显改善。埃尔南德斯(Hernandez)收治 21 例妊娠期胰腺炎患者,结果为 4 例早产,1 例流产,无孕妇死亡,他主张胆源性胰腺炎应积极进行胆囊切除术,可防止病情复发,从而减少母儿的不良妊娠结局。

总之,对于妊娠合并急性胰腺炎这一很不常见的并发症,首先应提高警惕,考虑到妊娠合并胰腺炎的可能,及时给予血、尿淀粉酶水平的测定等有助于鉴别诊断的检查,避免漏诊。在确诊后,应兼顾孕妇与胎儿两者的情况,做到:①密切观察病情,包括经常复查血、尿淀粉酶水平,掌握胰腺炎病情的变化,并给予补液支持治疗,同时也应做好手术准备。②密切注意胎儿的情况,对于胎龄较大的患者,促进胎儿成熟,适时终止妊娠。只要及时诊断妊娠合并急性胰腺炎并合理地治疗,就适时终止妊娠,可确保母婴的安全。

(李丽娟)

第五节　妊娠合并急性胆囊炎

妊娠期急性胆囊炎的发病率仅次于急性阑尾炎,据统计,妊娠期急性胆囊炎的发生率为1/10 000～1/1 600,与非孕期类似,产后比孕期更多见,其中70%急性胆囊炎患者合并胆石症。

一、发病机制

(一)结石阻塞

结石阻塞胆囊管或胆总管的下端,局部高浓度胆盐刺激引起急性炎症改变,50%～85%的患者合并细菌感染,加快了病理改变。细菌入侵,通过血行感染,比较少见,通过胆管到达胆囊是急性胆囊炎时细菌感染的主要途径。

(二)妊娠期的影响

妊娠期本病的发生率无明显增加,但妊娠对本病有重要的影响:①妊娠增加胆囊结石的风险。在体内孕激素的作用下,血液及胆汁内的胆固醇浓度增加,胆酸、胆盐的可溶性发生改变,使胆固醇易析出,形成结晶。②孕激素使胆管平滑肌松弛,胆囊增大,排空能力减弱,胆汁淤积易导致胆固醇沉积形成结石;雌激素降低胆囊黏膜上皮对钠的调节,使黏膜吸收水分的能力下降,影响胆囊的浓缩功能。有学者报道3 254名妊娠妇女中,胆囊结石及胆泥在妊娠中期的发生率为5.1%,妊娠晚期为7.9%,产后4～6周为10.2%。也有人报道298例妊娠妇女超声检查中,26.2%见胆囊内胆泥,5.2%见胆囊结石。96%的胆泥在产后1年内消失,而87%的胆囊结石仍存在。胆囊炎、胆石症可发生于妊娠的各时期,以妊娠晚期更多见。

妊娠期患急性胆囊炎,其诊断较非孕期困难,常导致漏诊、误诊,有发生坏死、穿孔,形成胆汁性腹膜炎的倾向,发热、疼痛等可引起胎儿宫内窘迫,诱发宫缩,引起流产或早产。

二、临床表现

(一)症状和体征

与非妊娠期的表现基本相同,表现为夜间或进食油腻食物、劳累后,突发右上腹绞痛,阵发性加重,疼痛向右肩及背部放射,常伴有发热、恶心及呕吐的症状。急性化脓性胆总管炎时,因胆总管有梗阻,可出现黄疸,体温更高。查体:右上腹有压痛、肌紧张,墨菲征呈阳性,部分患者在右下肋可触及紧张有触痛的胆囊。右上腹有胆囊区有压痛、肌紧张,右肋缘下可触到随呼吸运动触痛的肿大胆囊,墨菲征呈阳性在孕妇并不多见。若触到张力很大的胆囊或体温在39～40 ℃,且病情不缓解,应考虑胆囊坏死、穿孔的危险性增大,有可能引起腹膜炎。

（二）辅助检查

1.实验室检查

(1)血常规:白细胞计数升高,伴核左移,如有化脓或胆囊坏疽、穿孔时,白细胞计数可高达 20×10^9/L 以上。

(2)肝功能:ALT 与 AST 水平轻度升高,胆总管有梗阻时,胆红素水平升高。

2.B 超检查

B 超检查是妊娠期间诊断胆囊结石和胆囊炎既安全又有效的首选辅助手段,可以检测到 2 mm 以上的结石。敏感度在 90% 以上,假阳性率和假阴性率为 2%～4%。

(1)单纯性胆囊炎:表现为胆囊轻度增大,呈圆形或椭圆形,边缘欠光滑,胆囊内壁模糊、粗糙,胆囊壁增厚>0.3 cm。

(2)坏疽性胆囊炎:表现为胆囊明显扩张,胆囊壁增厚>0.5 cm,由于浆膜下水肿,出现双边影。

(3)胆囊穿孔:胆囊一旦穿孔,则明显缩小,轮廓不清,在其周围有液性暗区,胆囊内可积气。同时腹腔内可出现液性暗区。

三、诊断及鉴别诊断

（一）诊断

妊娠期出现突发性右上腹绞痛,右上腹胆囊区有压痛、肌紧张,墨菲征呈阳性,超声检查见胆囊肿大、壁厚,收缩不良,或合并胆石症,并排除以下疾病时可诊断为急性胆囊炎。

（二）鉴别诊断

1.胃肠道疾病的鉴别

如妊娠急性脂肪肝,妊娠中晚期阑尾炎,胃、十二指肠溃疡穿孔,肠梗阻,急性胰腺炎。

2.其他

右侧急性肾盂肾炎、心肌梗死、右下大叶肺炎。

3.与妊娠期相关疾病相鉴别

重度妊娠期高血压疾病并 HELLP 综合征,另外,须与妊娠早期恶心、厌食、呕吐等早孕反应相鉴别;妊娠期胎盘组织合成分泌碱性磷酸酶,血中碱性磷酸酶水平轻度升高。

四、治疗

（一）非手术治疗

妊娠合并急性胆囊炎,如果症状轻,胆囊功能好,无结石者可予以药物保守治疗。85%～90% 的患者经保守治疗后可缓解症状,但 50% 的患者孕期会反复发作。复发时病情往往加重,包括胆总管胆石症及胆石性胰腺炎的风险增加。

1.饮食控制

发作期禁食水,必要时对胃肠减压,缓解期予以低脂、低胆固醇的饮食。

2.对症治疗

发作期予以解痉、镇痛的药物,如阿托品 0.5～1 mg,必要时肌内注射哌替啶 50～100 mg,缓解期予以利胆药物。

3.支持疗法

补充液体,纠正水、电解质紊乱及酸碱失衡。

4.补充维生素

出现黄疸时用大剂量的维生素 K 注射。

5.抗感染治疗

选择对胎儿影响较小的抗生素,如青霉素及头孢类抗生素。

(二)手术治疗

非手术治疗的失败,并发胆囊积脓、穿孔及弥散性腹膜炎,尽快进行胆囊切除术,有急性化脓性胆总管炎,应同时探查胆总管并引流。对于反复发作的胆囊炎,也可考虑手术治疗。妊娠早期手术易导致流产,妊娠中期手术对胎儿的影响最小,妊娠晚期可先进行剖宫产,再进行胆囊切除术。术后继续抗进行感染治疗,需要继续妊娠者给予保胎治疗。

对于妊娠期是否积极手术存在不同的看法。有学者认为,胆囊炎是一种外科疾病,妊娠期反复发作的机会很高。一旦妊娠晚期急性发作,不仅增加了早产的风险且手术难度加大,因此,妊娠胆囊炎更倾向于手术治疗,可以防止胆石性胰腺炎等并发症。有学者报道,中孕期胆囊切除术早产的发生率为 0,而到晚孕期早产的发生率高达 40%。也有学者报道称 63 名妊娠期合并有症状的胆囊炎患者,10 例患者妊娠中期进行外科手术治疗,无一例发生流产或早产。而 53 例保守治疗者中,20 例患者的症状反复或病情加重,8 例患者引产中 2 例早产。因此认为妊娠期有胆囊炎症状的患者建议手术切除胆囊,手术治疗是安全的,可以减少引产及早产的发病率,减少胎儿的死亡率。

1.手术方式

开腹及腹腔镜。妊娠期在腹腔镜下切除胆囊和十二指肠乳头切开术的效果较好,对胎儿及孕妇的影响小,不易诱发早产。

2.经内镜逆行胆胰管成像(ERCP)

ERCP 下进行括约肌切开术或胆结石取出术,也是一种较理想的治疗妊娠期急性胆囊炎的方法。其优点为:①可以替代胆囊切除术。②产后胆囊的功能恢复快。③可以降低孕妇、胎儿的患病率及死亡率;④最大限度地避开开腹及腹腔镜手术所致子宫激惹及麻醉风险。⑤花费低。

(李丽娟)

第九章

胎儿及其附属物异常

第一节　胎儿生长受限

胎儿生长受限(fetal growth restriction,FGR)指胎儿体重低于其同孕龄平均体重的第 10 百分位数或低于其同孕龄平均体重的 2 个标准差。

将新生儿的出生体重按孕龄列出百分位数,取第 10 百分位数及第 90 百分位数的二根曲线,在第 10 百分位数以下者称小于胎龄儿(small for gestational age,SGA),在第 90 百分位数以上称大于胎龄儿(large for gestational age,LGA),在第 90 和第 10 百分位数之间称适于胎龄儿(appropriate for gestational age,AGA)。20 世纪 60 年代后上海地区将小于胎龄儿统称为小样儿,分为早产小样儿、足月小样儿及过期小样儿。但并不是出生体重低于第 10 百分位数的婴儿都是病理性生长受限,有些偏小是因为体质因素,仅仅是小个子。1992 年加尔多西(Gardosi)等认为,有 25%～60% 的婴儿诊断为小于胎龄儿,但如果排除如母体的种族、孕产次及身高等影响出生体重的因素,这些婴儿实际上是适于胎龄儿。1969 年厄舍(Usher)等提出胎儿生长的标准定义应基于正常范围平均值的 ±2 标准差。与第 10 百分位数相比,此定义将 SGA 儿限定在 3%,显然这种定义更有临床意义,因为这部分婴儿中预后最差的是出生体重低于第 3 百分位数。国外报道宫内生长受限儿的发生率为全部活产的 4.5%～10.0%,上海新华医院资料中小样儿的发生率为 3.1%。

一、病因学

胎儿生长受限的病因迄今尚未完全阐明。约有 40% 发生于正常妊娠,30%～40% 发生于母体有各种妊娠并发症或合并症者,10% 发生于多胎妊娠,10% 发生于胎儿感染或畸形。下列各因素可能与胎儿生长受限的发生有关。

(一)孕妇因素

1.妊娠并发症和合合症

妊娠期高血压疾病、慢性肾炎、糖尿病血管病变的孕妇由于子宫胎盘灌注不够易引起胎儿生长受限。自身免疫性疾病、发绀型心脏病、严重遗传型贫血等均会引起 FGR。

2.遗传因素

胎儿出生体重的差异,40%来自父母的遗传基因,又以母亲的影响较大,如孕妇身高、孕前体重、妊娠时的年龄及孕产次等。

3.营养不良

孕妇偏食、妊娠剧吐及摄入蛋白质、维生素、微量元素和热量不足的,容易产生小样儿,胎儿出生体重与母体的血糖水平呈正相关。

4.烟、酒和某些药物的影响

吸烟、喝酒、麻醉剂及相关药品均与FGR相关。某些降压药由于降低动脉压,降低子宫胎盘的血流量,也影响了胎儿宫内生长。

(二)胎儿因素

1.染色体异常

21、18 或 13-三体综合征、Turner 综合征、猫叫综合征常伴发 FGR。超声检查没有发现明显畸形的FGR胎儿中,近20%可发现核型异常,当胎儿生长受限和胎儿畸形同时存在时,染色体异常的概率明显增加。21-三体综合征胎儿的生长受限一般是轻度的,18-三体综合征胎儿常有明显的生长受限。

2.胎儿畸形

如先天性成骨不全和各类软骨营养障碍等可伴发FGR,严重畸形的婴儿有 1/4 伴随生长受限,畸形越严重,婴儿越可能是小于胎龄儿。许多遗传性综合征也与 FGR 有关。

3.胎儿感染

在胎儿生长受限的病例中,多达10%的人发生病毒、细菌、原虫和螺旋体感染。宫内感染如风疹病毒、巨细胞病毒、弓形虫、梅毒螺旋体等均可引起FGR。

4.多胎

与正常单胎相比,双胎或更多胎妊娠更容易发生其中一个或多个胎儿生长受限。

(三)胎盘因素

胎盘结构和功能异常是发生 FGR 的病因,在 FGR 中孕 36 周后胎盘的增长缓慢、胎盘绒毛膜的面积和毛细血管的面积均减少。慢性部分胎盘早剥、广泛性梗死或绒毛膜血管瘤均可造成胎儿生长受限。脐带帆状附着也可导致胎儿生长受限。

二、分类和临床表现

(一)内因性匀称型 FGR

少见,属于早发性胎儿生长受限,在受孕时或在胚胎早期,不良因素即发生作用,使胎儿生长、发育严重受限。其原因包括染色体异常、病毒感染、接触放射性物质及其他有毒物质。因胎儿在体重、头围和身长 3 方面均受限,头围与腹围均小,故称均称型。

特点:①体重、身长、头径相称,但均小于该孕龄的正常值。②外表无营养不良表现,器官分化或成熟度与孕龄相符,但各器官的细胞数量均减少,脑重量轻,神经元功能不全和髓鞘形成迟缓。③胎盘体积重量小,但组织结构无异常,胎儿无缺氧表现。④胎儿出生缺陷的发生率高,围生儿的病死率高,预后不良。产后新生儿多有脑神经发育障碍,伴有小儿智力障碍。

（二）外因性不匀称型 FGR

常见，属于继发性生长发育不良，胚胎发育早期正常，至妊娠中晚期受到有害因素的影响，常见于妊娠期高血压疾病、慢性高血压、糖尿病、过期妊娠，导致胎盘功能不全。

特点：①新生儿外表呈营养不良或过熟儿状态，发育不匀称，身长、头径与孕龄相符但体重偏低。②胎儿常有宫内慢性缺氧及代谢障碍，各器官细胞的数量正常，但细胞的体积缩小，以肝脏为著。③胎盘体积正常，但功能下降，伴有缺血、缺氧的病理改变，常有梗死、钙化、胎膜黄染等。④新生儿在出生以后躯体发育正常，易发生低血糖。

（三）外因性匀称型 FGR

为上述两型的混合型，其病因有母儿双方的因素，常因营养不良，缺乏叶酸、氨基酸等微量元素，或有害药物的影响所致，有害因素在整个妊娠期间均产生影响。

特点：①新生儿身长、体重、头径均小于该孕龄的正常值，外表有营养不良的表现。②各器官细胞的数目减少，导致器官的体积均缩小，肝脾严重受累，脑细胞数也明显减少。③胎盘小，外观正常。胎儿少有宫内缺氧，但存在代谢不良。④新生儿的生长与智力发育常受到影响。

三、诊断

（一）产前检查

准确判断孕龄，详细询问孕产史及有无高血压、慢性肾病、严重贫血等疾病史，有无接触有毒有害物质及不良嗜好，判断是否存在导致 FGR 的高危因素。

（二）宫高及体重的测量

根据宫高推测胎儿的大小和增长速度，确定末次月经和孕周后，产前检查测量子宫底的高度，在孕 28 周后如连续 2 次子宫底的高度小于正常的第 10 百分位数时，则有 FGR 的可能。另外从孕 13 周起体重平均每周增加 350 g 直至足月，孕 28 周后如孕妇体重连续 3 周未增加，要注意是否有胎儿生长受限。

（三）定期 B 超监测

（1）头臀径：是孕早期胎儿生长发育的敏感指标。

（2）双顶径：对疑有胎儿生长受限者，应系统测量胎头双顶径，每 2 周 1 次观察胎头双顶径的增长情况。正常胎儿在孕 36 周前其双顶径增长较快，如胎头双顶径每 2 周增长<2 mm，则为胎儿生长受限；若增长>4 mm，则可排除胎儿生长受限。

（3）腹围：胎儿腹围的测量是估计胎儿大小最可靠的指标。妊娠 36 周前腹围值小于头围值，36 周时相等，以后腹围值大于头围值，计算腹围/头围值，若比值小于同孕周的第 10 百分位数，有 FGR 的可能。

（四）多普勒测速

与胎儿生长受限密切相关的多普勒异常特征是脐动脉、子宫动脉舒张末期血流消失或反流，胎儿静脉导管反流等，说明脐血管的阻力增加。

（五）出生后诊断

（1）出生体重：胎儿出生后测量其出生体重，参照出生孕周，若低于该孕周应有的平均体重的第 10 百分位数，即可做出诊断。

（2）胎龄估计：对出生体重<2 500 g 的新生儿进行胎龄判断非常重要。由于约 15% 的孕妇没有正确的月经史，加上妊娠早期的阴道流血与月经混淆，FGR 儿与早产儿的鉴别就很重要。

外表观察对胎龄估计较为重要,对于胎龄未明的低体重儿可从神态、皮肤耳壳、乳腺跖纹、外生殖器等方面加以鉴定是 FGR 儿还是早产儿。临床上往往可以发现一些低体重儿肢体无水肿,躯体缺毳毛,但耳壳软而不成形,存在乳房结节和大阴唇发育差的矛盾现象,则提示有早产 FGR 儿的可能。

四、治疗

(一)一般处理

(1)卧床休息:左侧卧位可使肾血流量和肾功能恢复正常,从而改善子宫胎盘的供血。

(2)吸氧:胎盘交换功能障碍是导致 FGR 的原因之一,吸氧能够改善胎儿的内环境。

(3)补充营养物质:FGR 的病因众多,其中包括母血中营养物质的利用度的降低,或胎盘物质的交换受到影响,所以 FGR 治疗的理论基础为补充治疗,包括增加营养物质如糖类和蛋白质的供应。治疗越早其效果越好,小于孕 32 周开始治疗的效果好,孕 36 周后治疗的效果差。

(4)积极治疗引起 FGR 的高危因素:对于妊娠期高血压病、慢性肾炎可以用抗高血压药物、肝素治疗。

(5)口服小剂量阿司匹林:抑制血栓素 A_2 的合成,提高前列环素与血栓素 A_2 的比值,扩张血管,改善子宫胎盘的血供,但不改变围产儿的死亡率。

(6)钙通道阻滞剂:扩张血管,改善子宫动脉血流,在吸烟者中可增加胎儿的体重,对非吸烟者尚无证据。

(二)产科处理

适时分娩:胎儿确定为 FGR 后,决定分娩时间较困难,必须在胎儿死亡的危险和早产的危害之间权衡利弊。

1.近足月

足月或近足月的 FGR,应积极终止妊娠,可取得较好的胎儿预后。孕龄达到或>34 周时,如果有明显的羊水过少应考虑终止妊娠。胎心率正常者可经阴道分娩,但这些胎儿与适于胎龄儿相比,多数不能耐受产程与宫缩,故应采取剖宫产。如果 FGR 的诊断尚未确立,应期待处理,加强胎儿监护,等待胎肺成熟后终止妊娠。

2.孕 34 周前

确诊 FGR 时如果羊水量及胎儿监护正常则继续观察,每周 1 次 B 超检查,如果胎儿正常并继续长大,可继续妊娠等待胎儿成熟,否则考虑终止妊娠。须考虑终止妊娠时,酌情进行羊膜腔穿刺,测定羊水中 L/S 比值、肌酐水平等,了解胎儿成熟度,有助于临床处理决定。为促使胎儿肺表面活性物质的产生,可用地塞米松 5 mg 肌内注射,每 8 小时 1 次或 10 mg 肌内注射 2 次/天,共 2 天。

(三)新生儿处理

FGR 儿存在缺氧,容易发生胎粪吸入,故应即时处理新生儿,清理声带下的呼吸道,吸出胎粪,并做好新生儿复苏抢救。及早喂养糖水以防止低血糖,并注意低血钙、防止感染及纠正红细胞增多症等并发症。

五、预后

FGR 近期和远期并发症发生率均较高。

（1）FGR 儿出生后的个体生长发育很难预测，一般对称性或全身性 FGR 儿在出生后生长发育缓慢，相反，不对称性 FGR 儿出生后生长发育可以很快赶上。

（2）FGR 儿的神经系统及智力发育也不能被准确预测，1992 年 Low 等在 9～11 年的长期随访研究中发现，有一半的 FGR 儿存在学习问题，有报道 FGR 儿易发生脑瘫。

（3）FGR 儿成年后患高血压、糖尿病和冠心病等心血管疾病和代谢性疾病的概率较高。

（4）再次妊娠时 FGR 的发生率：有过 FGR 的妇女，再发生 FGR 的危险性增加。有 FGR 史及持续存在内科合并症的妇女，更易发生 FGR。

（张　莉）

第二节　胎儿畸形

广义的胎儿畸形指胎儿先天异常，包括胎儿各种结构畸形、功能缺陷、代谢及行为发育的异常，又细分为代谢障碍异常、组织发生障碍异常、先天畸形和先天变形。

狭义的胎儿畸形，即胎儿先天畸形，是指由内在的异常发育而引起的器官或身体某部位的形态学缺陷，又称为出生缺陷。

据美国 2006 年全球出生缺陷报告，全球每年大约有 790 万的出生缺陷儿出生，约占出生总人口的 6%。已被确认的出生缺陷有 7 000 多种，其中全球前 5 位的常见严重出生缺陷占所有出生缺陷的 25%，依次为先天性心脏病（104 万）、神经管缺陷（32.4 万）、血红蛋白病（地中海贫血，30.8 万）、唐氏综合征（21.7 万）和葡萄糖-6-磷酸脱氢酶缺乏症（17.7 万）。我国每年有 20 万～30 万肉眼可见的先天畸形儿出生，加上出生后数月和数年才显现的缺陷，先天残疾儿童总数高达 80 万～120 万，占每年出生人口总数的 4%～6%。据全国妇幼卫生监测办公室和中国出生缺陷监测中心调查，我国主要出生缺陷 2007 年排前五位的是先天性心脏病、多指（趾）、总唇裂、神经管缺陷和脑积水。

一、病因

目前认为胎儿畸形主要由遗传因素、环境因素，以及遗传因素和环境因素共同作用所致。遗传因素（包括染色体异常和基因遗传病）占 25%；环境因素（包括放射、感染、母体代谢失调、药物及环境化学物质等）占 10%；两种原因相互作用及原因不明的占 65%。

（一）遗传因素

目前已经发现有 5 000 多种遗传病，究其病因，主要分为单基因遗传病、多基因遗传病和染色体病。

单基因病是由一个或一对基因的异常引起，可表现为单个畸形或多个畸形。按遗传方式分为常见常染色体显性遗传病［多指（趾）、并指（趾）、珠蛋白生成障碍性贫血、多发性家族性结肠息肉、多囊肾、先天性软骨发育不全、先天性成骨发育不全、视网膜母细胞瘤等］、常染色体隐性遗传病（白化病、苯丙酮尿症、半乳糖血症、黏多糖病、先天性肾上腺皮质增生症等）、X 连锁显性遗传病（抗维生素 D 佝偻病、家族性遗传性肾炎等）和 X 连锁隐性遗传病（血友病、色盲、进行性肌营养不良等）。

多基因遗传病是由于 2 对以上基因变化,通常仅表现为单个畸形。多基因遗传病的特点:基因之间没有显、隐性的区别,而是共显性,每个基因对表型的影响很小,称为微效基因,微效基因具有累加效应,常常是遗传因素与环境因素共同作用的。常见多基因遗传病有先天性心脏病、小儿精神分裂症、家族性智力低下、脊柱裂、无脑儿、少年型糖尿病、先天性肥大性幽门狭窄、重度肌无力、先天性巨结肠、气道食管瘘、先天性腭裂、先天性髋脱位、先天性食管闭锁、马蹄内翻足、原发性癫痫、躁狂抑郁精神病、尿道下裂、先天性哮喘、睾丸下降不全、脑积水等。

染色体数目或结构异常(包括常染色体和性染色体)均可导致胎儿畸形,又称染色体病,如21-三体综合征、18-三体综合征、13-三体综合征、Turner 综合征等。

(二)环境因素

环境因素包括放射、感染、母体代谢失调、药物及环境化学物质、毒品等环境中可接触的物质。环境因素致畸与其剂量-效应、临界作用及个体敏感性吸收、代谢、胎盘转运、接触程度等有关。自 20 世纪 40 年代广岛长崎上空爆炸原子弹诱发了胎儿畸形,20 世纪 50 年代甲基汞污染水体引起了先天性水俣病,以及 20 世纪 60 年代反应停在短期内诱发了近万例海豹畸形婴儿以来,环境因素引起先天性发育缺陷受到了医学界的高度重视。风疹病毒可引起胎儿先天性白内障、心脏异常,梅毒也可引起胎儿畸形。另外,环境因素常常参与多基因遗传病的发生有关。

二、胎儿畸形的发生易感期

在卵子受精后 2 周,孕卵着床前后,药物及周围环境的毒物对胎儿的影响表现为"全"或"无"效应。"全"表示胚胎受损严重而死亡,最终流产;"无"指无影响或影响很小,可以经其他早期的胚胎细胞的完全分裂代偿受损细胞,胚胎继续发育,不出现异常。致畸高度敏感期在受精后 3～8 周,亦即停经后的5～10 周,胎儿各部开始定向发育,主要器官均在此时期内初步形成。如神经在受精后 15～25 天初步形成,心脏在 20～40 天初步形成,肢体在 24～26 天初步形成。该段时间内受到环境因素影响,特别是感染或药物的影响,可能对将发育成特定器官的细胞产生伤害,胚胎停育或畸变。8 周后进入胎儿阶段,致畸因素作用后仅表现为细胞生长异常或死亡,极少导致胎儿的结构畸形。

三、常见胎儿畸形

(一)先天性心脏病

由多基因遗传及环境因素综合致病,发病率为 8‰ 左右,妊娠糖尿病孕妇胎儿患先天性心脏病的概率升高。环境因素中妊娠早期感染,特别是风疹病毒感染容易引起发病。

先天性心脏病的种类繁多,有法洛四联症、室间隔缺损、左心室发育不良、大血管转位、心内膜垫缺损、埃布斯坦综合征(Ebstein 畸形)、心律失常等。由于医学超声技术水平的提高,绝大多数先天性心脏病可以在妊娠中期发现。

(1)法洛四联症:指胎儿心脏同时出现以下 4 种发育异常:室间隔缺损、右心室肥大、主动脉骑跨和肺动脉狭窄,占胎儿心脏畸形的 6%～8%,属于致死性畸形,一旦确诊,建议终止妊娠。

(2)室间隔缺损:是最常见的先天性心脏病,占 20%～30%,可分为 3 种类型。①漏斗部:又称圆锥间隔,约占室间隔的 1/3。②膜部间隔:面积甚小,直径不足 1.0 cm。③肌部间隔:面积约占 2/3。膜部间隔为缺损好发部位,肌部间隔缺损最少见。各部分缺损又分若干亚型:漏斗部缺损分干下型(缺损位于肺动脉瓣环下,主动脉右与左冠状瓣交界处之前)、嵴上(内)型缺损(位于室上嵴之内或左上方);膜部缺损分嵴下型(位于室上嵴右下方)、单纯膜部缺损、隔瓣下缺损(位于三尖瓣隔叶左下方);肌部缺损可发生在任何部位,可单发或多发。大部分室间隔缺损在胎儿出生后需要进行手术修补。

(3)左心室发育不良:占胎儿心脏畸形的 2%～3%,左心室狭小,常合并有二尖瓣狭窄或闭锁、主动脉发育不良,属致死性心脏畸形。

(4)大血管转位:占胎儿心脏畸形的 4%～6%,发生于孕 4～5 周,表现为主动脉从右心室发出,肺动脉从左心室发出,属复杂先天畸形。胎儿出生后需要手术治疗,首选的手术方式是动脉调转术,但因需冠状动脉移植、肺动脉瓣重建为主动脉瓣、血管转位时远段肺动脉扭曲、使用停循环技术等,术后随访发现患儿存在冠状动脉病变、主动脉瓣反流、神经发育缺陷、肺动脉狭窄等并发症。

(5)心内膜垫缺损:占胎儿心脏畸形的 5%左右,其中 60%的胎儿合并有其他染色体异常。心内膜垫是胚胎的结缔组织,参与形成心房间隔、心室间隔的膜部,以及二尖瓣和三尖瓣的瓣叶、腱索。心内膜垫缺损又称房室管畸形,主要病变是房室环上、下方心房和心室间隔组织部分缺失,且可伴有不同程度的房室瓣畸形。胎儿出生后需手术治疗,合并染色体异常时,其预后不良。

(6)Ebstein 畸形:占胎儿心脏畸形的 0.3%左右,属致死性心脏畸形。1866 年由 Ebstein 首次报道,又名三尖瓣下移畸形。三尖瓣隔瓣和(或)后瓣偶尔连同前瓣下移附着于近心尖的右室壁上,将右室分为房化右室和功能右室,异位的瓣膜绝大多数关闭不全,也可有狭窄。巨大的房化右室和严重的三尖瓣关闭不全会影响患者心功能,有报道称 48%的胎儿胎死宫内,35%的胎儿出生后虽经及时治疗仍死亡。

(7)胎儿心律失常:占胎儿的心脏畸形 10%～20%,主要表现为期外收缩(70%～88%)、心动过速(10%～15%)和心动过缓(8%～12%)。胎儿超声心动图是产前检查胎儿心律失常的可靠的无创性影像技术,其应用有助于早期检出并指导心律失常胎儿的处理。大多数心律失常的胎儿预后良好,不需要特殊治疗,少部分合并胎儿畸形或出现胎儿水肿,则预后不良,可采用宫内药物(如地高辛)治疗改善预后。

除上述胎儿心脏畸形外,还有永存动脉干、心室双流出道、心肌病、心脏肿瘤等。必须提出的是,心脏畸形常常不是单独存在的,有的是某种遗传病的一种表现,需要排查。

(二)多指(趾)

临床分为 3 种类型:①单纯多余的软组织块或称浮指。②具有骨和关节正常成分的部分多指。③具有完全的多指。多种异常或遗传综合征合并有多指(趾)表现,预后也与是否合并有其他异常或遗传综合征有关。单纯多指(趾)具有家族遗传性,手术效果良好。目前国内很多医院没有将胎儿指(趾)的形状和数量观察作为常规的筛查项目。

(三)总唇裂

包括唇裂和腭裂,发病率为 1‰,再发危险为 4%。父为患者,后代发生率为 3%;母为患者,后代发生率为 14%。单纯小唇裂胎儿出生后手术修补的效果良好,但有严重唇裂同时合并有腭裂时,影响哺乳。B 超妊娠中期筛查有助诊断,但可能漏诊部分腭裂,新生儿预后与唇腭裂的种类、部位、程度,以及是否合并有其他畸形或染色体异常有关。孕前 3 个月开始补充含有一定叶酸的多种维生素可减少唇腭裂的发生。

(四)神经管缺陷

神经管在胚胎发育的 4 周前闭合。孕早期叶酸的缺乏可引起神经管关闭缺陷,神经管缺陷包括无脑儿、枕骨裂、露脑与脊椎裂。各地区的发病率差异较大,我国北方地区高达 6‰～7‰,占胎儿畸形总数的 40%～50%,而南方地区的发病率仅为 1‰左右。

1.无脑儿

颅骨与脑组织缺失,偶见脑组织残基,常伴有肾上腺发育不良及羊水过多,属致死性胎儿畸形。孕妇血清甲胎蛋白(AFP)水平异常升高,B 超检查可以确诊,表现为颅骨不显像,双顶径无法测量。一旦确诊,建议终止妊娠。即使妊娠足月,约 75%在产程中死亡,其他则于产后数小时或数天内死亡。无脑儿的外观颅骨缺失、双眼暴突、颈短。

2.脊柱裂

脊柱裂是指由于先天性的椎管闭合不全,在脊柱的背或腹侧形成裂口,可伴或不伴有脊膜、神经成分突出的畸形。可分为囊性脊柱裂和隐性脊柱裂,前者根据膨出物与神经、脊髓组织的病理关系分为脊膜膨出、脊髓脊膜膨出和脊髓裂。囊性脊柱裂的病儿于出生后即见在脊椎后纵轴线上有囊性包块突起,呈圆形或椭圆形,其大小不等,有的有细颈或蒂,有的基底部较大无颈。脊髓脊膜膨出均有不同程度的神经系统症状和体征,患儿下肢无力或足畸形、大小便失禁或双下肢呈完全弛缓性瘫痪。脊髓裂胎儿出生后即可看到脊髓外露、局部无包块、有脑脊液漏出,常并有严重的神经功能障碍,不能存活。囊性脊柱裂几乎均须手术治疗,隐性脊柱裂为单纯骨性裂隙,常见于腰骶部第五腰椎和第一骶椎。病变区域皮肤大多正常,少数显示色素沉着、毛细血管扩张、皮肤凹陷、局部多毛的现象。在婴幼儿期无明显症状;长大以后可出现腰腿痛或排尿、排便困难。

孕期孕妇血清甲胎蛋白(AFP)水平异常升高,B 超排畸筛查可发现部分脊柱排列不规则或有不规则囊性物膨出,常伴有 lemon 征(双顶径测定断面颅骨轮廓呈柠檬状)和 banana 征(小脑测定断面小脑呈香蕉状)。孕前 3 个月起至孕后 3 个月补充叶酸,可有效预防脊柱裂的发生。

(五)脑积水

与胎儿畸形、感染、遗传综合征、脑肿瘤等有关。最初表现为轻度脑室扩张,处于动态变化的过程。单纯的轻度脑室扩张无严重后果,但当脑脊液大量蓄积,引起颅压升高、脑室扩张、脑组织受压、颅腔体积增大、颅缝变宽、囟门增大时,则会引起胎儿神经系统后遗症,特别是合并其他畸形或遗传综合征时,则预后不良,孕期动态 B 超检查有助于诊断。对于严重的脑室扩张伴有头围增大时,或合并有丹迪-沃克(Dandy-Walker)综合征等其他异常时,建议终止妊娠。

(六)唐氏综合征

又称 21-三体综合征或先天愚型,是最常见的染色体异常,发病率为 1/800。根据染色体核型的不同,唐氏综合征分为 3 种类型,即单纯 21-三体型、嵌合型和易位型。唐氏综合征的发生起源于卵子或精子发生的减数分裂过程中随机发生的染色体的不分离现象,导致 21 号染色体多了 1 条,破坏了正常基因组遗传物质间的平衡,造成患儿智力低下、颅面部畸形及特殊面容、肌张力低下、多并发先天性心脏病,患者白血病的发病率增高,为普通人群的 10～20 倍。生活难以自理,患者预后一般较差,50%左右的患者于 5 岁前死亡。目前对唐氏综合征缺乏有效的治疗方法。

通过妊娠早、中期唐氏综合征母体血清学检测(早期 PAPP-A、游离 β-HCG,中期 AFP、β-HCG 和 uE$_3$ 等水平),结合 B 超检查,可检测 90%以上的唐氏综合征。对高风险胎儿,通过绒毛活检或羊水穿刺或脐血穿刺等技术做染色体核型分析可以确诊。一旦确诊,建议终止妊娠。

多数单纯 21-三体型唐氏综合征患儿是在配子形成中随机发生的,其父母多正常,没有家族史,与高龄密切相关。因此,即使夫妇双方均不是唐氏综合征患者,仍有可能怀有唐氏综合征的胎儿。易位型患者通常由父母遗传而来,对于父母一方为染色体平衡易位时,所生的子女中,1/3为正常者,1/3为易位型患者,1/3为平衡易位型携带者。如果父母之一为21/21平衡易位携带者,其活婴中全部为21/21易位型患者。

四、辅助检查

随着母胎医学的发展,现在很多胎儿畸形可以在产前发现或干预,采用的手段有以下几方面。

（一）产科 B 超检查

除早期 B 超检查确定宫内妊娠、明确孕周、了解胚胎存活发育的情况外,早期妊娠和中期妊娠遗传学超声筛查,可以发现 70% 以上的胎儿畸形。

（二）母体血清学筛查

可用于胎儿染色体病特别是唐氏综合征的筛查。孕早期检测妊娠相关蛋白（PAPPA）和 β-HCG 水平,孕中期检测 AFP、β-HCG 和 uE_3 水平,是广泛应用的组合。优点是无创伤性,缺点是只能提供风险率,不能确诊。

（三）侵入性检查

孕早期绒毛吸取术、孕中期羊膜腔穿刺术和孕中晚期脐带穿刺术可以直接取样,进行胎儿细胞染色体诊断。

（四）胎儿镜

有创、直观,对发现胎儿外部畸形（包括一些 B 超不能发现的小畸形）的优势明显,但胎儿的高流失率阻碍了其临床的广泛应用。

（五）孕前及孕期母血 TORCH 检测

有助于了解胎儿畸形的风险与病因。

（六）分子生物学技术

从孕妇外周血中富集胎儿来源的细胞或遗传物质,联合应用流式细胞仪、单克隆抗体技术、聚合酶链反应技术进行基因诊断,是胎儿遗传疾病产前诊断的发展方向。

五、预防和治疗

预防出生缺陷应实施 3 个级别的预防。一级预防是通过健康教育、选择最佳生育时机、遗传咨询、孕前保健、合理营养、避免接触放射线和有毒有害物质、预防感染、谨慎用药、戒烟戒酒等孕前阶段综合干预,减少胎儿出生缺陷的发生。二级预防是通过孕期筛查和产前诊断识别胎儿的严重先天缺陷,早期发现、早期干预,减少缺陷儿的出生。三级预防是指对新生儿疾病的早期筛查、早期诊断、及时治疗,避免或减轻致残,提高患儿的生活质量和生存概率。

建立、健全围生期保健网,向社会广泛宣传优生知识,避免近亲婚配或严重的遗传病患者婚配,同时提倡适龄生育,加强遗传咨询和产前诊断,注意环境保护,减少各种环境致畸因素的危害,可有效地降低各种先天畸形儿的出生率。

对于无脑儿、严重脑积水、法洛四联症、唐氏综合征等致死性或严重畸形者,一经确诊应进行引产术终止妊娠;对于有存活机会且能通过手术矫正的先天畸形儿,分娩后转有条件的儿科医院进一步诊治。针对宫内治疗胎儿畸形,国内、外有一些探索并取得了疗效,如双胎输血综合征的宫内激光治疗、胎儿心律失常的宫内药物治疗等。对于畸形胎儿的宫内外科治疗,其争议较大,需要进一步的研究探索。

(张 莉)

第三节 巨 大 儿

巨大儿是一个描述胎儿过大的不精确的术语。国内、外尚无统一的标准,有多种不同的阈值标准,如 3.8 kg、4 kg、4.5 kg、5.0 kg。1991 年,美国妇产科协会提出新生儿的出生体重≥4 500 g 者为巨大儿,我国以≥4 000 g 者为巨大儿。随着生活水平提高,更加重视孕期营养,巨大儿的出生率越来越高。上海市普陀区 1989 年巨大儿的发生率为 5.05%,1999 年增加到 8.62%。有学者报道山东地区 1995—1999 年巨大儿的发生率为 7.46%。斯托兰特(Stotland)等报道美国 1995—1999 年巨大儿发生率为 13.6%。20 世纪 90 年代 20 世纪比 70 年代的巨大儿增加 1 倍。若产道、产力及胎位均正常,仅胎儿巨大,即可出现头盆不称而发生分娩困难,如肩难产。

一、高危因素

巨大儿是多种因素综合作用的结果,很难用单一的因素解释。临床资料表明仅有 40% 的巨大儿存在各种高危因素,其他 60% 的巨大儿无明显的高危因素存在。根据威廉姆斯(Williams)产科学的描述,巨大儿常见的因素有糖尿病、父母肥胖(尤其是母亲肥胖)、经产妇、过期妊娠、孕妇年龄、男胎、上一胎巨大儿、种族和环境等。

(一)孕妇糖尿病

包括妊娠合并糖尿病和妊娠糖尿病,甚至糖耐量受损,巨大儿的发病率均明显升高。在胎盘功能正常的情况下,孕妇的血糖浓度升高,通过胎盘进入胎儿血循环,使胎儿的血糖浓度升高,刺激胎儿胰岛 B 细胞增生,导致胎儿胰岛素分泌的反应性升高,使得胎儿患有高糖血症和高胰岛素血症,促进糖原、脂肪和蛋白质合成,使胎儿脂肪堆积、脏器增大、体重增加,故胎儿巨大。糖尿病孕妇巨大儿的发病率可达 26%,而正常孕妇中巨大儿的发生率仅为 5%。但是,并不是所有糖尿病孕妇的巨大儿的发病率都升高。当糖尿病合并妊娠的 White 分级在 B 级以上时,由于胎盘血管的硬化,胎盘功能的降低,反而使胎儿生长受限的发病率升高。

(二)孕前肥胖及孕期体重增加过快

当孕前体质指数>30 kg/m²、孕期营养过剩、孕期体重增加过快时,巨大儿的发生率均明显升高。有学者对 588 例体重>113.4 kg 及 588 例体重<90.7 kg 的妇女的妊娠并发症比较,发现前者的妊娠糖尿病、巨大儿及肩难产的发病率分别为 10%、24% 和 5%,明显高于后者的 0.7%、7% 和 0.6%。当孕妇体重>136 kg 时,巨大儿的发生率高达 30%,可见孕妇肥胖与妊娠糖尿病、巨大儿和肩难产等均有密切的相关性。这可能与能量摄入大于能量消耗导致孕妇和胎儿的内分泌代谢平衡失调有关。

(三)经产妇

有资料报道胎儿的体重随分娩次数的增加而增加,妊娠 5 次以上者的胎儿平均体重增加了 80~120 g。

（四）过期妊娠

与巨大儿有明显的相关性。孕晚期是胎儿生长发育的最快时期,过期妊娠而胎盘功能正常者,子宫胎盘血供良好,持续供给胎儿营养物质和氧气,胎儿不断生长,以致孕期越长,胎儿体重越大,过期妊娠巨大儿的发生率是足月儿的 3～7 倍,肩难产的发生率比足月儿增加了 2 倍。有学者报道>41 周巨大儿的发生率是 33.3%,也有学者报道孕 40～42 周时,巨大儿的发生率是20%,而孕 42～42 周时其发生率升高到 43%。

（五）孕妇年龄

高龄孕妇并发肥胖和糖尿病的机会增多,因此分娩巨大儿的可能性增大。斯托兰特等报道孕妇为 30～39 岁巨大儿的发生率最高,为 15.3%;而 20 岁以下的发生率最低,为 8.4%。

（六）上一胎巨大儿

曾经分娩过>4 000 g 新生儿的妇女与无此病史的妇女相比,再次分娩>4 500 g 新生儿的概率增加了 5～10 倍。

（七）羊水过多

巨大儿往往与羊水过多同时存在,两者的因果关系尚不清楚。

（八）遗传因素

遗传基因是决定胎儿生长的前提条件,它控制细胞的生长和组织分化,但详细机制还不清楚,遗传因素包括胎儿性别、种族及民族等。在所有有关巨大儿的资料中都有男性胎儿的发生率增加的报道,通常占 60%～65%。这是因为在妊娠晚期的每一孕周男性胎儿的体重比相应的女性胎儿重 150 g。身材高大的父母其子女为巨大儿的发生率高;不同种族、不同民族巨大儿的的发生率各不相同。有学者报道排除其他因素的影响,原为加拿大民族的巨大儿的发生率明显高于加拿大籍的外民族人群的发生率。也有学者报道美国白种人巨大儿发生率为 16%,而非白种人(包括黑色人种、西班牙裔和亚裔)为 11%。

（九）环境因素

高原地区由于空气中氧分压低,巨大儿的发生率较平原地区低。

二、对母儿的影响

分娩困难是巨大儿主要的并发症。由于胎儿体积的增大,胎头和胎肩是分娩困难的主要部位。难产率明显增高,带来母儿的一系列并发症。

（一）对母体的影响

有学者报道新生儿体重>3 500 g 时母体并发症开始增加,且随出生体重的增加而增加,在新生儿体重为 4 000 g 时肩难产和剖宫产率明显增加,4 500 g 时再次增加,其他并发症增加缓慢且平稳(图 9-1)。

1.产程延长或停滞

由于巨大儿的胎头较大,造成孕妇的骨盆相对狭窄,头盆不称的发生率增加。在胎头双顶径较大者,直至临产后胎头始终不入盆,若胎头搁置在骨盆入口平面以上,称为骑跨征阳性,表现为第一产程延长;若双顶径相对小于胸腹径,胎头下降受阻,易发生活跃期延长、停滞或第二产程延长。由于产程延长易导致继发性宫缩乏力,同时巨大儿的子宫容积较大,子宫肌纤维的张力较高,肌纤维的过度牵拉,易发生原发性宫缩乏力;宫缩乏力反过来又导致胎位异常、产程延长。巨大儿的双肩径大于双顶径,尤其是糖尿病孕妇的胎儿,若经阴道分娩,易发生肩难产。

2.手术产发生率增加

巨大儿头盆不称的发生率增加,容易导致产程异常,因此剖宫产的概率增加。

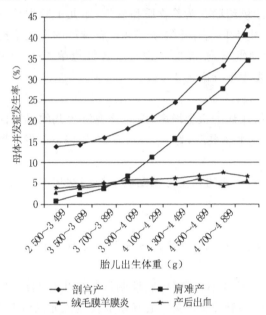

图 9-1　母体并发症发生率与胎儿出生体重的关系

3.软产道损伤

由于胎儿大,胎儿通过软产道时可造成宫颈、阴道、会阴裂伤,严重者可裂至阴道穹隆、子宫下段甚至盆壁,形成腹膜后血肿或阔韧带内血肿。如果梗阻性难产未及时发现和处理,可以导致子宫破裂。

4.尾骨骨折

由于胎儿大、头硬,当通过骨盆出口时,为克服阻力或阴道助产时可能发生尾骨骨折。

5.产后出血及感染

巨大儿产出时子宫肌纤维过度牵拉,易发生产后宫缩乏力,或因软产道损伤引起产后出血,甚至出血性休克。上述各种因素造成产褥感染率增加。

6.生殖道瘘

由于产程长甚至滞产,胎儿头部长时间压于阴道前壁、膀胱、尿道和耻骨联合之间,导致局部组织缺血坏死形成尿瘘,或直肠受压坏死形成粪瘘;或生殖道瘘因手术助产直接损伤所致。

7.盆腔器官脱垂

产后可因分娩时盆底组织过度伸长或裂伤,发生子宫脱垂或阴道前、后壁膨出。

(二)对新生儿的影响

1.新生儿产伤

巨大儿的肩难产率增高,据统计肩难产的发生率为 0.15%～0.60%,体重≥4 000 g 的巨大儿肩难产的发生率为 3%～12%,≥4 500 g 者为 8.4%～22.6%。有学者报道当出生体重＞4 000 g 时,肩难产发生率为 13%。加上巨大儿手术产发生率的增加,则新生儿产伤的发生率高,如臂丛神经损伤及麻痹、颅内出血、锁骨骨折、胸锁乳突肌血肿等。

2.胎儿窘迫、新生儿窒息

胎头娩出后胎肩以下部分嵌顿在阴道内,胎儿不能自主呼吸导致胎儿窘迫、新生儿窒息,如脐带停止搏动或胎盘早剥可引起死胎。

三、诊断

(一)病史及临床表现

多有巨大儿分娩史、糖尿病史。产次较多的经产妇,在妊娠后期出现呼吸困难、自觉腹部沉重及两胁部胀痛。

(二)腹部检查

视诊腹部明显膨隆,宫高>35 cm。触诊胎体大,胎先露部高浮,胎心正常但位置稍高,当子宫高加腹围≥140 cm时,胎儿为巨大儿的可能性较大。

(三)B超检查

胎头双顶径长为98～100 mm,股骨长为78～80 mm,腹围>330 mm,应考虑为巨大儿,同时排除双胎、羊水过多及胎儿畸形。

四、处理

(一)妊娠期

检查发现胎儿大或既往分娩巨大儿者,应检查孕妇有无糖尿病。若为糖尿病孕妇,应积极治疗,必要时予以胰岛素治疗控制胎儿的体重增长,并于妊娠 36 周后,根据胎儿的成熟度、胎盘的功能检查及糖尿病的控制情况,择期引产或剖宫产。不管是否存在妊娠糖尿病,有巨大儿可能的孕妇均要进行营养咨询,合理调节膳食结构,每天摄入的总能量以 8 790～9 210 kJ(2 100～2 200 kcal)为宜,适当降低脂肪的摄入量,同时适当地运动可以降低巨大儿的发生率。

(二)分娩期

估计非糖尿病孕妇的胎儿体重≥4 500 g,糖尿病孕妇的胎儿体重≥4 000 g,即使骨盆正常,为防止母儿产时损伤应进行剖宫产。临产后,不宜试产过久。若产程延长,估计胎儿体重≥4 000 g,胎头停滞在中骨盆也应进行剖宫产。若胎头双顶径已达坐骨棘下 3 cm,宫口已开全者,应做较大的会阴后侧切开,用产钳助产,同时做好处理肩难产的准备工作。分娩后应进行宫颈及阴道检查,了解有无软产道损伤,并预防产后出血。若胎儿已死,进行穿颅术或碎胎术。

(三)新生儿处理

新生儿应预防低血糖的发生,生后 1～2 小时开始喂糖水,及早开奶;积极治疗高胆红素血症,多选用蓝光治疗;新生儿易发生低钙血症,多用10%的葡萄糖酸钙以 1 mL/kg 的比例加入葡萄糖液中,静脉滴注来补充钙剂。

(张　莉)

第四节　多胎妊娠

一次妊娠宫腔内同时有 2 个或 2 个以上胎儿时称为多胎妊娠,一般双胎妊娠多见。Hellin

根据大量资料推算出在自然状态下,多胎妊娠的发生公式为:$1:80^{n-1}$(n 代表一次妊娠的胎儿数)。近年辅助生殖技术广泛开展,多胎妊娠的发生率明显增高。多胎妊娠易引起妊娠期高血压疾病等并发症,属高危妊娠范畴,本节主要讨论双胎妊娠。

一、病因与分类

(一)双卵双胎

2 个卵子分别受精形成的双胎妊娠,称为双卵双胎。双卵双胎约占双胎妊娠的 70%,与应用促排卵药物、多胚胎宫腔内移植及遗传因素有关。2 个卵子分别受精形成 2 个受精卵,各自的遗传基因不完全相同,故形成的 2 个胎儿有区别,如血型、性别不同或相同,但指纹、外貌、精神类型等多种表型不同。胎盘多为 2 个,也可融合成 1 个,但血液循环各自独立。胎盘胎儿面有两个羊膜腔,中间隔有 2 层羊膜、2 层绒毛膜(图 9-2)。

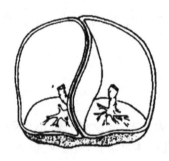

图 9-2 双卵双胎的胎盘及胎膜示意图

(二)单卵双胎

由 1 个受精卵分裂形成的双胎妊娠,称为单卵双胎。单卵双胎约占双胎妊娠的 30%,形成原因不明,不受种族、遗传、年龄、胎次、医源因素的影响。1 个受精卵分裂形成 2 个胎儿,具有相同的遗传基因,故 2 个胎儿性别、血型及外貌等相同。由于受精卵在早期发育阶段发生分裂的时间不同,形成了下述 4 种类型。

1.双羊膜囊双绒毛膜单卵双胎

分裂发生在桑葚期(早期胚泡),相当于受精后 3 天内,形成 2 个独立的受精卵、2 个羊膜囊。2 个羊膜囊之间,隔有 2 层绒毛膜、2 层羊膜,胎盘为 2 个。此种类型约占单卵双胎的 30%。

2.双羊膜囊单绒毛膜单卵双胎

分裂发生在受精后第 4~8 天,胚胎发育处于胚泡期,即已分化出滋养细胞,羊膜囊尚未形成。胎盘为 1 个,2 个羊膜囊之间仅隔有 2 层羊膜,此种类型约占单卵双胎的 68%。

3.单羊膜囊单绒毛膜单卵双胎

受精卵在受精后第 9~13 天分裂,此时羊膜囊已形成,2 个胎儿共存于 1 个羊膜腔内。共有一个胎盘。此类型占单卵双胎的 1%~2%。

4.联体双胎受精卵

在受精第 13 天后分裂,此时原始胚盘已形成,机体不能完全分裂成 2 个,形成不同形式的联体儿,极为罕见。

二、临床表现

(一)症状

双卵双胎多有家族史,孕前曾用促排卵药物或体外受精多个胚胎移植,早孕反应重。中期妊娠后体重增加迅速,腹部增大明显,下肢水肿、静脉曲张等压迫症状的出现早且明显,妊娠晚期常有呼吸困难、活动不便。

(二)体征

子宫大于停经周数,妊娠中晚期腹部可触及多个小肢体或 3 个以上胎极;胎头较小,与子宫大小不成比例;不同部位可听到 2 个胎心,其间有无音区,或同时听诊 1 分钟,2 个胎心率相差10 次以上。双胎妊娠时胎位多为纵产式,以两个头位或一头一臀常见(图 9-3)。

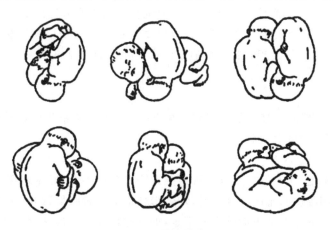

图 9-3　双胎胎位

三、处理原则

无论阴道分娩还是剖宫产,均需积极防治产后出血:①临产时应备血。②胎儿娩出前需建立静脉通道。③第 2 个胎儿娩出后立即使用宫缩剂,并使其作用维持到产后 2 小时以上。

(一)妊娠期

及早诊断出双胎妊娠者,增加其产前检查次数,注意休息。加强营养,补充足够营养;进食含高蛋白质、高维生素及必需脂肪酸的食物;注意补充铁、叶酸及钙剂;预防贫血及妊娠期高血压疾病,防止早产、羊水过多、产前出血等。双胎妊娠有下列情况之一,应考虑进行剖宫产:①第 1 个胎儿为肩先露、臀先露。②宫缩乏力致产程延长,经保守治疗效果不佳。③胎儿窘迫,短时间内不能经阴道结束分娩。④联体双胎孕周＞26 周。⑤严重妊娠并发症需尽快终止妊娠,如重度子痫前期、胎盘早剥等。

(二)分娩期

观察产程和胎心变化,如发现有宫缩乏力或产程较长,应及时处理。第 1 个胎儿娩出后,应立即断脐,助手扶正第 2 个胎儿的胎位,使保持纵产式,等待 20 分钟后,第 2 个胎儿自然娩出。如等待 15 分钟后仍无宫缩,则可人工破膜或静脉滴注缩宫素促进宫缩。如发现脐带脱垂或怀疑为胎盘早剥时,即手术助产。如第 1 个胎儿为臀位,第 2 个胎儿为头位,应注意防止胎头交锁导致难产。

（三）产褥期

第 2 个胎儿娩出后立即肌内注射或静脉滴注缩宫素，腹部放置沙袋，防止腹压骤降而引起休克，同时预防发生产后出血。

（张 莉）

第五节 胎 儿 窘 迫

胎儿在宫内有缺氧征象而危及其健康和生命者，称为胎儿窘迫。胎儿窘迫是一种由于胎儿缺氧而表现的呼吸、循环功能不全综合征，是当前剖宫产的主要适应证之一。胎儿窘迫主要发生在临产过程，以第一产程末及第二产程多见，也可发生在妊娠后期。其发病率各家报道不一，一般在10.0%～20.5%。产前及产时胎儿窘迫是围产儿死亡的主要原因。

一、病因

通过子宫胎盘的循环，母体将氧气输送给胎儿，二氧化碳从胎儿排入母体，在输送交换过程中某一环节出现障碍，均可引起胎儿窘迫。

（一）母体血氧含量不足

母体血氧含量不足：如产妇患严重心肺疾病或心肺功能不全、妊娠期高血压疾病、高热、重度贫血、失血性休克、仰卧位低血压综合征等，均使母体血氧含量降低，影响对胎儿的供氧。导致胎儿缺氧的母体因素如下。①微小动脉供血不足：如妊娠期高血压疾病等。②红细胞携氧量不足：如重度贫血、一氧化碳中毒等。③急性失血：如前置胎盘、胎盘早剥等。④各种原因引起的休克与急性感染发热。⑤子宫胎盘血运受阻：急产或不协调性子宫收缩乏力等，缩宫素使用不当引起过强宫缩；产程延长，特别是第二产程延长；子宫过度膨胀，如羊水过多和多胎妊娠；胎膜早破等。

（二）胎盘、脐带因素

脐带和胎盘是母体与胎儿间氧气及营养物质的输送传递通道，其功能障碍必然影响胎儿获得所需氧气及营养物质。常见 d 胎盘功能低下：妊娠期高血压疾病、慢性肾炎、过期妊娠、胎盘发育障碍（过小或过大）、胎盘形状异常（膜状胎盘、轮廓胎盘等）、胎盘感染、胎盘早剥等。常见有脐带血运受阻：如脐带脱垂、脐带绕颈、脐带打结引起母儿间的循环受阻。

（三）胎儿因素

严重的心血管疾病、呼吸系统疾病、胎儿畸形、母儿血型不合、胎儿宫内感染、颅内出血、颅脑损伤等。

二、病理生理

胎儿血氧降低、二氧化碳蓄积出现呼吸性酸中毒。初期通过自主神经反射、兴奋交感神经，肾上腺儿茶酚胺及皮质醇的分泌增多，血压上升及心率加快。若继续缺氧，则转为兴奋迷走神经，胎心率减慢。缺氧继续发展，刺激肾上腺增加分泌，再次兴奋交感神经，胎心率由慢变快，说明胎儿已处于代偿功能极限，提示为病情严重。无氧糖酵解增加，导致丙酮酸、乳酸等有机酸增加，转为代谢性酸中毒，胎儿血 pH 下降，细胞膜的通透性加大，胎儿血钾浓度增加，胎儿在宫内呼吸运动加强,导致混有胎粪的羊水被吸入,出生后延续为新生儿窒息及吸入性肺炎。肠蠕动亢进,肛门括约肌松弛,胎粪排出。若在孕期慢性缺氧的情况下,可出现胎儿发育及营养不正常,形成胎儿宫内发育迟缓,临产后易发生进一步的缺氧。

三、临床表现

根据胎儿窘迫发生的速度可分为急性胎儿窘迫及慢性胎儿窘迫 2 类。

（一）慢性胎儿窘迫

多发生在妊娠末期,往往延续至临产并加重。其原因多为孕妇全身性疾病或妊娠期疾病引起胎盘功能不全、胎儿因素。临床上除可发现母体存在引起胎盘供血不足的疾病外,还发生胎儿宫内的发育受限,孕妇的体重、宫高、腹围持续不长或增长很慢。

（二）急性胎儿窘迫

主要发生在分娩期,多因脐带因素（如脐带脱垂、脐带绕颈、脐带打结）、胎盘早剥、宫缩强且持续时间长及产妇低血压、休克引起。

四、诊断

根据病史、胎动变化及有关检查可以做出诊断。

五、辅助检查

（一）胎心率变化

胎心率是了解胎儿是否正常的一个重要标志,胎心率的改变是急性胎儿窘迫最明显的临床征象。①胎心率>160 次/分钟,尤其是>180 次/分钟,为胎儿缺氧的初期表现（孕妇心率不快的情况下）;②随后胎心率减慢,胎心率<120 次/分钟,尤其是<100 次/分钟,为胎儿危险征象。③胎心监护仪图像出现以下变化,应诊断为胎儿窘迫:出现频繁的晚期减速,多为胎盘功能不良;重度可变减速的出现,多为脐带血运受阻的表现,若同时伴有晚期减速,表示胎儿缺氧严重,情况紧急。

（二）胎动计数

胎动减少是胎儿窘迫的一个重要指标,每天监测胎动计数可预知胎儿的安危。妊娠近足月时,胎动>20 次/24 小时。胎动消失后,胎心在 24 小时内也会消失。急性胎儿窘迫初期,表现为胎动过频,继而转弱及次数减少,直至消失,也应予以重视。

（三）胎心监护

首先进行 NST,NST 为无反应型需进一步进行宫缩应激试验（CST）或催产素激惹试验（OCT）,CST 或 OCT 呈阳性高度提示存在胎儿宫内窘迫。

（四）胎儿脐动脉血流测定

胎儿脐动脉血流速度波形测定是一项胎盘功能试验,对怀疑有慢性胎儿窘迫者可进行此监测。通过测定 S/D 表示胎儿胎盘循环的阻力情况,反映胎盘的血流灌注。脐动脉舒张期血流缺失或倒置,提示为严重胎儿窘迫,应该立即终止妊娠。

（五）胎盘功能检查

测定血浆 E_3 水平并动态连续观察,若其急骤减少 30%,表示胎儿的胎盘功能减退,胎儿可能存在慢性缺氧。

（六）生物物理相监测

在 NST 监测的基础上应用 B 超仪监测胎动、胎儿呼吸、胎儿张力及羊水量,用综合评分了解胎儿在宫内的安危状况。胎儿生物物理相评分(Manning)中评分 10 分为正常;≤8 分可能有缺氧;≤6 分可疑有缺氧;≤4 分基本有缺氧;≤2 分为缺氧。

（七）羊水胎粪污染

胎儿缺氧,导致兴奋迷走神经,肠蠕动亢进,肛门括约肌松弛,胎粪排入羊水中,使羊水呈绿色、黄绿色、浑浊棕黄色,即羊水Ⅰ度、Ⅱ度、Ⅲ度污染。破膜可直接观察羊水性状及粪染程度,未破膜经羊膜镜检查,透过胎膜了解羊水的性状。羊水Ⅰ度污染无肯定的临床意义;羊水Ⅱ度污染,胎心音好者,应密切监测胎心,不一定是胎儿窘迫;羊水Ⅲ度污染,应及早结束分娩。

（八）胎儿头皮血测定

头皮血气测定应在电子胎心监护异常的基础上进行。头皮血 pH 7.20～7.24 为病理前期,可能存在胎儿窘迫,应立即进行宫内复苏,间隔 15 分钟复查血气值;pH 7.15～7.19 提示胎儿酸中毒及窘迫,应立即复查,如仍≤7.19,排除母体酸中毒后应在 1 小时内结束分娩;pH＜7.15 是严重胎儿窘迫的危险信号,须迅速结束分娩。

六、鉴别诊断

对于胎儿窘迫,主要是综合考虑并判断是否确实存在胎儿窘迫。

七、治疗

（一）慢性胎儿窘迫

应针对病因处理,视孕周、有无胎儿畸形、胎儿的成熟度和窘迫的严重程度决定处理。

(1)定期做产前检查者,估计胎儿情况尚可,应嘱孕妇取侧卧位减少下腔静脉受压,增加回心血的流量,使胎盘灌注量增加,改善胎盘血供应,延长孕周数。每天吸氧提高母体血氧分压;静脉注射 50％的葡萄糖40 mL 加维生素 C 2 g,每天 2 次;根据情况做 NST 检查;每天测定胎动计数。

(2)情况难以改善:接近足月妊娠,估计在娩出后胎儿生存机会极大者,为减少宫缩对胎儿的影响,可考虑进行剖宫产。如胎肺尚未成熟,可在分娩前 48 小时静脉注射地塞米松 10 mg 促进胎儿肺泡表面活性物质的合成,预防呼吸窘迫综合征的发生。如果孕周小,胎儿娩出后生存可能性小,将情况向家属说明,做到知情选择。

（二）急性胎儿窘迫

(1)若宫内窘迫达严重阶段必须尽快结束分娩,其指征是:①胎心率＜120 次/分钟或高于180 次/分钟,伴羊水Ⅱ～Ⅲ度污染。②羊水Ⅲ度污染,B 超显示羊水池＜2 cm。③持续胎心缓慢达100 次/分钟以下。④胎心监护反复出现晚期减速或出现重度可变减速,胎心 60 次/分钟以下持续 60 秒以上。⑤胎心图基线变异消失伴晚期减速。

(2)积极寻找原因并排除如心力衰竭、呼吸困难、贫血、脐带脱垂等。改变体位(左或右侧卧位),以改变胎儿脐带的关系,增加子宫胎盘的灌注量。具体方法:①持续吸氧提高母体血氧含量,以提高胎儿的氧分压。静脉注射 50％的葡萄糖 40 mL 加维生素 C 2 g。②宫颈尚未完全扩张,胎儿窘迫的情况不严重,可吸氧、左侧卧位,观察10 分钟,若胎心率变为正常,可继续观察。若因使用缩宫素宫缩过强造成胎心率异常减缓者,应立即停止滴注或用抑制宫缩的药物,继续观察其是否能转为正常。若无显效,应进行剖宫术,施术前做好新生儿窒息的抢救准备。③宫口开全,胎先露已达坐骨棘平面以下 3 cm,使孕妇吸氧的同时尽快助产经阴道娩出胎儿。

（张　莉）

第六节　羊水量异常

正常妊娠时羊水的产生与吸收处于动态平衡中,正常情况下,羊水量从孕 16 周时的 200 mL 逐渐增加至 34～35 周时的 980 mL,以后羊水量又逐渐减少,至孕 40 周时约为 800 mL,到妊娠 42 周时减少为 540 mL。任何引起羊水的产生与吸收失衡的因素均可造成羊水过多或过少的病理状态。

一、羊水过多

妊娠期间,羊水量＞2 000 mL 者称羊水过多,发生率为 0.9％～1.7％。

羊水过多可分为急性和慢性 2 种,孕妇在妊娠中、晚期时羊水量＞2 000 mL,但羊水量增加缓慢,数周内形成的羊水过多,往往症状轻微,称慢性羊水过多;若羊水在数天内迅速增加而使子宫明显膨胀,并且压迫症状严重,称为急性羊水过多。

（一）病因

羊水过多的病因复杂,部分羊水过多发生的原因是可以解释的,但是大部分病因尚不明了,根据 Hill 等报道,约有 2/3 的羊水过多为特发性,已知病因多可能与胎儿畸形及妊娠合并症、并发症有关。

1.胎儿畸形

胎儿畸形是引起羊水过多的主要原因。羊水过多的孕妇中,18％～40％合并胎儿畸形。羊水过多伴有以下高危因素时,胎儿的畸形率明显升高:①胎儿发育迟缓。②早产。③发病早,特别是发生在 32 周之前。④无法用其他高危因素解释。

（1）神经管畸形:最常见,约占羊水过多畸形的 50％,其中主要为开放性神经管畸形。当无脑儿、显性脊柱裂时,脑脊膜暴露、脉络膜组织增生、渗出增加,以及中枢性吞咽障碍加上抗利尿激素的缺乏等,使羊水的形成过多,回流减少导致羊水过多。

（2）消化系统畸形:主要是消化道闭锁,如食管、十二指肠闭锁,使胎儿吞咽羊水障碍,引起羊水过多。

（3）腹壁缺损:腹壁缺损导致的脐膨出、内脏外翻,使腹腔与羊膜腔之间仅有菲薄的腹膜,导致胎儿体液外渗,从而发生羊水过多。

（4）膈疝:膈肌缺损导致腹腔内容物进入胸腔使肺和食管发育受阻,胎儿吞咽和吸入羊水减少,导致羊水过多。

（5）遗传性假性低醛固酮症:这是一种先天性低钠综合征,胎儿对醛固酮的敏感性降低,导致低钠血症、高钾血症、脱水、胎尿增加、胎儿发育迟缓等症状,往往伴有羊水过多。

（6）VATER 联合畸形:VATER 是一组先天缺陷,包括脊椎缺陷、肛门闭锁、气管食管瘘及桡骨远端发育不良,常常同时伴有羊水过多。

2.胎儿染色体异常

18-三体、21-三体、13-三体胎儿可出现胎儿吞咽羊水障碍,引起羊水过多。

3.双胎异常

约10％的双胎妊娠合并羊水过多,是单胎妊娠的10倍以上。单卵单绒毛膜双羊膜囊时,2个胎盘动、静脉吻合,易并发双胎输血综合征,受血儿循环血量增多、胎儿尿量增加,引起羊水过多。另外,双胎妊娠中一胎为无心脏畸形者必有羊水过多。

4.妊娠糖尿病或糖尿病合并妊娠

羊水过多中合并糖尿病者较多,占10％～25％。母体高血糖致胎儿血糖浓度增高,产生渗透性利尿,以及胎盘胎膜渗出的增加均可导致羊水过多。

5.胎儿水肿

羊水过多与胎儿免疫性水肿(母儿血型不合溶血)及非免疫性水肿(多由宫内感染引起)有关。

6.胎盘因素

胎盘增大,胎盘催乳素(HPL)分泌的增加,可能导致羊水量增加。胎盘绒毛血管瘤是胎盘常见的良性肿瘤,往往也伴有羊水过多。

7.特发性羊水过多

约占30％,不合并孕妇、胎儿及胎盘异常,原因不明。

（二）对母儿的影响

1.对孕妇的影响

急性羊水过多引起明显的压迫症状,妊娠期高血压疾病的发病风险明显增加,是正常妊娠的3倍。由于子宫肌纤维伸展过度,可致宫缩乏力、产程延长及产后出血增加。若突然破膜可使宫腔内压力骤然降低,导致胎盘早剥、休克。此外,并发胎膜早破、早产的可能性增加。

2.对胎儿的影响

常并发胎位异常、脐带脱垂、胎儿窘迫及因早产引起的新生儿发育不成熟,加上羊水过多常合并胎儿畸形,故羊水过多者围生儿的病死率明显增高,约为正常妊娠的7倍。

（三）临床表现

临床症状与羊水过多有关,主要是增大的子宫压迫邻近的脏器产生的压迫症状,羊水越多,症状越明显。

1.急性羊水过多

多在妊娠20～24周发病,羊水量骤然增多,数天内子宫明显增大,产生一系列的压迫症状。患者感腹部胀痛、腰酸、行动不便,因横隔抬高引起呼吸困难,甚至发绀,不能平卧。子宫压迫下腔静脉,使血液回流受阻,下腹部、外阴、下肢严重水肿。检查可见腹部高度膨隆,皮肤张力大、变薄,腹壁下静脉扩张,可伴有外阴部静脉曲张及水肿,以及子宫大于妊娠月份、张力大,胎位检查不清、胎心音遥远或听不清。

2.慢性羊水过多

常发生在妊娠28～32周,羊水在数周内缓慢增多,出现较轻微的压迫症状或无症状,仅腹部增大较快。检查见子宫张力大、子宫大小超过停经月份、液体震颤感明显、胎位尚可查清或不清、胎心音较遥远或听不清。

（四）诊断

根据临床的症状及体征诊断并不困难。但常需采用下列辅助检查,估计羊水量及羊水过多的原因。

1.B超检查

B超检查为羊水过多的主要辅助检查方法。目前在临床上广泛应用的有2种标准:一种是以脐横线与腹白线为标志,将腹部分为4个象限,各象限最大羊水暗区垂直径之和为羊水指数(amniotic fluid index,AFI);另一种是以羊水最大深度(maximum vertical pocket depth,MVP;amniotic fluid volume,AFV)为诊断标准。国外 Phelan JP 等以羊水指数≥18 cm诊断为羊水过多;Schrimmer DB 等以羊水最大深度为诊断标准,目前均已得到国、内外的公认。MVP 8～11 cm为轻度羊水过多,12～15 cm 为中度羊水过多,≥16 cm 为重度羊水过多。B超检查还可了解有无胎儿结构畸形如无脑儿、显性脊柱裂、胎儿水肿及双胎等。

2.其他

(1)羊水甲胎蛋白测定(AFP):开放性神经管缺陷时,羊水中 AFP 水平明显增高,在同期正常妊娠平均值加 3 个标准差以上。

(2)孕妇血糖检查:尤其慢性羊水过多者,应排除糖尿病。

(3)孕妇血型检查:如胎儿水肿者应检查孕妇 Rh、ABO 血型,排除母儿血型不合溶血引起的胎儿水肿。

(4)胎儿染色体检查:羊水细胞培养或采集胎儿血培养做染色体核型分析,或应用染色体探针对羊水或胎儿血间期细胞真核直接原位杂交,以了解是否有染色体数目、结构异常。

（五）处理

主要根据胎儿有无畸形、孕周及孕妇压迫症状的严重程度而定。

1.羊水过多合并胎儿畸形

一旦确诊胎儿畸形、染色体异常,应及时终止妊娠,通常采用人工破膜引产,破膜时需注意以下几点。

(1)高位破膜,即以管状的高位破膜器沿宫颈管与胎膜之间上送 15 cm,刺破胎膜,使羊水缓慢流出,宫腔内压逐渐降低,在流出适量的羊水后,取出高位破膜器然后静脉滴注缩宫素来引产。若无高位破膜器或为安全亦可经腹穿刺放液,待宫腔内压降低后再进行依沙吖啶引产。亦可选用各种前列腺素制剂引产,一般在24～48 小时内娩出。尽量让羊水缓慢流出,避免宫腔内压突然降低而引起胎盘早剥。

(2)羊水流出后腹部置沙袋维持腹压,以防止休克。

(3)手术操作过程中,需严密监测孕妇的血压、心率变化。

(4)注意阴道流血及宫高变化,以及早发现胎盘早剥。

2.羊水过多合并正常胎儿

对孕周不足 37 周,胎肺不成熟者,应尽可能延长孕周。

(1)一般治疗:低盐饮食、减少孕妇饮水量;卧床休息,采取左侧卧位,改善子宫胎盘循环,预防早产;每周复查羊水指数及胎儿的生长情况。

(2)羊膜穿刺减压:对压迫症状严重、孕周小、胎肺不成熟者,可考虑经腹羊膜穿刺放液,以缓解症状,延长孕周。放液时注意:①避开胎盘部位穿刺。②放液速度应缓慢,每小时≤500 mL,1 次放液≤1 500 mL,以孕妇症状缓解为度,放出羊水过多可引起早产。③有条件应在 B 超监测下进行。④密切注意孕妇血压、心率、呼吸变化。⑤严格消毒,防止感染,酌情用镇静药预防早产。⑥放液后3~4周如压迫症状加重,可重复放液以减低宫腔内压力。

(3)前列腺素合成酶抑制剂治疗:常用吲哚美辛,其作用机制是抑制利尿作用,期望能抑制胎儿排尿来减少羊水量。常用剂量为吲哚美辛2.2~2.4 mg/(kg·d),分3次口服。应用过程中应密切随访羊水量(每周2次测AFI)、做胎儿超声心动图(用药后24小时1次,此后每周1次),吲哚美辛的最大问题是可使动脉导管狭窄或提前关闭,主要发生在32周以后,所以应限于应用在32周以前,同时加强超声多普勒检测,一旦出现动脉导管狭窄应立即停药。

(4)病因治疗:若为妊娠糖尿病或糖尿病合并妊娠,需控制孕妇过高的血糖;母儿血型不合溶血,胎儿尚未成熟,而B超检查发现胎儿水肿,或脐血显示Hb<60 g/L,应考虑进行胎儿宫内输血。

(5)分娩期处理:自然临产后,应尽早进行人工破膜,除前述注意事项外,还应注意防止脐带脱垂。若破膜后宫缩仍乏力,可给予低浓度缩宫素静脉滴注,增强宫缩,密切观察产程进展。胎儿娩出后应及时应用宫缩剂,预防产后出血。

二、羊水过少

妊娠晚期羊水量<300 mL者称羊水过少,其发生率为0.5%~5.5%,较常见于足月妊娠。羊水过少出现越早,围产儿的预后越差,因其对围生儿预后有明显的不良影响,近年受到越来越多的重视。

(一)病因

羊水过少的病因目前尚未完全清楚。许多产科的高危因素与羊水过少有关,可分为胎儿因素、胎盘因素、孕妇因素和药物因素4类。另外,尚有许多羊水过少不能用以上的因素解释,称为特发性羊水过少。

1.胎儿缺氧

胎儿缺氧和酸中毒时,心率和心排血量下降,胎儿体内的血液重新分布,心、脑、肾上腺等重要脏器的血管扩张,血流量增加;肾脏、四肢、皮肤等外周脏器的血管收缩,血流量减少,进一步导致了尿量减少。妊娠晚期胎尿是羊水的主要来源,胎儿长期的慢性缺氧可导致羊水过少,所以羊水过少可以看作胎儿在宫内缺氧的早期表现。

2.孕妇血容量改变

现有研究发现羊水量与母体血浆量之间有很好的相关性,如母体低血容量则可出现羊水量过少,反之亦然。如孕妇脱水、血容量不足,血浆渗透压增高等,可使胎儿的血浆渗透压相应增高,胎盘吸收的羊水增加,同时胎儿肾小管重吸收的水分增加,尿的形成减少。

3.胎儿畸形及发育不全

在羊水过少中,合并胎儿先天性发育畸形的病例很多,但以先天性泌尿系统异常最常见。

(1)先天性泌尿系统异常:先天性肾缺如又名Potter综合征,是以胎儿双侧肾缺如为主要特征的综合征,包括肺发育不良和特殊的Potter面容,发生率为1:(2 500~3 000),其原因至今不明。本病可在产前用B超检查诊断即未见肾形成。尿路梗阻亦可发生羊水过少,如输尿管梗阻、狭窄、尿道闭锁及先天性肾发育不全。肾小管发育不全(renal tubular dysgenesis,RTD),RTD是一种以新生儿肾衰竭为特征的疾病,肾脏的大体外形正常,但其组织学检查可见近端肾小管缩短及发育不全。常发生于有先天性家族史、双胎输血综合征及目前摄入血管紧张素转换酶抑制剂者，这些疾病因胎儿无尿液生成或生成的尿液不能排入羊膜腔导致妊娠中期后严重羊水过少。

（2）其他畸形：并腿畸形、梨状腹综合征（prune belly syndrome，PBS）、隐眼-并指（趾）综合征、泄殖腔不发育或发育不良、染色体异常等均可同时伴有羊水过少。

4.胎膜早破

羊水外漏的速度大于再产生的速度，常出现继发性羊水过少。

5.药物影响

吲哚美辛是一种前列腺素合成酶抑制剂，并有抗利尿的作用，可以应用于治疗羊水过多，但使用时间过久，除可以发生动脉导管提前关闭外，还可以发生羊水过少。另外应用血管紧张素转换酶抑制剂也可导致胎儿低张力、无尿、羊水过少、生长受限、肺发育不良及肾小管发育不良等不良反应。

（二）对母儿的影响

1.对胎儿的影响

羊水过少是胎儿危险的重要信号，围生儿的发病率和死亡率明显增高。与正常妊娠相比，轻度羊水过少围生儿的死亡率增高了13倍，而重度羊水过少围生儿的死亡率增高了47倍，主要死因是胎儿缺氧及畸形。妊娠中期重度羊水过少的胎儿畸形率很高，可达50.7%。其中先天性肾缺如所致的羊水过少，可引起典型Potter综合征（胎肺发育不良、扁平鼻、耳大位置低、肾及输尿管不发育，以及铲形手、弓形腿等），死亡率极高。而妊娠晚期的羊水过少，常为胎盘功能不良及慢性胎儿宫内缺氧所致。羊水过少又可引起脐带受压，加重胎儿缺氧。羊水过少中约1/3的新生儿、1/4的胎儿发生酸中毒。

2.对孕妇的影响

手术产的概率增加。

（三）诊断

1.临床表现

胎盘功能不良者常有胎动减少；胎膜早破者有阴道流液。腹部检查：宫高、腹围较小，尤以胎儿宫内生长受限者明显，有子宫紧裹胎儿感。临产后阴道检查时发现前羊水囊不明显，胎膜与胎儿胎先露部紧贴，人工破膜时发现羊水极少。

2.辅助检查

（1）B超检查：是羊水过少的主要辅助诊断方法。妊娠晚期最大羊水池深度≤2 cm，或羊水指数≤5 cm，可诊断为羊水过少；羊水指数<8 cm为可疑为羊水过少。妊娠中期发现羊水过少时，应排除胎儿畸形。B超检查对先天性肾缺如、尿路梗阻、胎儿宫内生长受限有较高的诊断价值。

（2）羊水直接测量：破膜后，直接测量羊水，总羊水量<300 mL，可诊断为羊水过少。

（3）其他检查：妊娠晚期发现羊水过少，应结合胎儿生物物理评分、胎儿电子监护仪检查、尿雌三醇测定、胎盘生乳素检测等，了解胎盘功能及评价胎儿宫内安危，及早发现胎儿宫内缺氧。

（四）治疗

根据导致羊水过少的不同的病因结合孕周采取不同的治疗方案。

1.终止妊娠

对确诊胎儿畸形，或胎儿已成熟、胎盘功能严重不良者，应立即终止妊娠。对胎儿畸形者，常采用依沙吖啶羊膜腔内注射的方法引产；而妊娠足月合并严重胎盘功能不良或胎儿窘迫，估计短时间内不能经阴道分娩者，应进行剖宫产术；对胎儿贮备力尚好，宫颈成熟者，可在密切监护下破膜后进行缩宫素引产。产程中连续监测胎心的变化，观察羊水的性状。

2.补充羊水期待治疗

若胎肺不成熟，无明显胎儿畸形者，可进行羊膜腔输液补充羊水，尽量延长孕周。

(1)经腹羊膜腔输液：常在中期妊娠羊水过少时采用。主要有 2 个目的：①帮助诊断，羊膜腔内输入少量生理盐水，使 B 超扫描清晰度大大提高，有利于胎儿畸形的诊断。②预防胎肺发育不良，羊水过少时，羊膜腔压力低下[≤0.1 kPa(1 mmHg)]，肺泡与羊膜腔的压力梯度增加，导致肺内液大量外流，使肺发育受损。羊膜腔内输液，使其压力轻度增加，有利于胎肺的发育。具体方法：常规消毒腹部皮肤，在 B 超引导下避开胎盘进行羊膜穿刺，以 10 mL/min 的速度输入 37 ℃的 0.9%的氯化钠液 200 mL 左右，若未发现明显的胎儿畸形，应用宫缩抑制剂预防流产或早产。

(2)经宫颈羊膜腔输液：常在产程中或胎膜早破时使用。适合于羊水过少伴有频繁胎心变异减速或羊水Ⅲ度粪染者。主要目的是缓解脐带受压，提高阴道安全分娩的可能性，以及稀释粪染的羊水，减少胎粪吸入综合征的发生。具体方法：常规消毒外阴、阴道，经宫颈放置宫腔压力导管进羊膜腔，输入加温至37 ℃的0.9%的氯化钠液 300 mL，输液速度为 10 mL/min。如羊水指数达8 cm，并解除胎心变异减速，则停止输液，否则再输 250 mL。若输液后 AFI 已≥8 cm，但胎心减速不能改善亦应停止输液，按胎儿窘迫处理。输液过程中 B 超检查监测 AFI 水平、间断测量宫内压，可同时进行胎心内监护，注意无菌操作。

（张　莉）

第七节　脐带异常

脐带是胎儿与母体进行物质和气体交换的唯一通道。若脐带发生异常（包括脐带过短、缠绕、打结、扭转及脱垂等），可使胎儿血供受限或受阻，导致胎儿窘迫，甚至胎儿死亡。

一、脐带长度异常

脐带的长度个体间略有变化，足月时平均长度为 55～60 cm，特殊的脐带长度异常的病例，长度最短几乎为无脐带，最长为 300 cm，正常长度为 30～100 cm。脐带过长经常会出现脐带血管栓塞及脐带真结，同时脐带过长也容易出现脐带脱垂。短于 30 cm 为脐带过短。妊娠期间脐带过短并无临床征象。进入产程后，由于胎先露部下降，脐带被拉紧使胎儿血循环受阻出现胎儿窘迫或造成胎盘早剥和子宫内翻，也可引起产程延长。若临产后疑有脐带过短，应抬高床脚改变体位并吸氧，胎心无改善应尽快进行剖宫产术。

通过动物实验及人类自然分娩的研究，似乎支持这样一个论点：脐带的长度及羊水的量和胎儿的运动呈正相关，并受其影响。米勒(Miller)等证实：当羊水过少造成胎儿活动受限或因胎儿肢体功能障碍导致活动减少时会使得脐带的长度略微缩短。脐带过长似乎是胎儿运动时牵拉脐带及脐带缠绕的结果，索恩斯(Soernes)和巴克(Bakke)报道臀位先露者脐带长度较头位先露者短大约 5 cm。

<<<

二、脐带缠绕

脐带围绕胎儿颈部、四肢或躯干者称为脐带缠绕。约 90％为脐带绕颈,Kan 及 Eastman 等研究发现脐带绕颈 1 周者居多,占分娩总数的 21％,而脐带绕颈 3 周的发生率为 0.2％。其发生原因和脐带过长、胎儿过小、羊水过多及胎动过频等有关。脐带绕颈 1 周需脐带 20 cm 左右,对胎儿的影响与脐带的缠绕松紧、缠绕周数及脐带的长短有关。脐带缠绕可出现以下临床特点。①胎先露部下降受阻:由于脐带缠绕使脐带相对变短,影响胎先露部入盆,或可使产程延长或停滞。②胎儿宫内窘迫:当缠绕周数过多、过紧时或宫缩时,脐带受到牵拉,可使胎儿血循环受阻,导致胎儿宫内窘迫。③胎心监护:胎心监护出现频繁的变异减速。④彩色超声多普勒检查:可在胎儿颈部找到脐带血流信号。⑤B 超检查:脐带缠绕处的皮肤有明显的压迹,脐带缠绕 1 周者为“U”形压迫,内含一小圆形衰减包块,并可见其中小短光条;脐带缠绕 2 周者,皮肤压迹为“W”形,其上含一带花生壳样衰减包块,内见小光条;脐带缠绕 3 周或 3 周以上者,皮肤压迹为锯齿状,其上为一条衰减带状回声。当产程中出现上述情况,应高度警惕脐带缠绕,尤其当胎心监护出现异常,经吸氧、改变体位不能缓解时,应及时终止妊娠。临产前 B 超检查诊断脐带缠绕,应在分娩过程中加强监护,一旦出现胎儿宫内窘迫,及时处理。值得庆幸的是,脐带绕颈不是胎儿死亡的主要原因。汉金斯(Hankins)等研究发现脐带绕颈的胎儿与对照组胎儿对比出现更多的轻度或严重的胎心变异减速,他们的脐带血 pH 也偏低,但是并没有发现新生儿病理性酸中毒。

三、脐带打结

脐带打结分为假结和真结 2 种。脐带假结是指脐静脉较脐动脉长,形成迂曲似结或由于脐血管较脐带长,血管卷曲似结。假结一般不影响胎儿血液循环,对胎儿的危害不大。脐带真结是由于脐带缠绕胎体,随后胎儿又穿过脐带套环而成真结,斯佩拉西(Spellacy)等研究发现,真结的发生率为1.1％,真结在单羊膜囊双胎中的发生率更高。真结一旦影响胎儿血液循环,会导致在妊娠过程中出现胎儿宫内生长受限,真结过紧可造成胎儿血循环受阻,严重者导致胎死宫内,多数在分娩后确诊。围生期伴发脐带真结的产妇其胎儿的死亡率为 6％。

四、脐带扭转

胎儿活动可使脐带顺其纵轴扭转呈螺旋状,生理性扭转可达 6～11 周。若脐带过度扭转呈绳索样,会使胎儿血循环缓慢,导致胎儿宫内缺氧,严重者可致胎儿血循环中断造成胎死宫内。已有研究发现脐带高度螺旋化与早产发生率的增加有关,妇女滥用可卡因与脐带高度螺旋化有关。

五、脐带附着异常

脐带通常附着于胎盘胎儿面的中心或其邻近部位。脐带附着在胎盘边缘者,称为球拍状胎盘,发现其存在于 7％的足月胎盘中。胎盘分娩过程中牵拉可能断裂,其临床意义不大。

脐带附着在胎膜上,脐带血管如船帆的缆绳通过羊膜及绒毛膜之间进入胎盘者,称为脐带帆状附着。因为脐带血管在距离胎盘边缘一定距离的胎膜上分离,它们与胎盘接触部位仅靠羊膜的折叠包裹,如胎膜上的血管经宫颈内口位于胎先露前方时,称为前置血管。在分娩过程中,脐带边缘附着一般不影响母体和胎儿的生命,多在产后胎盘检查时始被发现。前置血管对于胎儿存在明显的潜在危险性,若前置血管发生破裂,胎儿的血液外流,出血量达 200～300 mL,即可导致胎儿死亡。阴道检查可触及有搏动的血管,产前或产时任何阶段的出血都可能存在前置血管及胎儿血管破裂。若怀疑前置血管破裂,一个快速、敏感的方法是取流出的血液做涂片,找到有核红细胞或幼红细胞并有胎儿血红蛋白,即可确诊。因此,产前做 B 超检查时,应注意脐带和胎盘附着的关系。

六、脐带先露和脐带脱垂

胎膜未破时脐带位于胎先露部前方或一侧称为脐带先露,也称隐性脐带脱垂。胎膜破裂后,脐带脱出于宫颈口外,降至阴道甚至外阴,称为脐带脱垂。脐带脱垂是一种严重威胁胎儿生命的并发症,须积极预防。

七、单脐动脉

正常脐带有 2 条脐动脉,1 条脐静脉。如只有 1 条脐动脉,称为单脐动脉。Bryan 和 Kohler通过对 20 000 个病例研究发现,143 例婴儿为单脐动脉,发生率为 0.72%,单脐动脉婴儿重要器官的畸形率为 18%,生长受限的发生率为 34%,早产儿的发生率为 17%。他们随后又发现在90 例单脐动脉婴儿中先前未认识的畸形有 10 例。Leung 和 Robson 发现在合并糖尿病、癫痫、子痫前期、产前出血、羊水过少、羊水过多的孕妇其新生儿中单脐动脉的发生率相对较高,在自发性流产胎儿中更易发现单脐动脉。Pavlopoulos 等发现在这些胎儿中,肾发育不全、肢体短小畸形、空腔脏器闭锁畸形的发生率增高,提示有血管因素参与其中。

（张　莉）

第八节　胎膜病变

胎膜是由羊膜和绒毛膜组成。胎膜外层为绒毛膜,内层为羊膜,于妊娠 14 周末,羊膜与绒毛膜相连封闭胚外体腔,羊膜腔占据整个宫腔,对胎儿起着一定的保护作用。同时胎膜含甾体激素代谢所需的多种酶,与甾体激素的代谢有关。胎膜含多量花生四烯酸的磷脂,且含有能催化磷脂生成游离花生四烯酸的溶酶体,故胎膜在分娩发动上有一定的作用。胎膜的病变与妊娠的结局有密切的关系。本节主要介绍胎膜早破和绒毛膜羊膜炎对妊娠的影响。

一、胎膜早破

胎膜早破是指胎膜破裂发生在临产前。胎膜早破可导致产妇、胎儿和新生儿的风险明显升高。胎膜早破是产科的难题,一般认为胎膜早破的发生率在 10%,大部分发生在 37 周后,称足月胎膜早破,若发生在妊娠不满 37 周称足月前胎膜早破,发生率为 2.0%。胎膜早破的妊娠结局与破膜时的孕周有关。孕周越小,围生儿的预后越差,常引起早产及母婴感染。

（一）病因
目前胎膜早破的病因尚不清楚,一般认为胎膜早破的病因与下述因素有关。
1.生殖道病原微生物上行性感染
胎膜早破患者经腹羊膜腔穿刺,羊水细菌培养 28%～50% 呈阳性,其微生物分离的结果往往与宫颈内口分泌物培养的结果相同,提示生殖道病原微生物上行性感染是引起胎膜早破的主要原因之一。B族溶血性链球菌、衣原体、淋病奈瑟球菌、梅毒和解脲支原体感染的不同程度与足月前胎膜早破相关。但是妊娠期阴道内的致病菌并非都引起胎膜早破,其感染条件为菌量增加和局部防御能力低下。宫颈黏液中的溶菌酶、局部抗体等抗菌物质在局部防御屏障抗菌的能力下降后附着于胎膜,趋化中性粒细胞,浸润于胎膜中的中性粒细胞脱颗粒,释放弹性蛋白酶,分解胶原蛋白成碎片,使局部胎膜的抗张能力下降,而致胎膜早破。

2.羊膜腔压力增高

双胎妊娠、羊水过多、过重的活动等使羊膜腔内压力长时间或多时间的增高,加上胎膜局部缺陷,如弹性降低、胶原减少,增加的压力作用于薄弱的胎膜处,引起胎膜早破。

3.胎膜受力不均

胎位异常、头盆不称等可使胎儿胎先露部不能与骨盆入口衔接,盆腔空虚致使前羊水囊所受压力不均,引起胎膜早破。

4.部分营养素缺乏

母血维生素C浓度降低者,胎膜早破的发病率较正常孕妇增高近10倍。体外研究证明,在培养基中增加维生素C浓度,能降低胶原酶水平及其活性,而胶原是维持羊膜韧性的主要物质。铜元素的缺乏能抑制胶原纤维与弹性硬蛋白的成熟,胎膜早破者常发现母、脐血清中铜水平元素降低。故维生素C、铜元素的缺乏,使胎膜的抗张能力下降,易引起胎膜早破。

5.宫颈病变

常因手术机械性扩张宫颈、产伤或先天性宫颈局部组织结构薄弱等,使宫颈内口括约功能被破坏,宫颈内口松弛,前羊水囊易于楔入,使该处羊水囊受压不均,加之此处胎膜最接近阴道,缺乏宫颈黏液的保护,常首先受到病原微生物的感染,造成胎膜早破。

6.创伤

腹部受外力撞击或摔倒,阴道检查或性交时胎膜受外力作用,可发生破裂。

(二)临床表现

90%的患者突感较多液体从阴道流出,并有阵发性或持续性阴道流液,时多时少,无腹痛等其他产兆。肛门检查时触不到胎囊,如上推胎儿胎先露部时,见液体从阴道流出,有时可见到流出液中有胎脂或被胎粪污染,呈黄绿色。如并发明显羊膜腔感染,则阴道流出的液体有臭味,并伴有发热、母儿心率增快、子宫压痛、白细胞计数增高、C反应蛋白呈阳性等急性感染表现。隐匿性羊膜腔感染时,虽无明显发热,但常出现母儿心率增快。患者在流液后,常很快出现宫缩及宫口扩张。

(三)诊断

根据详细地询问病史并结合临床及专科检查可诊断胎膜早破。当根据临床表现诊断胎膜早破存在疑问时,可以结合一些辅助检查明确诊断。明确诊断胎膜早破后还应进一步检查排除羊膜腔感染。

1.胎膜早破的诊断

(1)阴道窥器检查:见液体自宫颈流出或后穹隆较多的积液中见到胎脂样物质是诊断胎膜早破的直接证据。

(2)阴道液pH测定:正常阴道液pH为4.5～5.5,羊水pH为7.0～7.5,如阴道液pH＞6.5,提示胎膜早破的可能性大,该方法诊断的正确率可达90%。若阴道液被血、尿、精液及细菌性阴道病所致的大量白带污染,可产生假阳性。

(3)阴道液涂片检查:取阴道后穹隆积液置于干净玻片上,待其干燥后镜检,显微镜下见到羊齿植物叶状结晶为羊水,其诊断的正确率可达 95%。如阴道液涂片用 0.5% 的硫酸尼罗蓝染色,镜下可见橘黄色胎儿上皮细胞;若用苏丹Ⅲ染色,则见到黄色脂肪小粒可确定为羊水。

(4)羊膜镜检查:可以直视胎儿胎先露部,看不到前羊膜囊即可诊断为胎膜早破。

(5)fFN:fFN 是胎膜分泌的细胞外基质蛋白,胎膜破裂,其进入宫颈及阴道分泌物。在诊断存在疑问时,这是一个有用且能明确诊断的实验。

(6)B 超检查:可根据显露部位前羊膜囊是否存在来诊断,如消失,应高度怀疑有胎膜早破,此外,羊水逐日减少,破膜≥24 小时者,最大羊水池深度往往<3 cm,可协助诊断胎膜早破。

2.羊膜腔感染的诊断

(1)临床表现:孕妇体温升高至 37.8 ℃或 38 ℃以上,脉率增快至 100 次/分钟或以上,胎心率增快至 160 次/分钟以上。子宫有压痛,羊水有臭味,提示感染严重。

(2)经腹羊膜腔穿刺检查:在确诊足月前胎膜早破后,最好进行羊膜穿刺,抽出羊水检查微生物的感染情况,对选择治疗的方法有意义,常用方法如下:①羊水细菌培养:是诊断羊膜腔感染的金标准。但该方法费时,难以快速诊断。②羊水白细胞介素 6 测定(interleukin-6,IL-6):如羊水中 IL-6≥7.9 ng/mL,提示为急性绒毛膜羊膜炎。该方法诊断的敏感性较高,且对预测新生儿并发症如肺炎、败血症等有帮助。③羊水涂片革兰氏染色检查:如找到细菌,则可诊断绒毛膜羊膜炎,该法的特异性较高,但敏感性较差。④羊水涂片计数白细胞:≥30 个白细胞/mL,提示为绒毛膜羊膜炎,该法诊断的特异性较高。如羊水涂片革兰氏染色未找到细菌,而涂片白细胞计数增高,应警惕支原体、衣原体感染。⑤羊水葡萄糖定量检测:如羊水葡萄糖<10 mmol/L,提示为绒毛膜羊膜炎。该方法常与上述其他指标同时检测,综合分析为评价绒毛膜羊膜炎的可能性。

(3)动态胎儿生物物理相评分:因为经腹羊膜腔穿刺较难多次反复进行,特别是合并羊水过少者,而期待治疗过程中需要动态监测羊膜腔感染的情况。临床研究表明,胎儿生物物理相评分<7 分(主要为 NST 无反应型、胎儿呼吸运动消失)者,绒毛膜羊膜炎及新生儿感染性并发症的发病率明显增高,故有学者推荐监测动态胎儿生物物理相评分,决定羊膜腔穿刺的时机。

(四)对母儿的影响

1.对母体影响

(1)感染:破膜后,阴道病原微生物上行性感染更容易、更迅速。随着胎膜早破潜伏期(指破膜到产程开始的间隔时间)的延长,羊水细菌培养的阳性率增高,且原来无明显临床症状的隐匿性绒毛膜羊膜炎常变成显性。除造成孕妇产前、产时感染外,胎膜早破还是产褥感染的常见原因。

(2)胎盘早剥:足月前胎膜早破可引起胎盘早剥,其确切的机制尚不清楚,可能与羊水的减少有关。据报道最大羊水池深度<1 cm,胎盘早剥的发生率为 12.3%、而最大池深度<2 cm,发生率仅为 3.5%。

2.对胎儿影响

(1)早产儿:30%～40% 的早产与胎膜早破有关。早产儿易发生新生儿呼吸窘迫综合征、胎儿及新生儿颅内出血、坏死性小肠炎等并发症,围生儿的死亡率增加。

(2)感染:胎膜早破并发绒毛膜羊膜炎时,常引起胎儿及新生儿感染,表现为肺炎、败血症、颅内感染。

(3)脐带脱垂或受压:胎先露未衔接者,破膜后脐带脱垂的危险性增加;因破膜继发性羊水减少,使脐带受压,亦可致胎儿窘迫。

(4)胎肺发育不良及胎儿受压综合征:妊娠28周前胎膜早破保守治疗的患者中,新生儿的尸解发现。肺/体重比值减小、肺泡数目减少。活体X线摄片显示小而充气良好的肺、钟形胸,横隔上抬到第7肋间。胎肺发育不良常引起气胸、持续肺高压,预后不良。破膜时孕龄越小,引发羊水过少越早,胎肺发育不良的发生率越高。如破膜潜伏期长于4周,羊水过少程度重,可出现明显的胎儿宫内受压,表现为铲形手、弓形腿、扁平鼻等。

(五)治疗

总体而言,对胎膜早破的处理已经从保守处理转为积极处理,准确评估孕周对处理至关重要。

1.发生在36周后的胎膜早破

观察12~24小时,80%的患者可自然临产。临产后观察体温、心率、宫缩、羊水流出量、性状及气味,必要时B超检查了解羊水量,胎儿电子监护进行CST,了解胎儿宫内情况。若羊水减少,且CST显示频繁变异减速,应考虑羊膜腔输液;如变异减速改善,产程进展顺利,则等待自然分娩,否则,进行剖宫产术。若未临产,但发现有明显羊膜腔感染体征,应立即使用抗生素,并终止妊娠。如检查正常,破膜后12小时,给予抗生素预防感染,破膜后24小时仍未临产且无头盆不称,应引产。目前研究发现,静脉滴注催产素来引产似乎最合适。

2.足月前胎膜早破治疗

足月前胎膜早破是胎膜早破的治疗难点,一方面要延长孕周减少新生儿因不成熟而产生的疾病与死亡;另一方面随着破膜后的时间延长,上行性感染不可避免或原有的感染加重,发生严重感染并发症的危险性增加,同样可造成母儿预后不良。目前足月前胎膜早破的处理原则是:若胎肺不成熟,无明显的临床感染征象,无胎儿窘迫,则期待治疗;若胎肺成熟或有明显的临床感染征象,则应立即终止妊娠;对胎儿窘迫者,应针对宫内缺氧的原因,进行治疗。

(1)期待治疗:密切观察孕妇体温、心率、宫缩、白细胞计数、C反应蛋白水平等变化,以便及早发现患者的明显感染体征,及时治疗,避免不必要的肛门及阴道检查。①应用抗生素:足月前胎膜早破应用抗生素,能降低胎儿及新生儿肺炎、败血症及颅内出血的发生率;亦能大幅度减少绒毛膜羊膜炎及产后子宫内膜炎的发生;尤其对羊水细菌培养阳性或阴道分泌物培养B族链球菌阳性者,效果最好。B族链球菌感染用青霉素;支原体或衣原体感染,选择红霉素或罗红霉素。如感染的微生物不明确,可选用FDA分类为B类的广谱抗生素,常用β-内酰胺类抗生素。可间断给药,如开始给氨苄西林或头孢菌素类静脉滴注,48小时后改为口服。若破膜后长时间不临产,且无明显的临床感染征象,则停用抗生素,进入产程时继续用药。②宫缩抑制剂应用:对无继续妊娠禁忌证的患者,可考虑应用宫缩抑制剂预防早产。如无明显宫缩,可口服利托君;有宫缩者,静脉给药,待宫缩消失后,口服维持用药。③纠正羊水过少:若孕周小,羊水明显减少者,可进行羊膜腔输液补充羊水,以帮助胎肺发育;若产程中出现明显脐带受压表现(CST显示频繁变异减速),羊膜腔输液可缓解脐带受压。④肾上腺糖皮质激素促胎肺成熟:妊娠35周前的胎膜早破,应给予倍他米松12 mg静脉滴注,每天1次,共2次;或地塞米松10 mg静脉滴注,每天1次,共2次。

(2)终止妊娠:一旦胎肺成熟或发现明显的临床感染征象,在抗感染的同时,应立即终止妊娠。对胎位异常或宫颈不成熟、缩宫素引产不易成功者,应根据胎儿出生后存活的可能性,考虑剖宫产或更换引产方法。

3.＜24 孕周的胎膜早破

这个孕周最适合的处理尚不清楚,必须个体化,患者及家人的要求应纳入考虑。若已临产,或合并胎盘早剥,或有临床证据显示存在母儿感染,这些都是积极处理的指征。有些父母要求积极处理是因为担心妊娠 25～26 周分娩的胎儿虽然有可能存活,但极可能发生严重的新生儿及远期并发症。

目前越来越多的人考虑期待处理。但有报告指出,＜24 周新生儿的存活率＜50％,甚至在最新最好的研究中,经过 12 个月的随访后,发育正常的新生儿＜40％。因此,对于＜24 周的足月前胎膜早破,对回答父母的咨询必须完全和谨慎,应让父母明白在最好的监测下新生儿可能的预后:新生儿的死亡率及发病率都相当高。

考虑到预后并不明确,对于＜24 周的早产胎膜早破,另一种处理方案已形成,即在首次住院 72 小时后,患者在家中观察,限制其活动,测量体温,每周报告产前评估及微生物/血液学检测结果。这种处理有待随机试验评估,但考虑到经济及心理因素,这种处理很显然是合适的。

4.发生在 24～31 孕周的胎膜早破

在这个孕周,胎儿最大的风险仍是不成熟,这种风险比隐性宫内感染患者分娩产生的好处还重要。因此,期待处理是这个孕周最好的建议。

在这个孕周,特别对于胎肺不可能成熟的患者,使用羊膜腔穿刺检查诊断是否存在隐性羊膜腔感染存在争议。在某些情况下,特别是存在绒毛膜羊膜炎隐性体征,如低热、白细胞计数升高和 C 反应蛋白水平增加等,可以考虑进行羊膜腔穿刺。

一项评估 26～31 周足月前胎膜早破患者 72 小时后在家中及医院治疗的对比随机研究指出,在家中处理是一项可采纳的安全方法,考虑到新生儿及母亲的结局,这种处理明显减少了母亲住院费用。Hoffmann 等指出,这种形式更适合 1 周内无临床感染迹象、B 超检查提示有足量羊水的患者。我们期待类似的大样本随机研究结果,决定这个孕周足月前胎膜早破的合适处理。

在 24～31 周足月前胎膜早破的产前处理中,应与父母探讨如果保守处理不合适时可能的分娩方式。结果发现,正在出现一种值得注意的临床实践趋势。Amon 等以围产学会成员的名义发表的一项调查显示,特别是胎儿存活率不高的孕周,在 1986－1992 年分娩的妇女中,孕 24～28 周因胎儿指征其剖宫产率增加了 2 倍。然而,Sanchez-Ramos 等在 1986－1990 年研究指出,极低体重婴儿分娩的剖宫产率从 55％降低至 40％($P<0.05$),新生儿的死亡率并没有改变,低 Apgar 评分的发生率、脐带血气值、脑室出血的发生率,或新生儿在重症监护室治疗的平均时间也没有改变。Weiner 特别研究 32 周前的臀先露病例,得出结论:剖宫产通过减少脑室出血的发生率而减少围产儿的死亡率,Olofsson 等证实了这个观点。

客观地说,低出生体重婴儿经阴道分娩是合理的选择,若存在典型的产科指征,借助剖宫产可能拯救＜32 周臀先露的婴儿。

5.发生于 31～33 孕周的胎膜早破

该孕周分娩的新生儿存活率＞95％。因此,不成熟的风险和新生儿败血症的风险一样。尽管这个时期用羊膜腔穿刺检查似乎比较合理,但对其价值仍未充分评估。在足月前胎膜早破妇女中进行羊膜腔穿刺获取羊水的成功率介于 45％～97％,即使成功获取羊水,但由于诊断隐性宫内感染缺乏金标准,使我们难于解释革兰氏染色、羊水微生物培养、白细胞酯酶测定及气相色谱分析的结果。Fish 对 6 个关于应用培养或革兰氏染色涂片诊断羊水感染研究的综述指出,这些检查诊断宫内感染的敏感性为 $55\%\sim100\%$，特异性为 $76\%\sim100\%$。羊水感染的定义在评价诊断实验对亚临床宫内感染诊断的敏感性及特异性时特别重要，例如，如果微生物存在即诊断宫内感染，羊水革兰氏染色及培养诊断的敏感性为 100%；如果将新生儿因败血症死亡作为终点，诊断宫内感染的敏感性将明显减低，这将漏诊很多重要疾病。Fish 用绒毛膜炎组织病理学证据定义感染，但 Ohlsson 及 Wang 怀疑这一点，他们接受临床绒毛膜羊膜炎及它的缺点；Dudley 等用新生儿败血症(怀疑或证实)定义感染；而 Vintzileos 等联合临床绒毛膜羊膜炎及新生儿败血症(怀疑或证实)定义感染。

Dudley 等指出，在这个孕周羊膜腔穿刺所获得的标本中，58% 的病例胎肺不成熟。这一结果和显示胎肺成熟率为 $50\%\sim60\%$ 的其他研究相一致。考虑到早产胎膜早破新生儿呼吸窘迫问题，胎肺成熟测试(L/S 值)阳性预测值为 68%，阴性预测值为 79%。对特殊情况如隐性感染但胎肺未成熟及胎肺已成熟但羊水无感染状况缺乏足够评估，因而无法决定正确的处理选择。

如果无法成功获取足够多羊水，处理必须依据有固有缺陷的临床指标结果，并联合精确性差的 C 反应蛋白及血常规等血液参数评估感染是否存在。虽然 Yeast 等发现没有证据显示羊膜腔穿刺引起临产，但这种操作并不是完全无并发症的，在回答患者及家人的咨询时，这种情况必须说明。特别是在这个孕周，羊膜腔穿刺在患者处理中的作用有待评估。在将列为常规处理选择前，最好先进行大样本前瞻性随机试验。

6.发生在 34～36 周的胎膜早破

虽然在这个孕周仍普遍采用期待疗法，但正如 Olofsson 等关于瑞典对足月前胎膜早破的产科实践的综述中提出的，很多人更愿意引产。这个孕周引产失败的可能性比足月者大，但至今尚未对其做充分评估。

应该清楚明确，宫内感染、胎盘早剥或胎儿窘迫都是积极处理的指征。

(六)预防

1.妊娠期尽早治疗下生殖道感染

及时治疗滴虫性阴道炎、淋病奈瑟球菌感染、宫颈沙眼衣原体感染、细菌性阴道病等。

2.注意营养平衡

适量补充铜元素或维生素 C。

3.避免腹压突然增加

特别对先胎露部高浮、子宫膨胀过度者，应予以足够休息，避免腹压突然增加。

4.治疗宫颈内口松弛

可于妊娠 14～16 周进行宫颈环扎术。

二、绒毛膜羊膜炎

胎膜的炎症是一种宫内感染的表现，常伴有胎膜早破和分娩延长。当显微镜下发现单核细胞及多核细胞浸润绒毛时称为绒毛膜羊膜炎。如果单核细胞及多核细胞在羊水中发现时即为羊膜炎。脐带的炎症称为脐带炎，胎盘感染称为胎盘绒毛炎。绒毛膜羊膜炎是宫内感染的主要表现，是导致胎膜早破和(或)早产的主要原因，同时与胎儿的和新生儿的损伤和死亡密切有关。

(一)病因

研究证实阴道和(或)宫颈部位的细菌通过完整或破裂的胎膜上行性感染羊膜腔是导致绒毛

膜羊膜炎的主要原因。20 多年前已经发现阴道直肠的 B 族链球菌与宫内感染密切相关。妊娠期直肠和肛门菌群异常可以导致阴道和宫颈部位菌群异常。妊娠期尿路感染可以引起异常的阴道病原体从而引起宫内感染,这种现象在未治疗的与 B 族链球菌相关无症状性菌尿病患者中得到证实。细菌性阴道病被认为与早产、胎膜早破、绒毛膜羊膜炎,以及长期的胎膜破裂、胎膜牙周炎、A 型或 O 型血、酗酒、贫血、肥胖等有关。

宫颈功能不全导致宿主的防御功能下降,从而为上行性感染创造了条件。

（二）对母儿的影响

1.对孕妇的影响

20 世纪 70 年代宫内感染是产妇死亡的主要原因,到 20 世纪 90 年代由于感染的严重并发症十分罕见,由宫内感染导致的孕产妇死亡率明显下降。但由宫内感染导致的并发症仍较普遍,因为宫内感染可以导致晚期流产和胎儿宫内死亡。胎膜早破与宫内感染密切相关,目前宫内感染已公认是早产的主要原因,宫内感染还可导致难产并导致产褥感染。

2.对胎儿、婴儿的影响

宫内感染对胎儿和新生儿的影响远较对孕产妇的影响大,胎儿感染是宫内感染的最后阶段。胎儿炎症反应综合征是胎儿微生物入侵或其他损伤导致一系列炎症反应,继而发展为多器官衰竭、中毒性休克和死亡。另外,胎儿感染或炎症的远期影响还包括脑瘫、肺支气管发育不良,使围产儿死亡的并发症明显增加。

（三）临床表现

绒毛膜羊膜炎的临床症状和体征主要包括:①产时母亲发热,体温＞37.8 ℃。②母亲明显的心跳过速（＞120 次/分钟）。③胎心过速（＞160 次/分钟）。④羊水或阴道分泌物有脓性或有恶臭味。⑤宫体触痛。⑥母亲白细胞增多（全血白细胞计数＞18×10^9/L）。

在以上标准中,产时母亲发热是最常见和最重要的指标,但是必须排除其他原因,包括脱水,或同时有尿路和其他器官系统的感染。白细胞升高非常重要,但是作为单独指标诊断意义不大。

体检非常重要,可以发现未表现出症状和体征的绒毛膜羊膜炎孕妇,可能发现的体征包括:①发热。②心动过速（＞120 次/分钟）。③低血压。④出冷汗。⑤皮肤湿冷。⑥宫体触痛。⑦阴道分泌物异常或恶臭。

另外还有胎心过速（160～180 次/分钟）,应用超声检查生物物理评分低于正常,超声检查羊水的透声异常可能也有一定的诊断价值。

（四）诊断

根据临床症状及体征诊断并不困难。但常需采用下列辅助检查,估计羊水量及羊水过多的原因。在产时,绒毛膜羊膜炎的诊断通常以临床标准作为依据,尤其是足月妊娠时。

1.羊水或生殖泌尿系统液体的细菌培养

对寻找病原体可能是有诊断价值的方法。有学者提出获取宫颈液培养时可能会增加早期羊水感染的危险性,无论此时胎膜有否破裂,隐性绒毛膜羊膜炎被认为是早产的重要诱因。

2.羊水、母血、母尿或综合多项实验检查

无症状的早产或胎膜早破的产妇需要进行一些检查来排除是否有隐性绒毛膜羊膜炎。临床医师往往进行一些实验室检查包括羊水、母血、母尿或综合多项实验检查来诊断是否有隐性或显性的羊膜炎或绒毛膜羊膜炎的存在。

3.羊水或生殖泌尿系统液体的实验室检查

(1)通过羊膜穿刺获得的羊水,可进行白细胞计数、革兰氏染色、pH测定、葡萄糖定量,以及内毒素、乳铁蛋白、细胞因子(如白细胞介素-6)等水平的测定。

(2)羊水或血液中的细胞因子定量测定通常包括IL-6、肿瘤坏死因子α、IL-1及IL-8。尽管在文献中IL-6是最常被提及的,但目前尚无一致的意见能表明哪种细胞因子具有最高的敏感性或特异性,以及阳性或阴性的预测性。脐带血或羊水中IL-6水平的升高与婴儿有长期的神经系统损伤有关。这些都不是常规的实验室检查,在社区医院中也没有这些辅助检查。

(3)聚合酶链式反应(PCR)作为一种辅助检查得到了迅速发展。它被用来检测羊水中或其他体液中的微生物如HIV病毒、巨细胞病毒、单纯疱疹病毒、细小病毒、弓形体病毒及细菌DNA。PCR检测法被用来诊断由细菌体病原体引起的羊水感染,但只有大学或学院机构才能提供此类检测方法。

(4)羊膜穿刺术可引起胎膜早破。正因为如此,有人提出通过检测宫颈阴道分泌物来诊断绒毛膜羊膜炎。可能提示有宫颈或绒毛膜感染存在的宫颈阴道分泌物含有胎儿纤连蛋白、胰岛素样生长因子粘连蛋白-1及唾液酶。羊膜炎与IL-6水平、胎儿纤连蛋白含量有密切关系。然而,孕中期胎儿纤连蛋白的测定与分娩时的急性胎盘炎无关。羊水的蛋白组织学检测能诊断宫内炎症和或宫内感染,并预测继发的新生儿败血症,但读者要谨记这些检测并不是大多数医院能做的。

(5)产前过筛检查表明:B族链球菌增生可增加发生绒毛膜羊膜炎的风险,而产时抗生素的应用能减少新生儿B族链球菌感染的发生率。在产时应用快速B族链球菌检测能较其他试验发现更多处于高危状态的新生儿。快速B族链球菌检测法的应用使一些采用化学药物预防产时感染的母亲同时也能节约花费,用于预防新生儿感染的费用大约为12 000美元。近年来更多来自欧洲的报道也提到了B族链球菌检测和产时化学药物预防疗法的效果,但同时也提出PCR检测如何能更好改进B族链球菌检测的建议。

4.母血检测

(1)当产妇有发热时,白细胞计数或母血中C反应蛋白的水平用来预测绒毛膜羊膜炎的发生。但不同的报道支持或反对以C反应蛋白水平来诊断绒毛膜羊膜炎。但C反应蛋白水平较外周血白细胞计数能更好地预测绒毛膜羊膜炎,尤其是如果产妇应用了皮质醇激素类药物,她们外周血中的白细胞计数可能会增高。

(2)另一些学者提示母血中的α_1水解蛋白酶抑制复合物能较C反应蛋白或白细胞计数更好地预测羊水感染羊水中的粒细胞计数。事实上,羊水中白细胞增多和较低的葡萄糖定量就高度提示为绒毛膜羊膜炎的发生,在这种情况下也是最有价值的信息。分析母体血清中的IL-6或铁蛋白水平也是有助于诊断的,因为这些因子水平的增高也和母体或新生儿感染有关,在母体血清中的IL-6水平较C反应蛋白可能更有预测价值。母血中的α_1水解蛋白酶抑制复合物、细胞因子及铁蛋白,没有作为广泛应用的急性绒毛膜羊膜炎标记物。

(五)治疗

包括2部分的内容,第1部分是对于怀疑绒毛膜羊膜炎孕妇的干预和防止胎儿的感染;第2部分是包括对绒毛膜羊膜炎的病因、诊断方法,以及可疑孕妇分娩的胎儿及时和适合的治疗。

1.孕妇治疗

一旦绒毛膜羊膜炎诊断明确应该即刻终止妊娠,一旦出现胎儿窘迫应紧急终止妊娠。目前建议在没有获得病原体培养结果前可以给予广谱抗生素或依据经验给予抗生素治疗,可以明显降低孕产妇和新生儿的病死率。

早产和胎膜早破的处理:早产或胎膜早破的孕妇即使没有绒毛膜羊膜炎的症状和体征,建议给予预防性应用抗生素治疗,对于<36周早产或胎膜早破的孕妇,明确应预防性应用抗生素,足月分娩的孕妇有B族链球菌感染风险的应预防性应用抗生素。一些产科医师发现在32周后应用糖皮质激素在促胎儿肺成熟的作用有限,而应用糖皮质激素是否会增加胎儿感染的风险性现在还没有明确的依据表明。

2.新生儿的治疗

儿科医师与产科医师之间信息的交流对于及时发现新生的感染非常有意义,及时和早期发现母亲的绒毛膜羊膜炎可有效地降低新生儿的患病率和死亡率。

(张 莉)

第 十 章

异 常 分 娩

第一节 胎 位 异 常

胎位异常是造成难产的常见因素之一。分娩时枕前位约占90％,而胎位异常约占10％。其中胎头位置异常居多。有因胎头在骨盆内旋转受阻的持续性枕横位、持续性枕后位;有因胎头俯屈不良呈不同程度仰伸的面先露、额先露;还有高直位、前不均倾位等,总计占6％～7％。胎产式异常的臀先露占3％～4％,肩先露极少见,此外还有复合先露。

一、持续性枕横位

在分娩过程中,胎头以枕后位或枕横位衔接,在下降过程中,强有力的宫缩多能使胎头向前转135°或90°,转成枕前位而自然分娩。如胎头持续不能转向前方,直至分娩后期,仍然位于母体骨盆的后方或侧方,致使发生难产者,称为持续性枕后位(图10-1)或持续性枕横位。

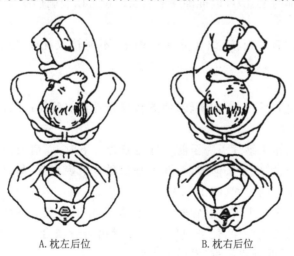

A.枕左后位　　　　　　　B.枕右后位

图 10-1　持续性枕后位

（一）原因

1.骨盆狭窄

男人型骨盆或类人猿型骨盆，其特点是入口平面的前半部较狭窄，后半部较宽大，胎头较容易以枕后位或枕横位衔接，又常伴有中骨盆狭窄，影响胎头在中骨盆平面向前旋转，致使成为持续性枕后位或持续性枕横位。

2.胎头俯屈不良

如胎头以枕后位衔接，胎儿脊柱与母体脊柱接近，不利于胎头俯屈，胎头前囟成为胎头下降的最低部位，而最低点又常转向骨盆前方，当胎头前囟转至前方或侧方时，胎头枕部转至后方或侧方，形成持续性枕后位或持续性枕横位。

（二）诊断

1.临床表现

临产后，胎头衔接较晚或俯屈不良，由于枕后位的胎先露部不易紧贴宫颈和子宫下段，常导致宫缩乏力及宫颈扩张较慢；因枕骨持续位于骨盆后方压迫直肠，产妇自觉肛门坠胀及排便感，致使宫口尚未开全时，过早使用腹压，容易导致宫颈前唇水肿和产妇疲劳，影响产程进展，常导致第二产程延长。

2.腹部检查

头位胎背偏向母体的后方或侧方，母体腹部的 2/3 被胎体占有，而肢体占 1/3 者为枕前位，胎体占1/3而肢体占 2/3 者为枕后位。

3.阴道（肛门）检查

宫颈部分扩张或开全时，感到盆腔后部空虚，胎头矢状缝位于骨盆斜径上，前囟在骨盆右前方，后囟（枕部）在骨盆左后方为枕左后位，反之为枕右后位；当发现产瘤（胎头水肿）、颅骨重叠、囟门触不清时，需借助胎儿耳郭及耳屏的位置、方向判定胎位。如耳郭朝向骨盆后方，则可诊断为枕后位；如耳郭朝向骨盆侧方，则为枕横位。

4.B超检查

根据胎头颜面及枕部的位置，可以准确探清胎头的位置以明确诊断。

（三）分娩机制

胎头多以枕横位或枕后位衔接，如在分娩过程中，不能转成枕前位时，可有以下 2 种分娩机制。

1.枕左后（枕右后）

胎头枕部到达中骨盆向后行 45°内旋转，使矢状缝与骨盆前后径一致，胎儿枕部朝向骶骨成枕后位，其分娩方式有 2 种。

（1）胎头俯屈较好：当胎头继续下降至前囟抵达耻骨弓下时，以前囟为支点，胎头俯屈，使顶部和枕部自会阴前缘娩出，继之胎头仰伸，相继由耻骨联合下娩出额、鼻、口、颏。此种分娩方式为枕后位经阴道分娩最常见的方式（图 10-2A）。

（2）胎头俯屈不良：当鼻根出现在耻骨联合下缘时，以鼻根为支点，胎头先俯屈，从会阴前缘娩出前囟、顶及枕部，然后胎头仰伸，使鼻、口、颏部相继由耻骨联合下娩出（图 10-2B）。因胎头以较大的枕额周径旋转，胎儿娩出困难，多需手术助产。

2.枕横位

部分枕横位于下降的过程中无内旋转动作，或枕后位的胎头枕部仅向前旋转 45°成为持续性枕横位,多数需徒手将胎头转成枕前位后自然或助产娩出。

(四)对母儿的影响

1.对产妇的影响

常导致继发宫缩乏力,产程延长,常需手术助产;且容易发生软产道损伤,增加产后出血及感染的机会;如胎头长时间压迫软产道,可发生缺血、坏死、脱落,形成生殖道瘘。

2.对胎儿的影响

由于第二产程延长和手术助产的机会增多,常引起胎儿窘迫和新生儿窒息,使围生儿的发病率和死亡率增高。

(五)治疗

1.第一产程

严密观察产程,让产妇朝向胎背侧方向侧卧,以利胎头枕部转向前方。如宫缩欠佳,可静脉滴注缩宫素。宫口开全之前,嘱产妇不要过早屏气用力,以免引起宫颈水肿而阻碍产程的进展。如果产程无明显进展,或出现胎儿窘迫,需进行剖宫产术。

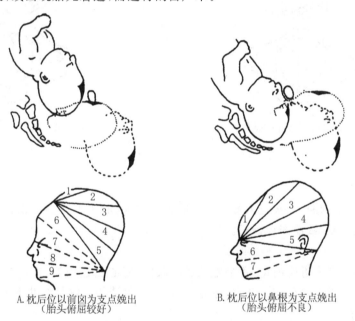

A. 枕后位以前囟为支点娩出
(胎头俯屈较好)

B. 枕后位以鼻根为支点娩出
(胎头俯屈不良)

图 10-2　枕后位分娩机制

2.第二产程

如初产妇已近 2 小时,经产妇已近 1 小时,应进行阴道检查,再次判断头盆关系,决定分娩方式。当胎头双顶径已达坐骨棘水平面或更低时,可先进行徒手转胎儿头,待枕后位或枕横位转成枕前位,使矢状缝与骨盆出口前后径一致时,可自然分娩,或阴道手术助产(低位产钳或胎头吸引器);如转成枕前位有困难时,也可向后转成正枕后位,再以低产钳助产,但以枕后位娩出时,需进行较大侧切,以免造成会阴裂伤。如胎头位置较高,或疑进为头盆不称,均需进行剖宫产术,禁止中位产钳使用。

3.第三产程

因产程延长,易发生宫缩乏力,故胎盘娩出后立即肌内注射宫缩剂,防止产后出血;有软产道损伤者,应及时修补,对新生儿重点监护。手术助产及有软产道裂伤者,产后应给予抗生素预防感染。

二、高直位

胎头以不屈不仰的姿势衔接于骨盆入口,其矢状缝与骨盆入口前后径一致,称为高直位。是一种特殊的胎头位置异常:胎头的枕骨在母体耻骨联合的后方,称高直前位,又称枕耻位(图10-3);胎头枕骨位于母体骨盆骶岬前,称高直后位,又称枕骶位(图10-4)。

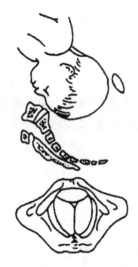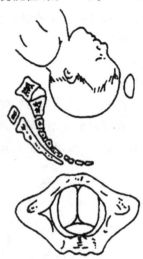

图 10-3　高直前位(枕耻位)　　　　图 10-4　高直后位(枕骶位)

（一）诊断

1.临床表现

临产后胎头不俯屈,胎头进入骨盆入口的径线增大,胎头迟迟不能衔接,胎头下降缓慢或停滞,宫颈扩张也缓慢,致使产程延长。

2.腹部检查

枕耻位时,胎背靠近腹前壁,不易触及胎儿肢体,胎心位置稍高,在腹中部听得较清楚;枕骶位时,胎儿小肢体靠近腹前壁,有时在耻骨联合上方,可清楚地触及胎儿下颏。

3.阴道检查

阴道检查发现胎头矢状缝与骨盆前后径一致,前囟在耻骨联合后,后囟在骶骨前,为枕骶位,反之为枕耻位。由于胎头紧嵌于骨盆入口处,妨碍胎头与宫颈的血液循环,阴道检查时常可发现产瘤,其范围与宫颈的扩张程度相符合。一般直径为3～5 cm,产瘤一般在两顶骨之间,因胎头有不同程度的仰伸所致。

（二）分娩机制

1.枕耻位

如胎儿较小,宫缩强,可使胎头俯屈、下降,双顶径达坐骨棘平面以下时,可能经阴道分娩;但胎头俯屈不良而无法入盆时,需进行剖宫产。

2.枕骶位

胎背与母体腰骶部贴近,妨碍胎头俯屈及下降,使胎头处于高浮状态,迟迟不能入盆。

（三）治疗

1.枕耻位

可给予试产,加速宫缩,促使胎头俯屈,有望阴道分娩或手术助产,如试产失败,应进行剖宫产。

2.枕骶位

一经确诊,应进行剖宫产。

三、枕横位中的前不均倾位

头位分娩中,胎头不论采取枕横位、枕后位或枕前位通过产道,均可发生不均倾势(胎头侧屈),枕横位时较多见,枕前位与枕后位时较罕见。而枕横位的胎头(矢状缝与骨盆入口横径一致)如以前顶骨先入盆则称为前不均倾。

（一）诊断

1.临床表现

因胎头迟迟不能入盆,宫颈扩张缓慢或停滞,使产程延长,前顶骨紧嵌于耻骨联合后方压迫尿道和宫颈前唇,导致尿潴留、宫颈前唇水肿及胎膜早破。胎头受压过久,可出现胎头水肿,又称产瘤。左枕横时产瘤于右顶骨上;右枕横时产瘤于左顶骨上。

2.腹部检查

前不均倾时胎头不易入盆。临产早期,于耻骨联合上方可触到前顶部,随产程进展,胎头继续侧屈使胎头与胎肩折叠于骨盆入口处,因胎头折叠于胎肩之后,使胎肩高于耻骨联合平面,于耻骨联合上方只能触到一侧胎肩而触不到胎头。

3.阴道检查

胎头矢状缝在骨盆入口横径上,向后移靠近骶岬,同时前后囟一起后移,前顶骨紧紧嵌于耻骨联合后方,致使盆腔后半部空虚,而后顶骨大部分嵌在骶岬之上(图10-5)。

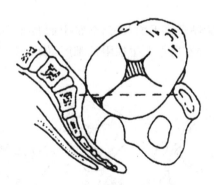

图 10-5　前不均倾位

（二）分娩机制

以枕横位入盆的胎头侧屈,多数以后顶骨先入盆,滑入骶岬下骶骨凹陷区,前顶骨再滑下去,至耻骨联合成为均倾姿势;少数以前顶骨先入盆,由于耻骨联合后面平直,前顶骨受阻,嵌顿于耻骨联合后面,而后顶骨架在骶岬之上,无法下降入盆。

（三）治疗

一经确诊为前不均倾位,应尽快进行剖宫产术。

四、面先露

面先露多于临产后发现,是因胎头极度仰伸,使胎儿枕部与胎背接触。面先露以颏为指示点,有颏左前、颏左横、颏左后、颏右前、颏右横和颏右后6种胎位。以颏左前和颏右后多见,经产妇多于初产妇。

（一）诊断

1.腹部检查

因胎头极度仰伸入盆受阻,胎体伸直,宫底位置较高。颏左前时,在母体腹前壁容易触及胎儿肢体,胎心由胸部传出,故其在胎儿肢体侧的下腹部听得清楚。颏右后时,于耻骨联合上方可触及胎儿枕骨隆突与胎背之间有明显的凹陷,胎心遥远而弱。

2.阴道(肛门)检查

阴道检查可触到高低不平、软硬不均的颜面部,如宫口开大时,可触及胎儿的口、鼻、颧骨及眼眶,并根据颏部所在位置确定其胎位。

（二）分娩机制

1.颏左前

胎头以仰伸姿势入盆、下降,胎儿面部达骨盆底时,胎头极度仰伸,颏部为最低点,故转向前方。胎头继续下降并极度仰伸,当颏部自耻骨弓下娩出后,极度仰伸的胎颈前面处于产道的小弯(耻骨联合),胎头俯屈时,胎头后部能够适应产道的大弯(骶骨凹),使口、鼻、眼、额、前囟及枕部自会阴前缘相继娩出(图10-6),但产程明显延长。

2.颏右后

胎儿面部达骨盆底后,有可能经内旋转135°以颏左前娩出(图10-7A)。如因内旋转受阻,成为持续性颏右后,胎颈极度伸展,不能适应产道的大弯,足月活胎不能经阴道娩出(图10-7B)。

（三）对母儿的影响

1.对产妇的影响

颏左前时因胎儿面部不能紧贴子宫下段及宫颈,常引起宫缩乏力,致使产程延长,颜面部骨质不能变形,易发生会阴裂伤。颏右后可发生梗阻性难产,如不及时发现,并准确处理,可导致子宫破裂,危及产妇的生命。

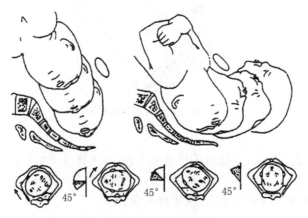

图 10-6　颜面位分娩机制

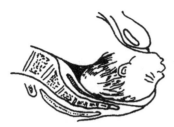
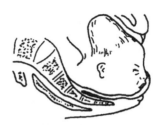

A.颏前位可以自然娩出　　　　　　B.持续性颏后位不能自然娩出

图 10-7　颏前位及颏后位分娩示意图

2.对胎儿和新生儿的影响

胎儿面部受压变形,颜面皮肤青紫、肿胀,尤以口唇为著,影响吸吮,严重时会发生会厌水肿影响呼吸和吞咽。新生儿常于出生后保持仰伸的姿势达数天之久。

（四）治疗

1.颏左前

如无头盆不称,产力良好,经产妇有可能自然分娩或进行产钳助娩;初产妇有头盆不称或出现胎儿窘迫的征象时,应进行剖宫产。

2.颏右后

应进行剖宫产术。如胎儿畸形,无论颏左前或颏右后,均应在宫口开全后,全麻下进行穿颅术结束分娩,术后常规检查软产道,如有裂伤,应及时缝合。

五、臀先露

臀先露是最常见的异常胎位,占妊娠足月分娩的 3%～4%。因胎头比胎臀大,且分娩时后出胎头无法变形,往往娩出困难;加之脐带脱垂较常见,使围生儿的死亡率增高,为枕先露的 3～8 倍。臀先露以骶骨为指示点,有骶左前、骶左横、骶左后、骶右前、骶右横和骶右后6 种胎位。

（一）原因

妊娠 30 周以前,臀先露较多见,妊娠 30 周以后,多能自然转成头先露。持续为臀先露的原因尚不十分明确,可能的因素有以下几种。

1.胎儿在宫腔内活动范围过大

羊水过多,经产妇腹壁松弛及早产儿羊水相对偏多,胎儿在宫腔内自由活动形成臀先露。

2.胎儿在宫腔内活动范围受限

子宫畸形（如单角子宫、双角子宫等）、胎儿畸形（如脑积水等）、双胎、羊水过少、脐带缠绕致脐带相对过短等均易发生臀先露。

3.胎头衔接受阻

狭窄骨盆、前置胎盘、肿瘤阻塞盆腔等,也易发生臀先露。

（二）临床分类

根据胎儿两下肢的姿势分为以下几种。

1.单臀先露或腿直臀先露

胎儿双髋关节屈曲,双膝关节直伸,以臀部为先露,最多见。

2.完全臀先露或混合臀先露

胎儿双髋关节及膝关节均屈曲,有如盘膝坐,以臀部和双足为先露,较多见。

3.不完全臀先露

胎儿以一足或双足、一膝或双膝或一足一膝为先露,膝先露是暂时的,随产程进展或破水后发展为足先露,较少见。

(三)诊断

1.临床表现

孕妇常感肋下有圆而硬的胎头,胎臀不能紧贴子宫下段及宫颈,常导致宫缩乏力,宫颈扩张缓慢,致使产程延长。

2.腹部检查

子宫呈纵椭圆形,胎体纵轴与母体纵轴一致,在宫底部可触到圆而硬、按压有浮球感的胎头;而在耻骨联合上方可触到不规则、软且宽的胎臀,胎心在脐左(或右)上方听得最清楚。

3.阴道(肛门)检查

在肛查不满意时,阴道检查可扪及软而不规则的胎臀或触到胎足、胎膝,同时了解宫颈的扩张程度及有无脐带脱垂发生。如胎膜已破,可直接触到胎臀、外生殖器及肛门,如触到胎足时,应与胎手相鉴别(图10-8)。

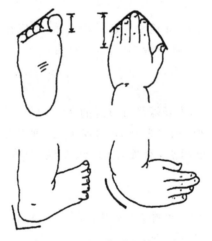

图 10-8　胎手与胎足的区别

4.B超检查

B超检查能准确探清臀先露的类型与胎儿大小、胎头的姿势等。

(四)分娩机制

在胎体各部中,胎头最大,胎肩小于胎头,胎臀最小。头先露时,胎头一经娩出,身体其他部分随即娩出,而臀先露时则不同,较小而软的胎臀先娩出,最大的胎头则最后娩出。为适合产道的条件,胎臀、胎肩、胎头需按一定机制适应产道的条件方能娩出,故需要掌握胎臀、胎肩及胎头3部分的分娩机制,以骶右前为例加以阐述。

1.胎臀娩出

临产后,胎臀以粗隆间径衔接于骨盆入口右斜径上,骶骨位于右前方,胎臀继续下降,前髋下降稍快,故位置较低,抵达骨盆底遭到阻力后,前髋向母体右侧行45°内旋转,使前髋位于耻骨联合后方,此时粗隆间径与母体骨盆出口的前后径一致。胎臀继续下降,胎体侧屈以适应产道弯曲度,后髋先从会阴前缘娩出,随即胎体稍伸直,使前髋从耻骨弓下娩出,继之,双腿双足娩出,当胎臀及两下肢娩出后,胎体进行外旋转,使胎背转向前方或右前方。

2.胎肩娩出

当胎体进行外旋转的同时,胎儿双肩径衔接于骨盆入口右斜径或横径上,并沿此径线逐渐下降,当双肩达骨盆底时,前肩向右旋转 45°转至耻骨弓下,使双肩径与骨盆中、出口的前后径一致。同时胎体侧屈使后肩及后上肢从会阴前缘娩出,继之,前肩及前上肢从耻骨弓下娩出。

3.胎头娩出

当胎肩通过会阴时,胎头矢状缝衔接于骨盆入口左斜径或横径上,并沿此径线逐渐下降,同时胎头俯屈,当枕骨达骨盆底时,胎头向母体左前方旋转 45°,使枕骨朝向耻骨联合,胎头继续下降。当枕骨下凹到达耻骨弓下缘时,以此处为支点,胎头继续俯屈,使颏、面及额部相继自会阴前缘娩出,随后枕部自耻骨弓下娩出。

（五）对母儿的影响

1.对产妇的影响

胎臀不规则,不能紧贴子宫下段及宫颈,容易发生胎膜早破或继发性宫缩乏力,增加产褥感染与产后出血的风险,如宫口未开全而强行牵拉,容易造成宫颈撕裂,甚至延及子宫下段。

2.对胎儿和新生儿的影响

胎臀高低不平,对前羊膜囊压力不均匀,常致胎膜早破、脐带脱垂,造成胎儿窘迫甚至胎死宫内。由于娩出胎头困难,可发生新生儿窒息、臂丛神经损伤及颅内出血等。

（六）治疗

1.妊娠期

妊娠 30 周前,臀先露多能自行转成头位,如妊娠 30 周后仍为臀先露应注意寻找形成臀位的原因。

2.分娩期

分娩期应根据产妇的年龄、胎次、骨盆的大小、胎儿的大小、臀先露的类型及有无并发症,于临产初期做出正确判断,决定分娩方式。

（1）择期剖宫产的指征:狭窄骨盆、软产道异常、胎儿体重＞3 500 g、儿头仰伸、胎儿窘迫、高龄初产、有难产史、不完全臀先露等。

（2）决定阴道分娩的处理:可根据不同的产程分别处理。

第一产程:产妇应侧卧,不宜过多走动,少做肛查,不灌肠,尽量避免胎膜破裂。一旦破裂,立即听胎心。如胎心变慢或变快,立即进行肛查,必要时进行阴道检查,了解有无脐带脱垂。如脐带脱垂,胎心好,宫口未开全,为抢救胎儿,需立即行剖宫产术。如有无脐带脱垂,可严密观察胎心及产程进展。如出现宫缩乏力,应设法加强宫缩,当宫口开大 4～5 cm 时,胎足即可经宫口娩出阴道。为了使宫颈和阴道充分扩张,消毒外阴之后,使用"堵"外阴方法。当宫缩时,用消毒巾以手掌堵住阴道口让胎臀下降,避免胎足先下降,待宫口及阴道充分扩张后才让胎臀娩出。此法有利于后出胎头的顺利娩出。在堵的过程中,应每隔 10～15 分钟听胎心 1 次,并注意宫口是否开全,宫口已开全再堵易引起胎儿窘迫或子宫破裂。宫口近开全时,要做好接生和抢救新生儿窒息的准备。

第二产程:接生前应导尿,排空膀胱。初产妇应做会阴侧切术,可有 3 种分娩方式。①自然分娩:胎儿自然娩出,不做任何牵拉,极少见,仅见于经产妇、胎儿小、产力好、产道正常者。②臀助产术:当胎臀自然娩出至脐部后,胎肩及后出胎头由接生者协助娩出。脐部娩出后,胎头娩出最长不能>8分钟。③臀牵引术:胎儿全部由接生者牵引娩出。此种手术对胎儿损伤大,不宜采用。

第三产程:产程延长,易并发子宫乏力性出血。胎盘娩出后,应静推或肌内注射缩宫素防止产后出血。手术助产分娩于产后常规检查软产道,如有损伤,应及时缝合,并给予抗生素预防感染。

六、肩先露

胎体纵轴和母体纵轴相垂直为横产式,胎体横卧于骨盆入口之上,先露部为肩者,称为肩先露。肩先露占妊娠足月分娩总数的 0.1%～0.25%,是对母儿最不利的胎位。除死胎和早产儿肢体可折叠娩出外,足月活胎不可能经阴道娩出。如不及时处理,容易造成子宫破裂,威胁母儿的生命。根据胎头在母体左(右)侧和胎儿肩胛朝向母体前(后)方,分为肩左前、肩右前、肩左后和肩右后 4 种胎位。

(一)原因

与臀先露发生原因类似,初产妇肩先露首先必须排除狭窄骨盆和头盆不称。

(二)诊断

1.临床表现

先露部胎肩不能紧贴子宫下段及宫颈,否则缺乏直接刺激,容易发生宫缩乏力,胎肩对宫颈压力不均匀,容易发生胎膜早破,破膜后羊水迅速外流,胎儿上肢或脐带容易脱出,导致胎儿窘迫,甚至胎死宫内。随着宫缩不断加强,胎肩及胸廓一部分被挤入盆腔内,胎体折叠弯曲,胎颈被拉长,上肢脱出于阴道口外,胎头和胎臀仍被阻于骨盆入口上方,形成嵌顿性或忽略性肩先露(图 10-9)。

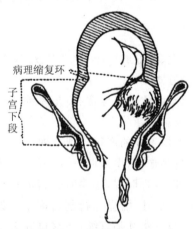

图 10-9 忽略性肩先露

宫缩继续加强,子宫上段越来越厚,子宫下段被动扩张而越来越薄,由于子宫上、下段肌壁厚薄相差悬殊,形成环状凹陷,并随宫缩逐渐升高,甚至可达脐上,形成病理缩复环,是子宫破裂的先兆。如不及时处理,将发生子宫破裂。

2.腹部检查

子宫呈横椭圆形,子宫底高度低于妊娠周数,子宫横径宽,宫底部及耻骨联合上方较空虚,在母体腹部一侧可触到胎头,另一侧可触到胎臀。肩左前时,胎背朝向母体腹壁,触之宽大平坦。胎心于脐周两侧听得最清楚。根据腹部检查多可确定胎位。

3.阴道(肛门)检查

胎膜未破者,因胎先露部浮动于骨盆入口上方,肛查不易触及胎先露部;如胎膜已破,宫口已扩张者,阴道检查可触到肩胛骨或肩峰、肋骨及腋窝。腋窝尖端示胎儿头端,据此可判断胎头在母体左(右)侧,肩胛骨朝向母体前(后)方,可判断为肩前(后)位。例如胎头于母体右侧,肩胛骨朝向后方,则为肩右后位。胎手若已脱出阴道口外,可用握手法鉴别是胎儿左手或右手,因检查者只能与胎儿同侧手相握,例如肩右前位时左手脱出,检查者用左手与胎儿左手相握,余类推。

4.B超检查

B超检查能准确探清肩先露,并能确定具体的胎位。

(三)治疗

1.妊娠期

妊娠后期发现肩先露应及时矫正,可采用胸膝卧位或试行外倒转术转成纵产式(头先露或臀先露)并包扎腹部以固定产式。如矫正失败,应提前入院决定分娩方式。

2.分娩期

根据胎产式、胎儿的大小、胎儿是否存活、宫颈的扩张程度、胎膜是否破裂、有无并发症等决定分娩方式。

(1)足月,活胎,未临产,择期剖宫产术。

(2)足月,活胎,已临产,无论破膜与否,均应进行剖宫产术。

(3)已出现先兆子宫破裂或子宫破裂征象,无论胎儿存活,均应立即进行剖宫产,术中如发现宫腔感染严重,应将子宫一并切除(子宫次全切除术或子宫全切术)。

(4)胎儿已死,无先兆子宫破裂征象,如宫口已开全,可在全麻下进行断头术或毁胎术。术后应常规检查子宫下段、宫颈及阴道有无裂伤,如有裂伤应及时缝合。注意预防产后出血,并需应用抗生素预防感染。

七、复合先露

胎先露部(胎头或胎臀)伴有肢体(上肢或下肢)同时进入骨盆入口,称为复合先露。临床以头与手的复合先露最常见,多发生于早产者,其发生率为 1.43‰~1.60‰。

(一)诊断

当产程进展缓慢时,做阴道检查发现胎先露旁有肢体而明确诊断。常见胎头与胎手同时入盆,应注意与臀先露和肩先露相鉴别。

(二)治疗

(1)无头盆不称,让产妇向脱出的肢体对侧侧卧,肢体常可自然缩回。脱出的肢体与胎头已入盆,待宫口开全后于全麻下上推肢体,将其回纳,然后经腹压胎头下降,以低位产钳助娩,或进行内倒转术助胎儿娩出。

(2)头盆不称或伴有胎儿窘迫征象,应进行剖宫产术。

(李丽娟)

第二节 产 道 异 常

产道包括骨产道(骨盆腔)与软产道(子宫下段、宫颈、阴道、外阴),是胎儿经阴道娩出的通道。产道异常可使胎儿娩出受阻,临床上以骨产道异常多见。

一、骨产道异常

骨盆径线过短或形态异常,致使骨盆腔小于胎先露部可通过的限度,阻碍胎先露部下降,称为骨盆狭窄。骨盆狭窄可以为 1 个径线过短或多个径线同时过短,也可为 1 个平面狭窄或多个平面同时狭窄。当 1 个径线狭窄时要观察同一个平面其他径线的大小,再结合整个骨盆腔的大小与形态进行综合分析,做出正确判断。

(一)分类

1.骨盆入口平面狭窄

骨盆入口平面狭窄以扁平骨盆为代表,主要为入口平面的前后径过短。狭窄分3级:Ⅰ级(临界性),绝大多数可以自然分娩,骶耻外径为 18 cm,真结合径 10 cm;Ⅱ级(相对性),经试产来决定可否经阴道分娩,骶耻外径为16.5～17.5 cm,真结合径为 8.5～9.5 cm;Ⅲ级(绝对性),骶耻外径≤16.0 cm,真结合径≤8.0 cm,足月胎儿不能经过产道,必须进行剖宫产终止妊娠。在临床中常遇到的是前 2 种,我国妇女常见以下 2 种类型。

(1)单纯扁平骨盆:骨盆入口的前后径缩短而横径正常,骨盆入口呈横扁圆形,骶岬向前下突。

(2)佝偻病性扁平骨盆:骨盆入口呈肾形,前后径明显缩短,骨盆出口的横径变宽,骶岬前突,骶骨下段变直向后翘,尾骨呈钩状突向骨盆出口平面。髂骨外展,髂棘间径≥髂嵴间径,耻骨弓角度增大(图 10-10)。

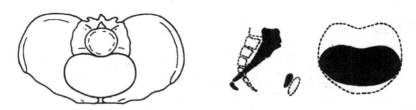

图 10-10　佝偻病性扁平骨盆

2.中骨盆及骨盆出口平面狭窄

狭窄分 3 级:Ⅰ级(临界性),坐骨棘间径为 10 cm,坐骨结节间径为 7.5 cm;Ⅱ级(相对性),坐骨棘间径为8.5～9.5 cm,坐骨结节间径为6.0～7.0 cm;Ⅲ级(绝对性),坐骨棘间径≤8.0 cm,坐骨结节间径≤5.5 cm。我国妇女常见以下 2 种类型。

(1)漏斗骨盆:骨盆入口各径线值均正常,两侧骨盆壁向内倾斜似漏斗得名。其特点是中骨盆及骨盆出口平面均明显狭窄,使坐骨棘间径、坐骨结节间径均缩短,耻骨弓角度<90°,坐骨结节间径与出口后矢状径之和<15 cm。

（2）横径狭窄骨盆：骨盆各横径径线均缩短，各平面的前后径稍长，坐骨切迹宽，测量骶耻外径值正常，但髂棘间径及髂嵴间径均缩短。中骨盆及骨盆出口平面狭窄，产程早期无头盆不称的征象，当胎头下降至中骨盆或骨盆出口时，常不能顺利地转成枕前位，形成持续性枕横位或枕后位而造成难产。

3.均小骨盆

骨盆外形属女型骨盆，但骨盆各平面均狭窄，每个平面径线较正常值小 2 cm 或更多，称均小骨盆，多见于身材矮小、体形匀称的妇女。

4.畸形骨盆

骨盆失去正常形态称为畸形骨盆。

（1）骨软化症骨盆：现已罕见。系因缺钙、磷、维生素 D 及紫外线照射不足使成人期骨质矿化障碍，被类骨质组织所代替，造成骨质脱钙、疏松、软化。受躯干重力及两股骨向内上方挤压，使骶岬向前，耻骨联合前突，坐骨结节间径明显缩短，骨盆入口平面呈凹三角形（图 10-11）。严重者阴道不能容两指，一般不能经阴道分娩。

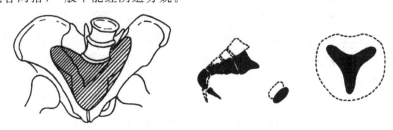

图 10-11　骨软化症骨盆

（2）偏斜型骨盆：系骨盆一侧斜径缩短，一侧髂骨翼与髋骨发育不良所致骶髂关节固定，以及下肢及髋关节疾病（图 10-12）。

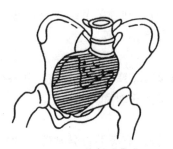

图 10-12　偏斜型骨盆

（二）临床表现

1.骨盆入口平面狭窄的临床表现

（1）胎头衔接受阻：一般情况下初产妇在妊娠末期，即预产期前 1～2 周或临产前胎头已衔接，即胎头双顶径进入骨盆入口平面，颅骨最低点达坐骨棘水平。若入口狭窄，即使已经临产，胎头仍未入盆，经检查胎头跨耻征呈阳性。胎位异常，如臀先露、面先露或肩先露的发生率是正常骨盆的 3 倍。

（2）若已临产，根据骨盆狭窄程度、产力强弱、胎儿大小及胎位情况的不同，临床表现也不一样。①骨盆临界性狭窄：若胎位、胎儿大小及产力正常，胎头常以矢状缝在骨盆入口横径衔接，多取后不均倾势，即后顶骨先入盆，后顶骨逐渐进入骶凹处，再使前顶骨入盆，则于骨盆入口横径上成头盆均倾势。临床表现为潜伏期活跃早期延长,活跃后期产程进展顺利。若胎头迟迟不入盆,此时常出现胎膜早破,其发生率为正常骨盆的4～6倍。由于胎膜早破母儿可发生感染。胎头不能紧贴宫颈内口诱发宫缩,常出现继发性宫缩乏力。②骨盆绝对性狭窄:若产力、胎儿大小及胎位均正常,但胎头仍不能入盆,常发生梗阻性难产,这种情况可出现病理性缩复环,甚至子宫破裂。如胎先露部嵌入骨盆入口的时间长,血液循环障碍,组织坏死,可形成泌尿生殖道瘘。在强大的宫缩压力下,胎头颅骨重叠,可出现颅骨骨折及颅内出血。

2.中骨盆平面狭窄的临床表现

(1)胎头能正常衔接:潜伏期及活跃早期进展顺利,当胎头下降达中骨盆时,由于内旋转受阻,胎头双顶径被阻于中骨盆狭窄部位之上,常出现持续性枕横位或枕后位,同时出现继发性宫缩乏力,活跃后期及第二产程延长,甚至第二产程停滞。

(2)胎头受阻于中骨盆:有一定可塑性的胎头开始变形,颅骨重叠,胎头受压,异常分娩使软组织水肿,产瘤较大,严重时可发生脑组织损伤、颅内出血、胎儿窘迫。若中骨盆狭窄的程度严重,宫缩又较强,可发生先兆子宫破裂及子宫破裂,强行阴道助产可导致严重软产道裂伤及新生儿产伤。

(3)骨盆出口平面狭窄的临床表现:骨盆出口平面狭窄与中骨盆平面狭窄常同时存在。若单纯骨盆出口平面狭窄,第一产程进展顺利,胎头达盆底受阻,第二产程停滞,继发性宫缩乏力,胎头双顶径不能通过出口横径,强行阴道助产可导致软产道、骨盆底肌肉及会阴严重损伤,胎儿严重产伤,对母儿的危害极大。

(三)诊断

在分娩过程中,骨盆是个不变因素,也是估计分娩难易的一个重要因素。狭窄骨盆影响胎位和胎先露部的下降及内旋转,也影响宫缩。在估计分娩难易时,骨盆是首先考虑的一个重要因素。应根据胎儿的大小及骨盆的情况尽早做出有无头盆不称的诊断,以决定适当的分娩方式。

1.病史

询问有无佝偻病、脊髓灰质炎、脊柱和髋关节结核及骨盆外伤等病史。对经产妇应详细询问既往分娩史,如有无难产史或新生儿产伤史等。

2.一般检查

测量身高,孕妇身高<145 cm时,应警惕均小骨盆。观察孕妇的体型、步态,有无下肢残疾,有无脊柱及髋关节畸形,米氏菱形窝是否对称。

3.腹部检查

观察腹型,检查有无尖腹及悬垂腹、有无胎位异常等。骨盆入口异常,因头盆不称、胎头不易入盆常导致胎位异常,如臀先露、肩先露。中骨盆狭窄则影响胎先露内旋转而导致持续性枕横位、枕后位等。部分初产妇在预产期前2周左右,经产妇于临产后胎头均应入盆。若已临产胎头仍未入盆,应警惕是否存在头盆不称。检查头盆是否相称的具体方法:孕妇排空膀胱后,取仰卧,两腿伸直。检查者用手放在耻骨联合上方,将浮动的胎头向骨盆腔方向推压。若胎头低于耻骨联合,表示胎头可入盆(头盆相称),称胎头跨耻征阴性;若胎头与耻骨联合在同一平面,表示可疑头盆不称,称胎头跨耻征可疑阳性;若胎头高于耻骨联合,表示头盆明显不称,称胎头跨耻征阳性。对出现此类症状的孕妇,应让其采取半卧位两腿屈曲,再次检查胎头跨耻征,若转为阴性,提示为骨盆倾斜度异常,而不是头盆不称。

4.骨盆测量

(1)骨盆外测量:骶耻外径<18 cm为扁平骨盆;坐骨结节间径<8 cm,耻骨弓角度<90°为

漏斗骨盆;各径线均小于正常值2 cm或以上为均小骨盆;骨盆两侧斜径(以一侧髂前上棘至对侧髂后上棘间的距离)及同侧直径(从髂前上棘至同侧髂后上棘间的距离)相差>1 cm为偏斜骨盆。

(2)骨盆内测量:对角径<11.5 cm,骶骨岬突出为入口平面狭窄,属扁平骨盆,应检查骶骨前面弧度。坐骨棘间径<10 cm,坐骨切迹宽度<2横指,为中骨盆平面狭窄。如坐骨结节间径<8 cm,则应测量出口的后矢状径及检查骶尾关节的活动度,如坐骨结节间径与出口的后矢状径之和<15 cm,为骨盆出口平面狭窄。

(四)对母儿影响

1.对产妇的影响

骨盆狭窄影响胎头衔接及内旋转,容易发生胎位异常、胎膜早破、宫缩乏力,导致产程延长或停滞。胎先露压迫软组织过久导致组织水肿、坏死,形成生殖道瘘。胎膜早破、肛查或阴道检查次数增多及手术助产会增加产褥感染的机会。剖宫产及产后出血者增多,严重梗阻性难产若不及时处理,可导致子宫破裂。

2.对胎儿及新生儿的影响

头盆不称易发生胎膜早破、脐带脱垂,脐带脱垂可导致胎儿窘迫甚至胎儿死亡。产程延长、胎儿窘迫使新生儿容易发生颅内出血、新生儿窒息等并发症。阴道助产的机会增多,易发生新生儿产伤及感染。

(五)分娩时处理

处理原则:根据狭窄骨盆的类别和程度、胎儿大小、胎心率、宫缩强弱、宫口扩张程度、胎先露下降情况、破膜与否,结合既往分娩史、年龄、产次、有无妊娠合并症及并发症来决定分娩方式。

1.一般处理

在分娩过程中,应使产妇树立信心,消除紧张情绪和恐惧心理,保证能量及水分的摄入,必要时补液。注意产妇休息,监测宫缩、胎心,观察产程进展。

2.骨盆入口平面狭窄的处理

(1)明显头盆不称(绝对性骨盆狭窄):胎头跨耻征呈阳性者,足月胎儿不能经阴道分娩。应在临产后进行剖宫产术结束分娩。

(2)轻度头盆不称(相对性骨盆狭窄):胎头跨耻征可疑阳性,足月活胎估计体重<3 000 g,胎心正常及产力良好,可在严密监护下试产。胎膜未破者可在宫口扩张3 cm时进行人工破膜,若破膜后宫缩较强,产程进展顺利,多数能经阴道分娩。试产过程中若出现宫缩乏力,可用缩宫素静脉滴注加强宫缩。试产2~4小时胎头仍迟迟不能入盆,宫口扩张缓慢,或伴有胎儿窘迫征象,应及时进行剖宫产术结束分娩。若胎膜已破,为了减少感染,应适当缩短试产时间。

(3)骨盆入口平面狭窄的试产:必须以宫口开大3~4 cm,胎膜已破为试产开始。胎膜未破者在宫口扩张3 cm时可进行人工破膜,宫缩较强,多数能经阴道分娩。试产过程中如果出现宫缩乏力,可用缩宫素静脉滴注加强宫缩。若试产2~4小时,胎头不能入盆,产程进展缓慢,或伴有胎儿窘迫的征象,应及时进行剖宫产术。如胎膜已破,应适当缩短试产时间。骨盆入口平面狭窄,主要为扁平骨盆的妇女,妊娠末期或临产后,胎头矢状缝只能衔接于骨盆入口横径上。胎头侧屈使其两顶骨先后依次入盆,呈不均倾势嵌入骨盆入口,称为头盆均倾不均。前不均倾为前顶骨先嵌入,矢状缝偏后。后不均倾为后顶骨先嵌入,矢状缝偏前(图10-13)。当胎头双顶骨均通过骨盆入口平面时,即可顺利地经阴道分娩。

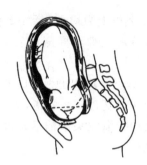

图 10-13　胎头嵌入骨盆姿势——后不均倾

3.中骨盆平面狭窄的处理

在分娩过程中,胎儿在中骨盆平面完成俯屈及内旋转动作。若中骨盆平面狭窄,则胎头俯屈及内旋转受阻,易发生持续性枕横位或持续性枕后位,产妇多表现为活跃期或第二产程延长及停滞、继发性宫缩乏力等。若宫口开全,胎头双顶径达坐骨棘平面或更低,可经阴道徒手旋转胎头为枕前位,待其自然分娩。宫口开全,胎心正常者可经阴道助产分娩。胎头双顶径在坐骨棘水平以上,或出现胎儿窘迫的征象,应进行剖宫产术。

4.骨盆出口平面狭窄的处理

骨盆出口平面是产道的最低部位,应于临产前对胎儿大小、头盆关系做出充分估计,决定能否经阴道分娩,诊断为骨盆出口平面狭窄者,不能进行试产。若发现出口横径狭窄,耻骨弓角度变锐,耻骨弓下三角空隙不能利用,胎先露部后移,利用出口后三角空隙娩出。临床上常用出口的横径与出口后矢状径之和来估计出口的大小。出口的横径与出口的后矢状径之和>15 cm时,多数可经阴道分娩,有时需阴道助产,应做较大的会阴切开。若两者之和<15 cm时,不应经阴道试产,应进行剖宫产术终止妊娠。

5.均小骨盆的处理

胎儿估计不大,胎位正常,头盆相称,宫缩好,可以进行试产,通常可通过胎头变形和极度俯屈,以胎头的最小径线通过骨盆腔,可能经阴道分娩。若有明显的头盆不称,应尽早进行剖宫产术。

6.畸形骨盆的处理

根据畸形骨盆的种类、狭窄的程度、胎儿的大小、产力等综合判断。如果畸形严重、明显的头盆不称者,应及早进行剖宫产术。

二、软产道异常

软产道包括子宫下段、宫颈、阴道及骨盆底软组织构成的弯曲管道,软产道异常所致的难产较少见,临床上容易被忽视。在妊娠前或妊娠早期应常规进行双合诊检查,了解软产道的情况。

（一）外阴异常

1.外阴白色病变

皮肤黏膜慢性营养不良,组织弹性差,分娩时易发生会阴撕裂伤,宜做会阴后一侧切开术。

2.外阴水肿

患有某些疾病如重度子痫前期、重度贫血、心脏病及慢性肾炎,孕妇若有全身水肿,可同时伴有重度外阴水肿,分娩时可妨碍胎先露部下降,导致组织损伤、感染和愈合不良等情况。临产前可用50％的硫酸镁液湿热敷会阴,临产后仍有严重水肿者,在外阴严格消毒下进行多点针刺皮肤放液;分娩时进行会阴后一侧切开;产后加强会阴局部护理,预防感染,可用50％的硫酸镁液湿热敷,配合远红外线照射。

3.会阴坚韧

会阴坚韧尤其多见于35岁以上的高龄初产妇。在第二产程可阻碍胎先露部下降,宜做会阴后一侧切开,以免胎头娩出时造成会阴严重的裂伤。

4.外阴瘢痕

瘢痕挛缩使外阴及阴道口狭小,且组织弹性差,影响胎先露部下降。如瘢痕的范围不大,可经阴道分娩,分娩时应做会阴后一侧切开。如瘢痕过大,应进行剖宫产术。

(二)阴道异常

1.阴道横隔

阴道横隔多位于阴道上段或中段,较坚韧,常影响胎先露部下降。因在横隔中央或稍偏一侧常有一小孔,常被误认为宫颈外口,在分娩时应仔细检查。

(1)阴道分娩:横隔被撑薄,可在直视下自小孔处将横隔做"X"形切开。横隔被切开后因胎先露部下降压迫,通常无明显出血,待分娩结束再切除剩余的隔,用可吸收线将残端做间断或连续锁边缝合。

(2)剖宫产:如横隔较高且组织坚厚,阻碍先露部下降,需进行剖宫产术结束分娩。

2.阴道纵隔

(1)伴有双子宫、双宫颈时,当一侧子宫内的胎儿下降,纵隔被推向对侧,阴道分娩多无阻碍。

(2)当发生于单宫颈时,有时胎先露部的前方可见纵隔,可自行断裂,阴道分娩无阻碍。纵隔厚时应于纵隔中间剪断,用可吸收线将残端缝合。

3.阴道狭窄

产伤、药物腐蚀、手术感染可导致阴道瘢痕的形成。若阴道狭窄部位的位置低、狭窄的程度轻,可经阴道分娩。狭窄的位置高、狭窄的程度重时宜的行剖宫产术。

4.阴道尖锐湿疣

分娩时,为预防新生儿患喉乳头瘤,应进行剖宫产术。病灶巨大时可能造成软产道狭窄,影响胎先露下降时,也宜进行剖宫产术。

5.阴道壁囊肿和肿瘤

(1)阴道壁囊肿较大时,会阻碍胎先露部下降,可进行囊肿穿刺,抽出其内容物,待分娩后再选择时机进行处理。

(2)阴道内肿瘤大妨碍分娩,且肿瘤不能经阴道切除时,应行剖宫产术,阴道内肿瘤待产后再行处理。

(三)宫颈异常

1.宫颈外口黏合

宫颈外口黏合多在分娩受阻时发现。宫口为很小的孔,当宫颈管已消失而宫口却不扩张,一般用手指稍加压力分离,黏合的小孔可扩张,宫口即可在短时间内开全。但有时需进行宫颈切开术,使宫口开大。

2.宫颈瘢痕

因孕前曾进行宫颈深部电灼术或微波术、宫颈锥形切除术、宫颈裂伤修补术等所致。虽可于妊娠后软化,但宫缩很强时宫口仍不扩张,应进行剖宫产。

3.宫颈坚韧

宫颈组织缺乏弹性,或精神过度紧张使宫颈挛缩,宫颈不易扩张,多见于高龄初产妇,可于宫颈两侧各注射 0.5％的利多卡因 5～10 mL,也可静脉推注地西泮 10 mg。如宫颈仍不扩张,应进行剖宫产术。

4.宫颈水肿

宫颈水肿多见于扁平骨盆、持续性枕后位或滞产,宫口没有开全而过早使用腹压,致使宫颈前唇长时间被压于胎头与耻骨联合之间,血液回流受阻引起水肿,影响宫颈扩张,多见于胎位异常或滞产。

(1)轻度宫颈水肿:①可以抬高产妇的臀部。②同宫颈坚韧处理。③宫口近开全时,可用手轻轻上托水肿的宫颈前唇,使宫颈越过胎头,能够经阴道分娩。

(2)严重宫颈水肿:经上述处理无明显效果,宫口扩张<3 cm,伴有胎儿窘迫时,应进行剖宫产术。

5.宫颈癌

宫颈硬而脆,缺乏伸展性,临产后影响宫口扩张,若经阴道分娩,有发生大出血、裂伤、感染及肿瘤扩散等危险,不应经阴道分娩,应考虑进行剖宫产术,术后进行手术或放疗。

6.子宫肌瘤

较小的肌瘤没有阻塞产道可经阴道分娩,肌瘤待分娩后再行处理。子宫下段及宫颈部位的较大肌瘤可占据盆腔或阻塞于骨盆入口,阻碍胎先露部下降,宜行剖宫产术。

(李丽娟)

第三节 产力异常

产力包括子宫收缩力、腹肌和膈肌收缩力及肛提肌收缩力,其中以子宫收缩力为主。在分娩过程中,子宫收缩(简称宫缩)的节律性、对称性及极性不正常或强度、频率有改变时,称为子宫收缩力异常。临床上多因产道或胎儿因素异常造成梗阻性难产,使胎儿通过产道的阻力增加,导致继发性产力异常。产力异常分为子宫收缩乏力和子宫收缩过强 2 类,每类又分协调性宫缩和不协调性宫缩(图 10-14)。

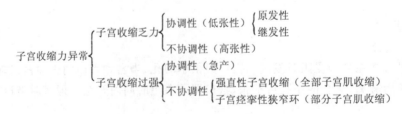

图 10-14 子宫收缩力异常的分类

一、子宫收缩乏力

（一）原因

子宫收缩乏力多由几个因素综合引起。

1.头盆不称或胎位异常

胎先露部下降受阻，不能紧贴子宫下段及宫颈，因此不能引起反射性宫缩，导致继发性子宫收缩乏力。

2.子宫因素

子宫发育不良，子宫畸形（如双角子宫）、子宫壁过度膨胀（如双胎、巨大儿、羊水过多等），经产妇的子宫肌纤维变性或发生子宫肌瘤等。

3.精神因素

初产妇尤其是高龄初产妇，精神过度紧张、疲劳均可使大脑皮层的功能紊乱，导致子宫收缩乏力。

4.内分泌失调

临产后，产妇体内的雌激素、缩宫素、前列腺素的敏感性降低，影响子宫肌兴奋阈，致使子宫收缩乏力。

5.药物影响

产前较长时间应用硫酸镁，临产后不适当地使用吗啡、哌替啶、巴比妥类等镇静剂与镇痛剂；产程中不适当地应用麻醉镇痛等，均可使宫缩受到抑制。

（二）临床表现

根据发生时期可分为原发性和继发性2种。原发性宫缩乏力是指产程开始即宫缩乏力，宫口不能如期扩张，胎先露部不能如期下降，产程延长；继发性宫缩乏力是指活跃期即宫口开大3 cm及以后出现宫缩乏力，产程进展缓慢，甚至停滞。子宫收缩乏力有2种类型，其临床表现不同。

1.协调性子宫收缩乏力（低张性子宫收缩乏力）

宫缩具有正常的节律性、对称性和极性，但收缩力弱，宫腔压力低＜2.0 kPa（15 mmHg），持续时间短，间歇期长且不规律，当宫缩达极期时，子宫体不隆起和变硬，用手指压宫底部肌壁仍可出现凹陷，导致产程延长或停滞。由于宫腔内压力低，对胎儿的影响不大。

2.不协调性子宫收缩乏力（高张性子宫收缩乏力）

宫缩的极性倒置，宫缩不是起自两侧宫角。宫缩的兴奋点来自子宫的1处或多处，节律不协调，宫缩时宫底部不强，而是体部和下段强。宫缩间歇期子宫壁不能完全松弛，表现为不协调性子宫收缩乏力。这种宫缩不能使宫口扩张和胎先露部下降，属无效宫缩。产妇自觉下腹部持续疼痛，拒按，烦躁不安，产程长，可导致肠胀气、排尿困难、胎儿胎盘循环障碍，常出现胎儿窘迫。检查时，下腹部常有压痛，胎位触不清，胎心不规律，宫口扩张缓慢，胎先露部下降缓慢或停滞。

3.产程曲线异常

子宫收缩乏力可导致产程曲线异常（图10-15），常见以下4种。

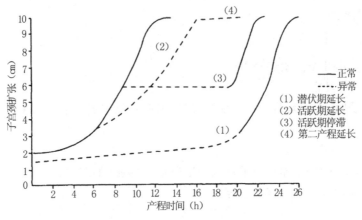

图 10-15　异常的宫颈扩张曲线

(1)潜伏期延长:从临产规律宫缩开始至宫口扩张 3 cm 称为潜伏期,初产妇潜伏期约需 8 小时,最大时限为 16 小时。>16 小时称为潜伏期延长。

(2)活跃期延长:从宫口扩张 3 cm 至宫口开全为活跃期。初产妇活跃期正常约需 4 小时,最大时限8 小时,>8 小时为活跃期延长。

(3)活跃期停滞:进入活跃期后,宫颈口不再扩张达 2 小时以上,称为活跃期停滞,根据产程中定期阴道(肛门)检查诊断。

(4)第二产程延长:第二产程初产妇>2 小时,经产妇>1 小时尚未分娩,称为第二产程延长。

以上 4 种异常产程曲线,可以单独存在,也可以合并存在。当总产程>24 小时称为滞产。

(三)对母儿影响

1.对产妇的影响

产程延长,产妇休息不好,精神疲惫与体力消耗,可出现疲乏无力、肠胀气、排尿困难等,还可影响宫缩,严重时还引起脱水、酸中毒。又由于产程延长,膀胱受压在胎头与耻骨联合之间,导致组织缺血、水肿、坏死,形成生殖道瘘,如膀胱阴道瘘或尿道阴道瘘。另外,胎膜早破及产程中多次阴道(肛门)检查均可增加感染的机会;产后宫缩乏力,易引起产后出血。

2.对胎儿的影响

宫缩乏力影响胎头内旋转,增加手术的机会。不协调子宫收缩乏力不能使子宫壁完全放松,影响子宫胎盘循环。胎儿在宫内缺氧,胎膜早破,还易造成脐带受压或脱垂,造成胎儿窘迫,甚至胎死宫内。

(四)治疗

1.协调性宫缩乏力

无论是原发性或继发性,一旦出现,首先寻找原因,如判断无头盆不称和胎位异常,估计能经阴道分娩者,考虑采取加强宫缩的措施。

(1)第一产程:消除精神紧张,产妇过度疲劳,可给予地西泮(安定)10 mg 缓慢静脉注射或哌替啶100 mg 肌内注射或静脉注射,经过一段时间,可使宫缩力转强;对不能进食者,可经静脉输液,10%的葡萄糖液 500~1 000 mL 内加维生素 C 2 g,伴有酸中毒时可补充 5%的碳酸氢钠。经过处理,宫缩力仍弱,可选用下列方法加强宫缩:①人工破膜:宫颈口开大 3 cm 以上,无头盆不称,胎头已衔接者,可进行人工破膜。破膜后,胎头紧贴子宫下段及宫颈,引起反射性宫缩,加速产程进展。Bishop 提出用宫颈成熟度评分法估计加强宫缩措施的效果,如产妇得分在≤3 分,加强宫缩均失败,应改用其他方法。4～6 分的成功率约为 50%,7～9 分的成功率约为 80%,≥9 分均成功。②缩宫素静脉滴注:适用于宫缩乏力、胎心正常、胎位正常、头盆相称者。将缩宫素 1 U 加入 5% 的葡萄糖液 200 mL 内,以 8 滴/分钟,即 2.5 mU/min 开始,根据宫缩强度调整滴速,维持宫缩强度每间隔 2～3 分钟,持续 30～40 秒。缩宫素静脉滴注过程应有专人看守,观察宫缩,根据情况及时调整滴速。经过上述处理,如产程仍无进展或出现胎儿窘迫征象,应及时进行剖宫产术。

(2)第二产程:第二产程如无头盆不称,出现宫缩乏力时也可加强宫缩,给予缩宫素静脉滴注,促进产程进展。如胎头双顶径已通过坐骨棘平面,可等待自然娩出,或进行会阴侧切后行胎头吸引器或低位产钳助产;如胎头尚未衔接或伴有胎儿窘迫的征象,均应立即的行剖宫产术结束分娩。

(3)第三产程:为预防产后出血,当胎儿前肩露出于阴道口时,可给予缩宫素 10 U 静脉注射,使宫缩增强,促使胎盘剥离与娩出及子宫血窦关闭。如产程长,破膜时间长,应给予抗生素预防感染。

2.不协调宫缩乏力

处理原则是镇静,调节宫缩,恢复宫缩极性。给予强镇静剂哌替啶 100 mg 肌内注射,使产妇充分休息,醒后多能恢复为协调宫缩。如未能纠正,或已有胎儿窘迫征象,立即进行剖宫产术结束分娩。

(五)预防

(1)应对孕妇进行产前教育,解除孕妇的思想顾虑和恐惧心理,使孕妇了解妊娠和分娩均为生理过程,分娩过程中医护人员的热情耐心、家属的陪产均有助于消除产妇的紧张情绪,使其增强信心,预防精神紧张所致的子宫收缩乏力。

(2)分娩时鼓励及时进食,必要时静脉补充营养。

(3)避免过多使用镇静药物,产程中使用麻醉镇痛应在宫口开全前停止给药,注意及时排空直肠和膀胱。

二、子宫收缩过强

(一)协调性子宫收缩过强

宫缩的节律性、对称性和极性均正常,仅宫缩过强、过频,如产道无阻力,宫颈可在短时间内迅速开全,分娩在短时间内结束,总产程不足 3 小时,称为急产,经产妇多见。

1.对母儿影响

(1)对产妇的影响:宫缩过强过频,产程过快,可致宫颈、阴道及会阴撕裂伤;接生时来不及消毒,可致产褥感染;产后子宫肌纤维缩复不良易发生胎盘滞留或产后出血。

(2)对胎儿和新生儿的影响:宫缩过强影响子宫胎盘的血液循环,易发生胎儿窘迫、新生儿窒息甚或死亡;胎儿娩出过快,胎头在产道内受到的压力突然解除,可致新生儿颅内出血;来不及消毒接生,易致新生儿感染;如坠地可致骨折、外伤。

2.处理

(1)有急产史的产妇:在预产期前 1～2 周不宜外出远走,以免发生意外,有条件应提前住院待产。

(2)临产后不宜灌肠,提前做好接生和抢救新生儿窒息的准备,胎儿娩出时勿使产妇向下屏气。

(3)产后仔细检查软产道,包括宫颈、阴道、外阴,如有撕裂,及时缝合。

(4)新生儿处理:肌内注射维生素 K_1,每天 2 mg,共 3 天,以预防新生儿颅内出血。

(5)如果未消毒接生,母儿均给予抗生素预防感染,酌情接种破伤风免疫球蛋白。

(二)不协调性子宫收缩过强

1.强直性宫缩

强直性宫缩多因外界因素造成,如临产后分娩受阻或不适当应用缩宫素,或胎盘早剥血液浸润子宫肌层,均可引起宫颈内口以上部分的子宫肌层出现强直性痉挛性宫缩。

(1)临床表现:产妇烦躁不安,持续性腹痛,拒按,胎位触不清,胎心听不清,有时还可出现病理缩复环、血尿等先兆子宫破裂的征象。

(2)处理:一旦确诊为强直性宫缩,应及时给予宫缩抑制剂,如 25%的硫酸镁 20 mL 加入 5%的葡萄糖液 20 mL 缓慢静脉推注。如属梗阻原因,应立即进行剖宫产术结束分娩。

2.子宫痉挛性狭窄环

子宫壁某部肌肉呈痉挛性不协调性收缩所形成的环状狭窄,持续不放松,称为子宫痉挛性狭窄环。多在子宫上下段交界处,也可在胎体某一狭窄部,以胎颈、胎腰处常见(图 10-16)。

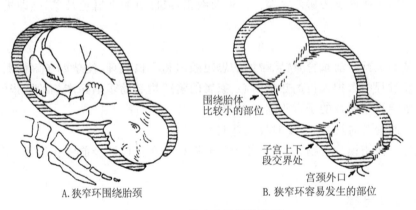

A.狭窄环围绕胎颈　　　　B. 狭窄环容易发生的部位

图 10-16　子宫痉挛性狭窄环

(1)原因:多因精神紧张、过度疲劳及不适当地应用宫缩剂或粗暴地进行产科处理所致。

(2)临床表现:产妇出现持续性腹痛,烦躁不安,宫颈扩张缓慢,胎先露下降停滞。胎心时快时慢,阴道检查可触及狭窄环。子宫痉挛性狭窄的环特点是此环不随宫缩上升。

(3)处理:认真寻找原因,及时纠正。禁止阴道内操作,停用缩宫素。如无胎儿窘迫的征象,可给予哌替啶 100 mg 肌内注射,一般可消除异常宫缩。当宫缩恢复正常,可进行阴道手术助产或等待自然分娩。如经上述处理,狭窄环不缓解,宫口未开全,胎先露部高,或已伴有胎儿窘迫,应立即进行剖宫产术。如胎儿已死亡,宫口开全,则可在全麻下经阴道分娩。

(李丽娟)

第十一章

分娩期并发症

第一节 子宫破裂

子宫破裂是妊娠期和分娩期极其严重的并发症之一,直接威胁母儿的生命,导致灾难性的后果,其中出血、休克、感染是患者死亡的主要原因。子宫破裂的发病率和病因构成与在社会经济发展不同的国家和地区的报道中差别很大,美国达0.04%~0.1%,中国达 0.1%~0.55%,非洲部分国家地区高达 1%~1.2%。发达国家导致子宫破裂的主要原因是既往剖宫产瘢痕,经济欠发达的地区和落后地区的主要原因是梗阻性难产和不当助产。近年来随着剖宫产后再次妊娠病例的增多和前列腺素类药物在催产、引产领域的广泛应用,子宫破裂的发病率较以前有上升的趋势。

一、病因

子宫破裂的病因主要有瘢痕子宫(包括剖宫产术后和其他子宫手术后)、梗阻性难产、宫缩剂应用不当和助产手术损伤。

（一）瘢痕子宫

狭义的瘢痕子宫主要是指既往有剖宫产手术史或子宫肌瘤剔除病史的病例,特别是古典式的子宫体部剖宫产术和剥除时穿透子宫内膜达宫腔的子宫肌瘤手术,对子宫肌壁产生的损伤。其形成的瘢痕范围宽,不能承受妊娠子宫胀大和宫缩时的张力,更容易在妊娠晚期和分娩时发生子宫破裂。

广义的瘢痕子宫包括子宫畸形矫形术、子宫角部切除术、子宫破裂修补、子宫穿孔等所有手术操作对子宫造成的损伤。随着外科和妇科微创手术的迅速发展和广泛开展,高频电刀、超声刀等能量器械在手术中的应用给子宫带来了一系列热损伤的问题。甚至常见的腹腔镜下输卵管峡部或间质部妊娠手术时,能量器械操作不当会造成子宫角部过度的灼伤,引起中、晚孕子宫自发性破裂。

（二）梗阻性难产

梗阻性难产是子宫破裂常见的原因之一,该类型子宫破裂好发于伴随有子宫肌壁原发和继发病理性改变者,如多产、畸形子宫肌层发育不良、胎盘植入病史等是导致子宫肌壁延展性和抗张能力下降的因素。这些患者如果同时伴有明显的骨盆狭窄、头盆不称、软产道畸形、盆腔肿瘤、胎位异常和胎儿畸形等因素阻碍胎先露下降时,子宫为克服阻力,体部肌肉强烈收缩,导致子宫下段被迫拉长、变薄,最终破裂。这也是子宫破裂中最常见的类型,破裂处多发生于子宫下段,严重者可以延伸到宫体、宫颈、阴道,甚至会撕裂膀胱。

（三）宫缩剂应用不当

使用前列腺素药物及缩宫素等宫缩剂引产、催产,时机把握不当,或超剂量用药都可能会造成子宫平滑肌强烈的痉挛性收缩。值得注意的是,在胎膜自然破裂和人工破膜等存在内源性前列腺素释放的情况下,一定要严格控制宫缩剂使用的指征和时机,避免造成子宫收缩效应叠加,导致宫缩过强、子宫破裂。

（四）助产手术损伤

分娩时实施助产手术导致的子宫破裂损伤,多是由不适当或粗暴的手术操作所导致。宫口未开全,进行产钳术或臀牵引术导致子宫颈严重裂伤并上延到子宫下段;臀牵引手法粗暴,未按照分娩机转引起胎儿手臂上举,出头困难,后出头暴力牵拉;忽略性横位内倒转术、毁胎术及部分人工剥离胎盘术等由于操作不当,均可以造成子宫破裂。第二产程中暴力按压宫底,增加腹压,促使胎儿娩出也是导致子宫破裂的高危因素之一。

二、分类

子宫破裂按照发生时间可以分为妊娠期破裂和分娩期破裂;按照原因可以分为自发性破裂和损伤性破裂;按照程度可分为完全破裂和不完全破裂。

三、临床表现

子宫破裂发生在瘢痕子宫或非瘢痕子宫病例时表现不尽相同,因此对2类患者的临床表现都要有明确的认识。

（一）非瘢痕子宫破裂

非瘢痕子宫破裂即传统意义上的子宫破裂,几乎均发生于分娩过程中,根据其病程进展可以分为先兆子宫破裂和子宫破裂2个阶段。

1.先兆子宫破裂

多见于产程长、有梗阻性难产高危因素的患者,典型的表现为腹痛、病理性缩复环、胎心改变和血尿的"四联征"。

（1）腹痛:由于宫缩过强,子宫呈现强直性或痉挛性收缩,产妇因剧烈的腹痛而烦躁不安、呼吸心率增快、下腹部拒按。

（2）病理性缩复环:因为梗阻的存在,子宫平滑肌反应性的强直收缩,导致子宫体部肌层增厚,同时下段肌层在强力拉伸作用下延展、菲薄,从腹壁上观察,宫体部和子宫下段之间形成一个明显的凹陷,称之为"病理性缩复环",随着宫缩的进展,子宫下段被进1步拉伸,病理性缩复环会逐渐上移达到脐平面或以上,如果此时不能得到及时处理,子宫下段最终会因为张力过高而断裂,进展成为子宫破裂。

（3）胎心改变:先兆子宫破裂发生时,子宫平滑肌痉挛,强直性收缩,由于没有充分的平滑肌舒张期,影响有效的胎盘血流灌注和氧气交换,胎儿会因急性缺氧出现胎动频繁,电子胎心监护可能出现胎儿心动过速、心动过缓、重度变异减速及晚期减速等一系列的胎儿宫内窘迫的表现。

(4)血尿:梗阻性难产发生时,胎先露部位对膀胱持续性压迫,膀胱壁水肿、黏膜充血,会导致血尿和排尿困难。

2.子宫破裂

子宫破裂往往在先兆子宫破裂的进展过程中骤然发生,表现如下所述。

(1)在先兆子宫破裂的基础上突然发生。患者感到下腹部撕裂样剧烈疼痛,随后强烈的宫缩短暂停止。孕妇自觉腹痛症状会出现一过性的缓解和"轻松感",但是紧接着,由于羊水、胎儿、血液充盈整个腹腔,患者很快出现全腹疼痛及腹膜刺激征。

(2)产妇呼吸急促、浅快,出现心率增快、脉搏细弱、血压下降等失血性休克的表现。

(3)全腹部肌紧张,压痛、反跳痛明显,移动性浊音呈阳性。从腹部可触及明显的胎儿肢体等部位,胎动停止、胎心消失,在胎儿旁有时可扪及收缩的子宫体。经阴道检查可以发现胎先露上移,宫颈口可见鲜血流出,有时可以经宫颈向上扪及子宫下段前壁缺损。

(4)不完全子宫破裂:不完全子宫破裂是指子宫肌层部分或完全断裂,浆膜完整,此时胎儿及胎盘、脐带等附属物仍然在宫腔内。发生子宫不完全破裂时,宫缩疼痛并不明显,可以有少量的阴道流血,胎儿仍然存活,但会出现严重的晚期减速、基线变异消失等缺氧表现。此时破裂的肌层如果累及血管,也会发生严重的腹腔内出血或阔韧带血肿、后腹膜血肿等,并出现失血性休克的症状。

(二)瘢痕子宫破裂

发生于既往有子宫手术史或子宫损伤病史的患者,和非瘢痕子宫破裂相比,瘢痕子宫破裂可以发生在妊娠晚期和分娩期。甚至部分严重的病例,如能量器械造成的子宫角部、子宫体部烧灼伤,会发生中孕期自发性子宫破裂,导致腹腔内出血、急腹症。子宫下段剖宫产术后的瘢痕子宫破裂往往缺乏先兆子宫破裂的表现,部分患者仅有下腹部针刺样疼痛或压痛,伴或不伴有血尿,临床上还有部分病例无任何的阳性表现,只是会在剖宫产术中意外发现。

四、诊断和鉴别诊断

(一)诊断

根据典型的病史、症状、体征,典型的子宫破裂诊断并不困难,关键在于根据病史及时筛查和识别子宫破裂的高危因素,并对其重点监测。在临产时能够及时识别先兆子宫破裂的表现,分辨子宫强直性收缩、腹痛和正常产程中的宫缩痛。当产程中出现宫缩突然消失、胎心消失、产妇心率增快、血压下降等表现时一定要警惕子宫破裂的发生。

对可疑的高危孕产妇建议产程中持续进行电子胎心监护,及时发现胎儿心动过速、心动过缓、严重变异减速或晚期减速、延长减速等异常。

腹腔穿刺可以明确诊断腹腔内出血,急诊床旁 B 超检查可以协助诊断腹腔内出血、死胎等。

(二)鉴别诊断

1.胎盘早剥

Ⅱ级以上的胎盘早剥会出现子宫强直收缩、宫体压痛、阴道出血、胎儿窘迫或死亡、孕妇失血性休克等表现,同子宫破裂的临床表现有诸多类似之处。但是严重的胎盘早剥一般都存在子痫前期、子痫、严重腹部外伤等病史,腹部检查无病理性缩复环。超声检查见子宫完整,部分病例可见到胎盘后血肿等典型的胎盘剥离征象。

2.难产伴发绒毛膜羊膜炎

部分病例特别是合并胎膜早破者,由于产程长、多次进行阴道检查、胎头旋转等操作可以导致绒毛膜羊膜炎,出现子宫体压痛、激惹等类似先兆子宫破裂的表现。因为感染的存在,绒毛膜羊膜炎患者可伴有羊水异味、白细胞计数和分类升高、C反应蛋白及降钙素原水平增高等表现。结合病理缩复环、血尿等症状的有无及B超检查,鉴别并不困难。

五、治疗

一般治疗:开放静脉通道,吸氧、输液,做好输血的准备,大剂量应用广谱抗生素预防感染。

(一)先兆子宫破裂

一旦诊断先兆子宫破裂,立即予以抑制宫缩药物输注,肌内注射或静脉输注镇静剂,如盐酸哌替啶100 mg,肌内注射,吸入麻醉或静脉全身麻醉,尽快进行剖宫产术,抢救胎儿生命。

(二)子宫破裂

确诊子宫破裂,无论胎儿存活与否都应当在积极抗休克治疗的同时进行急诊剖腹探查,尽量快速找到出血位置,止血。新鲜、整齐、无感染的子宫破裂如果有生育要求可以进行创面修补缝合。破口不规则或伴有感染者考虑进行子宫次全切除术,如果子宫破裂口向下延伸至宫颈者建议子宫全切。术中发现有阔韧带巨大血肿时,要打开阔韧带,充分下推膀胱及游离输尿管后再用钳夹切断组织。子宫破裂已发生失血性休克的患者尽量就地抢救,避免因搬运加重休克与出血。如果限于当地条件而必须转院时,一定要同时大量输血、输液抗休克治疗,腹部加压包扎后,依就近原则转运至有救治能力的医疗机构。

(三)预防

子宫破裂是严重的产科并发症,根据国内报道,围生儿的死亡率高达90%,孕产妇的死亡率为12%,一旦发生其后果严重,因此子宫破裂重在预防。而且通过系统化的管理和严密观察,绝大多数子宫破裂是可以避免的。

1.健全妇幼保健制度

加强围生期保健管理,及时发现高危患者进行追踪管理和适时转诊,按照病情制订适宜的分娩计划。特别强调,对有子宫手术操作史的患者尽量取得前次手术操作的原始资料,根据手术记录的情况综合评估。

2.强化医务人员的理论实践技能培训

严密观察产程,能够及时识别并正确处理病理缩复环、强直性子宫收缩等异常情况。

3.严格掌握宫缩剂的应用原则

原则包括缩宫素、前列腺素制剂在促宫颈成熟、催引产的应用规范。对宫缩药物使用的间隔时间、剂量、叠加效应等要熟练掌握,使用时专人看守并做好相关记录。

4.掌握手术助产的适应证和禁忌证

避免因不恰当的粗暴操作造成医源性子宫破裂。对操作困难的产钳助产、内倒转术、毁胎术等,常规在术后探查宫颈、宫腔,必要时可以利用B超检查协助检查。

5.严格掌握剖宫产指征

减少不必要的瘢痕子宫。

6.实施剖宫产后阴道分娩

要稳步有序地开展,做到制度先行、规范先行,严格掌握指征,切忌盲目跟风,给医患双方带来不必要的风险和危害。

（王　茜）

第二节　羊 水 栓 塞

一、病因

羊水栓塞的病因与羊水进入母体的循环有关,但是对致病机制的看法则有不同。妊娠晚期,羊水中水分占98％,其他为无机盐、碳水化合物及蛋白质,如白蛋白、免疫球蛋白 A 及免疫球蛋白 G 等,此外尚有脂质如脂肪酸及胆红素、尿素、肌酐、各种激素和酶。如果已进入产程,羊水中还含有在产程中产生的大量前列腺素;重要的是还有胎脂块,自胎儿皮肤脱落的鳞形细胞、毳毛及胎粪,在胎粪中含有大量的组织胺、玻璃酸质酶。以前很多学者认为这一类有形物质进入血流是羊水栓塞引起肺血管机械性阻塞的主要原因。而产程中产生的前列腺素类物质进入人体血流后,由于其缩血管作用,加强了羊水栓塞病理生理变化的进程。值得注意的是羊水中物质进入母体的致敏问题是人们关注的焦点,早就有人提出形成羊水栓塞的重要原因之一就是羊水所致的过敏性休克。20 世纪 60 年代,一些学者发现在子宫的静脉内出现鳞形细胞,但患者无羊水栓塞的临床症状;另外,又有一些患者有典型的羊水栓塞的急性心、肺功能衰竭及肺水肿症状,而尸检时并未找到羊水中所含的胎儿物质;Clark 等在 46 例羊水栓塞病例中发现有 40％的患者有药物过敏史,基于以上理由,Clark 认为变态反应可能也是导致发病的主要原因,他甚至建议用“妊娠类过敏样综合征”,以取代羊水栓塞这个名称。变态反应解释羊水栓塞引起的争议为:肥大细胞类胰蛋白酶和组胺同时测定是过敏性疾病的敏感监测指标,血清类胰蛋白酶＞10 ng/mL 即存在变态反应,但羊水栓塞患者血清类胰蛋白酶通常为阴性或轻度增高。羊水栓塞的病因十分复杂,目前尚难以 1 种学说来解释其病因及致病机制。

（一）羊水进入母体的途径

进入母体循环的羊水量至今无法计算,但羊水进入母体的途径有以下几种。

1.宫颈内静脉

在产程中,宫颈扩张使宫颈内静脉有可能撕裂,或在手术扩张宫颈、剥离胎膜、安置内监护器引起宫颈内静脉损伤,静脉壁的破裂、开放,是羊水进入母体的一个重要途径。

2.胎盘附着处或其附近

胎盘附着处有丰富的静脉窦,如胎盘附着处附近胎膜破裂,羊水则有可能通过此裂隙进入子宫静脉。

3.胎膜周围血管

如胎膜已破裂,胎膜下蜕膜血窦开放,强烈的宫缩亦有可能将羊水挤入血窦而进入母体循环。另外,剖宫产子宫切口也日益成为羊水进入母体的重要途径之一。Clark(1995)所报告的 46 例羊水栓塞病例中,8 例在剖宫产刚结束时发生。Gilbert(1999)报告的 53 例羊水栓塞病例中,32 例(60%)有剖宫产史。

(二)羊水进入母体循环的条件

1.羊膜腔压力增高

多胎、巨大儿、羊水过多使宫腔压力过高;临产后,特别是第二产程子宫收缩过强;胎儿娩出过程中强力按压腹部及子宫等,使羊膜腔压力为 13.3～23.3 kPa(100～175 mmHg),明显超过静脉压,羊水有可能被挤入破损的微血管而进入母体的血液循环。

2.子宫血窦开放

分娩过程中各种原因引起的宫颈裂伤可使羊水通过损伤的血管进入母体的血液循环。前置胎盘、胎盘早剥、胎盘边缘血窦破裂时,羊水也可通过破损血管或胎盘后血窦进入母体的血液循环。剖宫产或中期妊娠钳刮术时,羊水也可从胎盘附着处血窦进入母体的血液循环,发生羊水栓塞。

3.胎膜破裂后

大部分羊水栓塞发生在胎膜破裂以后,羊水可从子宫蜕膜或宫颈管破损的小血管进入母体的血液循环中。由此推论,羊膜腔压力增高、过强宫缩和血窦开放是发生羊水栓塞的主要原因。高龄产妇、经产妇、急产、羊水过多、多胎妊娠、过期妊娠、巨大儿、死胎、胎膜早破、人工破膜或剥膜、前置胎盘、胎盘早剥、子宫破裂、不正规使用缩宫素或前列腺素制剂进行引产、剖宫产、中期妊娠钳刮术等可能是羊水栓塞的高危因素。由于羊水栓塞是一种罕见的产科并发症,现有的报道很难明确其诱发因素。

值得注意的是,羊水栓塞发生的确切原因目前仍不清楚,其高危因素包括所有可能增加羊水及胎儿成分进入母体机会的状况,如剖宫产、会阴切开等手术操作,前置胎盘、胎盘植入、胎盘早剥等胎盘异常。宫缩过强也曾被认为是羊水栓塞的高危因素,但是这一观点目前存在争议,羊水栓塞患者早期往往存在宫缩过强的表现,但是目前认为这种平滑肌高张是子宫灌注不足导致的内源性儿茶酚胺释放引起的,宫缩过强是结果而不是原因。其他被认为是羊水栓塞高危的因素有:宫颈裂伤、子宫破裂、子痫、羊水过多、多胎妊娠及高龄、人种差异等。但是由于发病例数少,目前的数据显示没有任何一项高危因素可以针对性的指导产科处理规范,而降低羊水栓塞的发生率。

二、病理生理

羊水进入母体的循环后,通过多种机制引起机体的变态反应、肺动脉高压和凝血功能异常等一系列病理生理变化。

(一)过敏性休克

羊水中的抗原成分可引起Ⅰ型变态反应。在此反应中肥大细胞脱颗粒、异常的花生四烯酸代谢产物产生,包括白三烯、前列腺素、血栓素等进入母体的血液循环,导致过敏性休克,同时使支气管黏膜分泌亢进,导致肺的交换功能下降,反射性地引起肺血管痉挛。

(二)肺动脉高压

肺动脉高压被认为是羊水栓塞急性发作死亡的主要原因,羊水中的有形物质可直接形成栓子阻塞肺内小动脉;还可作为促凝物质促使毛细血管内血液凝固,形成纤维蛋白及血小板微血栓机械性阻塞肺血管,从而引起急性肺动脉高压。同时有形物质可刺激肺组织产生和释放 $PGF2\alpha$、5-羟色胺、白三烯等血管活性物质,使肺血管反射性痉挛,加重肺动脉高压。羊水物质也可反射性地引起迷走神经兴奋,进一步加重肺血管和支气管痉挛,导致肺动脉高压或心搏骤停。肺动脉高压又使肺血管灌注明显减少,使得通气和换气障碍,肺组织严重缺氧,肺毛细血管的通透性增加,液体渗出,导致肺水肿、严重低氧血症和急性呼吸衰竭。肺动脉高压直接使右心负荷加重,导致急性右心衰竭。肺动脉高压也可使左心房的回心血量减少,引起周围血液循环衰竭,使血压下降产生一系列的心源性休克症状,产妇可因重要脏器缺血而突然死亡。

（三）DIC

羊水中含有丰富的促凝物质,进入母血后激活外源性凝血系统,在血管内形成大量微血栓（高凝期）,引起休克和脏器功能损害。同时羊水中含有纤溶激活酶,可激活纤溶系统,加上大量凝血因子被消耗,血液由高凝状态迅速转入消耗性低凝状态（低凝期）,导致血液不凝及全身出血。

（四）多器官功能衰竭

由于休克、急性呼吸循环衰竭和 DIC 等病理生理变化,常导致多脏器受累,以急性肾衰竭、急性肝功能衰竭和急性胃肠功能衰竭等多器官功能衰竭常见。

三、临床表现

羊水栓塞发病的特点是起病急骤、来势凶险。90% 的患者发生在分娩过程中,尤其是胎儿娩出前后的短时间内,少数发生于临产前或产后 24 小时以后,患者在极短时间内可因心肺功能衰竭、休克导致死亡。典型的临床表现可分为 3 个渐进阶段。

（一）心肺功能衰竭和休克

肺动脉高压引起心力衰竭和急性呼吸循环衰竭,而变态反应可引起过敏性休克。在分娩过程中,尤其是刚破膜不久,产妇突然发生寒战、烦躁不安、呛咳气急等症状,随后出现发绀、呼吸困难、心率加快、面色苍白、四肢厥冷、血压下降等低氧血症和低血压。由于中枢神经系统严重缺氧,可出现抽搐和昏迷。肺部听诊可闻及湿啰音,若有肺水肿,产妇可咳出血性泡沫痰。严重者发病急骤,甚至没有先兆症状,仅在惊叫一声或打一次哈欠后,血压迅速下降,于数分钟内死亡。

（二）DIC 大出血

产妇渡过心肺功能衰竭和休克阶段,则进入凝血功能障碍阶段,表现为阴道大量流血、血液不凝固、切口及针眼大量渗血、全身皮肤黏膜出血、血尿甚至出现消化道大出血,产妇可因出血性休克死亡。

（三）急性肾衰竭

由于全身循环衰竭,肾脏血流量减少,出现肾脏微血管栓塞、肾脏缺血引起肾组织损害,表现为少尿、无尿和尿毒症的征象。一旦肾实质受损,可致肾衰竭,严重病例会并发多器官功能衰竭。

典型临床表现的 3 个阶段可能按顺序出现,但有时亦可不全部出现或按顺序出现,不典型者可仅有休克和凝血功能障碍。中孕引产或钳刮术中发生的羊水栓塞,可仅表现为一过性呼吸急促、烦躁、胸闷后出现阴道大量流血。有些产妇因病情较轻或处理及时可不出现明显的临床表现。

四、诊断

羊水栓塞的诊断缺乏有效、实用的实验室检查,主要依靠的是临床诊断,而临床上诊断羊水栓塞主要根据发病诱因和临床表现。典型的羊水栓塞表现包括 3 个方面,即突然出现的低氧血症和低血压,以及随后许多病例出现的凝血功能障碍,所有表现都与妊娠和分娩相关。羊水栓塞出现在早期或中期妊娠,终止妊娠或羊膜腔穿刺术中很罕见。羊水栓塞通常考虑为鉴别性诊断,针对那些突然出现心力衰竭或心搏骤停、低血压、抽搐、严重的呼吸困难或低氧血症的孕妇和近期分娩的妇女,特别是在这些状况后出现不能用其他原因解释的凝血功能异常。

需要与羊水栓塞进行鉴别诊断的产科并发症与合并症有空气栓塞、变态反应、麻醉并发症、吸入性气胸、产后出血、恶性高热、败血症、血栓栓塞、子痫、宫缩乏力及子宫破裂等。

(一)病史及临床表现

凡在病史中存在羊水栓塞的各种诱发因素及条件,如胎膜早破、人工破膜或剥膜、子宫收缩过强、高龄初产,在胎膜破裂后、胎儿娩出后或手术中产妇突然出现寒战、烦躁不安、气急、尖叫、呛咳、呼吸困难、大出血、凝血障碍、循环衰竭及不明原因休克,且休克与出血量不成比例,首先应考虑为羊水栓塞。初步诊断后应立即进行抢救,同时可考虑利用胸部 X 线片、心脏超声、凝血功能等辅助检查和实验室诊断进行鉴别诊断。

(二)辅助检查

1.血涂片寻找羊水有形物质

这曾经被认为是确诊羊水栓塞的标准,但近年来的研究指出,这一方法既不敏感也非特异,在正常孕妇血液中也可发现羊水的有形物质。实施方法也并不适用于在抢救当中进行,具体的是抽取下腔静脉或右心房血 5 mL,离心沉淀后取上层物做涂片,用瑞氏-吉姆萨染色,镜检发现鳞状上皮细胞、毳毛、黏液,或进行苏丹Ⅲ染色寻找脂肪颗粒。

2.子宫组织学检查

当患者进行全子宫切除,或死亡后进行尸体解剖时,可以对子宫组织进行组织学检查,寻找羊水成分的证据。

3.非侵入性检查方法

(1)神经氨酸-N-乙酰氨基半乳糖(Sialyl Tn)抗原检测:胎粪及羊水中含有 Sialyl Tn 抗原,羊水栓塞时母血中 Sialyl Tn 抗原浓度明显升高。应用放射免疫竞争法检测母血 Sialyl Tn 抗原水平,这是一种敏感和无创伤性的诊断羊水栓塞的手段。

(2)测定母亲血浆中羊水-胎粪特异性的粪卟啉锌水平,纤维蛋白溶酶及 C_3、C_4 水平也可以帮助诊断羊水栓塞。

4.胸部 X 线检查

90%的患者可出现胸片异常,双肺出现弥散性点片状浸润影,并向肺门周围融合,伴有轻度肺不张和右心扩大。

5.心电图检查

ST 段下降,提示为心肌缺氧。

6.超声心动图检查

可见右心房、右心室扩大,心排血量减少及心肌劳损等表现。

7.肺动脉造影术

肺动脉造影术是诊断肺动脉栓塞最可靠的方法,可以确定栓塞的部位和范围,但临床较少应用。

8.与 DIC 相关的实验室检查

可进行 DIC 筛选试验(包括血小板计数、凝血酶原时间、纤维蛋白原水平)和纤维蛋白溶解试验(包括纤维蛋白降解产物、优球蛋白溶解时间、鱼精蛋白副凝试验)。

9.尸检

(1)肺水肿、肺泡出血,主要脏器如肺、心、胃、脑等组织及血管中找到羊水中的有形物质。

(2)心脏内血液不凝固,离心后镜检找到羊水中的有形物质。

(3)子宫或阔韧带血管内可见羊水中的有形物质。

(三)美国羊水栓塞诊断标准

(1)出现急性低血压或心搏骤停。

(2)急性缺氧,表现为呼吸困难、发绀或呼吸停止。

(3)凝血功能障碍或无法解释的严重出血。

(4)上述症状发生在子宫颈扩张、分娩、剖宫产时或产后 30 分钟内。

(5)排除了其他原因导致的上述症状。

五、处理

临床一旦怀疑为羊水栓塞,应立即抢救产妇。主要原则为:高质量的心肺复苏,纠正呼吸循环衰竭、强心、抗休克、抗过敏、防治 DIC 及肾衰竭、预防感染,病情稳定后立即终止妊娠。

(一)纠正呼吸循环衰竭

1.行心肺复苏术

(1)心搏骤停患者,立即启动高质量的带有基础生命支持和高级生命支持的心肺复苏,心肺复苏要求如下所述:①按压频率>100 次/分钟。②在硬床或者硬板上,按压深度>5 cm。③保证每次按压可以引起足够的胸廓起伏。④尽量不中断胸外按压。⑤除颤后立即恢复胸外按压。⑥每 2 分钟换按压人员,避免过度疲劳。⑦复苏时将子宫放置于横位。

2.纠正缺氧

出现呼吸困难、发绀者,立即面罩给氧,流速为 5～10 L/min。必要时进行气管插管,机械通气,正压给氧,如症状严重,应进行气管切开。保证氧气的有效供给,是改善肺泡毛细血管缺氧、预防肺水肿的关键,同时也可改善心、脑、肾等重要脏器的缺氧。

3.解除肺动脉高压,抗休克及强心

常用的药物如下所述。

(1)西地那非:5 型磷酸二酯酶(PDE-5)抑制剂,能够特异性抑制 PDE-5 的表达,增加机体内的内皮源一氧化氮及环磷酸鸟苷(cGMP),舒张血管平滑肌及降低肺动脉压力。西地那非解除肺动脉高压的疗效明显优于传统盐酸罂粟碱。临床用法:20 mg,通过鼻饲或胃管口服,1 天 3 次。

(2)一氧化氮:舒张平滑肌的信使分子,可阻断迷走神经反射引起的肺血管痉挛及支气管痉挛,舒张肺动脉血管平滑肌。进行一氧化氮吸入治疗时,每 6 小时需要检测高铁血红蛋白水平。

(3)多巴胺或多巴酚丁胺:多巴胺 10～20 mg 加于 5% 的葡萄糖液 250 mL 中,静脉滴注;多巴酚丁胺 2.5～5.0 μg/(kg·min),根据血压情况调整滴速。

(4)去甲肾上腺素:本品为肾上腺素受体激动药。本药是强烈的 α 受体激动药,同时也激动 β 受体。通过激动 α 受体使血压升高,冠状动脉血流增加;通过激动 β 受体,使心肌收缩加强,心排血量增加。临床用法:0.05～3.3 mg/(kg·min),根据血压 d 情况调整滴速。

(5)米力农:磷酸二酯酶抑制剂,正性肌力作用主要是通过抑制磷酸二酯酶,使心肌细胞内环磷酸腺苷(CAMP)浓度增高,细胞内钙增加,心肌收缩力加强,心排血量增加。其兼有正性肌力作用和血管扩张作用,作用优于传统的毛花苷C(西地兰)。临床用法:$0.25 \sim 0.75 \ \mu g/(kg \cdot min)$。

(二)抗过敏

应用糖皮质激素可解除痉挛,稳定溶酶体,具有保护细胞及抗过敏的作用,应及早大量地使用。首选氢化可的松 $100 \sim 200$ mg 加入 5% 的葡萄糖液 $50 \sim 100$ mL 中,快速静脉滴注,再用 $300 \sim 800$ mg 加入 5% 的葡萄糖液 $250 \sim 500$ mL 中,静脉滴注;也可用地塞米松 20 mg 缓慢静脉注射后,再用 20 mg 加于 5% 的葡萄糖液250 mL中,静脉滴注,根据病情可重复使用。

(三)补充血容量

1.补充血容量

在抢救的过程中,应尽快输新鲜全血和血浆以补充血容量。与一般产后出血不同的是,羊水栓塞引起的产后出血往往会伴有大量的凝血因子的消耗,因此在补充血容量时注意不要补充过量的晶体,要以补充血液,特别是凝血因子和纤维蛋白原为主。扩容首选低分子右旋糖酐 500 mL,静脉滴注(每天量≤1 000 mL)。应做中心静脉压测定,了解心脏负荷的状况,指导输液量及速度,并可抽取血液寻找羊水中的有形物质。

2.纠正酸中毒

在抢救过程中,应及时做动脉血气分析及血清电解质测定。若有酸中毒可用 5% 的碳酸氢钠 250 mL 静脉滴注,若有电解质紊乱,应及时纠正。

(四)防治 DIC

1.肝素钠

在已经发生 DIC 的羊水栓塞患者使用肝素要非常慎重,一般原则是"尽早使用,小剂量使用"或者是"不用"。所以临床上如果使用肝素治疗羊水栓塞,必须符合以下 2 个条件:①导致羊水栓塞的风险因素依然存在(子宫和宫颈未被切除,子宫压力继续存在),会导致羊水持续不断地进入母亲的血液循环,不使用肝素会使凝血因子的消耗继续加重。②有使用肝素的丰富经验,并且能及时监测凝血功能的状态。

肝素钠用于羊水栓塞早期高凝状态时的治疗,尤其在发病后 10 分钟内使用效果更佳,而实际临床中很难捕捉到羊水栓塞的血液高凝状态。可用肝素钠 $25 \sim 50$ mg(1 mg=125 U)加于 0.9% 氯化钠溶液100 mL中,静脉滴注 1 小时,以后再以 $25 \sim 50$ mg 肝素钠加于 5% 的葡萄糖液 200 mL 中静脉缓慢滴注,用药过程中可用试管法测定凝血时间,使凝血时间维持在 $20 \sim 25$ 分钟。24 小时肝素钠总量应控制在100 mg以内为宜。肝素过量(凝血时间>30 分钟),有出血倾向时,可用鱼精蛋白对抗,1 mg 鱼精蛋白对抗 100 U 肝素。

2.抗纤溶药物

羊水栓塞由高凝状态向纤溶亢进发展时,可在肝素化的基础上使用抗纤溶药物,如 6-氨基己酸 $4 \sim 6$ g加于 5%d 葡萄糖液 100 mL 中,$15 \sim 30$ 分钟内滴完,维持量每小时 1 g;氨甲环酸每次$0.5 \sim 1.0$ g,加于 5%d 葡萄糖液 100 mL 中,静脉滴注;氨甲苯酸 $0.1 \sim 0.3$ g 加于 5% 的葡萄糖液中,20 mL 稀释后缓慢静脉注射。

3.补充凝血因子

应及时补充,输新鲜全血、血浆、纤维蛋白原($2 \sim 4$ g)、凝血酶原复合物、冷凝沉淀物等。

(五)预防肾衰竭

羊水栓塞第 3 阶段为肾衰竭期,在抢救过程中应注意尿量。当血容量补足后仍少尿,应及时应用利尿剂：①呋塞米 20～40 mg，静脉注射。②20％的甘露醇 250 mL，静脉滴注，30 分钟滴完。如用药后尿量仍不增加，表示肾功能不全或衰竭，按肾衰竭处理，尽早给予血液透析。

（六）预防感染

应用大剂量广谱抗生素预防感染。应注意选择对肾脏毒性小的药物，如青霉素、头孢菌素等。

（七）产科处理

（1）如果患者出现心脏骤停时还未分娩，一旦胎儿孕周可能有存活力的指征应迅速分娩，而美国将此孕周定义为＞23 周，国内建议为＞26 周。迅速分娩不仅可以抢救胎儿的生命，而且在理论上可以解除增大的子宫对下腔静脉的压迫，有效帮助母体的心肺复苏。

（2）临产后阴道手术产（产钳或胎吸）应当作为产科的干预措施。如果不能即刻阴道分娩，急诊剖宫产常是有指征的。围死亡期手术通常是指母亲经过 4 分钟心肺复苏仍未建立自主呼吸和循环的情况下，为抢救胎儿而进行的手术。

（3）一些学者提出为了改善母亲灌注将孕周阈值提前到 20 周，然而没有证据证明这种可预见的剖宫产可改善羊水栓塞伴有母亲心脏骤停的结局。

（4）分娩后宫缩剂的应用：没有明确依据认为宫缩剂会促进更多的羊水成分进入血液循环，适用强效宫缩剂可以有效地减少凝血功能障碍阶段的产后出血，因此多数学者主张使用宫缩剂。

六、预防

严格来说羊水栓塞是不能完全被预防的。早期诊断，早期心肺复苏至关重要。首先应针对可能发生羊水栓塞的诱因加以防范，提高警惕，早期识别羊水栓塞的前驱症状，及时恰当地处理，以免延误抢救时机，同时应注意下列问题。

（1）减少产程中的人为干预如人工破膜、静脉滴注缩宫素等。

（2）掌握人工破膜的时机，破膜应避开宫缩最强的时间。人工破膜时不要剥膜，以免羊水被挤入母体的血液循环。

（3）严密观察产程，正确使用宫缩剂。应用宫缩剂引产或加强宫缩时，应有专人观察，随时调整宫缩剂的剂量及用药速度，避免宫缩过强，宫缩过强时适当应用宫缩抑制剂。

（4）以往认为剖宫产时羊水进入子宫切口开放的血窦内，会增加羊水栓塞的风险。美国国家登记的记录分析表明，70％的羊水栓塞发生在分娩时，11％在阴道分娩后，19％在剖宫产后。这些数据表明，分娩方式可能改变羊水栓塞的发生时间但不会改变它的发生。

（5）羊水栓塞出现在早期或中期妊娠，终止妊娠或羊膜腔穿刺术中很罕见。

（王　茜）

第三节　产后出血

产后出血是指产妇在胎儿娩出后 24 小时内失血量＞500 mL，是分娩期常见的严重并发症，居我国产妇死亡原因首位，其发病率占分娩总数的 2％～3％。产后出血可发生在 3 个时期即胎儿娩出后至胎盘娩出前，胎盘娩出至产后 2 小时及产后 2 小时至 24 小时，多发生在前 2 期，产后

2 小时内失血量占产后 24 小时内失血量的 74.7％。由于分娩时测量和收集失血量存在一定的困难,估计失血量偏少,实际的发病率更高。引起产后出血的主要原因为子宫收缩乏力、胎盘因素、软产道损伤及凝血功能障碍,在诊断中应予以高度重视。值得注意的是,近年来在抢救产科大量汹涌出血的产妇时,如果在彻底止血前只补充晶体及红细胞,还会引起稀释性凝集病。

一、子宫收缩乏力

宫缩乏力性出血依然是产后出血的主要原因,占 70％～90％,及时有效地处理宫缩乏力性产后出血,对降低孕产妇的死亡率十分关键。

(一)病因与发病机制

引起子宫收缩乏力性产后出血的原因有多种,凡是影响子宫收缩和缩复功能的因素都可引起子宫乏力性产后出血,常见的有全身因素、子宫局部因素、产程因素、产科并发症、内分泌失调及药物因素等。

1.全身因素

孕妇的体质虚弱,妊娠合并心脏病、高血压、肝脏疾病、血液病等慢性全身性疾病均可致产后宫缩乏力。另外,产妇可因产程中对分娩的恐惧及精神紧张和产后胎儿的性别不理想等精神因素使大脑皮质功能紊乱,加上产程中进食不足及体力消耗,水、电解质平衡紊乱,均可导致宫缩乏力。

2.子宫局部因素

(1)子宫肌纤维过度伸展:如多胎妊娠、巨大儿、羊水过多等,使子宫肌纤维失去正常的收缩能力。

(2)子宫肌壁损伤:经产妇使子宫肌纤维变性,结缔组织增生影响子宫收缩。急产、剖宫产和子宫肌瘤剔除术后,都可因子宫肌壁的损伤而影响宫缩。

(3)子宫病变:子宫畸形(如双角子宫、残角子宫、双子宫等)、子宫肌瘤、子宫腺肌病等,均能引起产后宫缩乏力。

3.产程因素

产程延长、滞产、头盆不称或胎位异常、试产失败等,都可引起继发性宫缩乏力,导致产后出血。

4.产科并发症

妊娠期高血压疾病、宫腔感染、胎盘早剥、前置胎盘等可因子宫肌纤维水肿、子宫胎盘卒中、胎盘剥离面渗血、子宫下段收缩不良等引起宫缩乏力性产后出血。

5.内分泌失调

产时和产后,产妇体内雌激素、缩宫素及前列腺素的合成与释放减少,使缩宫素受体的数量减少,肌细胞间隙连接蛋白的数量减少。子宫平滑肌细胞钙离子的浓度降低,肌浆蛋白轻链激酶及 ATP 酶不足,均可影响肌细胞收缩,导致宫缩乏力。

6.药物影响

产前及产时使用大剂量镇静剂、镇痛剂及麻醉药,如吗啡、氯丙嗪、硫酸镁、哌替啶、苯巴比妥钠等,都可以使宫缩受到抑制而发生宫缩乏力性产后出血。

(二)临床表现

子宫收缩乏力性产后出血可发生在胎盘娩出前也可以发生在胎盘娩出后,胎盘娩出后阴道多量流血及失血性休克等相应症状,是产后出血的主要临床表现。主要表现为胎盘娩出后阴道流血较多,按压宫底有血块挤出。也可以没有突然大量的出血,但有持续的中等量出血,直到出现严重的血容量不足,产妇可出现烦躁、皮肤苍白湿冷、脉搏细弱、脉压缩小等休克症状。

（三）诊断

1.估计失血量

胎盘娩出后 24 小时＞500 mL 可诊断为产后出血。估计失血量的方法有:①称重法,失血量(mL)＝[胎儿娩出后的接血敷料湿重(g)－接血前敷料干重(g)]/1.05(血液比重 g/mL)。②容积法,用产后接血容器收集血液后,放入量杯测量失血量。③面积法,可按接血纱块血湿面积粗略估计失血量。④监测生命体征、尿量和精神状态。⑤休克指数法,休克指数＝心率/收缩压。⑥血红蛋白含量测定,血红蛋白每下降 10 g/L,失血 400～500 mL。但是产后出血早期,由于血液浓缩,血红蛋白值常不能准确地反映实际出血量。

2.确诊条件

(1)出血发生于胎盘娩出后。

(2)出血颜色为暗红色或鲜红色,伴有血块。

(3)宫底升高,子宫质软、轮廓不清,阴道流血多或剖宫产时,可以直接触到子宫呈疲软状。按摩子宫及应用缩宫剂后,子宫变硬,阴道流血可减少或停止。

(4)除产道裂伤、胎盘因素和凝血功能障碍因素外所致的产后出血。

（四）处理

宫缩乏力性产后出血的处理原则为:正确估计失血量和动态监护、针对病因加强宫缩、止血、补充血容量、纠正失血性休克、预防多器官功能衰竭及感染。

1.正确估计出血量和动态监护

准确估计失血量是判断病情和选择实施抢救措施的关键。估计失血量可能＞500 mL 时,则须及时采取必要的动态监护措施,如:监测凝血功能、维持水电解质平衡、持续心电监护,持续监测血压、脉搏等生命体征;必要时可以连续检测血红蛋白浓度及凝血功能。

2.处理方法

(1)子宫按摩或压迫法:可采用经腹按摩或经腹、经阴道联合按压。经腹按摩方法为胎盘娩出后,术者一手的拇指在前、其余 4 指在后,在下腹部按摩并压迫宫底,挤出宫腔内积血,促进子宫收缩;经腹、经阴道联合按压法为术者一手戴无菌手套伸入阴道握拳置于阴道前穹隆,顶住子宫前壁,另一只手在腹部按压子宫后壁,使宫体前屈,两手相对紧压并均匀有节律地按摩子宫;剖宫产时可以手入腹腔,直接按摩宫底,增强子宫收缩。按摩时间以子宫恢复正常收缩并能保持收缩状态为止,同时要配合应用宫缩剂。

(2)宫缩剂的应用:①缩宫素为预防和治疗产后出血的一线药物。治疗产后出血方法为:缩宫素10 U,肌内注射、子宫肌层或宫颈注射,以后 10～20 U 加入 500 mL 晶体液中,静脉滴注,给药速度根据患者的反应调整,常规速度 250 mL/h,约 80 mU/min。静脉滴注能立即起效,但半衰期短(1～6 分钟),故需持续静脉滴注。应用缩宫素相对安全,大剂量应用时可引起高血压、水钠潴留和心血管系统的不良反应;一次大剂量静脉注射未稀释的缩宫素,可导致低血压、心动过速和(或)心律失常,甚至心搏骤停,虽然合成催产素制剂不含抗利尿激素,但仍有一定的抗利尿作用,大剂色应用特别是持续长时间的静脉滴注可引起水中毒。因缩宫素有受体饱和现象,无限制加大用量反而效果不佳,并可出现不良反应,故 24 小时总量应控制在60 U 内。②卡前列素氨丁三醇(为前列腺素 F2α 衍生物(15-甲基 PGF2α),引起全子宫协调有力的收缩。用法为 250 μg(1 支),深部肌内注射或子宫肌层注射,3 分钟起作用,30 分钟达作用高峰,可维持 2 小时;必要时可重复使用,总量≤8 个剂量。此药除可引起肺气道和血管痉挛外,另外的不良反应有腹泻、高血压、呕吐、高热、颜面潮红和心动过速。哮喘、心脏病和青光眼患者禁用,高血压患者慎用。

③米索前列醇:系前列腺素 E₁ 的衍生物,可引起全子宫的有力收缩,应用方法为米索前列醇 200～600 μg,顿服或舌下给药,口服 10 分钟达高峰,2 小时后可重复应用,米索前列醇的不良反应有恶心、呕吐、腹泻、寒战和体温升高。高血压和活动性心、肝、肾病及肾上腺皮质功能不全者慎用,青光眼、哮喘及过敏体质者禁用。

(3)手术治疗:在上述处理效果不佳时,可根据患者情况和医师的熟练程度选用下列手术方法。

1)宫腔填塞:有宫腔水囊压迫和宫腔纱条填塞 2 种方法,阴道分娩后宜选用水囊压迫,剖宫产术中选用纱条填塞。宫腔填塞后应密切观察出血量、子宫底高度、生命体征变化等,动态监测血红蛋白、凝血功能的状况,以避免宫腔积血,水囊或纱条放置 48 小时后取出,要注意预防感染。

2)B-Lynch 缝合:适用于子宫缩乏力性产后出血,子宫按摩和宫缩剂无效并有可能切除子宫的患者。方法:将子宫托出腹腔,先试用两手加压观察出血量是否减少以估计 B-Lynch 缝合成功止血的可能性,加压后出血基本停止,则成功可能性大,可进行 B-Lynch 缝合术。下推膀胱腹膜返折进一步暴露子宫下段,应用可吸收线缝合,先从右侧子宫切口下缘 2～3 cm、子宫内侧 3 cm 处进针,经宫腔至距切口上缘 2～3 cm、子宫内侧 4 cm 出针;然后经距宫角 3～4 cm 宫底将缝线垂直绕向子宫后壁,于前壁相应位置进针进入宫腔横向至左侧后壁与右侧相应位置进针,出针后将缝线垂直通过宫底至子宫前壁,与右侧相应位置分别于左侧子宫切口上、下缘缝合。收紧两根缝线,检查无出血即打结,然后再关闭子宫切口。子宫放回腹腔观察 10 分钟,注意下段切口有无渗血、阴道有无出血及子宫颜色,若正常即逐层关腹。B-Lynch 缝合术后并发症的报道较为罕见,但有感染和组织坏死的可能,应掌握手术适应证。

3)盆腔血管结扎:包括子宫动脉结扎和髂内动脉结扎。子宫血管结扎适用于难治性产后出血,尤其是剖宫产术中宫缩乏力性出血,经宫缩剂和按摩子宫无效,或子宫切口撕裂而局部止血困难者。推荐五步血管结扎法:单侧子宫动脉上行支结扎;双侧子宫动脉上行支结扎;子宫动脉下行支结扎;单侧卵巢子宫血管吻合支结扎;双侧卵巢子宫血管吻合支结扎。髂内动脉结扎术手术操作困难,需要由盆底手术熟练的妇产科医师来操作。适用于宫颈或盆底渗血、宫颈或阔韧带出血、腹膜后血肿、保守治疗无效的产后出血,结扎前后需准确辨认髂外动脉和股动脉,必须小心勿损伤髂内静脉,否则可导致严重的盆底出血。

4)经导管动脉栓塞术(transcatheter arterial embolization,TAE):①适应证,经保守治疗无效的各种难治性产后出血,生命体征稳定。②禁忌证,生命体征不稳定、不宜搬动的患者;合并其他脏器出血的 DIC;严重的心、肝、肾和凝血功能障碍;对造影剂过敏者。③方法,局麻下行一侧腹股沟韧带中点股动脉搏动最强点穿刺,以 Seldinger 技术完成股动脉插管。先进行盆腔造影,再进行双侧髂内动脉及子宫动脉造影,显示出血部位及出血侧子宫动脉,大量造影剂外溢区即为出血处。迅速将导管插入出血侧的髂内动脉前干,行髂内动脉栓塞术或子宫动脉栓塞术,二者均属经导管动脉栓塞术的范畴。固定导管,向该动脉注入带抗生素的明胶海绵颗粒或明胶海绵条或明胶海绵弹簧钢圈后,直至确认出血停止,进行数字减影血管造影技术(DSA)证实已止血成功即可,不要过度栓塞,同法栓塞对侧。因子宫供血呈明显的双侧性,仅栓塞一侧子宫动脉或髂内动脉前干将导致栓塞失败。临床研究结果表明术中发生的难治性产后出血以髂内动脉结扎术和子宫切除术为宜,而术后或顺产后发生的顽固性出血可选择髂内动脉栓塞术。对于复发出血者,尚可再次接受血管栓塞治疗。

5)子宫切除术:适用于各种保守性治疗方法无效者。一般为次全子宫切除术,如前置胎盘或部分胎盘植入宫颈时进行子宫全切除术。操作注意事项:由于子宫切除时仍有活动性出血,故需以最快的速度"钳夹、切断、下移",直至钳夹至子宫动脉水平以下,然后缝合打结,注意避免损伤输尿管。对子宫切除术后盆腔广泛渗血者,用大纱条填塞压迫止血并积极纠正凝血功能障碍。

3.补充血容量纠正休克

产妇可因出血量多,血容量急剧下降发生低血容量性休克。在针对病因加强宫缩和止血的同时,应积极纠正休克。建立有效静脉通道,监测中心静脉压、血气、尿量,补充晶体平衡液及血液、新鲜冰冻血浆等,有效扩容纠正低血容量性休克。对于难治性休克,在补足血容量后可给予血管活性药物升压。另外可短期大量使用肾上腺皮质激素,有利于休克的纠正。在积极抢救,治疗病因之后,达到以下状况时,可以认为休克纠正良好:出血停止;收缩压>12.0 kPa(90 mmHg);中心静脉压回升至正常;脉压>4.0 kPa(30 mmHg);脉搏<100次/分钟;尿量>30 mL/h;血气分析恢复正常;一般情况良好,皮肤温暖、红润,静脉充盈、脉搏有力。

4.预防多器官功能障碍

严重的宫缩乏力性产后出血可发生凝血功能障碍,并发DIC,继而发生多脏器功能衰竭。休克和多脏器功能衰竭是产后出血的主要死因,因此治疗宫缩乏力性产后出血时需注意对主要脏器的功能保护。明显的器官功能障碍应当采用适当的人工辅助装置,如血液透析、人工心肺机等。

5.预防感染

产妇由于大量出血而机体抵抗力降低,且抢救过程中难以做到完全无菌的操作,因此,有效止血和控制病情的同时还需应用足量的抗生素预防感染。

(五)预防

重视产前保健,积极治疗引起产后宫缩乏力的疾病,正确处理产程,加强产后观察,可有效降低宫缩乏力性产后出血的发生率。

(1)加强孕期保健,定期产检,发现有引起宫缩乏力性产后出血的高危因素及时入院诊治。

(2)积极预防和治疗产科并发症及妊娠合并症。

(3)正确处理产程,重视产妇休息及饮食,防止疲劳及产程延长;合理使用子宫收缩剂及镇静剂;对孕妇进行精神疏导,减少精神紧张情绪。对有发生宫缩乏力性产后出血可能者适时给予宫缩剂加强宫缩。

(4)加强产后观察,产后产妇应在产房中观察2小时,仔细观察产妇的生命体征、宫缩及阴道流血情况,发生异常及时处理。离开产房前鼓励产妇排空膀胱,鼓励产妇与新生儿早接触、早吸吮,能反射性引起子宫收缩,减少出血量。

二、胎盘因素所致出血

(一)概述

胎盘因素是导致产后出血的第二大原因,仅次于子宫收缩乏力,文献报道其占产后出血总数的7%～24%。近年来由于剖宫产及宫腔操作增加,胎盘因素所致产后出血的比例有明显上升的趋势,成为严重产后出血且必须切除子宫的最常见原因。主要包括胎盘剥离不全、胎盘剥离后滞留、胎盘嵌顿、胎盘粘连、胎盘植入、胎盘和(或)胎膜残留及前置胎盘等。

(二)分类

1.胎盘剥离不全

多见于宫缩乏力或第三产程处理不当,如胎盘未剥离而过早牵拉脐带或刺激子宫,使胎盘部分自宫壁剥离,影响宫缩,剥离面血窦开放引起出血不止。

2.胎盘剥离后滞留

多由宫缩乏力或膀胱充盈等因素影响胎盘下降,胎盘从宫壁完全剥离后未能排出而潴留在宫腔内影响子宫收缩。

3.胎盘嵌顿

由于使用宫缩剂不当或第三产程过早及粗暴地按摩子宫等,引起宫颈内口附近的子宫肌呈痉挛性收缩,形成狭窄环,使已全部剥离的胎盘嵌顿于宫腔内,影响子宫收缩导致出血。

4.胎盘粘连

在引起产后出血的胎盘因素中胎盘粘连最常见,胎儿娩出后胎盘全部或部分粘连于子宫壁上,不能自行剥离,称为胎盘粘连,易引起产后出血。胎盘粘连包括所有胎盘小叶的异常粘连(全部胎盘粘连),或累及几个胎盘小叶(部分胎盘粘连),或累及 1 个胎盘小叶(灶性胎盘粘连)。

5.胎盘植入

指胎盘绒毛因子宫蜕膜发育不良等原因而植入子宫肌层,临床上较少见。根据胎盘植入面积又可分为完全性与部分性 2 类。其发生与既往有过宫内膜损伤及感染有关,绒毛可侵入深肌层达浆膜层甚至穿透浆膜层形成穿透性胎盘,可引起子宫自发破裂。

6.胎盘小叶、副胎盘和(或)胎膜残留

部分胎盘小叶、副胎盘或部分胎膜残留于宫腔内,影响子宫收缩而出血,常因过早牵拉脐带、过早用力揉挤子宫所致。

7.胎盘剥离出血活跃

胎盘剥离过程中出血过多。

8.胎盘早剥

子宫卒中、子宫肌纤维水肿的弹性下降,易引起宫缩乏力而导致产后出血。

9.前置胎盘

在引起剖宫产产后出血的胎盘因素中,最常见的即前置胎盘。前置胎盘易并发产后出血原因主要有以下 3 点:首先,在胎盘前置时,胎盘附着于子宫下段或覆盖于子宫颈中,其附着部位肌肉薄弱或缺乏,胎盘剥离后,不能有效收缩关闭血管,从而导致出血不止,引起产后出血;其次,前置胎盘易发生胎盘粘连及植入肌层,胎盘剥离时出血较多;最后,是当胎盘附着于子宫前壁时,切开子宫很容易损伤胎盘而出血。

(三)高危因素

在蜕膜形成缺陷的情况下胎盘粘连比较常见,许多临床资料显示发生胎盘粘连、植入、滞留、前置胎盘与多胎、多产、炎症、化学药物刺激、机械损伤等因素造成子宫内膜损伤有密切关系。随着人工流产次数的增多,胎盘因素所引起的产后出血也逐渐增多,多次吸宫或刮宫过深损伤子宫内膜及其浅肌层可造成再次妊娠时子宫蜕膜发育不良,因代偿性扩大胎盘面积或增加覆着深度以摄取足够营养,使胎盘粘连甚至植入的发生率增加。另外,子宫内膜面积减少可引起胎盘面积增加或发生异位形成前置胎盘造成产后大出血,部分患者由于人工流产术中无菌技术的操作不严或过早性生活引起子宫内膜炎。

（四）临床特点

胎盘因素导致的产后出血一般表现为胎盘娩出前阴道多量流血,常伴有宫缩乏力、子宫不呈球状收缩、宫底上升、脐带不下移。胎盘娩出、宫缩改善后出血停止,出血的特点为间歇性、血色暗红、有凝血块。胎盘小叶或副胎盘残留是在胎儿娩出后胎盘自然娩出,但阴道流血较多,疑似子宫收缩不良,应仔细检查胎盘是否完整和胎膜近胎盘周围有无血管分支或有无胎盘小叶缺如的粗糙面。完全性胎盘粘连或植入在手取胎盘前往往出血极少或不出血,而在试图娩出胎盘时可出现大量出血,甚至有时牵拉脐带可导致子宫内翻。胎盘嵌顿时在子宫下段可发现狭窄环。胎盘嵌顿引起的产后出血比较隐匿,出血量与血流动力学的改变不相符。

B超声像特征:正常产后子宫声像图为子宫体积明显增大,宫壁均匀增厚,内膜显示清晰;单纯胎盘残留与胎盘粘连均表现为宫腔内光点密集及边缘轮廓较清晰的光团,提示为胎盘胎膜瘤;胎盘植入则表现为宫腔内见胎盘组织样回声,其与部分子宫肌壁关系密切,局部子宫肌壁明显薄于对侧。

（五）治疗措施

（1）胎盘剥离不全及粘连绝大多数可徒手剥离取出。手取胎盘的方法为在适当的镇痛或麻醉下,一手在腹壁按压固定宫底,另一手沿着脐带通过阴道进入子宫。触到胎盘后,即用手掌尺侧进入胎盘边缘与宫壁之间逐步将胎盘与子宫分离,部分残留用手不能取出者,用大号刮匙刮取残留物,最好在B超检查引导下刮宫。若徒手剥离胎盘时,手感分不清附着界限则切忌以手指用力分离胎盘,因很可能是完全性胎盘粘连或胎盘植入。

（2）完全性胎盘粘连或胎盘植入以子宫切除为宜。若出血不多需保留子宫者可保守治疗,子宫动脉栓塞术或药物（甲氨蝶呤或米非司酮）治疗都有较好的效果。

药物治疗:①米非司酮是一种受体水平抗孕激素药物,它能抑制滋养细胞增殖,诱导和促进其凋亡,能引起胎盘绒毛膜滋养层细胞周期动力学发生明显变化,阻断细胞周期的运转,从而抑制滋养层细胞的增殖过程,引起蜕膜和绒毛组织的变性。用法:米非司酮 50 mg 口服,3 次/天,共服用 12 天。②甲氨蝶呤用法 10 mg 肌内注射,1 次/天,共 7 天;或甲氨蝶呤 1 mg/kg单次肌内注射。如血 β-HCG 下降不满意一周后可重复一次用药。

盆腔血管栓塞术由经验丰富的放射介入医师进行,其栓塞成功率可达 95%。对还有生育要求的产妇,可避免子宫切除。介入栓塞的方法是局部麻醉下将一导管置入腹主动脉内,应用荧光显影技术确定出血血管,并放入可吸收的明胶海绵栓塞出血血管,达到止血目的。若出血部位不明确,可将明胶海绵置入髂内血管,此法对多数宫腔出血有效。

（3）胎盘剥离后滞留:首先导尿排空膀胱,用手按摩宫底使子宫收缩,另一手轻轻牵拉脐带协助胎盘娩出。

（4）胎盘嵌顿在子宫狭窄环以上者,可使用静脉全身麻醉下,待子宫狭窄环松解后,用手取出胎盘当无困难。

（5）胎盘剥离出血活跃:胎盘剥离过程中出现阴道大量流血需立即徒手剥离胎盘娩出,并给予子宫按摩及应用宫缩制剂。

（6）前置胎盘剥离面出血者,可"8"字缝合剥离面止血。或用垂体后叶素 6 U 稀释于 20 mL 生理盐水中,于子宫内膜下多点注射,显效快,可重复使用,无明显不良反应。B-lynch 缝合术也是治疗前置胎盘产后出血较好的保守治疗手段。胎盘早剥、子宫卒中并伴有凝血功能障碍者,要输新鲜血浆,补充凝血因子。纤维蛋白原含量<1.5 g/L 时,输纤维蛋白原 2~4 g,可升高 1 g/L,血小板计数<50×10⁹/L时,输血小板悬液。

(7)宫腔填塞术:前置胎盘或胎盘粘连所导致的产后出血,填塞可以控制出血。宫腔填塞主要有 2 类方法:填塞球囊或填塞纱布。可供填塞的球囊有专为宫腔填塞而设计的,能更好地适应宫腔形状,如 Bakri 紧急填塞球囊导管;原用于其他部位止血的球囊,但并不十分适应宫腔形状,如森-布管、Rusch 泌尿外科静压球囊导管;利用产房现有条件的自制球囊,如手套或避孕套。宫腔填塞纱布是一种传统的方法,其缺点是不易填紧,且因纱布吸血而发生隐匿性出血,建议统一使用规格为 10 cm×460 cm 长的纱布,所填入纱布应于 24 小时内取出,宫腔填塞期间须给予抗生素预防感染;取出纱条前应先使用缩宫素,促进子宫收缩,减少出血。

(六)预防措施

加强婚前宣教,做好计划生育,减少非意愿妊娠,减少人工流产的次数,以降低产后出血的发生率。为了预防产后出血,重视第三产程的观察和处理,胎儿娩出后配合手法按摩子宫,正确及时使用缩宫药物,以利胎盘剥离排出,密切观察出血量,仔细检查胎盘、胎膜娩出是否完整,胎膜边缘有无断裂的血管残痕,如有,应在当时取出。胎盘未娩出前有较多阴道流血或胎儿娩出后 10 分钟未见胎盘自然剥离征象时要及时实施宫腔探查及人工剥离胎盘术可以减少产后出血。有文献报道第三产程用米索前列醇 400 μg+生理盐水5 mL灌肠,能减少产后的出血量。

对于前置胎盘者,尤其是中央型及部分型前置胎盘,需做好产后出血抢救的各项准备工作,应由有经验的高年资医师上台参与手术,手术者术前要亲自参与 B 超检查,了解胎盘的位置及胎盘下缘与子宫颈内口的关系,选择合适的手术切口,从而有效降低产后出血的发生率,术中要仔细检查子宫颈内口是否有活动性出血,因为有可能发生阴道出血但宫腔无出血而掩盖了出血现象。

三、凝血功能障碍

凝血功能障碍指任何原发或继发的凝血功能异常,均能导致产后出血。其抢救失败,是导致孕产妇死亡的主要原因。

(一)病因与发病机制

特发性血小板减少性紫癜、再生障碍性贫血、白血病、血友病、维生素 K 缺乏症、人工心脏瓣膜置换术后抗凝治疗、严重肝病等产科合并症,可引起原发性凝血功能异常。胎盘早剥、死胎、羊水栓塞、重度子痫前期、子痫、HELLP 综合征等产科并发症,均可引起 DIC 而导致继发性凝血功能障碍。

正常凝血功能的维持依赖于凝血与抗凝血、纤溶与抗纤溶、血小板功能和血管内皮细胞功能四大系统的相互协调。正常妊娠时,若出现明显的血管内皮损伤、血小板活化增强、凝血酶原活性增加、高凝状态导致继发性纤溶亢进和抗纤溶活性增强,而这 4 个方面相互影响相互渗透,从而维持正常妊娠处于凝血与抗凝血、纤溶与抗纤溶的动态平衡中,即所谓的生理性高凝状态。当存在产科合并症或并发症时打破了这种平衡而出现了凝血功能障碍,其主要机制如下。

1.血管内皮细胞损伤、激活凝血因子Ⅻ

启动内源性凝血系统。

2.组织严重破坏

使大量组织因子进入血液,启动外源性凝血系统:创伤性分娩、胎盘早期剥离、死胎等情况下均有严重的组织损伤或坏死,大量促凝物质进入血液,其中尤以组织凝血活酶(tissue thromboplastin,即凝血因子Ⅲ,或称组织因子)为多。

3.促凝物质进入血液

羊水栓塞时一定量的羊水或其他异物颗粒进入血液可以通过表面接触使凝血因子Ⅻ活化,从而激活内源性凝血系统。急性胰腺炎时,蛋白酶进入血液能促使凝血酶原变成凝血酶。抗原抗体复合物能激活因子Ⅻ或损伤血小板引起血小板聚集并释放促凝物质(如血小板因子等),补体的激活在DIC的发生发展中也起着重要的作用。

4.血细胞大量破坏

正常的中性粒细胞和单核细胞内有促凝物质,在大量内毒素或败血症时中性粒细胞合成并释放组织因子;在急性早幼粒细胞性白血病患者,此类白血病细胞质中含有凝血活酶样物质,当白血病细胞大量坏死时,这些物质就大量释放进入血液,通过外源性凝血系统的启动而引起DIC。内毒素、免疫复合物、颗粒物质、凝血酶等都可直接损伤血小板,促进它的聚集。微血管内皮细胞的损伤、内皮下胶原的暴露是引起局部血小板黏附、聚集、释放反应的主要原因,血小板发生黏附、释放和聚集后,除有血小板凝集物形成,堵塞微血管外,还能进一步激活血小板的凝血活性,促进DIC的形成。

5.凝血因子合成和代谢异常

重症肝炎、妊娠脂肪肝、HELLP综合征等疾病可导致凝血因子在肝脏的合成障碍,致使凝血因子缺乏,进而导致凝血功能障碍。

6.血小板的减少

特发性血小板减少性紫癜和再生障碍性贫血、循环中血小板的减少,是导致凝血功能障碍的主要原因。

(二)临床表现

凝血功能障碍的主要临床表现为出血及出血引起的休克和多器官功能衰竭。出血的发生时间随病因和病情进展情况而异,可在胎盘娩出前,亦可在胎盘娩出后。大多发现时已处于消耗性低凝或继发性纤溶亢阶段,临床上可出现全身不同部位的出血,最多见的是子宫大量出血或少量持续不断的出血。开始还可见到血凝块,但血块很快又溶解,最后表现为血不凝。此外,常有皮下、静脉穿刺部位出血,伤口、齿龈、胃肠道出血或血尿。大量出血时呈现面色苍白、脉搏细弱、血压下降等休克的表现,呼吸困难、少尿、无尿、恶心、呕吐、腹部或背部疼痛、发热、黄疸、低血压、意识障碍(严重者发生昏迷)及各种精神神经症状等多器官功能衰竭的表现。

(三)诊断及实验室检查

凝血功能障碍,主要依靠临床表现结合病因及各种实验室检查来确诊。

1.特发性血小板减少性紫癜

多见于成年女性,主要表现为皮肤黏膜出血。轻者仅有四肢及躯干皮肤的出血点、紫癜及瘀斑、鼻出血、牙龈出血,严重者可出现消化道、生殖道、视网膜及颅内出血。实验室检查,通常血小板$<100\times10^9$/L,骨髓检查发现巨核细胞正常或增多,成熟型血小板减少,血小板相关抗体及血小板相关补体呈阳性,血小板的生存时间明显缩短。

2.再生障碍性贫血

主要表现为骨髓造血功能低下,全血细胞减少和贫血、出血、感染综合征。呈现全血细胞减少,正细胞正色素性贫血,网织红细胞百分数<0.01,淋巴细胞的比例增高。骨髓多部位增生低

下,幼粒细胞、幼红细胞、巨核细胞均减少,非造血细胞的比例增高,骨髓小粒空虚。

3.血友病

血友病是一组因遗传性凝血活酶生成障碍引起的出血性疾病。分为血友病 A、血友病 B 及遗传性因子 XI 缺乏症,其中血友病 A 最常见。血友病 A 的发病基础是由于 FⅧ:C 缺乏,导致的内源性途径凝血障碍。血友病 B 是由于缺乏 FⅨ,引起的内源性途径凝血功能障碍。实验室检查,凝血时间通常正常或延长,APTT 延长,简易凝血活酶生成实验异常;凝血酶原生成实验发现凝血酶原生成异常。可通过凝血酶原生成纠正实验、FⅧ:C、FⅨ 活性及抗原测定进行分型,也可以进行基因诊断确诊。

4.维生素 K 缺乏症

一般情况下,维生素 K 缺乏症的发生率极低,其和长期摄入不足、吸收障碍、严重肝病及服用维生素 K 拮抗剂有关。人体内的凝血因子 FⅩ、FⅨ、FⅦ、凝血酶原及其调节蛋白 PC、PS 等的生成,都需要维生素 K 参与。实验室检查,PT 延长、APTT 延长;FⅩ、FⅨ、FⅦ、凝血酶原的活性低下。

5.重度肝病

肝脏是除钙离子和组织因子外,其他凝血因子合成的场所,重度肝病时,实验室检查多表现为肝损害的一系列生化改变,凝血酶原时间、 APTT 延长和多种凝血因子的异常,甚至出现 DIC。

(四)治疗

凝血功能障碍的处理原则为:早期诊断和动态监测,积极处理原发病,同时改善微循环,纠正休克,补充耗损的凝血因子,保护和维持重要脏器的功能。

1.早期诊断和动态监测

及早诊断和早期合理治疗是提高凝血功能障碍所致产后出血救治成功率的根本保证。临床有凝血功能障碍高发的产科并发症和合并症或发生各种原因所致的产后出血,都应该及时进行相关出凝血指标的测定。同时在治疗过程中动态监测血小板、纤维蛋白原、纤维蛋白降解物、D-二聚体、凝血酶原时间、APTT、凝血酶时间的变化,可以监控病情的演变情况来指导临床治疗。

2.积极治疗原发病

病因治疗是首要治疗原则,只有去除诱发因素,才有可能治愈凝血功能障碍所致的产后出血。

3.纠正休克

出血隐匿时,休克症状可能为首发症状。

4.补充凝血因子

各种病因引起的凝血功能障碍中,大都有凝血因子的异常。因此积极补充凝血因子和血小板是治疗的一项重要措施,可通过输注新鲜冰冻血浆、凝血酶原复合物、纤维蛋白原、冷沉淀(含Ⅷ因子和纤维蛋白原)、单采血小板、红细胞等血制品来解决。

(1)血小板:血小板 $<20\times10^9$/L 或血小板降低出现不可控制的渗血时使用。可输注血小板 10 U,有效时间为 48 小时。

(2)新鲜冰冻血浆:是新鲜抗凝全血于 6～8 小时内分离血浆并快速冰冻,几乎保存了血液中所有的凝血因子、血浆蛋白、纤维蛋白原,使用剂量 10～15 mL/kg。

(3)冷沉淀:输注冷沉淀主要为纠正纤维蛋白原的缺乏,如纤维蛋白原浓度高于 1.5 g/L 不必输注冷沉淀,冷沉淀常用剂量 1～1.5 U/10 kg。

(4)纤维蛋白原:输入纤维蛋白原 1 g 可提升血液中纤维蛋白原 25 mg/dL,1 次可输入纤维蛋白原 2～4 g。

(5)凝血酶原复合物含因子 V、Ⅶ、Ⅸ、Ⅹ,可输注 400～800 U/d。

(6)近年研究发现,重组活化凝血因子Ⅶa(recombinant activated factorⅦa,rFⅦa)可用于治疗常规处理无效的难治性妇产科出血性疾病,并取得了满意疗效。①产后出血患者应用 rFⅦa 的先决条件是:血液指标,血红蛋白＞70 g/L,国际标准化比例(INR)＜1.5,纤维蛋白原≥1 g/L,血小板≥50×10⁹/L;建议用碳酸氢钠提升血液 pH 至≥7.2(pH≤7.1 时,rFⅦa 有效性降低);尽可能恢复体温至生理范围。②rFⅦa 应用的时机是:无血可输或拒绝输血时;在代谢并发症或器官损伤出现之前;在子宫切除或侵入性操作前。推荐的用药方案是:初始剂量是 40～60 μg/kg,静脉注射;初次用药 30 分钟后仍然出血,考虑追加 40～60 μg/kg 的剂量;如果继续有出血,可间隔 15～30 分钟重复给药 3～4 次;如果总剂量＞200 μg/kg 后效果仍然不理想,必须重新检查使用 rFⅦa 的先决条件,只有实施纠正措施后,才能继续给100 μg/kg。

5.肝素的应用

在 DIC 高凝阶段主张及早应用肝素,禁止在有显著的出血倾向或纤溶亢进阶段应用肝素。

6.抗纤溶药物的应用

在 DIC 患者中,可以在肝素化和补充凝血因子的基础上应用抗纤溶药物,如:氨基己酸、氨甲环酸、氨甲苯酸等。

总之,凝血功能障碍性产后出血是产后出血处理中最难治的特殊类型,除了按常规的产后出血处理步骤和方法进行外,更要注重原发病因素的去除和 DIC 的纠正,同时要注重重要脏器功能的保护,才能提高抢救的成功率,降低孕产妇的死亡率。

四、稀释性凝集病所致的产科出血

(一)概述

稀释性凝集病是指大失血时由于只补充晶体及红细胞导致血小板缺失及可溶性凝集因子的不足,引起的功能性凝集异常。在妊娠期(如胎盘早剥时)常见,更常见于产后期(如子宫收缩乏力性继发性出血),可由大量汹涌出血,输血、输液不能止血而造成稀释性凝集病,其原因是储存的血液和红细胞制品缺乏 V 因子、Ⅷ因子、Ⅺ因子、血小板和全部可溶血液凝固因子,故严重的出血不输注必要的血液成分止血因子,将会导致低蛋白血症,以及凝血酶原和凝血激酶时间延长。

(二)临床特点

一般认为,失血时输入不含凝血因子的液体和红细胞达 1 个循环血量时,血浆中凝血因子和血小板浓度会下降至开始值的 37%,在交换 2 个循环血量之后会降低至基础浓度的 14%,便发生稀释性凝集病。在这种情况下第 1 个下降的凝血因子是纤维蛋白原,因此,稀释性凝集病的严重程度可以从纤维蛋白原浓度估计,但要除外纤维蛋白原下降的其他原因(如 DIC)。研究显示,大量输血使凝血酶原标准单位和部分凝血活酶时间比例增高到 1.5～1.8 时,血浆因子 V 和Ⅷ通常降低到 30% 以下,故有人将 INR 和 APTT 比例增加到对照值作为稀释性凝血障碍的诊断和实施治疗干预的临界值。由于对大量输血所致稀释性凝血障碍一直未有一致的诊断标准,目前多以 INR 和 APTT 比例增加到 1.5～1.8,纤维蛋白原＜1 g/L,同时伴创面出血明显增加作为诊断依据。

如果失血量＞1个血容量及以上就可以发生消耗性凝血障碍如DIC或稀释性凝集病,但DIC并不常见。DIC的诊断依据是全部的凝血参数均明显异常,DIC可出现低纤维蛋白血症、血小板减少症和APTT、PT时间延长。由于DIC继发产生纤溶,可以检出纤维蛋白崩解后散落的亚单位——栓溶二聚体,对DIC最特异的试验是栓溶二聚体,稀释性凝集病虽也表现血小板减少症、低纤维蛋白血症及APTT、PT时间延长,但栓溶二聚体试验呈阴性。DIC的纤维蛋白降解产物比稀释性凝集病高,对DIC也较敏感,但不如栓溶二聚体特异。

（三）处理

纠正稀释性凝集病主要是补充新鲜冰冻血浆（FFP）、冷沉蛋白、新鲜血或浓缩血小板。目前临床上最容易得到的是FFP,当凝血障碍伴有APTT和PT显著延长或纤维蛋白原明显减少时应首选FFP。因为FFP含有生理浓度的所有凝血因子,70 kg的成人输入1 U FFP（250 mL）通常可改善PT为5％～6％和APTT为1％,按15 mL/kg输入FFP可使血浆凝血因子的活性增加8％～10％。为了获得和维持临界水平以上的凝血因子,推荐短期内快速输入足够剂量的FFP如5～20 mL/kg。发生稀释性凝集病时第1个下降的凝血因子是纤维蛋白原,如果单独输入FFP不足以提供所需纤维蛋白原时应考虑采用浓缩纤维蛋白原2～4 g,或含有纤维蛋白原、因子Ⅷ和Avon Willebrand因子的冷沉淀。在治疗稀释性凝集病的过程中,血细胞比容下降会增加出血危险,尤其是有血小板减少症时,因此不要推迟红细胞的输注,有建议稀释性凝血障碍时应设法提高血细胞比容到高于70～80 g/L的氧供临界水平。多数大出血患者在交换了2个血容量之后会出现血小板减少症,故血小板计数如果＜50×10⁹/L,应当输用血小板治疗,输1个单位血小板一般可升高血小板（5～10）×10⁹/L。重组的Ⅶ激活因子（rⅦa,诺七）与组织因子（TF）相互作用能直接激活凝血,产生大量的凝血酶,因为TF全部表达在破损血管的内皮,促凝作用不会影响全身循环。因此在严重稀释性凝集病中,早期应给予rⅦa。

综上所述,妊娠期（如胎盘早剥时）及产后期（如子宫收缩乏力性继发性出血）大量汹涌出血的患者,要防止稀释性凝集病的发生。如果纤维蛋白原＜1 g/L,INR和APTT比例＞1.5及创面出血增加,应考虑为稀释性凝血障碍。处理时首选FFP,必要时给予纤维蛋白原、血小板或其他凝血因子制品。

（王　茜）

第十二章

产褥期疾病

第一节　产褥感染

产褥感染是指分娩时及产褥期生殖道受病原体感染,引起局部和全身的炎性变化。发病率为1%～7.2%,是产妇死亡的四大原因之一。产褥病率是指分娩 24 小时以后的 10 天内用口表每天测量4 次,体温有 2 次达到或>38 ℃,可见产褥感染与产褥病率的含义不同。虽然造成产褥病率的原因以产褥感染为主,但也包括产后生殖道以外的其他感染与发热,如泌尿系统感染、乳腺炎、上呼吸道感染等。

一、病因

（一）感染来源

1.自身感染

正常孕妇生殖道或其他部位的病原体,当出现感染诱因时使机体抵抗力低下而致病。孕妇生殖道病原体不仅可以导致产褥感染,而且在孕期即可通过胎盘、胎膜、羊水间接感染胎儿,并导致流产、早产、死胎、胎儿生长发育迟缓、胎膜早破等。有些病原体造成的感染,在孕期只表现出阴道炎、宫颈炎等局部症状,常常不被患者重视,而在产后机体抵抗力低下时发病。

2.外来感染

由被污染的衣物、用具、各种手术器械、物品等接触患者后引起感染,常常与无菌操作不严格有关。产后住院期间探视者、陪伴者的不洁护理和接触,是引起产褥感染极其重要的来源,也是极容易被疏忽的感染因素,应引起产科医师、医院管理者的高度重视。

（二）感染病原体

引起产褥感染的病原体种类较多,较常见者有链球菌、大肠埃希菌、厌氧菌等,其中内源性需氧菌和厌氧菌混合感染的发生有逐渐增高的趋势。需氧性链球菌是外源性感染的主要致病菌,有极强的致病力、毒力和播散力,可致严重的产褥感染,大肠埃希菌及其相关的革兰氏阴性杆菌、变形杆菌等,亦为外源性感染的主要致病菌,也是菌血症和感染性休克最常见的病原体,在阴道、尿道、会阴周围均有寄生,平常不致病,产褥期机体抵抗力低下时可迅速增生而发病。厌氧性链球菌存在于正常阴道中,当产道损伤、机体抵抗力下降,可迅速大量繁殖,并与大肠埃希菌混合感染,其分泌物异常恶臭。

（三）感染诱因

1.一般诱因

机体对入侵的病原体的反应,取决于病原体的种类、数量、毒力及机体自身的免疫力。女性生殖器官具有一定的防御功能,任何削弱产妇生殖道和全身防御功能的因素均有利于病原体的入侵与繁殖,如贫血、营养不良和各种慢性疾病,如肝功能不良、妊娠合并心脏病、糖尿病等,以及临近预产期前性交、羊膜腔感染。

2.与分娩相关的诱因

（1）胎膜早破:完整的胎膜对病原体的入侵起着有效的屏障作用,胎膜破裂导致阴道内病原体上行性感染,是病原体进入宫腔并进一步入侵输卵管、盆腔、腹腔的主要原因。

（2）产程延长、滞产、多次反复的肛查和阴道检查增加了病原体入侵的机会。

（3）剖宫产操作中无菌措施不严格、子宫切口缝合不当,导致子宫内膜炎的发生率为阴道分娩的20倍,并伴随严重的腹壁切口感染,尤以分枝杆菌所致者为甚。

（4）产程中宫内仪器使用不当或使用次数过多、使用时间过长,如宫内胎儿心电监护、胎儿头皮血采集等,将阴道及宫颈的病原体直接带入宫腔而感染。宫内监护＞8小时者,产褥病率可达71％。

（5）各种产科手术操作（产钳助产、胎头吸引术、臀牵引等）,以及产道损伤、产前产后出血、宫腔填塞纱布、产道异物、胎盘残留等,均为产褥感染的诱因。

二、分型及临床表现

发热、腹痛和异常恶露是最主要的临床表现。由于机体抵抗力的不同,炎症反应的程度、范围和部位的不同,临床表现有所不同。根据感染发生的部位可将产褥感染分为以下几种类型。

（一）急性外阴、阴道、宫颈炎

常由于分娩时会阴损伤或手术产、孕前有外阴阴道炎者而诱发,表现为局部灼热、坠痛、肿胀,炎性分泌物刺激尿道可出现尿痛、尿频、尿急。会阴切口或裂伤处缝线嵌入肿胀组织内,针孔流脓。阴道与宫颈感染者其黏膜充血、水肿、溃疡、化脓,日久可致阴道粘连甚至闭锁。病变局限者,一般体温≤38 ℃,病情发展可向上或宫旁组织,导致盆腔结缔组织炎。

（二）剖宫产腹部切口、子宫切口感染

剖宫产术后腹部切口的感染多发生于术后3～5天,局部红肿、触痛。组织侵入有明显硬结,并有浑浊液体渗出,伴有脂肪液化者其渗出液可呈黄色浮油状,严重患者组织坏死,切口部分或全层裂开,伴有体温明显升高,＞38 ℃。Soper报道剖宫产术后的持续发热主要为腹部切口的感染,尤其是普通抗生素治疗无效者。

据报道,3.97％的剖宫产术患者有切口感染、愈合不良,常见的原因有合并糖尿病、妊娠期高血压疾病、贫血等。剖宫产术后子宫切口感染者则表现为持续发热,早期低热多见,伴有阴道出血增多,甚至晚期产后大出血,子宫切口缝合过紧过密是其因素之一。妇检子宫复旧不良、子宫切口处压痛明显,B超检查显示子宫切口处隆起呈混合性包块,边界模糊,可伴有宫腔积液（血）,彩色多普勒超声检查显示有子宫动脉血流的阻力异常。

（三）急性子宫内膜炎、子宫肌炎

此为产褥感染最常见的类型，由病原体经胎盘剥离而侵犯至蜕膜所致者为子宫内膜炎，侵及子宫肌层者为子宫肌炎，两者常互相伴随。临床表现为产后3～4天开始出现低热，下腹疼痛及压痛，恶露增多且有异味，如早期不能控制，病情加重，出现寒战、高热、头痛、心率加快、白细胞及中性粒细胞增高，有时因下腹部压痛不明显及恶露不一定多而容易误诊。Figucroa报道急性子宫内膜炎的患者100%有发热，61.6%其恶露有恶臭，60%其子宫压痛明显。最常培养分离出的病原体主要有溶血性葡萄球菌、大肠埃希菌、链球菌等。当炎症波及子宫肌壁时，恶露反而减少，异味亦明显减轻，容易误认为病情好转。感染逐渐发展可于肌壁间形成多发性小脓肿，B超检查显示子宫增大复旧不良、肌层回声不均，并可见小液性暗区，边界不清。如继续发展，可导致败血症甚至死亡。

（四）急性盆腔结缔组织炎、急性输卵管炎

此多继发于子宫内膜炎或宫颈深度裂伤，病原体通过淋巴道或血行侵及宫旁组织，并延及输卵管及其系膜。临床表现主要为一侧或双侧下腹持续性剧痛，妇检或肛查可触及宫旁组织增厚或有边界不清的实质性包块，压痛明显，常常伴有寒战和高热。炎症可在直肠子宫陷凹积聚形成盆腔脓肿，如脓肿破溃则向上播散至腹腔。如侵及整个盆腔，使整个盆腔增厚呈巨大包块状，不能辨别其内各器官，整个盆腔似乎被冻结，称为"冰冻骨盆"。

（五）急性盆腔腹膜炎、弥散性腹膜炎

炎症扩散至子宫浆膜层，形成盆腔腹膜炎，继续发展为弥散性腹膜炎，出现全身中毒症状：高热、寒战、恶心、呕吐、腹胀、下腹剧痛，体检时下腹有明显压痛、反跳痛。产妇因产后腹壁松弛，腹肌紧张多不明显。腹膜炎性渗出及纤维素沉积可引起肠粘连，常在直肠子宫陷凹形成局限性脓肿，刺激肠管和膀胱导致腹泻、里急后重及排尿异常，病情不能彻底控制者可发展为慢性盆腔炎。

（六）血栓性静脉炎

细菌分泌肝素酶分解肝素导致高凝状态，加之炎症造成的血流淤滞静脉脉壁损伤，尤其是厌氧菌和类杆菌造成的感染极易导致血栓性静脉炎。可累及卵巢静脉、子宫静脉、髂内静脉、髂总静脉及下腔静脉，病变常为单侧性，患者多在产后1～2周，继子宫内膜炎之后出现寒战、高热，反复发作，持续数周，不易与盆腔结缔组织炎相鉴别。下肢血栓性静脉炎者，病变多位于一侧股静脉和腘静脉及大隐静脉，表现为弛张热、下肢持续性疼痛、局部静脉压痛或触及硬索状包块。血液循环受阻，下肢水肿、皮肤发白，称为股白肿，可通过彩色多普勒超声血流显像检测确诊。

（七）脓毒血症及败血症

病情加剧则细菌进入血液循环引起脓毒血症、败血症，尤其是当感染血栓脱落时，可致肺、脑、肾脓肿或栓塞死亡。

三、处理原则

治疗原则是抗感染，辅以整体护理、局部病灶处理、手术或中医中药治疗。

（一）支持疗法

纠正贫血与电解质紊乱，增强免疫力。采取半卧位以利脓液流于陶氏腔，使之局限化。进食高蛋白、易消化的食物，多饮水，补充维生素，纠正贫血和水、电解质紊乱。发热者以物理退热方法为主，高热者酌情给予50～100 mg的双氯芬酸使栓塞肛门退热，一般不使用安替比林退热，以免体温不升。重症患者应少量多次地输新鲜血或血浆、清蛋白，以提高机体免疫力。

（二）清除宫腔残留物

有宫腔残留者应予以清宫，对外阴或腹壁切口感染者可采用物理治疗，如红外线或超短波局部照射，有脓肿者应切开引流，盆腔脓肿者行阴道后穹隆穿刺或脓肿切开引流，并取分泌物培养及药物敏感试验。严重的子宫感染，经积极的抗感染治疗无效，病情继续扩展恶化者，尤其是出现败血症、脓毒血症者，应果断及时地进行子宫全切术或子宫次全切除术，以清除感染源，拯救患者的生命。

（三）抗生素的应用

应注意需氧菌与厌氧菌及耐药菌株的问题。感染严重者，首选广谱高效抗生素，如青霉素、氨苄阿林、头孢类或喹诺酮类抗生素等，必要时进行细菌培养及药物敏感试验，并应用相应的有效抗生素。可短期加用肾上腺糖皮质激素，以提高机体应激能力。

（四）活血化瘀

血栓性静脉炎者产后在抗感染同时，加用肝素 48～72 小时，即肝素 50 mg 加 5% 的葡萄糖溶液静脉滴注，6～8 小时 1 次，体温下降后改为每天 2 次，维持 4～7 天，并口服双香豆素、双嘧达莫（潘生丁）等，也可用活血化瘀药及溶栓类药物治疗。若化脓性血栓不断扩散，可考虑结扎卵巢静脉、髂内静脉等，或切开病变静脉直接取栓。

（栾　　敏）

第二节　产褥期中暑

中暑是一组在高温环境中发生的急性疾病，它包括热射病、热痉挛及热衰竭 3 型，其中以热射病最为常见。产妇在高温闷热环境下体内积热不能散发引起中枢性体温调节功能障碍的急性热病，表现为高热、水和电解质紊乱、循环衰竭和神经系统功能损害等而发生中暑表现者称为产褥期中暑。

一、病因及发病机制

产后，产妇在妊娠期内积存的大量液体需排出，部分通过尿液排出，部分通过汗腺排出。在产褥期，体内的代谢旺盛，必然产热，汗的排出及挥发也是一种散热方式，因此，产妇在产后的数天内都有多尿、多汗的表现。夏日里产妇更是大汗淋漓，衣服常为汗液浸湿。所以在产褥期，对产妇的科学调养方式应该是将产妇安置在房间宽大、通风良好的环境中，衣着应短而薄，以利液的挥发。当外界气温>35 ℃时，机体靠汗液蒸发散热，而汗液蒸发需要空气流通才能实现。但旧风俗习惯怕产妇"受风"而要求关门闭窗，妇女在分娩后，即将头部缠上白布，身着长袖、长裤衣物，并全身覆以棉被，门窗紧闭，俗称"避风寒"，以免以后留下风湿疾病，如时值夏日，高温季节，湿度大，而住房狭小，使室内气温极高，则产妇体表汗液无由散发，体温急骤升高，体温调节中枢失控，导致心功能减退，心排血量减少，中心静脉压升高，汗腺功能衰竭，水和电解质紊乱，体温更进一步升高，而成为恶性循环。当体液达 42 ℃以上时可使蛋白变性，时间一长病变常趋于不可逆性，即使产妇经抢救存活，常留有神经系统的后遗症。

二、临床表现

（一）先驱症状

全身软弱、疲乏、头昏、头痛、恶心、胸闷、心悸、出汗较多。

（二）典型症状

面色潮红、剧烈头痛、恶心、呕吐、胸闷加重、脉搏细数、血压下降。严重者体温继续上升常在40 ℃以上，有时高达42 ℃，甚至超越常规体温表的最高水平，继而发生谵妄、昏迷，抽搐。产妇皮肤温度极高，但干燥无汗，如不及时抢救，数小时即可因呼吸循环衰竭而死亡。

（三）诊断

发病时间常在极端高温的季节，患者家庭环境及衣着情况均有助于诊断，其高热、谵妄及昏迷、无汗为产褥期中暑的典型表现。本病须与产后子痫、产褥感染做鉴别诊断，而且产褥感染的产妇可以发生产褥中暑，产褥中暑的患者又可以并发产褥感染。

（四）预防及治疗

预防产前宣教时应告诉孕妇，产后的居室宜宽大、通风良好，有一定的降温设备，其衣着宜宽松，气温高时要多饮水，产褥期中暑是完全可以预防的。

三、治疗

产褥期中暑的治疗原则是迅速降温，纠正水、电解质与酸碱紊乱，积极防治休克。

（一）先兆及轻症

如有头昏、头痛、口渴、多汗、疲乏、面色潮红、脉率快、出汗多、体温升高至38 ℃的症状，首先应迅速降温，置患者于室温25 ℃或以下的房间中，同时采用物理降温，在额部、二侧颈、腋窝、腹股沟、腘窝部有浅表大血管经过处放置冰袋，全身可用酒精擦浴、散风，同时注意水、电解质的平衡，适时补液及给予镇静剂。

（二）重症

1.物理降温

体温40 ℃或以上，出现痉挛、谵妄、昏迷、无汗的患者，为达到迅速降温的目的，可将患者躺在恒温毯上，按摩其四肢皮肤、使皮肤血管扩张、加速血液循环以散热，降温过程中以肛表测体温，当肛温已降至38.5 ℃，即将患者置于室温25 ℃的房间内，用冰袋置于前面所述的颈、腋窝、腹股沟部继续降温。

2.药物降温

氯丙嗪是首选的良药，它有调节体温中枢、扩张血管、加速散热、松弛肌肉、减少震颤、降低器官的代谢和氧消耗量的功能，防止身体产热过多。剂量为25～50 mg加入生理盐水500 mL补液中，静脉滴注1～2小时，用药时需动态观察血压，情况紧急时可将氯丙嗪25 mg或异丙嗪25 mg溶于5%的生理盐水100～200 mL中于10～20分钟滴入。若在2小时内体温并无下降趋势，可重复用药。降温过程中应加强护理，注意体温、血压、心脏的情况，待肛温降至38 ℃左右时，应立即停止降温。

3.对症治疗

（1）积极纠正水、电解质紊乱，24小时补液量控制在2 000～3 000 mL，并注意补充钾、钠盐。

（2）抽搐者可用安定。

（3）血压下降者用升压药物，一般用多巴胺及阿拉明。

（4）疑有脑水肿者，用甘露醇脱水。

（5）有心力衰竭者，可用快速洋地黄类药物，如毛花苷丙。

（6）有急性肾衰竭者，在适度的时机用血透。

（7）肾上腺皮质激素有助于治疗脑水肿及肺水肿，并可减轻热辐射对机体的应激和组织反应，但用量不宜过大。

（8）预防感染：患者在产褥期易有产褥感染，同时易并发肺部其他感染，可用抗生素预防。

（8）重症产褥期中暑抢救时间可以长达1～2个月或更多，有时需用辅助呼吸，故需有长期抢救的思想准备。

4.预后

有先兆症状及轻症者，预后良好，重症者则有可能死亡，特别是体温达42 ℃以上伴有昏迷者，存活后亦可能伴有神经系统损害的后遗症。

（栾　敏）

第三节　产褥期抑郁症

产褥期抑郁症又称产后抑郁症，是指产妇在分娩后出现抑郁症状，是产褥期精神综合征中最常见的一种类型。表现为易激惹、恐怖、焦虑、沮丧和对自身及婴儿健康的过度担忧，常失去生活自理及照料婴儿的能力，有时还会陷入错乱或嗜睡状态。多于产后2周发病，于产后4～6周症状明显，既往无精神障碍史。有关其发生率，国内的研究资料多为10％～18％，国外的资料超过30％。

一、病因

与生理、心理及社会因素密切相关。其中，B型血性格、年龄偏小、独生子女、不良妊娠结局对产妇的抑郁情绪影响很大。此外，与缺乏妊娠、分娩及小儿喂养的常识也有一定关系。

（一）社会因素

家庭对婴儿性别的敏感，以及孕期发生不良的生活事件越多，越容易患产褥期抑郁症。孕期、分娩前后诸如孕期工作压力大、失业、夫妻分离、亲人病丧等生活事件的发生，以及产后体形改变，都是患病的重要诱因。产后遭到家庭和社会的冷漠，缺乏帮助与支持，也是致病的危险因素。

（二）遗传因素

遗传因素是精神障碍的潜在因素。有精神病家族史，特别是有家族抑郁症病史的产妇，产褥期抑郁症的发病率高。在过去有情感性障碍的病史、经前抑郁症史等均可引起该病。

（三）心理因素

由于分娩带来的疼痛与不适使产妇感到紧张恐惧，出现滞产、难产时，产妇的心理准备不充分，紧张、恐惧的程度增加，导致躯体和心理的应激增强，从而诱发产褥期抑郁症。

二、临床表现

心情沮丧、情绪低落，易激惹、恐怖、焦虑，对自身及婴儿健康的过度担忧，失去生活自理及照料婴儿的能力，有时还会出现嗜睡、思维障碍、迫害妄想，甚至伤婴或出现自杀行为。

三、诊断标准

产褥期抑郁症至今尚无统一的诊断标准。美国精神医学学会（1994）在《精神疾病诊断与统计手册》一书中，制定了产褥期抑郁症的诊断标准。在产后 2 周内出现下列 5 条或 5 条以上的症状，必须具备①②2 条：①情绪抑郁。②对全部或多数活动明显缺乏兴趣或愉悦。③体重显著下降或增加。④失眠或睡眠过度。⑤精神运动性兴奋或阻滞。⑥疲劳或乏力。⑦遇事皆感毫无意义或自罪感。⑧思维力减退或注意力溃散。⑨反复出现死亡想法。

四、处理原则

产褥期抑郁症通常需要治疗，包括心理治疗和药物治疗。

（一）心理治疗

通过心理咨询，以解除致病的心理因素（如婚姻关系不良、想生男孩却生了女孩、既往有精神障碍史等）。对产褥期妇女多加关心和给予无微不至的照顾，尽量调整好家庭中的各种关系，指导其养成良好的睡眠习惯。

（二）药物治疗

应用抗抑郁症药，主要是选择 5-羟色胺再吸收抑制剂、三环类抗抑郁药等，例如帕罗西汀以 20 mg/d 为开始剂量，逐渐增至 50 mg/d，口服；舍曲林以 50 mg/d 为开始剂量，逐渐增至 200 mg/d，口服；氟西汀以 20 mg/d 为开始剂量，逐渐增至 80 mg/d，口服；5 mg/d 阿米替林以 50 mg/d 为开始剂量，逐渐增至150 mg/d，口服等。这类药物的优点为不进入乳汁中，故可用于产褥期抑郁症。

（三）BN-脑神经平衡疗法

世界精神病学会、亚洲睡眠研究会、抑郁症防治国际委员会、中国红十字会全国精神障碍疾病预防协会、广州海军医院精神病治疗中心宣布，治疗精神疾病技术的新突破：BN-脑神经介入平衡疗法为精神科领域治疗权威技术正式在广州海军医院启动。BN-脑神经介入平衡疗法引进了当今世界最为先进的脑神经递质检测技术，打破了传统的诊疗手段，采用了全球最尖端的测量设备，结合BN-脑神经介入平衡疗法开创了精神科领域检测治疗新标准。

五、预防

（一）加强对孕妇的精神关怀

利用孕妇学校等多种渠道普及有关妊娠、分娩的常识，减轻孕妇妊娠、分娩的紧张、恐惧心情，完善自我保健。

（二）运用医学心理学、社会学知识

在分娩过程中，对孕妇多关心和爱护，对于预防产褥期抑郁症有积极意义。

（栾　敏）

第十三章

不孕症与辅助生殖技术

第一节　不　孕　症

一、概述

(一)病因病理

从卵子生成到受精是个极其复杂的生理过程,但必须具备3个条件:①有正常的卵子。②卵子与精子结合。③受精卵着床。若其中任何一个环节发生障碍,均可影响受孕。

1.排卵障碍

许多因素都可能引起排卵障碍,主要有以下几种情况。

(1)中枢性因素:下丘脑-垂体-卵巢轴功能紊乱,引起月经失调、闭经或无排卵性月经等,垂体肿瘤引起卵巢功能失调或精神因素、过度焦虑、过度紧张等,都可影响排卵。

(2)全身因素:如重度营养不良、过度肥胖,或饮食中缺乏维生素 E、维生素 A 等,都可影响到卵巢功能而致不孕。内分泌代谢方面的疾病,如甲状腺及肾上腺的功能亢进或低下、重度糖尿病等,都可能影响到卵巢功能而致不孕。

(3)卵巢因素:先天性卵巢发育不全、多囊卵巢综合征、肿瘤、炎症及子宫内膜异位症等,都可能影响卵巢排卵而致不育。

2.影响卵子运行因素

输卵管炎症、子宫内膜异位引起输卵管粘连扭曲或瘢痕挛缩,或先天性输卵管发育不良等,都能影响卵子的运行,使其不能与精子相结合而致不孕。

3.影响受精卵着床因素

子宫发育不良、子宫内膜结核、子宫肌瘤、病原体感染、宫腔粘连等,都能影响到子宫腔的改变而影响受精卵着床,引起不孕。此外,黄体酮的分泌不足亦可使子宫内膜分泌不良,影响受精卵着床而致不孕。

4.影响精子进入宫腔的因素

先天性无孔处女膜、阴道纵隔、无阴道、后天性阴道损伤后粘连、瘢痕粘连等,可影响精子进入宫腔。严重的阴道炎可影响精子的活动力,缩短其生存时间而致不孕。子宫颈因素,如感染、息肉、肿瘤、重度后屈等,均可影响精子进入宫腔,减少受孕机会。另外,雌激素的分泌不足可以改变宫颈黏液的性质和量,也可影响精子的活动而减少受孕机会。

5.免疫因素

精液在阴道内可作为一种抗原,被阴道或宫颈上皮吸收后,在女方血液中产生抗体,使精子凝集或使精子失去活动能力,以致造成不孕。通过对生殖活动免疫学的研究,已证实整个受精过程存在着复杂的免疫学现象。有人认为,精子的抗原性来自精囊液,即精子与精囊液接触时包被上一层有抗原成分的外膜,即所谓"精子包膜形成的精子抗原",抗体存在于血清、精囊液和男女生殖道内。有人研究,血清的抗体以 IgG、IgM 为主,生殖道内抗体以 IgA、IgG 为主,这些抗原可以诱发机体产生抗精子的抗体,这种抗体在体内存在时,可抑制精子的运动,干扰受精过程。

(二)临床表现

1.症状

不同的原因引起者伴有不同的症状,如排卵功能障碍引起的不孕症者,常伴有月经紊乱、闭经等。生殖器官病变引起的不孕症者,又因病变部位的不同而症状不一:如输卵管炎引起的不孕,常伴有下腹痛、白带增多等;子宫内膜移位症引起的不孕,常伴有痛经、月经量过多或经期延长;宫腔粘连引起的不孕常伴有周期性下腹痛、闭经或经量少。免疫性不孕症患者可无症状。

2.体征

因致病原因不同,体征各异。如输卵管炎症引起的不孕者,妇科检查可见有附件增厚、压痛;子宫肌瘤者,可伴有子宫增大;多囊卵巢综合征患者常伴有多毛、肥胖或扪及胀大的卵巢等。

3.实验室检查和特殊检查

通过详细询问病史和体格检查,在初步掌握病情的基础上,可以选择下列检查,以确定病因。

(1)卵巢功能检查:主要检查有无排卵及黄体功能的情况。常用的方法:基础体温测定;宫颈黏液检查;阴道细胞学检查;子宫内膜活组织检查或诊断性刮宫。刮宫除了解卵巢功能外,还可了解宫腔大小及有无器质性病变,如黏膜下肌瘤、子宫内膜结核等。

(2)内分泌学检查:根据病情可做如下检查,垂体促性腺激素(FSH、LH)、催乳素(PRL)、雄激素(T)、雌激素(E_2)、孕激素(P)及肾上腺皮质激素和甲状腺功能检查,其目的是了解下丘脑-垂体-性腺轴的功能及其他内分泌腺对性腺的影响。

(3)输卵管通畅检查:如果有排卵,或有过输卵管炎可以做此项检查,常用的方法有输卵管通气、通水及子宫输卵管造影。输卵管通液除检查输卵管通畅与否外,还可起治疗作用。造影能明确输卵管的阻塞部位,还可了解子宫有无畸形、肿瘤及子宫内膜结核、输卵管结核等情况,近几年发展起来的还有声学造影及腹腔镜下输卵管通液试验。声学造影是在 B 超检查下将 2%～3%的过氧化氢注入管腔,经 B 超检查观察有无连续发生的小气泡自宫腔向输卵管进入并自伞部逸出。如有,则证明通畅;如没有,则疑为阻塞,可按规定反复试验 2～3 次,然后下结论,以免被输卵管痉挛引起的假象所掩盖。

(4)B超检查:可以诊断盆腔肿瘤、子宫病变,还可监测卵泡发育及排卵的情况,是诊断无排卵滤泡黄素化综合征的非常重要的检查方法。

(5)腹腔镜检查:在有关检查的基础上,如怀疑有器质性病变而又不能确诊时,可做腹腔镜检查,直接观察子宫、输卵管、卵巢有无病变或粘连,并可直接观察输卵管通液试验的情况。

(6)宫腔镜检查:主要了解宫腔内的病变,如肿瘤、息肉、畸形等。

（7）性交后试验：主要了解精子对宫颈黏液的穿透能力，在夫妇双方无特殊异常的情况下可做此试验。应选在排卵期进行，受试前2天禁止性交。亦勿进行阴道用药或冲洗，于性交后2～3小时检查。一般认为，1个高倍镜视野下有10个或10个以上的活精子，为有生育能力；<5个为生育能力差；若为死精子或精子的活动力弱，说明阴道环境或宫颈黏液对精子不利。需反复试验3次，才能确诊。

（8）其他：测定血清或宫颈黏液抗精子抗体，或抗卵透明带抗体。疑有先天异常者，可做染色体检查。疑有垂体肿瘤者，可测定血清催乳素水平，做蝶鞍X线检查或CT检查，以明确诊断。

二、输卵管性不孕

（一）概述

自然受孕必须要有正常的输卵管功能，包括输卵管平滑肌的蠕动及其上皮细胞纤毛的推动，输卵管也必须通畅。多项流行病学的调查显示，在女性不育中，输卵管的因素约占40%。近年来，输卵管性不育有增加的趋势，可能与性传播疾病，如淋病、沙眼衣原体感染、支原体感染；子宫腔内操作，如多次人工流产等有关。

（二）诊断

1.病史

患者可有慢性、钝性、间断发作的下腹部隐痛或坠痛，有时感腰骶部酸痛，这种疼痛常于月经期、性交后或劳累后加重。慢性输卵管炎急性发作时，可有剧烈下腹部疼痛，并伴有发热、白细胞增高等急性感染的症状。月经可以正常或失调，月经失调常表现为月经量增多或不规则阴道出血。原因多为盆腔脏器和组织充血或卵巢功能障碍。不孕，多为继发不孕。其他：白带增多、全身无力等。

结核性输卵管炎：不少结核性输卵管炎患者就诊的首要症状为不孕，可无任何症状。亚临床可有疲劳、盗汗、低热、食欲缺乏等全身症状，常不能引起患者的注意。月经正常或有周期紊乱，月经量多或过少，甚至闭经。症状的轻重与子宫内膜被损伤的程度及病变的早晚有关，少数患者可有轻度的下腹坠胀感和（或）腰骶部疼痛，无特异性。即使输卵管结核积脓或腹腔积脓也不一定有疼痛、体温升高等炎性症状，故称为寒性脓肿。当输卵管结核下行感染了子宫内膜，甚至结核性宫颈炎时，则分泌物呈脓性或脓血性，临床表现为白带增多。

2.查体

慢性静止性输卵管炎，多无明显体征。部分患者可有下腹部压痛，压痛点以髂凹处最明显。妇科检查大部分患者合并有慢性宫颈炎，子宫体大小正常，但常呈后位或偏向患侧，活动度欠佳。双侧附件有慢性炎症时，子宫多固定于后位，有触痛。如炎症粘连、增生明显时，可触及一侧或双侧附件炎性包块，此包块表面不规则，质地中等硬度，不活动，有触痛。结核性输卵管炎时，常规全身查体，腹部检查有或无揉面感，包块可为囊性、半实质性或实质性，有或无压痛，边界多不清楚，腹部叩诊有或无移动性浊音或局限性包块浊音。严重者可形成冷冻骨盆，双合诊和三合诊检查时子宫固定，宫旁因纤维化而致宫旁组织增厚。

若子宫内膜异位症或子宫肌瘤造成的输卵管性不育则有原发病的临床表现。

3.辅助检查

实验室检查：怀疑特异性感染如结核、沙眼衣原体、解脲支原体的患者需要做病原体的培养或血清学诊断等特殊检查。进行胸部和腹部X线片以确定有无慢性结核病钙化灶，进行B超检查进一步检查有无包块,并判断其性质。

输卵管通畅性检查:输卵管通畅性检查一般于月经干净后 3～7 天进行。患者自月经来潮日禁止性生活,术前 30 分钟可肌内注射阿托品 0.5 mg,以减少输卵管痉挛发生。排空膀胱,进行妇科检查了解子宫的大小、位置及双附件情况。术前常规消毒外阴、阴道、宫颈并探宫腔。通常采用双腔气囊硅胶软导管,对于插管困难者可以采用金属制锥形硬导管或杯形导管。术后可酌情应用抗生素,患者应禁性生活及盆浴半个月。常用的方法如下。

(1)输卵管通液检查:通常用抗生素溶液(注射用水 20 mL 加地塞米松 5 mg、庆大霉素 8×10^4 U)或生理盐水 20～30 mL 注入宫腔,根据推注液量、阻力大小、有无反流及患者的感觉可做出输卵管通畅、通而不畅、阻塞 3 种诊断。输卵管通液检查虽然操作简便、价格便宜,但由于其诊断标准主要靠主观感觉,判断输卵管通畅性的准确率只有 84.2%～85%。只可作为年轻原发不育患者的初步筛查方法,有时也可对轻度粘连起到疏通作用。

(2)B 超下输卵管通液检查:进行子宫输卵管通液,同时进行 B 超检查监测,根据注入液体流经宫腔与输卵管时出现的声像变化,观察其动态变化,判断输卵管的通畅程度。可以作为输卵管检查的首选方法。

(3)X 线下子宫输卵管造影:造影前首先要进行妇科检查,检查白带常规正常,碘过敏试验阴性。操作方法:常规消毒外阴、阴道与宫颈,在 X 线荧光屏下将 76% 的复方泛影葡胺 10～20 mL 经宫颈缓慢注入宫腔,随着造影剂的推入,可见子宫及输卵管显影并摄片;造影可观察到宫腔和输卵管腔有无扩张、充盈缺损以诊断有无子宫畸形、子宫黏膜下肌瘤、息肉等病变及输卵管是否通畅,但不能准确反映盆腔内的病变及粘连程度。操作时应轻柔缓慢,避免推注过快或压力过大造成痉挛或损伤。

(4)腹腔镜下输卵管染色通液:术前准备及手术操作按照诊断性腹腔镜常规,置入腹腔镜后先做盆腔扫视,然后依次观察子宫及周围腹膜、输卵管、卵巢。注意有无子宫内膜异位症、子宫输卵管发育是否异常、输卵管形态柔软抑或僵硬、有无粘连扭曲和充血,卵巢外观是否正常,最后做稀释宫腔亚甲蓝通液。

4.诊断要点

(1)病史:原发或继发不孕同时具有前述急、慢性输卵管炎,或结核性输卵管炎的症状。

(2)查体:具有前述急、慢性输卵管炎,或结核性输卵管炎的体征。

(3)辅助检查:通过输卵管通畅性检查,证实输卵管不通。

(三)治疗

1.一般治疗及药物治疗

对于轻度的慢性输卵管炎,不育的年限较短,可先试用保守治疗,包括抗生素治疗、理疗与中药治疗。由于支原体、衣原体引起的感染已很常见,所以应尽量分离、鉴定致病病原体。在使用抗生素时常联合应用广谱抗生素药与抗厌氧菌药物,同时注意选用抗支原体与衣原体的药物,还可小剂量应用肾上腺皮质激素。

2.手术治疗

(1)宫腔镜输卵管口插管加压注液术:适用于输卵管不通或通而不畅的患者。在宫腔镜下找到输卵管开口,将输卵管导管插入管口 2～3 mm,加压注入抗生素溶液 20～40 mL。对于推注有阻力、有反流者说明输卵管仍不通畅,可于下个周期重复治疗,连续 2～3 次。

(2)宫腔、腹腔镜联合治疗:对于确诊的输卵管性不育患者,可采用宫、腹腔镜联合治疗,首先腹腔镜观察盆腔,分离盆腔或输卵管、卵巢粘连,必要时进行伞端成形术或造口术;然后宫腔镜检查宫腔,分离粘连并进行诊刮,最后进行亚甲蓝通液试验,对于同时合并宫腔病变者进行相应的镜下治疗。对管内型通而不畅或不通的患者使用抗生素溶液加压通液或使用输卵管导管进行疏通,以分离粘连或狭窄,达到通畅的目的。

(3)输卵管造口术及伞端成形术:可选用显微外科技术或腹腔镜技术进行。腹腔镜手术损伤小,恢复快。输卵管造口术用于严重的输卵管末端梗阻,伞部结构已破坏者,通常合并粘连。伞端成形术用于单纯伞部粘连,但尚未破坏解剖结构者。

(4)输卵管粘连松解术:随着腹腔镜盆腔再造技术的出现,不育的诊断和治疗用1种手术方法即可完成。腹腔镜下可进行输卵管与周围组织器官的粘连分离,其目标是游离附件并恢复输卵管与卵巢的正常解剖关系。

(5)辅助生育技术:用于经检查与治疗后输卵管功能仍然不能恢复的患者,如结核性输卵管炎、严重的输卵管粘连等。有时输卵管虽然有通畅的管道,但缺乏完善的功能,仍然不能完成拾卵、受精、运送配子与胚胎的工作。在这种情况下,可借助助孕技术,将卵子取出,经体外受精培养后移植入宫腔,原来需要输卵管完成的工作改为在体外培养的环境中或宫腔内完成,包括体外受精-胚胎移植(IVF-ET)及宫腔内配子移植等衍生技术。

(四)转院要求

1.病情要求

对于输卵管性不孕,在诊断明确的情况下,可采取基层医院给予的治疗,如治疗3~6个月无效,可考虑转至条件好的更高级的医院治疗。

2.途中要求

无特殊要求。

(五)诊疗体会

1.诊断方面

通过典型的病史、体征及辅助检查,即可诊断。其中比较重要的是辅助检查,因为有输卵管性不孕患者可没有临床其他的症状,仅仅表现为不孕。根据患者的具体病情,其中输卵管通畅性检查尤为重要。对于检查手段的选择,可根据医院具有的条件做出具体选择,输卵管通液不需要特殊设备,基层医院可常规采用,如有B超检查可选择B超检查下输卵管通液术,一般基层医院都有X线设备,可进行X线下子宫输卵管造影。宫腹腔镜对于设备和技术有特殊要求,基层医院可能不具有实施该技术的条件。

2.治疗方面

对于输卵管性不孕治疗先考虑一般治疗,包括输卵管炎的治疗,应用有效的抗生素。对于诊断明确为输卵管不通者,可转至有条件的医院治疗,包括腔镜治疗和辅助生殖技术。

(六)健康指导

输卵管性不孕患者,大部分患者经过一般治疗、腹腔镜、宫腔镜等及时积极治疗是可以自然受孕的。如经上述治疗仍未受孕者,具有实施辅助生殖技术的指征,可到有资质、有条件的医院,接受相应的技术治疗。

三、卵巢性不孕

排卵系女性下丘脑-垂体-卵巢轴间相互调节及制约的结果。下丘脑-垂体-卵巢轴中任何环节异常,均可因无排卵或卵细胞的质量异常而致不孕,简称卵巢性不孕。卵巢性不孕是女性不孕症的首要原因,占 20%～40%,其中包括下丘脑性不排卵、垂体性不排卵、多囊卵巢综合征(PCOS)、黄素化未破裂卵泡综合征(LUF)、黄体功能不足等。

(一)下丘脑性不排卵

除局部肿瘤、外伤及全身疾病外,多见于应激(如疲劳、环境改变等)、精神因素(如神经性厌食症、精神创伤等)、药物(氯丙嗪、避孕药)引起的继发性闭经。实验室检查见 FSH、LH、雌二醇水平均低于正常,而垂体兴奋试验为阳性,大多在消除诱因、治疗原发疾病后即恢复正常。必要时给予 GnRH 治疗,或直接使用 HMG/FSH＋HCG 治疗。患者对药物的反应好,预后佳。

(二)垂体性不排卵

1.高催乳素血症

催乳激素(PRL)分泌异常是一种常见的生殖内分泌障碍性疾病。无论是男性还是女性,成人还是儿童,非妊娠、非哺乳状态下血中 PRL 水平持续增高,＞25 μg/L,就称为高催乳激素血症。缺氧锻炼、性生活、进食、麻醉、疼痛、低血糖、手术、乳头刺激等可以使 PRL 一过性增高,并非异常。但非妊娠和非哺乳状态下,慢性持续的高催乳激素血症,即认为是病理状态。PRL 分泌异常的重要原因是垂体和下丘脑功能异常。在不排卵的患者中,15%～23%有高催乳素血症,其中近半数高催乳素血症患者为垂体微腺瘤;在继发闭经患者中,10%～15%有高催乳素血症。高催乳素血症常可致月经周期延长、继发闭经、溢乳、不孕等症状,高催乳素血症的治疗包括:①药物治疗:选用的药物如溴隐亭、诺果宁等。②手术治疗:如患者出现压迫症状、垂体卒中可进行手术治疗,手术方式首选经蝶窦选择性垂体肿瘤切除术。

2.席汉综合征

本征因产后大出血、休克而导致腺垂体出血性坏死,主要表现为下丘脑释放激素不足,如排卵障碍、闭经、生殖器萎缩等,还可出现甲状腺、肾上腺功能不足等表现。除其他对症治疗外,可采用 HMG/FSH＋HCG 治疗,一方面可恢复排卵及月经,另方面还能避免生殖器官的萎缩。

3.多囊卵巢综合征

多囊卵巢综合征(PCOS)是育龄女性中最常见的内分泌紊乱性疾病,表现为高雄激素血症和(或)高胰岛素血症。临床表现为闭经、肥胖、多毛、不孕和双侧卵巢呈多囊性增大的综合征,患病率为育龄妇女的 5%～10%,是引起不排卵性不孕的主要原因,占神经内分泌不排卵患者的半数以上,其病理生理十分复杂,至今仍然有许多环节没有研究清楚。近年来,关于 PCOS 的病因、病理生理,以及 PCOS 不孕的治疗,PCOS 的远期并发症的预防越来越引起了广泛关注。

早在 1935 年,Stein 和 Levehthal 首先报道一组 7 例患者具有下列表现:月经紊乱、闭经、多毛、肥胖、不孕,查有双侧卵巢增大及多囊性变、不排卵。上述临床表现曾一度作为 PCOS 的诊断标准。由于组织学、激素测定、阴道超声及腹腔镜等技术的广泛应用,人们对之有了较为全面的认识,目前研究发现,胰岛素抵抗、高胰岛素血症及高雄激素血症在 PCOS 的发病中起了重要作用。

1.临床表现

(1)不排卵、月经失调与不孕:不排卵是 PCOS 内分泌障碍产生的最为常见的结果之一,也是导致不孕的原因;患者月经失调的表现为月经量少、月经稀发、功能性子宫出血、闭经等。月经失调多由于无排卵所致,但部分 PCOS 患者也可有排卵。

(2)多毛、痤疮:多毛主要是指性毛的异常生长,表现为耻骨联合与脐间的腹中线上阴毛生长,为异常的雄激素作用的结果。有时,异常阴毛的生长可以延至肛周和腹股沟。

(3)卵巢的多囊化:LH/FSH 的异常比值,导致了卵巢的增大和多囊化表现。卵巢增大明显时,盆腔检查有时可触及一侧或双侧卵巢。但多数卵巢的多囊性变是通过 B 超检查发现的,B 超显示卵巢内有多个直径在 1 cm 以内的囊性区,贴皮质排列,一侧卵巢上囊性区常>10 个以上,呈车轮状。患者卵巢间质/卵巢体积>25%,有时在非高雄激素血症且月经正常的妇女中卵巢也可能发生类似的改变,称为多囊状卵巢,其中有部分患者发展成为 PCOS。

(4)肥胖与代谢紊乱:50%~60% 的 PCOS 患者有肥胖表现。虽然肥胖不是每个患者的必然表现,但经过体质指数(MBI)校正后,多数患者受到了肥胖的危害。另外,黑棘皮症可发生在颈背部、腋下及阴唇,呈灰褐色,皮肤增厚。

(5)高催乳激素血症:有些 PCOS 的患者伴有 PRL 水平的增高。值得一提的是,PCOS 的患者应当注意子宫内膜癌、非胰岛素依赖型糖尿病(NIDDM)、心肌梗死和动脉粥样硬化等远期危害。

2.诊断

PCOS 的诊断需要结合临床、超声检查、激素测定和其他生物化学检查,包括:①月经减少、月经稀发和(或)闭经。②超声检查卵巢多囊化改变。③高雄激素血症和(或)多毛。④MBI <30 kg/m² 时,LH/FSH 比例在 1~1.5。⑤在青春期前后发病。另外,注意与卵巢男性化肿瘤、先天性肾上腺皮质增生、甲状腺功能亢进或减低相鉴别。

3.治疗

PCOS 对于受孕的不利影响不是导致绝对的不孕,而是使受孕的概率低下,应当帮助患者树立信心。在治疗前,需要常规地进行精液分析,输卵管检查、生殖免疫学检查。对于肥胖的妇女(BMI>30 kg/m²),降低体重有利于改善内分泌状态、受孕和正常妊娠。

(1)纠正内分泌紊乱:常用的方法如下。①短效口服避孕药,短效口服避孕药是雌、孕激素合剂,通过其对下丘脑的负反馈作用,可降低垂体的 LH 和 FSH 的分泌,使卵泡停止生长。复方醋酸环丙孕酮中,环丙孕酮不但对垂体的抑制作用较强,而且具有抗雄激素的作用,对多毛、痤疮及高雄激素血症有较好的效果,并且在停药后有一定的受孕率,更适合用于 PCOS 的治疗。一般用药 3~6 个周期后,可促排卵或自然受孕。常用的有达英-35、去氧孕烯(妈富隆)、敏定偶等,在月经的第 3~5 天服用,共用 21 天。②孕激素,应用孕激素类药品也可通过抑制 LH 的分泌,降低卵巢的雄激素的产生。在应用孕激素时注意补充雌激素,可给予补佳乐 1 mg/d 或炔雌醇 0.05 mg/d,共用 21 天。最后 3~10 天加孕激素。③GnRHa,如长效达菲林、长效达必佳。GnRHa 的作用是双方面的,在用药的初期短暂的几天内表现为促进垂体的 LH 和 FSH 的分泌。随后,表现为十分强的 LH 和 FSH 分泌的抑制作用,称为药物去垂体作用。由于 PCOS 高雄激素血症是 LH 依赖性的,GnRHa 的去垂体作用对于治疗多毛和高雄激素血症有良好的效果。一般用药后可产生良好的降低 LH 和 FSH、降低雄激素,减轻痤疮和多毛的作用,但不能改善抗胰岛素作用。④胰岛素增敏剂,如二甲双胍等。⑤抗雄激素治疗,糖皮质激素、螺内酯都可有效地降低雄激素。⑥溴隐亭,对于 PRL 增高患者,需要给予溴隐亭治疗。

(2)药物促排卵:首选氯米芬(CC)。在 PCOS 治疗中,氯米芬作用于下丘脑,抑制雌激素对于下丘脑的负反馈作用,从而阻断持续的单一雌激素对于下丘脑产生的不正常反馈,阻断 PCOS 高雄激素血症产生的内分泌恶性循环,使 FSH 水平增高,卵泡生长。氯米芬的用法:从月经第 3~5 天应用氯米芬 50 mg/d,每天晚上睡前半小时服用,连用 5 天。在氯米芬促排卵中,其雌激素的拮抗作用对受孕率有一定的影响,但由于方法简单、费用低廉、患者方便,且效果良好,仍为广大医师和患者接受。可以在应用氯米芬后注意补充雌激素,如补佳乐 1 mg/d,共用 5 天。

外源性的促性腺激素(GnH),如人绝经期促性腺激素(HMG)、HCG、纯化的 FSH 和基因重组的人 FSH(r-hFSH)、重组的人 LH(r-hLH)。常用法分为 2 种,一种是应用 CC+HMG+HCG 方案,即月经第 3~5 天,睡前半小时口服氯米芬 50 mg,连用 5 天。于月经第 8 天和月经第 10 天,分别注射 HMG150 IU。另一种方法是 HMG+HCG 方案,从月经第 5 天开始,每天注射 HMG 150 U,检测卵泡后再调整用量。PCOS 的卵巢对 GnH 的反应性较为特殊,或是敏感,或是不敏感,安全范围较小,用药应当特别谨慎,避免卵巢过度刺激综合征(卵巢过度刺激综合征)的发生。如果卵巢对药物反应不良,可加用生长激素,一般 2~4 IU/d,可以使卵泡的生长速度加快,雌激素水平增高,子宫内膜改善,促排卵时间缩短。

在 PCOS 应用 GnH 促排卵多卵泡生长的情况下,较其他患者更容易出现卵泡成熟前的 LH峰,应当特别注意检测尿中的 LH。为了避免这种情况的发生,可以使用降调长方案递增给药促超排卵,以避免卵巢过度刺激综合征的发生。

PCOS 患者用 GnH 促排卵的受孕率、多胎率、卵巢过度刺激综合征的发生率等高于用氯米芬促排卵。选择治疗方案时,应当充分考虑受孕的机会、年龄、卵泡监测条件和经验、是否同时实施辅助生殖技术、患者的经济状况等多方面的因素。

多次的诱发排卵治疗未能受孕和同时伴有其他的实施人工辅助生殖技术的指征,如输卵管因素、免疫因素、男方因素等,PCOS 患者可实施人类辅助生殖技术。

(3)手术治疗:①卵巢楔形切除术,PCOS 患者实施卵巢楔形切除术后,雄激素明显下降,排卵恢复。其治疗效果的机制尚不十分清楚,可能与切除了产生雄激素的部分组织有关,或者与卵泡产生的抑制素减少有关。手术有恢复排卵的可能,但也有产生盆腔粘连的机会。如切除组织过多,有继发卵巢功能衰退的可能。②卵巢穿刺,腹腔镜下对 PCOS 卵巢的卵泡穿刺、电凝或激光灼烧打孔都有一定的疗效,其效果与卵巢楔形切除术相似。

(4)其他:如患者已生育或无妊娠愿望,对月经稀发和闭经的患者,建议用药,如口服避孕药、促排卵药等,至少每 3 个月有 1 次子宫内膜脱落。当患者年龄>35 岁,或月经持续达到 10 天以上及淋漓出血时,也应积极进行诊断性刮宫,以排除子宫内膜病变。

(四)黄素化未破裂卵泡综合征

黄素化未破裂卵泡综合征在不孕患者中有较高的发病率,常无明确的临床症状。往往有正常的月经周期,基础体温亦为双相,B 超检查亦提示有正常的卵泡生长、发育,但卵泡的透声差、直径偏大、卵泡壁明显增厚。常规使用 HCG 后,复查阴道 B 超,见卵泡未能排出。该综合征尤其多见于使用 CC 促排卵,其发病机制不清。未排出的卵泡往往在随后的 1~2 个月经周期内自行吸收,否则可进行阴道 B 超导引下穿刺治疗。穿刺后可使用妈富隆或达英-35,使卵巢处于相对"静息"状态。2~3 个月经周期后首先选择 HMG/FSH+HCG 促排卵。

(五)黄体功能不足

正常情况下,子宫内膜在雌、孕激素的作用下形成周期性月经。黄体功能不足(LPD)指卵泡发育异常,致排卵后黄体分泌的孕激素减少,或子宫内膜孕激素受体(PR)降低,导致子宫内膜发育迟缓,继而引起不孕症或反复流产。其临床表现除不孕、反复流产外,还可查有基础体温温差<0.3 ℃,高温期持续时间<12 天,相对月经周期,黄体早期子宫内膜活检提示子宫内膜发育迟缓或提前(Noyes 分期)。

LPD 的治疗以补充孕酮,维持黄体为主,常用方法:于排卵后每天肌内注射黄体酮 20 mg,第 14 天查尿 HCG,如妊娠,继续用药至排卵后 70 天;如无受孕则停药。或排卵后每 3 天肌内注射 HCG,2 000 U,共 5 次,停药 5 天查是否妊娠,应当注意动态观察 HCG 水平,以区分药物 HCG。鉴于卵泡发育不良常可导致 LPD 异常,应选择适宜的促排卵药物及方法。

四、子宫性不孕

(一)概述

子宫性不孕占女性不孕症的 30%～40%。子宫作为生殖生理与生殖内分泌的重要器官,其功能有储存运输精子、孕卵着床、孕育胎儿、分娩等。造成子宫性不孕的原因包括子宫畸形、宫腔粘连、子宫内膜炎、子宫肌瘤和子宫内膜息肉及异物等。

(二)诊断与鉴别诊断

1.诊断要点

(1)子宫畸形:患者有原发性闭经、不孕、痛经、复发性流产、胎位不正及胎盘附着异常等病史,应首先考虑到有生殖道畸形的可能。进一步询问病史并进行妇科检查,必要时探宫腔或进行子宫输卵管造影、内镜检查(包括宫腔镜、腹腔镜、膀胱镜等)以明确诊断。生殖道畸形常合并泌尿系统及下消化道畸形,必要时可做静脉\肾盂造影或钡剂灌肠。

主要临床表现:①原发闭经或月经不调,如月经稀发或过少、痛经、功能失调性子宫出血等。②原发或继发不孕。③生殖道畸形,如外阴、阴道、宫颈和子宫畸形等。④卵巢功能低下,如无排卵、月经失调、功能失调性子宫出血和痛经等。⑤性交困难或性功能障碍,如性交痛、阴道痉挛、性冷漠等。⑥盆腔包块史,见于双子宫、残角子宫等。⑦病理妊娠史,如复发性自然流产、早产、胎位异常、胎盘位置异常或死胎等。⑧泌尿系统畸形,如多囊肾、马蹄肾、游走肾等。

(2)感染因素引起的子宫性不孕:急性子宫内膜炎起病较急,多有明显诱因,如经期不卫生、经期不洁性交、宫腔操作、阑尾炎和全身感染等。表现为寒战,发热(体温为 38～40 ℃),全身无力,下腹剧痛、下坠、腰酸,大量血性、脓性或水样白带,并有恶臭。患者下腹压痛,宫颈举痛,宫体柔软胀大,压痛明显。由于宫腔有良好的引流条件及周期性内膜剥脱,炎症极少有机会长期存在于内膜,但如急性期治疗不彻底,或经常存在感染原,则可导致慢性子宫内膜炎。临床上最常见的不孕因素是慢性结核性内膜炎和子宫内膜息肉,可表现为原发或继发性不孕、月经失调、白带增多、下腹坠痛。轻者双合诊可无异常发现,若有宫腔积脓,则子宫呈球状增大,有柔软压痛,可见血性脓液自颈管排出,常并发急性阴道炎。

诊断:根据病史、症状和体征并不难诊断,结合对阴道、宫颈和宫腔分泌物进行细胞学、细菌学和其他病原体检查,可发现病原体类型;进行 B 超、子宫输卵管造影术、宫腔镜等检查可了解宫腔内病变范围及程度;诊断性刮宫可了解内膜组织学变化,如内膜结核、内膜息肉等。

(3)宫腔粘连引起的子宫性不孕:宫腔粘连也称 Asherman 综合征,其发病率逐年增高,是引起子宫性不孕的重要因素。临床表现为依粘连部位和范围而异,表现为原发或继发性不孕、闭经、月经稀少、痛经、月经过多(也有月经正常者)、复发性自然流产、早产、胎盘早剥及前置胎盘等。合并颈管粘连者可引起经血潴留,宫腔积血、积液或积脓。

诊断:①病史、症状和体征,询问患者有无刮宫和妇科手术史、感染史、继发性不孕或闭经和月经不调等。②妇科检查和诊刮,进行宫腔探针检查、宫颈扩张和诊刮,以了解内膜的改变情况。③子宫输卵管造影,了解宫腔情况。④宫腔镜,宫腔镜是宫腔粘连最可靠的诊断手段,同时还可进行治疗。宫腔镜下可根据宫腔闭塞的程度进行分度,轻度:<1/4 的宫腔,有致密的粘连,宫底和输卵管开口仅少许粘连或未波及。中度:约 3/4 的宫腔有粘连,但宫壁未粘连,宫底及两侧输卵管开口部分闭锁。重度:3/4 以上的宫腔厚实粘连,宫壁粘连,输卵管开口及宫底粘连。

(4)子宫肌瘤引起的子宫性不孕:子宫肌瘤是最常见的妇科良性肿瘤,其合并不孕的概率达27%。但其作为不孕的唯一因素,仅占 2%左右。子宫肌瘤多发于孕龄女性,故其在不孕症治疗中仍值得注意。其临床表现和诊断如下:①临床表现为有月经失调(包括月经量过多、经期延长、月经频发等,多见于黏膜下或肌壁间肌瘤)、下腹痛(坠痛、腰背痛、急腹症)、压迫症状(尿频、便秘等)、不孕及自然流产、盆腔包块、继发性贫血,以及较为罕见的红细胞增多症和低血糖症。②诊断:结合病史、症状、体征和超声检查,可以对绝大多数的肌瘤做出正确诊断。此外,常规的诊断性刮宫可以帮助了解宫腔的情况,并了解子宫内膜的病理性质。通过宫腔镜可在直视下观察宫腔内病变,并切除黏膜下肌瘤。在诊断不明确时,可进行腹腔镜检查以明确诊断。MRI 检查对子宫肌瘤的诊断尤为得力,优于 B 超和 CT。它能清楚地显示肌瘤的部位及数目,对小肌瘤(0.5~1 cm)也可辨别清楚,还可显示肌瘤退行性变性,如玻璃样变性、钙化等,但价格昂贵。

(5)子宫内异物引起的子宫性不孕:①临床表现:有相应的宫腔操作史或病理性妊娠史,如流产、胎盘粘连、植入史等;原发或继发性不孕;月经失调,如月经量过多、经期延长、经间期出血、痛经等;下腹坠痛,白带增多,性交后出血;子宫正常或轻度增大,有压痛。②诊断:根据病史、症状、体征,应考虑到有宫腔异物残留的可能,进一步进行超声检查及子宫输卵管造影,可发现宫腔内异常实性强回声光团或充盈缺损、宫腔形态异常、内膜线不规整等表现。探宫腔可初步了解宫腔内的情况;宫腔镜可在直视下观察病变;诊断性刮宫可进行病理诊断。

2.鉴别诊断

不同原因引起的子宫性不孕之间的鉴别诊断,鉴别方法参考诊断内容。

(三)治疗

1.子宫畸形

(1)手术矫形:子宫畸形修复手术的最常见和效果最好的适应证是对称型双角子宫。凡反复流产的这类患者均应及早施术。把 2 个分开的子宫角,从一侧宫角至对侧宫角做一横切口,对半切开肌壁,将左右两侧切口面对缝在一起。术后分娩活婴者可达 60%~85%,Makino 对 233 例患者进行子宫重建术,术后妊娠的成功率达 84%。残角子宫内有积血引起临床症状时,可切除残角。子宫畸形经手术治疗后妊娠者,应注意避免流产,并应严密观察,以防止子宫自发破裂。分娩时根据胎位及产程进展等情况,选择分娩方式,应大大放宽剖宫产的指征。应注意防止产后流血和产褥感染,阴道分娩时要警惕胎盘滞留,同时合并泌尿系统、下消化道畸形也可进行相应的矫形手术。

(2)内分泌治疗:采用性激素人工周期疗法、促排卵疗法、甲状腺素和抗催乳素治疗等,以促进生殖器官发育。

(3)孕期严密监测:子宫畸形患者,特别是矫形术后患者,如已妊娠,应加强孕期保健,如卧床休息、加强营养、保胎治疗、抑制宫缩等。

2.感染因素引起的子宫性不孕

(1)若有明显诱因,则将其去除。

(2)抗生素,针对病原体和药敏试验选择敏感抗生素,必要时联合用药。子宫内膜炎以全身治疗为主。对于慢性内膜炎、颈管炎有粘连或积脓者,应进行颈管扩张、引流及宫腔抗生素注药或低压灌注。

(3)对于子宫内膜息肉,可进行直视下、宫腔镜下或手术切除。对于发生宫颈管或宫腔粘连者,应进行宫颈扩张或宫腔镜下粘连分解术。

3.宫腔粘连引起的子宫性不孕

可在宫颈扩张后用探针或在宫腔镜直视下,钝性或锐性分离粘连,之后放置宫内节育器或福莱(Foley)导尿管扩张宫腔并留置 10 天,以防止再粘连。术后除抗生素预防感染外,还可加用雌-孕激素人工周期治疗。两个月后复查子宫输卵管造影术或宫腔镜。

4.子宫肌瘤引起的子宫性不孕

子宫肌瘤性不孕的治疗需根据患者的年龄和生育要求,肌瘤的大小、数目、部位及患者的全身情况而定。

(1)保守治疗。

适应证:年龄<35 岁,希望生育,浆膜下肌瘤,子宫<10 周妊娠的大小,肌瘤生长缓慢,双侧输卵管通畅或可望疏通者;肌瘤直径<6 cm 而无变性,月经改变不明显者。

方法:包括期待疗法和药物治疗。对于子宫不到 10 周妊娠的大小,无临床症状,尚不急于妊娠者可采用定期随访观察的期待疗法;有临床症状者应给予药物治疗。

常用药物如下:①米非司酮(RU-486):20 世纪 80 年代研究成功的抗孕激素药物。它可与靶细胞内孕激素受体和肾上腺素受体竞争结合,导致孕激素受体水平下调,抑制子宫肌瘤及子宫肌细胞的生长。近年来国、内外学者对其使用剂量做了多项试验,多认为每天口服 10 mg,连续 3 个月为较理想的治疗剂量,且适宜于术前用药以缩小瘤体,纠正贫血,减轻盆腔充血。②GnRHa:大剂量连续或长期非脉冲式给药可产生垂体功能的降调节,抑制 FSH 和 LH 的分泌,降低雌二醇水平,造成药物性闭经,抑制肌瘤生长并使其缩小。给药方式有鼻腔喷洒、皮下注射、肌内注射或植入等。常用药物及剂量有醋酸戈舍瑞林,3.6 mg 皮下注射,每 4 周 1 次,共 6 次;醋酸亮丙瑞林,3.75 mg 肌内注射,每 4 周 1 次,共 6 次;醋酸曲普瑞林,3.75 mg 肌内注射,每 4 周 1 次,共 6 次。

(2)介入治疗:运用 Seldinger 技术进行经皮股动脉穿刺,超选择栓塞双侧肌瘤供应血管,使肌瘤缺血萎缩、坏死并吸收,可达到保留子宫、保留生育能力的目的,且创伤及不良反应小。目前已有此方面的许多经验报道,但临床上仍需积累更多经验,以观察其近、远期效果,适应证及优缺点等。

5.子宫内异物引起的子宫性不孕

用抗生素治疗子宫炎症,经宫腔镜或手术取出或切除异物。

(四)疗效评定标准

(1)治愈:2 年内受孕者。

(2)好转:虽未受孕,但与本病有关的症状、体征及实验室检查有改善。

(3)未愈:症状、体征及实验室检查均无改善。

(五)预防与调护

(1)提倡计划生育,避免多次人工、药物流产和引产。

(2)注意卫生,积极防治生殖道炎症。

(3)积极治疗月经失调,预防和治疗癥瘕。

(4)注意情志调节,保持心情舒畅。

(5)饮食有节,忌生冷肥甘厚味,戒酒,避免不适当的节食减肥。

(6)对男女双方进行宣教,使其和睦相处,增加受孕的机会。

五、免疫性不孕

（一）概述

生殖系统和免疫系统在很多水平上是相互渗透、相互影响的,整个受孕过程就像是同种异体移植。精子和卵子紧密结合产生了合子,它继承了来自父母双方的遗传基因,而合子和胎盘的发育是相当复杂的。理论上讲,合子应该会引起母体的免疫应答;但事实上,合子并不被母体免疫系统所排斥,可能与精液中的非特异性免疫抑制因子和母体的免疫耐受有关。而异常的免疫反应会导致生殖力和繁殖力的下降,其中一些免疫学的因素已被完全证实,而另一些因素也在实验中得到了证实。免疫性不孕也可能是由生殖腺的自身免疫反应引起的,免疫系统在人体内扮演着屏障的角色,对外来物或抗原,它有破坏、记忆、产生多种应答的功能,它能识别遇到的所有抗原并产生应答。在生殖的全过程中,男性不会与精子发生组织不相容性反应,所以,男性的免疫异常多是自然发生的自身免疫。精子的自身免疫会导致男性不育,而同种异体免疫会导致女性不孕。自然发生的精子自身免疫反应是很少见的,但在输精管切除术后会发生。

1.细胞免疫

许多免疫细胞的类型与该细胞的免疫力有关,其中最重要的一些细胞是单核细胞、巨噬细胞、T细胞、NK细胞、肥大细胞。当抗原进入机体后,淋巴细胞、嗜中性粒细胞及其他免疫细胞发生增生,并将抗原呈递给淋巴细胞,通过主要组织相容性抗原或分子识别表面受体,正式启动免疫应答。细胞免疫应答需要一个相对较长的时间,接触抗原36小时后,免疫反应才达到最大强度。

免疫系统清除细胞内的病原体,如细菌、病毒及癌细胞等,通过细胞毒素来调节免疫应答的程度和规模。机体主要通过以下几种方式来清除抗原:①直接接触。②通过抗体与外源细胞结合。③免疫调理和免疫黏附途径。

2.体液免疫

在体液免疫应答中,B细胞被激活迅速增生,并产生特异性抗体与抗原结合,发生免疫应答。B细胞来源于造血干细胞,在骨髓中发育成熟,人类每天要产生大约 10^9 个B细胞。

克隆选择时,B细胞识别某种抗原,这种抗原和B细胞表面的免疫球蛋白结合。体液免疫主要是清除细胞外的病原体。B细胞结合病原体后,通过以下方式清除它:①细胞溶解。②受调理素作用和吞噬作用。③肥大细胞去颗粒作用和炎症反应。④淋巴细胞附着和直接的特异性细胞的杀伤作用。

另一个体液因素——细胞因子,辅助产生和发出免疫信号。在免疫分子家族中,现已有30多种介素。最近的研究表明,免疫系统是通过免疫介素作用于生殖系统的。

（二）卵巢和睾丸

1.睾丸

男性睾丸中的单倍体生殖细胞直到青春期才发育成熟为精子,而此时男性的自身免疫机制已建立。正常情况下,精子自身抗原被强大的血-睾丸屏障分隔保护,处于隐蔽的状态。然而,男性睾丸精子的免疫特权不完整,特殊情况下才会发生改变。

2.卵巢

女性卵巢和睾丸不一样,它没有免疫特权,卵巢抗原能引起自身免疫性疾病。卵巢组织间隙中有大量的巨噬细胞,当排卵时,大量的白细胞聚集;在卵泡破裂后,大量的巨噬细胞聚集。排卵中的一些反应与炎症反应有相似之处,排卵时产生的IL-1b对卵巢细胞的分裂有毒性作用。

(三)不孕症的免疫学背景

我们对多种生物包括人类自身进行研究,发现基因可以诱发自身免疫性睾丸炎、无精子和附睾炎,睾丸炎和无精子是由单基因控制的。人类自身免疫性睾丸炎还未被完全证实,研究者已经发现了一些与睾丸病变相关的临床疾病都有一个免疫学基础。

1.活检提示不孕与次级精母细胞的关联

睾丸功能缺陷可能是由睾丸前、睾丸自身或睾丸后的原因造成的,睾丸自身的因素是最常见的,大约占到75%。睾丸活检结果表明这些疾病都有一个免疫学背景,在因睾丸原因引起不育的140名男性患者中,有56%的患者存在成熟障碍。据估计,有40%的患者睾丸功能缺陷是自发的。最近有关睾丸组织活检的研究进一步证实了免疫因素在这些疾病中所起的作用,免疫组化和免疫荧光技术被用于该项研究,在对一组大样本病例的研究中,免疫组化技术取得了可靠的证据。另一项研究采用了超微免疫过氧化物酶技术,通过对不育患者的睾丸组织活检,发现其微观结构和膜性肾小球肾炎的超微结构很相似,而众所周知,膜性肾小球肾炎是一种由免疫复合物沉积引起的疾病,在沉积的电子致密物中发现IgG和(或)C3是很有价值的。用免疫荧光技术来标记睾丸深部组织,可以检测到IgG,补体成分C3或IgM。组织病理学也证实睾丸组织中有免疫沉积物,通过实验还发现了高滴度的精子抗体。

2.非特异性睾丸炎与系统的病毒感染

在组织学上,细胞组织间隙结构发生了改变:小管内的炎性细胞聚集,生殖腺上皮细胞的丢失,间质细胞增多,这些改变说明是肉芽肿性的睾丸炎,它是一种定义不明确的临床疾病,又被称为假性睾丸肿瘤或过敏性睾丸炎,附睾精子在无感染或外伤时也能发生肉芽肿病变。

3.实验性的卵巢自身免疫性疾病

实验诱发的卵巢自身免疫性疾病和人类自身的卵巢自身免疫性疾病是相似的,我们可以用它来解释和说明卵巢的自身免疫。和睾丸的自身免疫性疾病一样,卵巢的自身免疫性病变已被证实。卵巢早衰是其最常见的临床病因,卵巢早衰的临床表现是40岁以前绝经、低水平的雌激素和高水平的促性腺激素。卵巢早衰常和其他的自身免疫性疾病共存,特别是那些发生在分泌器官的疾病。有报告说,卵巢早衰患者体内的卵巢自身抗体滴度升高,该抗体能与粒层细胞和卵泡细胞发生反应。另据报道,在一些卵巢早衰的病例中,患者血中的激素因素阻止FSH和颗粒细胞结合,使卵巢不能接受FSH的作用而退化衰竭,而LH不受影响。

40岁以前卵巢功能衰竭者占女性人数的1%,这些患者多有以下病史:免疫功能紊乱、感染、接受辐射或服用细胞毒药物及遗传因素。还有一些卵巢早衰是先天性的。

在1/3的患者的体内发现有交叉反应的抗甲状腺抗体,而抗磷脂抗体大约是前者的2倍。促性腺激素疗法或用皮质类固醇和γ球蛋白抑制免疫反应的疗法都没有取得令人满意的效果。

4.子宫内膜异位与不孕

有些患者不明原因的不孕,而又没有表现出任何症状,通过诊断性的宫腔镜检查,常常会发现她们有不同程度的子宫内膜异位。轻度的子宫内膜异位并不会造成受孕率的降低。当病情进一步发展时,盆腔里的器官都紧密的粘连在一起,由于机械因素导致了不孕。生理上,逆流的月经碎片被免疫系统清除,腹膜中的巨噬细胞、T细胞和NK细胞参与了这个过程。然而,当这些细胞不能完全清除碎片时,随月经流出的子宫内膜形成异位灶,子宫内膜异位就发生了。

子宫内膜异位症患者的细胞免疫(T 细胞分为 CD4$^+$ 和 CD8$^+$)异常,同时也和产生细胞毒素的 NK 细胞的活性有关。子宫内膜异位症患者血液和腹腔液体中有抗子宫内膜抗体,提示可能存在免疫功能紊乱。子宫内膜异位症已被认为是一种自身免疫性疾病,患者体内特异性抗体的滴度升高也证实了这点。子宫内膜异位症会引起妇女不孕,它是一种与抗体相关的不孕因素。子宫内膜异位症的自身免疫病理和很多其他自身免疫性疾病相似,如 SLE 和它有相似的抗体变化,异常的抗体能降低受孕率。

(四)抗精子免疫性不孕

精子作为一种独特的抗原,与抗体免疫接触后,可引起自身或同种免疫反应,从而产生抗精子抗体(AsAb)。研究资料表明,体内若存在 AsAb 可导致不孕。这类情况占不孕患者的 10%,甚至 30% 以上。因此,AsAb 所导致的免疫性不孕在临床上已受到广泛关注。

1.精子抗原

在过去的 10 年里,我们已经积累了不少有关免疫途径的资料。在睾丸里,精子受到睾丸屏障的保护,当精子通过附睾时获得了免疫性抗原,并获得了自动能力,逐渐成熟。在动物模型中,我们用单克隆技术来识别一些睾丸和附睾的抗原。在人体精子中也发现了相似的抗原,可分为精浆抗原、精子抗原和精子核抗原。

2.精子抗体

被调查的不育男性中,3%~12% 的患者抗体呈阳性。抗体主要存在于血清、精浆及精子中,目前发现有 IgM、IgG、IgA。抗体的关键要素包括抗体存在的位置、抗体的活动途径,抗体形成的原因及治疗方法。因为缺乏优良的实验设计和有效的治疗,很多临床专家拒绝承认抗精子抗体在免疫性不孕中所扮演的角色。随着助孕技术的进步,抗精子抗体的作用越来越明确,同时出现了一些新兴的治疗方案。抗精子抗体能在不同阶段阻碍受孕,抗体直接作用于精子表面的抗原,降低受孕率。我们还发现抗精子抗体能导致精子聚集,从而阻碍了精子迁移到子宫颈。

女性生殖道是很特殊的,因为它既能保护自己不受病原体的侵犯,同时又不对同种异基因的精子细胞和发育中的孕体产生破坏性的免疫作用。然而众所周知,女性生殖道并不是有免疫特权的器官,而是存在免疫局限。为了保胎,产生局限性免疫应答来对抗感染,同时有抗精子抗体产生,会影响受精。免疫系统对阴道念珠菌和脊髓灰质炎的免疫应答主要是通过 IgG、IgA 来实现的。不孕妇女体内的抗精子抗体活动的位置包括阴道、子宫颈、输卵管、子宫、卵泡液,抗体在受精前的作用是:影响精子运行,导致精子死亡,阻碍获能和顶体反应及精卵融合。抗体在受精后的作用:破坏受精卵,包括破坏受精后前期胚胎的发育,导致胚胎的生存力降低。

3.抗精子免疫应答

女性的生殖道黏膜能发生免疫反应,在不孕妇女的生殖道中发现的抗体主要是 IgM、IgA、IgG 型。对宫颈黏液进行检查,发现约 70% 的 IgA 是 IgA$_1$,而大部分 IgG 是 IgG$_4$,只有少部分是 IgG$_3$。在抗体呈阳性的女性体内,抗精子抗体能激活致敏的淋巴细胞,使之释放细胞毒素,细胞毒素对精子功能、受精及胚胎早期发育产生不良的影响。

在阴道上部和宫颈黏液中,抗精子抗体导致精子的活动力降低,进而损害卵母细胞受精。体外精子表面的抗体在补体存在时,是导致精子细胞溶解或者激活巨噬细胞发挥吞噬溶解作用的主要原因。当精子到达受精的位置,抗体能阻碍了精子获能和顶体反应,干扰了精卵融合,可能会抑制精子附着,降低其穿过透明带的能力,阻碍卵子卵磷脂膜的溶解。在体外受精时,女性血浆中抗精子抗体大大提升了受精的成功率。

据统计,抗体呈阳性的孕妇比抗体呈阴性的孕妇更易发生自然流产。

4.发病机制

抗精子免疫性不孕的发病机制还不清楚,可能与下列因素有关。

(1)血-睾屏障破坏:正常情况下,血-睾屏障阻碍了精子抗原与机体免疫系统的接触,因此不会产生抗精子的免疫反应。精子是隐藏起来的免疫原,它能引起对受精有害的免疫应答。当血-睾屏障遭到破坏时,导致精子漏出或巨噬细胞吞噬消化精子细胞,其精子抗原激活免疫系统,则可产生抗精子抗体。

(2)感染因素:正常情况下,在性交后精子细胞进入女性生殖道或子宫腔内,这样通常是不会引起强烈的免疫应答的。但是,如果将精细胞直接注入妇女的子宫腔内就会诱发免疫反应,还可能引起感染。对服用过口服避孕药人群的调查研究证实,抗精子抗体与抗衣原体抗体和抗念珠菌抗体之间存在着极大的相关性。盆腔炎患者的宫颈黏液和血液中的抗精子抗体水平比正常妇女高,妓女体内抗体滴度水平也比普通人高。感染引起黏膜炎症,巨噬细胞和淋巴细胞的活性增强,产生各种细胞毒素和白细胞,它们分布在整个生殖系统中。女性生殖道内主要的抗原呈递细胞是巨噬细胞和朗格汉斯细胞,前者存在于组织黏膜下,当感染或外源性抗原进入机体时产生;后者存在于阴道上皮。这些细胞有抗原呈递作用,它们表达了人类淋巴细胞抗原(HLA)和ClassⅡ(DR^+)抗原。另外,子宫内膜、子宫颈和输卵管的上皮细胞被炎性细胞活化为 DR^+ 细胞。还有另一些途径如细胞介导的免疫应答:抑制型 T 细胞、杀伤性 T 细胞和各种细胞因子都参与了女性生殖道中的免疫反应和免疫调节。

(3)细胞免疫功能改变:抑制性 T 细胞的数量减少或活性下降,也可导致 AsAb 形成,引起不孕。

(4)精浆中免疫抑制物失效:正常精液中含有前列腺素、酸性磷酸酶等精浆抑制物质(SPIM)。SPIM 随精子一起进入女性生殖道,抑制了局部和全身的免疫应答,使精子和受精卵免遭排斥,保障了受精卵着床发育。生殖道的感染、创伤和阻塞可诱发机体产生抗 SPIM 抗体。有人通过 ELISA 法检出 SPIM 的 IgG、IgA 抗体,并发现在不育男性的血清中,该抗体的检出率和水平均显著高于对照组,精浆中抗 SPIM 抗体水平增高者的精子密度、精子存活率、精子活动力均明显降低。

(5)女性体内抗精子抗体的形成:性交后,精子进入女性生殖道内。尽管对女性而言,精子是异己抗原,但仅有少数敏感的女性产生抗精子抗体,其原因目前尚不清楚。可能与免疫反应存在个体差异有关,也可能是丈夫精液中缺乏免疫抑制物质所致。在生殖道黏膜破损的情况下,精子抗原可通过破损的黏膜上皮屏障,与上皮下的 B 细胞相遇,产生抗精子抗体。

5.抗精子抗体对生殖的影响

我们可以通过体内和体外实验研究精子和宫颈黏液的相互作用,主要有以下几种实验:精子穿透试验(SPT)、精子-宫颈黏液接触试验、去透明带卵子穿透试验、卵母细胞穿透试验(HOP)等。因为在描述实验结果时缺乏统一的标准,而无法达成共识,所以这些实验还具有争议性。

(1)阻止精子穿过宫颈黏液:AsAb 与精子接触后,将使精子运动的特征发生改变。精子-宫颈黏液接触试验观察到精子的"颤动现象",是由于精液或宫颈黏液中抗体的 $F(ab)_2$ 段与精子表面的抗原结合,而抗体的 Fc 段黏附于宫颈黏液的蛋白分子团上,使精子活动受限所致的。

(2)阻止精子在女性生殖道内的运行:当性交后或精子随宫腔内人工授精(IUI)一同被射入子宫腔时,在正常情况下,女性体内的精子都不会引起强烈免疫应答。但有些妇女很敏感,其体内抗精子抗体水平增多。抗体不仅限于阴道和宫颈,特殊的免疫荧光法证实,输卵管是含有免疫球蛋白最多的,并能充分发生局部免疫反应的唯一组织。即使精子通过了宫颈,在女性生殖道中的运行仍有重重障碍,因而妨碍受精。

(3)影响精子穿过透明带及精卵融合:抗精子抗体能干扰受精过程,导致受精率降低。取人卵与事先同 AsAb 孵育过的人精子进行精子-透明带相互作用实验证实,抗精子表面膜抗原(FA-1)的抗体可明显减少精子与透明带的结合,其作用机制目前还不清楚。可能是因为抗FA-1抗体降低了 FA-1 与透明带结合的活性,阻止了精子穿过透明带,最终妨碍了精卵融合。

(4)其他:AsAb 还可影响精子酶的活力,抑制透明带和放射冠的分散作用。

6.抗精子抗体免疫性不孕的诊断

目前认为,抗精子抗体主要通过与精子细胞膜上的多种抗原决定簇的相互作用而引起不孕。目前临床上采用多种方法来检测血液、黏液分泌物和精液中的抗体含量,有助于抗精子抗体免疫性不孕的诊断。

(1)检测抗精子抗体的适应证:①男性:精子自发凝集,男性管道系统的梗阻性损害,输精管切除术,生殖道感染,睾丸外伤。②女性:不明原因的不孕,生殖道感染,性交后试验异常,口交或肛交史。

(2)方法:精子的一些特征提示了抗体介导的免疫性不孕。精子的凝集可能是由抗体、细菌及其他有机体的存在而引起的。在很多实验分析物中也找到了抗精子抗体,这些实验是:①胶体内凝集试验。②平板凝集试验。③精子制动试验。④交叉免疫球蛋白试验。⑤免疫荧光试验。⑥免疫珠试验。⑦流式细胞计数法。⑧标记免疫球蛋白试验。

(3)治疗对象的选择:对免疫性不孕的患者的选择必须非常慎重,抗精子抗体可以引起不孕,但它很少完全阻止受精。以下是受试男性的选择标准:①抗体阳性,并有解剖结构上梗阻的男性需要测试,其伴侣也要全面检查。②50%以上的精子和抗体结合的患者需要治疗,<50%的患者不需要治疗。③与精子头部和体部结合的抗体有临床意义,与尾部结合的不需要处理。④只要怀疑有生殖缺陷,就应检测患者体内是否存在自身抗体,即使有抗体也不应影响治疗的方法。⑤还需要考虑患者的全身健康状态和是否存在严重的躯体疾病。

(五)抗透明带免疫性不孕

1.透明带的生化特性

透明带(ZP)是围绕在哺乳动物卵细胞外的一层基质。精子与卵子结合之前,必须与透明带结合,并将其穿透。精子首先与透明带的特异性受体位点结合,而后,依靠精子的酶系统产生局部溶解作用将其穿透。卵细胞受精后,透明带恢复完整性,保护受精卵的发育,防止受精卵在输卵管内溶解,并保证受精卵向宫腔内运送。哺乳动物的卵细胞一旦受精后,其他精子不能和透明带结合,并抵制蛋白溶解,使之不再发生透明带反应,这是因为受精卵膜的皮质颗粒释放了某些物质,可以抑制再次受精。

据报道,它是一种复杂的硫酸化合物、中性黏多糖及蛋白质等,以糖蛋白形式与双硫键结合。

2.抗透明带抗体的产生机制及作用

卵母细胞的成熟及透明带的形成晚于机体免疫系统的形成和成熟。因此透明带可刺激机体,产生抗透明带抗体,引发自身免疫反应。正常情况下,每月仅排卵 1 次,极微量的透明带抗原反复刺激,将诱导机体免疫活性细胞对其产生免疫耐受。但当机体遭遇与透明带有交叉抗原性的抗原刺激或透明带抗原变性时,可激活免疫活性细胞,使其产生抗透明带抗体。

抗透明带抗体可阻碍精子与透明带结合,从而干扰受精。

(六)诊断

1.病史

(1)孕产史:①多次流产。②不明原因的不孕。

(2)既往史:①子宫内膜异位症。②子宫发育不良。③妊娠期高血压疾病。④自身免疫性疾病。⑤糖尿病。⑥甲状腺疾病。

(3)家族史:自身免疫性疾病。

2.实验室检查

包括:①抗磷脂抗体。②抗甲状腺抗体。③自身免疫性疾病引起的免疫异常。④免疫球蛋白总体的水平异常。

3.应排除其他致病因素

需做精液常规、子宫内膜活检或血清 P 水平测定、输卵管通畅试验、子宫输卵管造影、腹腔镜检及性交后试验等。

4.抗体检测

检测出抗精子抗体或抗透明带抗体等抗生育抗体。

5.体外试验

试验证实,抗生育抗体干扰了人精子与卵子的结合。

(七)治疗

1.隔绝疗法

过去认为,在性交时应尽量减少精子抗原的暴露,使用避孕套可以减少妇女长时间和精子抗原接触,从而抑制妇女体内抗精子抗体的产生,增加受孕率,但这些作用有待进一步的证实。

2.免疫抑制疗法

皮质类固醇通过抑制免疫反应来治疗免疫性不孕,它的作用途径目前还不是很清楚,但我们知道类固醇可以减轻炎症细胞聚集,减少细胞毒素的释放,减少抗体的生成和减弱抗原-抗体反应。皮质类固醇的使用剂量和疗程目前还没有统一的标准,有人主张大剂量,短疗程;而另一些人则认为应该用小剂量、长疗程。一个前瞻性的研究表明,激素治疗对抗体呈阳性的男性患者无效,大剂量的激素治疗会产生长期而严重的不良反应:臀部坏死、十二指肠溃疡恶化和心血管疾病等。因而极大地限制大剂量激素的使用,因为激素不良反应与剂量相关,所以大剂量的激素已被禁用。中等剂量的激素也能产生疗效。

3.精子洗涤

据报道,一些精子洗涤技术能够移去精液中和精子表面的抗体,其疗效尚不能肯定。快速稀释法洗涤可以去除精浆中的抗体,但黏附牢固、亲和力高的抗体不能被去除。

4.人工授精

由于宫颈黏液中存在抗精子抗体,而导致的不孕,可以采用子宫腔内人工授精的治疗方法。对免疫性不孕的患者来说,抗精子抗体阻碍了精子的运动,精子不能穿过宫颈黏液。人工授精避开了宫颈黏液中抗体对精子的作用,有关该技术的成功率的报道数据各不相同,15%的患者在数次尝试后能够受孕。

5.助孕技术

在治疗抗体呈阳性的不孕夫妇中,IVF-ET、GIFT 的适用范围和疗效似乎优于其他的方法。

因为只需要很少量的精子就能在体外成功受精,所以即使有 80% 的活动精子和 IgA 或 IgG 结合,IVF-EF 也能产生一个较低的受孕率。对有受精和孕育两方面问题的患者,体外受精的疗效比较差,受孕率为 14%～20%。

研究表明,母体血浆中的抗精子抗体对培养基中的精子和卵子产生有害的影响。

另一种形式的体外受精已被成功用于治疗男性因素引起的免疫性不孕,其中包括合子和配子输卵管内移植。ICSI 技术是一个新近开展的助孕技术,我们将它和体外受精结合起来用于治疗男性不育,并取得了极大的成功。

六、反复早期流产

(一)病因

流产的发病率极高。常规检测生育年龄未避孕女性的血清 HCG-β 水平,发现 30%～40% 的生化妊娠均在正常月经周期前、后无明显症状而流产,简称隐性流产。而早期自然流产(ESA)仅指临床妊娠在孕 20 周前非自愿性自行终止,早期自然流产连续发生 3 次或 3 次以上称为反复早期自然流产(ERSA),既往又称复发性流产(HA)。目前认为早期自然流产的发病率为 50% 左右。

ERSA 的发病首先应考虑与遗传因素有关,如双亲一方、双亲或胚胎的染色体异常或基因突变;其次为母体的内分泌及免疫因素,内分泌因素如黄体功能不全,免疫因素如 ABO 血型不容、Rh 血型不容、抗精子抗体(AsAb)、抗心磷脂抗体(ACA)、抗核抗体(ANA)、抗甲状腺抗体(ATA)的存在亦可导致反复早期流产。

有关病毒、细菌及支原体、衣原体等微生物的感染亦可引起反复早期流产,此类流产除缘于微生物直接损伤胚胎及附件外,还与其形成的代谢产物、免疫活性物质的间接损伤有关。

另外,子宫、宫颈及盆腔异常,如畸形、子宫肌瘤、子宫内膜异位症、子宫肌腺病、宫腔粘连、子宫内膜瘢痕、子宫颈功能不全等均可致反复早期流产。

(二)诊断

反复早期自然流产的病因较多,故在进行详细的病史询问及体格检查后,可选择性进行以下检查。

1.排除生殖道畸形及肿瘤等病变

进行阴道超声及子宫输卵管造影术,必要时应做宫腔镜或腹腔镜检查。

2.遗传学检查

如夫妇双方染色体核型分析,根据家族史做相关分子遗传学检查。

3.内分泌检查

如基础体温测定、子宫内膜活检、血清 P、雌二醇、LH、FSH、PRL、TSH、T_3、T_4 检查等,排除黄体功能不足及其他内分泌异常。

4.免疫学检查

如进行 ABO、Rh 血型分析,AsAb、抗心磷脂抗体(ACA)、抗甲状腺抗体(ATA)及抗核抗体(ANA)的检测。

5.感染方面的诊断

如寻找支原体、衣原体,TORCH 检测(弓形虫、风疹病毒、巨细胞病毒、疱疹病毒)等。

6.流产物的检查

应尽量收集流产物,常规做形态学、组织学、细胞染色体、微生物学检查,必要时做分子遗传学检测。

（三）治疗

早期反复流产确诊后，应尽可能寻找病因，对因治疗。

1.子宫、宫颈的畸形、肿瘤及炎症

进行整形、子宫肌瘤挖除、宫腔粘连分解术，对宫颈功能不全者进行宫颈环扎术。

2.黄体功能不全

进行促排卵治疗，避免单用氯米芬（CC）促排卵，尽可能使用 CC＋HMG/FSH＋HCG 或 HMG/FSH＋HCG，以保证正常卵泡的形成，排卵后立即给予 HCG 或黄体酮来支持黄体。

3.遗传因素

进行遗传咨询，根据风险复发的概率，结合夫妇双方的意愿决定是否妊娠。有条件时进行供精，人工授精（AID）或供卵 IVF-ET。妊娠期应选择做绒毛活检、羊水穿刺等对胎儿进行遗传诊断。

4.感染因素

应选择较为广谱的抗生素，在非妊娠期间，药物的选择范围大，如多西环素（强力霉素）、阿奇霉素、青霉素及红霉素，妊娠后禁用多西环素及阿奇霉素等。

5.免疫因素

如应用类固醇进行免疫抑制，应用免疫球蛋白进行被动免疫。另外，还有使用丈夫或第三者的淋巴细胞进行皮内注射的免疫脱敏疗法。但应注意此类治疗的效果不稳定，对母体的免疫系统干预较大，另有增加胎儿畸形率、胎儿生长受限的发生率等趋势。

（周黎明）

第二节 人 工 授 精

人工授精（artificial insemination，AI）就是把丈夫的或者供精者的精子通过非性交的人工注射方法送进女性生殖道内，以期精子与卵子自然结合，达到妊娠目的一种辅助生殖技术。

根据所用精液来源的不同可分为 3 类。①夫精人工授精：用丈夫精液进行的人工授精称夫精人工授精（artificial insemination with husbandsemen，AIH）。②供精人工授精：用他人的精液进行的人工授精称供精人工授精（artificial insemination with donorsemen，AID）。③混精人工授精：将他人的精液和丈夫的精液混在一起进行的人工授精称为混精人工授精（artificial insemination with mixedsemen，AIM），这是我国目前辅助生育技术条例所禁止使用的方法。

根据是否用冷冻贮存的精液进行人工授精分为：①鲜精人工授精是指精液离体后立即进行处理，进行人工授精，仅适用于 AIH。②冻精人工授精是指精液离体后采用一种特殊的办法对其进行超低温冷冻保存（一般保存在－196 ℃的液氮罐中），当需要时，可将冷冻精液复温后再进行人工授精。

一、夫精人工授精

实施人工授精前，必须详细询问夫妇双方的病史、既往史，并进行严格的体格检查及必要的特殊检查,确定适应证、排除妊娠禁忌证。同时使夫妇双方得到充分知情及心理咨询,明确告知人工授精的方法、费用、并发症、成功率等,并在签署知情同意书后方可进行人工授精。

(一)夫精人工授精的适应证

(1)性交困难或精液不能进入阴道者:男方或女方下生殖道有器质性或功能性异常如尿道严重下裂;有严重早泄、阳痿、逆行射精症;性交时不射精者;女性性交时阴道痉挛;阴道解剖结构异常。

(2)精子在女性生殖道中运行障碍者:可由功能性、器质性等原因引起,如子宫颈管狭窄、粘连,宫颈黏液少而黏稠,宫颈锥形切除术后,留下严重的宫颈陈旧性裂伤,子宫颈肌瘤、子宫位置异常(过度前屈或后屈)等妨碍精子的正常上行游走。

(3)精液检查轻度或中度异常(至少 2 次精液检查结果):①精子数减少,密度 $<20\times10^6$/mL,但至少 $>5\times10^6$/mL。②精液容量减少,每次射精量 1~2 mL。③精子的活动力减弱,精子的活动率 $<50\%$。④精液液化时间延长或不液化。

(4)免疫性不孕:夫妇一方或双方抗精子抗体呈阳性,性交后试验异常。

(5)不明原因的不孕症。

(6)轻微或轻度子宫内膜异位症性不孕。

(7)排卵障碍诱导排卵治疗指导性生活妊娠失败者。

(8)各种原因冻存的丈夫精子,如因长期工作需要或癌症治疗等进行冷冻保存的精液。

(二)夫精人工授精的禁忌证

(1)女方有不宜妊娠或妊娠后导致疾病加重的全身性疾病,妊娠后这些疾病可能会危及患者的生命安全,如严重的心脏病、肾炎、肝炎等。

(2)女方生殖器官严重发育不全或畸形。如子宫发育不全、严重的子宫畸形或子宫畸形曾反复导致流产者,应先进行子宫矫形手术后方可试行人工授精。

(3)夫妇任何一方或双方患有严重的精神疾病、泌尿生殖系统急性感染、性传播疾病。

(4)任何一方具有吸毒等严重的不良嗜好;任何一方接触致畸量的射线、毒物、药品并处于作用期。

(5)输卵管欠通畅。

(6)夫妇双方对人工授精尚有顾虑者、未签署知情同意书者。

(三)接受人工授精夫妇所要具备的基本条件

1.女方基本条件

(1)输卵管通畅:人工授精前通过腹腔镜检查、子宫输卵管造影或子宫输卵管通液检查等来诊断,至少一侧输卵管通畅。

(2)子宫发育正常或虽有异常但不影响人工授精的操作和胎儿的孕育。

(3)卵巢功能正常:自然周期或促排卵药物治疗后 B 超监测发现有直径 $\geqslant18$ mm 的卵泡。

2.男方基本条件

能在体外收集到精液,并有精子。一般认为,一次射出的精液量 $\geqslant0.5$ mL,精液密度 $\geqslant5\times10^6$/mL,活动率 $\geqslant30\%$,精液的常规检查指标越趋正常,人工授精的成功率越高。

(四)人工授精方法

1.直接阴道内授精(intravaginal insemination,IVI)

IVI 是指直接将液化后的精液或洗涤、上泳等处理后的精子悬液置于女方阴道穹隆部。具体方法是:女方采取截石位,用0.5%的PVP棉球或纱布清洗外阴,用窥阴器暴露宫颈,用生理盐水或加抗生素棉球清洗阴道、宫颈及宫颈周围,用无菌注射器抽取精液0.5~2 mL,直接注入阴道后穹隆处和宫颈外口。术后适当垫高臀部,平卧60分钟后即可起床。此法主要适用于女方生育无障碍,男方精液检查正常,因某种原因(比如严重早泄、阳痿,某些特殊体形,女方阴道痉挛症等)不能性交者。

2.宫颈内人工授精(intracervical insemination,ICI)

ICI是指直接将液化后的精液或经洗涤、上泳等处理后的精子悬液注入宫颈管内,也可同时在宫颈外口及宫颈周围涂抹精液,或同时置一部分精液于后穹隆处。授精后,让患者适当抬高臀部,平卧15~30分钟,无特殊不适可离开。此法主要适用于性交困难,或性交时不能射精而手淫或按摩器能排精者,也适用于精液不液化症患者(精液经体外处理能液化)或宫腔内人工授精困难者。

3.IUI

宫腔内人工授精是指将洗涤优化的精子悬液通过导管直接注入宫腔内,注入精子悬液量为0.1~1 mL(平均为0.5 mL)。授精导管应轻缓插入宫腔,缓慢注入精液,一般无外溢,如有阻力或外溢明显,提示导管顶端可能尚未进入宫腔或子宫曲度过大阻碍了精液进入宫腔,应重新调整导管的方向后再试。授精后,适当抬高患者臀部,平卧15~30分钟,无特殊不适可离开。

宫腔内人工授精的精液应在人工授精前2小时收集,精液必须经过处理,去除精液中的细胞碎片、精浆中的免疫物质、前列腺素等,预防精液中的前列腺素进入子宫后引起子宫痉挛性收缩,产生剧烈的腹痛、恶心甚至低血压等反应。同时精液经处理后筛选出高活力的精子送到离受精部位较近的宫腔内,避免了不良的宫颈因素对精子游动的影响,缩短了精子游动的距离,使精子和卵子更容易结合,提高了人工授精的妊娠率。近20年来在宫腔内人工授精的同时常配合促排卵进行,促排卵使排卵障碍得以克服,并且有较多的成熟卵子产生,因而增加了受孕机会。宫腔内人工授精适应证广泛,如少、弱、畸形精子症,精液不液化症,免疫性不孕症,宫颈因素不孕,原因不明的不孕症等,也可用于射精或性交障碍的不孕。促排卵结合宫腔内人工授精的妊娠率明显高于IVI/ICI,是目前最常用的人工授精方法。

4.直接腹腔内授精(direct intraperitoneal insemination,DIPI)

DIPI是指将处理过的精子悬液0.5~1 mL直接注入腹腔,卵子由输卵管伞端拾捡至输卵管内受精。DIPI最初的报道是对原因不明的不孕、男性因素不孕及宫颈因素不孕者作为替代GIFT的一种治疗方法。

5.直接卵泡内授精(direct intrafollicular insemination,DIFI)

DIFI是指在阴道超声的引导下,通过阴道后穹隆处穿刺至卵泡内,将洗涤处理过的精子悬液直接注入卵泡内的人工授精技术。适用于少、弱精子症,宫颈因素不孕症,排卵障碍性不孕症患者尤其是卵泡不破裂者。

6.经阴道输卵管内授精(transvaginal intratubal insemination,TITI)

TITI是指经阴道插管通过宫腔至输卵管的一种人工授精技术。目前有几种新方法:①可利用超声引导下进行输卵管插管。②腹腔镜监测下进行输卵管插管。③徒手操作凭感觉进行输卵管插管,插管成功后直接通过导管将已准备好的精子注入输卵管壶腹部-峡部交界处。④输卵管灌注法(fallopian tube sperm perfusion,FSP),即利用宫腔的压力使输卵管内口张开,精液进入输卵管中。

TITI适用于输卵管一侧正常而对侧有解剖或功能改变、宫颈因素不孕者,也可用于轻至中度子宫内膜异位症的不孕症、男性因素不孕及不明原因的不孕症经常规人工授精后失败者。由于TITI操作的复杂性,可能引起子宫内膜或输卵管的损伤,而且其妊娠率报道不一,临床较少用。

（五）精液处理

1.精液处理的目的

(1)达到符合人工授精要求的精子密度和容量。

(2)减少或去除精浆内的前列腺素、免疫活性细胞、抗精子抗体、细菌与碎片。

(3)减少精液的黏稠性。

(4)促进精子获能,改善精子的受精能力。

2.精液标本收集

(1)通过手淫的方式取精液,收集在无菌、无毒的容器内,如不成功,可通过性交将精液收集于无毒的避孕套内,收集过程避免精液受到污染。

(2)精液不液化或液化时间长或有精子抗体的精子可以收集在含培养液的小瓶内。

(3)逆行射精者:逆行射精进入膀胱并非罕见,特别是进行过膀胱手术的患者,为收集逆行射出的精液,必须先用碳酸氢钠碱化尿液,然后排空膀胱,通过性交或手淫法射精,然后将尿液排入一容器,尿中可见精子,用梯度离心法处理随尿液排出的精子。

收集逆行射精精液的程序如下:①向患者仔细地解释整个过程,取得他的合作的和理解。②患者在收集精子的前一晚9时将4 g $NaHCO_3$放入杯中的水中,混匀后服下。③取精前1小时必须再饮1杯含4 g $NaHCO_3$的水,并且再多饮1～2杯水。④射精前排尿(即小便后立即射精)。⑤射精后将小便排入一含有5%的血清的HEPES-HTF液的容器内。⑥逆行射出的精子必须立即检查和处理。

3.精液的处理

精液处理的方法有多种,取决于精液量、精子计数与活力及白细胞、精子抗体、细胞碎片等。目前常用的精液优化的方法有:离心沉淀法、精子上游法、梯度离心法。

（六）人工授精时机的掌握

精子通过女性生殖道适时地与卵子相遇是受精的前提,因此选择合适的时机进行人工授精是能否成功受孕的关键。正常生理情况下在性交成功后5天内发生排卵具有受孕的机会,这是由精子在女性生殖系统的不同部位运行和存活的时间所决定的。射入阴道内的精子大部分发生外流或被外排,仅有不到1%能进入宫颈黏液并进一步进入宫腔和输卵管,性交后可能仅需几分钟精子即达输卵管。精子在女性生殖道的存活时间受局部环境影响,如pH值、是否存在炎症、免疫状态、激素影响等。精子在女性阴道内由于局部的酸性环境仅能存活2.5小时;在宫颈内为2～5天;在宫腔内为24小时;在输卵管内为2～5天。成熟卵母细胞维持的受精时间较短,一般在24小时内,12小时内受精能力较强。再根据采用不同的人工授精方法选择不同的时机,估计排卵时间和精子-卵子的相遇时间。IVI或ICI可在LH峰值出现当天进行,宫腔内人工授精、TITI、DIPI、DIFI等可延迟1～2天进行。排卵时间的判断可根据月经周期史、基础体温记录曲线、宫颈评分,结合血或尿雌二醇、LH的水平及阴道B超检测卵泡发育、排卵及HCG的注射时间等来确定。因此,人工授精在排卵前48小时和排卵12小时内易获得成功。每个月经周期在掌握排卵时机的情况下进行2次宫腔内人工授精并未比进行1次宫腔内人工授精更有益,因此,预测排卵时间是掌握 AIH 时机的关键。判断人工授精的时机有以下几种方法。

1.月经周期史

正常成年妇女月经周期一般为 28～30 天,排卵一般发生在 2 次月经的中间,即下次月经来潮前的 14 天左右,人工授精应选择在此时进行。但月经周期常常受各种因素的影响,如情绪紧张、环境变化、气候变化、长途跋涉等,导致排卵延迟或不排卵。因此单纯用月经周期推测排卵是很粗略的方法,在指导患者自行推测排卵期适时同房时可参考,也可作为卵泡监测时间的参考。

2.基础体温监测

基础体温是机体处于最基本情况下的体温,反映机体在静息状态下的能量代谢水平。随月经周期不同时期雌、孕激素分泌量的不同,基础体温呈周期性的变化。在月经期及卵泡期的基础体温较低,排卵后因卵巢有黄体形成,产生的孕酮作用于下丘脑体温中枢,使体温上升 0.3～0.5 ℃,持续到经前 1～2 天或月经第一天体温又下降至原来的水平。正常排卵妇女,体温升高应持续 12～14 天。

基础体温的临床意义及评价:①监测排卵,月经周期所测得的基础体温曲线,后半期的体温较前半期高出 0.3～0.5 ℃,则称为双相型体温曲线,表明后半期有黄体形成并分泌孕激素。双相型体温多数是有排卵的佐证。但在某些月经周期中,优势卵泡发育成熟后并未发生排卵,颗粒细胞却发生黄素化并分泌孕激素,使基础体温出现双相型曲线,此情况称为黄素化未破裂卵泡综合征。测基础体温的同时结合 B 超检查监测卵泡是鉴别是否排卵的最有效的方法。若体温已升高,而 B 超检查监测的卵泡不缩小或反而增大,即可诊断为黄素化未破裂卵泡综合征。如果为单相型体温曲线,则表明此月经周期中缺乏孕激素的影响,即无黄体形成。因此,单相型的基础体温可以肯定的是无排卵月经周期。②监测排卵时机,典型的双相型体温曲线说明此次月经周期中可能有排卵,排卵可能发生在最低体温日前、最低体温日、体温上升日,以最低体温日向高温相转变时最多见,可见通过基础体温监测排卵无法准确得知排卵的具体时间。基础体温测定法主要是回顾性的,难以作为人工授精时机的选择依据。传统的方法是以基础体温为基础,结合宫颈评分进行,在预期的基础体温的转折期,即低温相变为高温相的转折期,宫颈黏液评分≥8 分时进行宫腔内人工授精,但应连续观察宫颈评分,宫腔内人工授精后 24 小时若评分仍≥8 分者应再做 1 次宫腔内人工授精,以提高妊娠率。

测量基础体温应注意的事项:①每晚睡前将体温计水银柱甩至 36 ℃以下,置于伸手可及的地方。次日清晨醒后,在开口说话和无其他任何肢体活动的情况下即刻取体温表放于舌下,闭口 5 分钟,每天测体温的时间最好固定不变。②感冒、腹泻等任何疾病及失眠、性生活等会影响体温,应在体温表上注明。③某些药物如激素类药也会影响基础体温的变化。④有夜班的患者无法在清晨测体温时,可改在白天熟睡 4～6 小时后补测,并在记录上予以注明,以供分析时参考。⑤基础体温测定应以 2 个或 2 个周期以上连续监测为宜,以便排卵时参考分析。

3.宫颈黏液评分法

宫颈黏液是宫颈腺体的分泌物,受卵巢性激素的影响发生理化性质的周期性变化。自然周期月经期和增殖早期的黏液量最少;随着雌二醇水平的增加,黏液量也增加,当雌二醇水平≥300 pg/mL时,宫口张开,黏液多溢出宫口,黏液拉丝度可达 10 cm 以上,黏液清亮,最有利于精子穿透,这些现象均表示即将排卵。此时宫颈黏液稀薄,黏滞度降低,黏蛋白纤维交织的网眼增大,且呈碱性,可保护精子,使精子很容易穿过黏液而进入宫腔,为授精提供了良好的条件;排卵后在孕激素的作用下,宫颈黏液分泌量减少,变为浑浊、黏稠,拉丝度仅为 1～2 cm。宫颈黏液中无机盐与黏蛋白是形成结晶的物质条件,排卵期呈典型的羊齿植物状结晶;排卵后或妊娠期由于孕激素的作用,结晶断裂成小块,呈椭圆体。常见的结晶有 4 种类型:①Ⅰ型:典型羊齿植物叶状结晶,主梗直而粗,分支密而长。②Ⅱ型,类似Ⅰ型,但主梗弯曲较软,分支少而短,有如树枝着雪后的形态。③Ⅲ型,为不典型结晶,树枝形象较模糊,分支少而疏,呈离散状。④Ⅳ型,主要为椭圆体或梭形体,无羊齿植物叶状结晶,椭圆体或梭形体顺同一方向排列成行,比白细胞长而窄,透光度大。

应用 Insler 评分法可更客观地评价自然周期宫颈黏液,当雌二醇水平不断上升达高峰时,宫颈黏液评分一般≥9 分,最高宫颈黏液评分值与 LH 峰同步,故宫颈黏液评分≥9 分可作为预告排卵的信号。排卵当天宫颈黏液评分可下降 30％,排卵后 24 小时,宫颈黏液评分急剧下降。宫颈评分≥9 分者表示卵泡即将成熟,评分越高卵泡越接近成熟排卵,人工授精的成功率也越高。

利用宫颈黏液 Insler 评分监测卵泡发育和预测排卵时机适合于自然周期。当雌二醇水平≥300 pg/mL 时即出现宫颈黏液高分,对于促排卵的多卵泡发育周期,早卵泡期可出现宫颈黏液高分,因此不适用于多卵泡发育周期。

4.激素测定

正常生理性月经周期受下丘脑-垂体-卵巢轴分泌的激素所调节,下丘脑分泌 GnRHa,促使垂体合成和分泌 Gn,包括 FSH 和 LH,FSH、LH 刺激卵巢分泌性甾体激素,而卵巢分泌的性激素及抑制素对 Gn 具有反馈调节作用,当雌激素及抑制素水平上升时抑制垂体 FSH 的释放,但在卵泡成熟雌激素第 1 次高峰时可对 Gn 的分泌起正反馈作用,触发 LH、FSH 水平排卵前高峰,引发排卵,进入黄体期。当进入黄体-卵泡过渡期时抑制素 A 水平下降,FSH 水平上升,卵泡发育。因此需要通过相关激素的测定,监测卵泡发育及排卵。

随着卵泡发育,出现雌二醇水平高峰,在雌二醇峰出现约 24 小时后形成 LH 高峰及 FSH 高峰,LH 峰出现至消退持续时间约 54 小时,LH 峰上升期 16～20 小时,高峰平台期约 16 小时,LH 峰值下降期较缓慢,约 20 小时,LH 水平下降后发生排卵。LH 大量分泌后由循环系统经肾脏排出,因而尿中排出量随血液浓度升高而增加,在血中高峰出现后 8～20 小时出现尿中含量高峰,其浓度＞35 U/L,排卵发生在血 LH 峰值后 24～35 小时或尿 LH 峰值后 12～24 小时。临床上常测定尿 LH 峰来预测即将排卵,方法简单、价廉,患者可在家自行监测。

促排卵周期由于外源性 Gn 的使用及体内雌二醇水平的异常升高,多数仅有轻到中度升高的 LH 峰,而不能形成有效的 LH 峰值,在内源性 LH 峰后 8～20 小时注射 HCG 5 000～10 000 U,在注射 HCG 后 24～36 小时进行宫腔内人工授精,将增加周期妊娠率。

排卵前成熟卵泡受 LH 峰的作用可产生少量黄体酮。在正常月经周期中的卵泡期血中黄体酮值≤3.2 nmol/L,晚卵泡期若发现血中黄体酮值出现上升,则表示即将排卵。若黄体酮值＞9.6 nmol/L,则可诊断已排卵。

5.超声监测卵泡发育及排卵

一般从月经来潮第 7～8 天或超促排卵治疗 5 天后开始超声波监测,当卵泡直径＜10 mm者,可每 3 天监测 1 次;当卵泡直径达 10～15 mm 时,可每 2 天监测 1 次;当卵泡直径＞15 mm,应每天监测 1 次直到排卵。每次监测时间最好一致,安排在上午 8:00－10:00 点或注射促性腺激素之前。若能系统地观察宫颈评分变化,可在宫颈评分＞8 分,即宫颈黏液多、稀薄、清亮,且溢出宫口,拉丝长度达阴道全长及宫口开张时,开始做超声观察,多能见到较成熟的卵泡,以减少超声波监测的次数,而不致遗漏其成熟卵泡的观察。

一般卵泡的直径达 18～20 mm 时为成熟卵泡,但存在周期差异、个体差异、监测方法差异及与用药与否有关,因此不能单纯地依靠卵泡的直径预测排卵。

已排卵的超声波表现:①成熟卵泡骤然消失,成熟卵泡其直径可达 20 mm 左右突向卵巢表面,卵泡内可见卵丘光点。②成熟卵泡明显缩小且卵泡内的回声增强,卵泡的直径缩小＞5 mm,卵泡内光点多,此为排卵后卵泡内血液积聚,形成早期黄体的表现。③直肠子宫陷凹出现液体积聚,不排卵的征象有B超检查监测卵泡的直径＜14 mm,却不见增长,或达到 15～17 mm 后不但不再增长反而渐渐缩小、自行消退,为不成熟卵泡黄素化。如果卵泡的直径达 18 mm 且没破裂,还在继续增大,基础体温、血孕酮值等却呈排卵样改变,则为黄素化未破裂卵泡综合征。

从排卵到卵泡完全消失大约 10 分钟,可见掌握排卵的时间很重要。如把 LH≥50 U/L 作为排卵前峰的话,发现自然排卵周期 B 超法诊断的排卵日,60% 发生在排卵日后 24 小时,90% 发生在排卵日后 48 小时。在促排卵周期组,往往间隔时间短些。出现 LH 峰值后,在 LH 作用下卵泡膜细胞层血流增加,呈水肿状,故 B 超可见卵泡周围回声低,卵泡壁不甚光滑或似乎与颗粒细胞层分开或部分剥离是可辨认出卵丘的回声。形态上变圆,趋向卵巢表面,出现上述特征性显像时,66% 于第二天排卵,86.5% 在 24～48 小时内排卵。

临床上往往结合 B 超检查的结果和尿 LH 峰值来判断注射 HCG 的时间。当卵泡的直径达 18～20 mm 或长、宽、厚三径线中有 2 个径线均＞20 mm 者,尿 LH 峰阳性则应立刻注射 HCG 5 000～10 000 U,并于当天下午做人工授精;若卵泡最大的直径为 18 mm,长、宽、厚三径线只有 2 个径线达 18 mm,尿 LH 峰呈阴性,则可在当天晚 10 时注射 HCG 5 000～10 000 U,于第二天上午做人工授精,若尿 LH 峰呈阳性,则同上处理。

(七)人工授精妇女月经周期准备

接受人工授精的妇女的卵巢必须具备成熟卵泡发育的能力,根据不孕的原因、有无自发排卵而分为自然周期人工授精和促排卵或诱导排卵周期人工授精。

1.自然周期人工授精

对于精液正常但性交困难和精液不能射入阴道者及供精人工授精者,女方具有正常的生育能力时,在自然周期进行人工授精。对原因不明的不孕症、免疫性不孕及男性精液异常者,自然周期进行人工授精的成功率很低,在 5% 以下。

自然周期人工授精中妇女必须具备规则的、有排卵的月经周期,排卵通常发生在下次月经来潮前第14 天左右,根据既往月经周期的长短选择监测卵泡发育的时间,一般在估计月经来潮前7～8 天开始进行超声卵泡监测及子宫内膜发育情况的监测,当优势卵泡的直径达 16 mm,雌二醇水平为270～300 pg/mL时,测定血或尿 LH 水平,根据 LH 峰值情况选择进行 AIH 的时机。

2.促排卵周期人工授精

促排卵治疗应用于人工授精后大大提高了人工授精的成功率,但应根据不孕的原因、卵巢的功能状态、个体卵巢反应的差异及药物的作用特点选择促排卵治疗的方案。主要的促排卵药物和使用的方案如下。

(1)氯米芬促排卵:氯米芬为雌激素相类似的非甾体激素,具有抗雌激素和弱雌激素的作用,主要靠抗雌激素作用而诱发排卵,是简单、安全、有效的一种诱发排卵药物。在下丘脑、垂体与雌激素受体相结合后,使中枢神经细胞受体处于低雌激素结合状态,诱发下丘脑释放GnRH,进而使垂体释放 FSH、LH。FSH 促使卵泡发育成熟、分泌雌二醇,促进雌二醇的正反馈效应。由于排卵前出现血雌二醇峰,对下丘脑-垂体-卵巢轴起正反馈效应,激发垂体 LH 峰而促进排卵。

使用氯米芬必须有 2 个先决条件:①氯米芬只能对已发育的卵泡起刺激作用,因而必须在体内有一定的雌激素水平下才能发挥促排卵的作用,如有月经周期,孕激素试验呈阳性者,或血雌二醇≥100 pg/mL。②下丘脑-垂体-卵巢轴有健全的正反馈功能。因此,氯米芬主要用于排卵障碍性妇女,如多囊卵巢综合征及下丘脑性排卵障碍等,也有用于黄体功能不全者。氯米芬促排卵不能改善卵母细胞的质量,对有规律排卵的妇女并不能改善其妊娠率。

用法:从月经周期的第 3～5 天起,如为闭经患者,应先用黄体酮产生撤退性阴道出血,于出血的第 3～5 天起,50～100 mg/d,连用 5 天,停药 5 天后通过宫颈评分和 B 超检查监测卵泡发育,排卵多数发生在停药 5～9 天内,少数发生在停药 10～15 天内,停药后 20 天未排卵者,则认为该周期治疗失败。若该月经周期促排卵有效仍未孕,可连用 3 个周期;若上述剂量促排卵无效,则增加氯米芬的剂量至 150 mg,如此剂量仍无效者,可考虑剂量加至 200 mg/d,超过此剂量,疗效并不提高,且使用大剂量时,多胎妊娠率也高。

为了提高排卵率和妊娠率,可和其他药物联合应用。①HCG:适用于单用氯米芬后卵泡发育良好,但不能自发排卵者。待卵泡的直径发育至 18～22 mm 时,肌内注射 HCG 5 000～10 000 U 触发排卵,在肌内注射 HCG 后 12～36 小时各进行 1 次人工授精。②雌激素:CC 的抗雌激素作用会影响子宫内膜的发育,使宫颈分泌黏液减少不利于精子穿透,适用于单用 CC 后宫颈黏液少而黏稠者,从周期的第 5 天起加用雌激素,连用 7～9 天,以改善宫颈黏液和子宫内膜的发育,有助于提高妊娠率。③HMG:如氯米芬治疗后仍不能排卵或妊娠可使用该方案。具体用法:从月经周期的第 5 天起,氯米芬 50～150 mg/d,共 5 天,然后 HMG 每天肌内注射 75～150 U,待卵泡成熟后肌内注射 HCG 10 000 U。

(2)促性腺激素促排卵:以外源性 Gn 替代垂体释放的 FSH 刺激卵巢的卵泡发育。根据来源、产品制作工艺、成分和纯度,Gn 可分为以下几种。①HMG:是从人绝经后的尿液中提取的,每支含有 FSH 75 U 和 LH 75 U。HMG 是从大量绝经后妇的女尿液中,经柱层析而取得的 FSH 和 LH,并含有 95% 的尿蛋白及少量其他细胞因子、生长因子等杂质,这些物质可能对卵巢亦有作用。②FSH:是从绝经期妇女的尿液中提取的纯化促性腺激素制剂,随着生产工艺的不断进步,制剂中所含 LH 越来越少,每支含的 FSH 75 U 和 LH<1 U。与 FSH 的生理作用相似,刺激卵泡的生长和成熟,增加雌激素的水平和促进子宫内膜的增殖。③高度纯化卵泡刺激素(high purified FSH,hpFSH):绝经期妇女尿液中 FSH 进一步纯化的产品,不含任何 LH,也不含任何尿蛋白,且各批号制剂含量更一致。因而使用的安全性更高,不良反应更少。④基因重组卵泡刺激素(recombinanthuman follicle stimulation hormone,rFSH):rFSH 是经过基因重组技术由哺乳动物细胞表达的人卵泡刺激素,其纯度更高、产品更加稳定。由 Serono 生产的 follitropin-α,商品名为 Gonal-F,由 Organon 生产的 follitropin-β,商品名为 Puregon。两种制剂的结构都与天然 FSH 一致,命名不同仅为区别于不同的生产公司而已。

在治疗前必须经过比较全面的不孕检查,对子宫、输卵管及男性因素必须予以纠正。在治疗前必须告知治疗的有效性即妊娠率、可能的不良反应及费用问题。

治疗方案:目前多采用 HMG-HCG 序贯疗法。在月经第 3 天或闭经患者用黄体酮或人工周期撤退性出血后第 3 天每天肌内注射 HMG,由于个体对促性腺激素敏感性不同,不同的患者所需的有效剂量各异。对于有 PCOS、下丘脑性排卵障碍、卵巢多囊改变的年轻妇女应从小剂量开始,或根据既往促排卵的剂量作为参考。用药 7 天后开始监测卵泡,若宫颈黏液和 B 超检查显示卵泡生长正常,或雌二醇的分泌正常,则维持原剂量,此后隔天进行阴道 B 超检查及宫颈评分或测血清雌二醇水平。当最大卵泡直径达 16 mm 时每天测定雌二醇、LH、黄体酮水平,直至最大卵泡直径达 18~20 mm,或出现 LH 峰,停用 HMG,再过 36 小时后注射 HCG 10 000 U,36 小时后进行人工授精;若卵泡生长及雌二醇水平上升过慢应加量,反之则减量。若患者年龄>35 岁或前次超排卵治疗卵泡发育不足者,本次治疗开始剂量则适当加大。

FSH 因价格较昂贵,适用于 HMG 治疗失败的患者,以及多囊卵巢综合征患者及血 LH 浓度高的患者。

(3)GnRH:适用下丘脑性排卵障碍或氯米芬治疗失败的内源性 GnRH 部分缺乏或完全缺乏者。在正常月经周期中 GnRH 呈脉冲性释放,通过垂体门静脉系统,作用于垂体前叶促性腺激素分泌细胞,刺激 FSH、LH 脉冲性分泌,因此外源性 GnRH 诱发排卵必须脉冲性给药。治疗方法:GnRH 溶于生理盐水,每毫升加肝素 25~100 U,以防注射部位凝血,注射针留于前臂静脉,导管连于自动注射泵,起始剂量每一脉冲为 2.5~5 μg,脉冲间隔 90~120 小时,连续 24 小时给药。皮下注射部位常选在下腹部,起始剂量为 5 μg,脉冲间隔同前,不需加肝素。从静脉注射开始到排卵平均约需 10~20 天,皮下注射需 15~30 天,确定排卵后 48 小时停药。GnRH 对下丘脑性闭经、无雄激素增高的排卵障碍者疗效较好,排卵率为 35%~100%,且大多数为单个排卵,偶有 2 个,极少有 3 个以上,妊娠率为 85.8%。然而,由于脉冲性注射给药给患者带来诸多不便,目前已少用。

(4)溴隐亭:用于高催乳素血症伴无排卵患者。从小剂量开始(1.25 mg/d),1 周后如无反应改为 2.5 mg/d,最大剂量可用至 7.5 mg/d。一般连续用药 3~4 周直至血催乳素降至正常,其排卵率为 75%~80%,妊娠率为 60%,不增加胎儿畸形的风险。

(5)其他促排卵方案:针对排卵障碍的原因除选择上述促排卵药物和方案外,PCOS 患者还可选用胰岛素增敏剂、抗雄激素(醋酸环丙孕酮)、生长激素、芳香化酶抑制剂等辅助促排卵和促排卵治疗,有助于提高 PCOS 患者的促排卵效果,提高妊娠率。

(八)AIH 的妊娠率

AIH 周期的妊娠率受不孕夫妇的不孕原因、年龄、AIH 方法、AIH 周期准备、授精时机的掌握、精液的质量和处理方法等因素的影响而有差异。对于由各种心理或生理原因造成精液进入女性宫颈管障碍而致不孕者,进行 AIH 后其妊娠率可超过 80%,原因不明的不孕采用促排卵周期和宫腔内人工授精方法的妊娠率高于自然周期和 IVI/ICI,使用新鲜精液进行 AIH 的妊娠率高于使用冻精的 AIH。因宫颈因素、免疫因素不孕和轻至中度少、弱、畸精症者宜采用宫腔内人工授精的方法,可获得较为满意的妊娠率。不明原因的不孕采用 TITI 治疗妊娠率高于宫腔内人工授精,而黄素化未破裂卵泡综合征患者采用 DIFI 治疗的能获得妊娠。随着促排卵方案的进一步完善、精液处理和人工授精技术的进一步改善,AIH 的妊娠率将得到不断的提高。

(九)AIH 的并发症

主要有促排卵药物引起的卵巢过度刺激综合征、卵巢扭转及破裂,多次促排卵使得卵巢肿瘤的发生风险增加等;AIH 时的精液变态反应(多见于未处理精液经破损宫颈黏膜或误入宫腔而致)、宫颈黏膜损伤出血、操作或精液刺激引起子宫收缩导致腹痛等;术后盆腔感染、异位妊娠、流产、多胎妊娠、早产及难产率增加等。

1.卵巢过度刺激综合征

卵巢过度刺激综合征是药物促排卵治疗中特有的最严重的并发症。在接受促排卵治疗的患者中,卵巢过度刺激综合征总体的发生率约为 23.3%,重度卵巢过度刺激综合征的发生率为 0.008%~10%(一般<2%),可危及患者的生命。严重的卵巢过度刺激综合征的主要的病理改变是:①卵巢增大,特征是卵泡囊肿及黄体囊肿形成、间质水肿。②毛细血管的通透性增加,引起急性血液外移、胸腔积液、腹水,甚至全身水肿,血液浓缩,肝、肾灌流量减少,严重肝、肾功能损害,低血容量休克,凝血障碍,血栓形成。后者是发病与死亡的主要原因。卵巢过度刺激综合征的发生及严重程度与患者的敏感性、药物的种类及剂量、是否妊娠等有关。药物中以 HMG 最易导致卵巢过度刺激综合征,而氯米芬的危险性最小,受孕周期的卵巢过度刺激综合征的发生率为非孕周期的 4 倍。

2.出血

进行宫腔内人工授精时少数患者可有少量宫颈黏膜或子宫内膜出血,一般无明显的出血。出血原因:宫颈慢性炎症、擦洗消毒动作粗暴或授精导管损伤宫颈黏膜;人工授精前未查清子宫的位置,导管进入宫腔的方向不准确、动作粗暴,或导管较粗糙,损伤宫颈黏膜或子宫内膜;少数患者子宫内口紧,导管不能一次进入,反复操作损伤宫颈黏膜;用宫颈钳钳夹宫颈造成局部损伤出血。如宫颈表面有少量出血,未流入宫腔,对人工授精的妊娠率影响不大,如宫腔内膜出血,会影响精子获能,使精子凝集,影响精子的活动力,使人工授精的成功率下降。在人工授精前应了解子宫的位置,选择的导管应柔软适度,动作轻柔,避免损伤宫颈管和子宫内膜。

3.腹痛及休克

AIH 时一般很少有明显腹痛,少数患者可有下腹胀痛。最初用未洗涤的新鲜精液直接做人工授精时,可因为精液中的前列腺素刺激子宫使其剧烈收缩,导致下腹痉挛性疼痛,加上患者的紧张、恐惧,可引起严重过敏性休克。目前宫腔内人工授精的精液均经洗涤处理,注入宫腔内的量≤1 mL,同时洗去了精浆中的前列腺素和抗体,很少会发生剧烈腹痛。如果人工授精时注入宫腔内的压力过高,推注的速度过快,或注入的液体过多时,会产生子宫痉挛性收缩,患者会感到不同程度的腹痛。因此术中应控制精子悬液进入宫腔的速度,注意精液洗涤的程序,尽量减少前列腺素对子宫的刺激。宫腔内人工授精时尽量不用宫颈钳,以免刺激子宫收缩引起腹痛。

4.感染

人工授精后偶有急性盆腔炎症的发生,多由宫腔内人工授精时存在宫颈炎症、消毒不严、操作不慎、精液中存在多量的致病菌等有关。人工授精时用稀碘酒对阴道和宫颈进行消毒,再用生理盐水清洗阴道和宫颈,或生理盐水和阿米卡星擦洗阴道和宫颈,术后 3 天用抗生素预防感染。术中应尽量避免携带阴道宫颈分泌物进入宫腔,减少插管的次数,避免生殖道损伤。

5.多胎妊娠

多胎妊娠多发生于促排卵周期。促排卵周期多卵泡发育使治疗周期的多胎妊娠的发生率显著增加,随着助孕技术的开展,近年来多胎妊娠的发生率已增加几十倍,甚至上百倍。多胎妊娠使母婴并发症显著增加,易诱发孕妇产前子痫、羊水过多、重度贫血、产后出血等并发症,甚至危及孕妇的生命;同时增加流产、早产的机会,使胎儿宫内发育不良,增加围产儿的发病率和死亡率。因此,有人主张当>6 个优势卵泡时取消 AIH,或经阴道超声检查引导抽吸多余卵泡后再进行宫腔内人工授精。一旦发生多胎妊娠应及时进行多胎减灭术,保留 1~2 胎。

6.女性生殖器肿瘤

虽然目前对于连续多次促排卵治疗是否增加与甾体激素相关的肿瘤发生的高危因素尚存在争论,但尚不能排除诱导排卵药物对癌症的发生可能存在潜在的危险性。首先,促排卵最常用的药物,氯米芬和 Gn 具有刺激卵巢排卵的作用,是乳癌和卵巢癌的病因之一;其次,这些药物能引起雌二醇和黄体酮水平的上升,这 2 个激素能影响乳癌、妇科恶性肿瘤和其他癌症的发生和发展;最后,某些临床和流行病学的研究已经显示促排卵药物的应用与各种癌症的发生率的增加有关联。

可能多年不孕本身是卵巢癌的高危因素。排卵障碍本身增加了子宫内膜癌,或许还有乳癌发生的危险性,同时是使用促排卵药物的主要适应证。其他不孕的原因也被认为与癌症发生有关,如子宫内膜异位症与乳癌的发生有关、输卵管性因素与卵巢癌的发生有关。因此,不孕妇女无论是否应用促排卵药物,其癌症发生的危险性无法与普通人群等同起来,而有生殖器肿瘤史患者的风险更是人们所关注的。因此,连续 3 个促排卵周期而未妊娠者应暂停治疗,查找原因,一般不宜>6 个促排卵周期。

二、供精人工授精

供精人工授精(artificial insemination by donor,AID)是用捐精者的精液进行人工授精的方法,对某些有男性不育症的夫妇来说,是一种不可缺少的治疗方法,也可用于男性携带有遗传性疾病的夫妇。AID 与 AIH 比较,AID 的禁忌证、女方必备的条件、人工授精的方法、AID 周期的准备(自然月经周期或促排卵月经周期)及并发症相同,主要是适应证不同,而且存在某些伦理、法律等问题,在我国 AID 所用的精液必须从中华人民共和国国家卫生健康委员会批准的精子库中获得。

(一)AID 的适应证

1.男性

(1)男方精液严重异常,不可能使女方受孕,如无精症、严重的少精及弱精、畸形精子症等。

(2)男方和(或)家族中有不宜生育的遗传性疾病。

(3)男方患不能矫治的射精障碍,无论其原因是否为创伤、手术、药物或精神异常,输精管结扎复通失败者。

2.女性

(1)女方为 Rh 阴性血型且已被 Rh 因子致敏,而男方为 Rh 阳性,不能得到存活的后代。

(2)在应用生殖辅助技术中,如体外受精、胚胎移植,以及输卵管内配子移植或输卵管内合子移植过程中,发现明显的男方原因导致失败,如不受精、明显的少精及畸形精子症,男方免疫性不育进行卵细胞内精子注射失败者。

(3)单身女子要求生育,目前在我国尚属禁止之列,不符合我国人口与计划生育及人类辅助生殖技术的规范条例。

(二)供精者的条件

选择合适的供精者是确保 AID 成功和所生子女健康的关键步骤,一般要求供精者体格健壮、容貌端庄、智力较高,并通过详细的询问既往病史、家族史、遗传病史、体格检查、特殊化验,对身心疾病、遗传性疾病和传染病,尤其是性传播性疾病进行筛查,避免和减少出生缺陷,防止传染病和性传播性疾病的蔓延。

1.精液质量

取精前 1 周禁欲,精液质量必须达到世界卫生组织的最低正常标准:精液排出后 30～60 分钟内液化,容积为 2～6 mL,密度＞$50×10^6$/mL,精子活动率＞60%,快速前向运动精子(a)＞25%或前向运动精子(a+b)≥50%,正常形态精子＞60%,pH 为 7.7～8.1,常规细菌培养且无致病菌生长。

2.传染病及性病传播筛查

每个供精者必须做血清学检查,进行康氏反应、乙肝抗原抗体、丙肝抗体检查,进行衣原体、支原体、巨细胞病毒,尤其是性传播性疾病,如艾滋病、淋病等检测,由于初次感染 HIV 后有 6 个月的潜伏期,在此时检测可能出现假阴性,使用新鲜精液有感染 HIV 的危险性,所有冷冻精液都要在 6 个月后复查 HIV 检查,呈阴性方可供临床使用,禁用新鲜精液进行 AID。

3.供精者排除标准

(1)年龄＞45 岁。随着年龄增加,精液质量下降,染色体的畸形率增加。因此我国规定供精者的年龄为 22～45 岁。

(2)与进行人工授精的妇女有亲缘关系。

(3)有性病患者及其他传染病,如肝炎、结核、淋病、生殖器疱疹、尖锐湿疣、梅毒、HIV 等。

(4)有生殖系统疾病者,如睾丸炎、附睾炎、前列腺炎、尿道炎、隐睾、腹股沟疝手术史等。

(5)有嗜酒、嗜烟、吸毒等不良嗜好,有较长时间的毒物和放射线接触史。

(6)有严重的全身性疾病,如癌症、糖尿病、癫痫、心脏病等家族史疾病。

(7)遗传病史:家族三代成员中有出生缺陷、先天性畸形或遗传病史,染色体检查有异常者。

(三)影响 AID 成功率的因素

1.供精质量

除严格供精者的精液质量外,精液的冷冻保存方法、每份冷冻精液的精子质量对冷冻复温后的精液质量同样重要。未加处理的人类冷冻精液解冻后,大约只剩下 1/1 000 的精子还具有某种程度的活动力,但添加了保护剂的冷冻精液解冻后,能保持冷冻前活动率的 60%～65%。这表明,约有 1/3 的活动精子在冷冻过程中丧失其活动力。我国卫健委在辅助生殖技术的相关条例规定用于 AID 的精子复苏后前向运动的精子≥40%,每份精子总数≥$12×10^6$。

冷冻复苏精子人工授精的妊娠率比新鲜精液的受孕率低,可能的原因是由于冷冻和复温过程中的精子顶体酶受损伤,线粒体裂解,精子的尾部受损伤,使精子活动力下降,精子穿透宫颈黏液的能力和精子穿入卵细胞透明带的能力下降。近年来随着冷冻技术的提高,精子冷冻的复活率也提高,用冷冻精液与用新鲜精液做人工授精的成功率相近,在冻精精液人工授精所诞生的婴儿中,并未发现先天性畸形的发病率高于正常妊娠诞生的婴儿。

2.AID 方法

由于 AID 的适应证多数为男性因素导致的不孕,从理论上讲解决精子问题便会成功妊娠。但为避免传染病,尤其是避免性传播性疾病的传播,目前采用的均为冻存 6 个月后经过检疫合格的精子,这些精液的质量较新鲜精液有所下降。文献显示 AID 采用宫腔内人工授精方式的妊娠率显著高于 IVI/ICI,因此,经过 2 个周期 IVI/ICI 未孕者,建议采用宫腔内人工授精方法。

3.行 AID 的时机

由于冷冻精子解冻后受精能力仅能维持 24 小时,选择最佳时机进行 AID 是取得成功的关键。对排卵障碍妇女在 AID 前须促排卵治疗,促排卵方案与 AIH 一样,根据 AID 方法的不同选择 AID 时机。

4.AID 的周期数

AID 的周期妊娠率为 10％～30％,每 1 例受者最多给予 6 个周期的人工授精,大部分妊娠发生在1～4 个周期中,＞6 个周期的 AID 妊娠的机会显著下降。接受 AID 治疗的妇女在连续治疗3～6 个周期后失败者应暂停治疗,进一步查找原因,或进行体外受精-胚胎移植。

5.妇女的卵巢储备

随着年龄增加妇女的卵巢储备逐渐下降,卵巢皮质区的卵泡逐渐减少,卵细胞的质量下降,妊娠的机会降低。年龄可以作为卵巢储备的预测指标,20～30 岁的卵巢储备最佳,30 岁以后的卵巢储备逐渐下降,35 岁以后明显下降。流行病学的资料统计显示,随着年龄增长自然的流产率增加,＜25 岁为 19％,＞35 岁为 30％。接受冻精人工授精的妇女年龄在 30 岁以下成功率高,≥36 岁则成功率明显降低,不育的年限越长,年龄越大,AID 的成功率就越低。

基础 FSH 随年龄的增加而上升,一般在绝经前 5～6 年开始上升,但比年龄对卵巢储备的预测更敏感。基础 FSH≥12 U/L,预示卵巢储备下降,基础 FSH≥25 U/L 时,难以获得妊娠。当基础 FSH 分别为 15 U/L、20 U/L、25 U/L 和≥30 U/L 时,周期的取消率约为 5％、10％、20％和 40％。然而以基础 FSH 作为预测卵巢储备的指标时,假阴性的发生率较高,尤其是对年轻女性的卵巢储备的预测作用令人怀疑,更不能作为独立的卵巢储备的预测指标,多种指标的联合应用对卵巢储备能力的预测更为准确。在基础 LH 水平上升前几年即有 FSH 水平的轻度上升,对基础 FSH≤15 U/L 可结合基础 FSH 分析 FSH/LH 比值,当 FSH/LH 比值≥3.6 时提示卵巢储备下降。近年来人们较为关注的是 AMH 和基础窦卵泡数等对卵巢储备的预测价值。对基础 FSH 水平正常者应结合其他指标综合分析卵巢储备,以预测卵巢反应。

6.精神因素

不孕妇女渴望妊娠,在接受 AID 前往往精神紧张、情绪不稳,可造成内分泌功能的紊乱

(四)AID 的伦理和法律问题

因为 AID 有别于 AIH,尽管两者都是非性交方式授精受孕,但两者在遗传学上有明显的不同。AIH 所生子女,具夫妻双方的遗传学特征;而 AID 所生子女,其遗传学上仅具母亲的特征及供精男子的遗传特征,如其血型、肤色、体型、体征可具有供精男子的特征,而不具备患者丈夫的特征。多数夫妇不想公开 AID 的事实,包括向子女、家庭其他成员和社会,因此,有必要尽可能地选择与丈夫的生理特征、血型、性格等相近的供精者精液,具体包括肤色、毛发的颜色、眼睛的颜色、身高等体貌特征相似,种族、信仰相同,ABO-Rh 血型相同,以及性格、兴趣爱好等相同,尽可能减少供精者与丈夫的差异。

对于丈夫射出精液中含有精子的严重少精子症、弱精子症、畸精子症或睾丸中有精子者及某些遗传性疾病,施行 AID 之前让不孕夫妇双方了解可以通过卵母细胞质单精子注射、着床前遗传学诊断技术获得后代的可能。在实施 AID 前夫妇双方必须慎重考虑、充分咨询、知情同意,取得法律文书公证以保证受术夫妇双方及其后代的权利、义务,从而防止日后可能发生的抚养和赡养纠纷。

为尽可能避免今后出生儿女近亲结婚的可能,必须建立供精使用的管理体系,将供精者的编号、基本生理特征、医疗史、受教育程度、兴趣爱好等永久保存,以便后代进行婚姻咨询。有些国家对于供精者后代有相关的法律规定,子女满 18 岁后必须告知其为供精出生的事实,并在结婚

前排除近亲结婚的可能。对于是否公开供精者的身份存在激烈争论,为避免复杂的法律纠纷和伦理问题,绝大多数人持反对意见,尤其是异性夫妇供精接受者更不愿意让后代了解供精者的身份。但是人们又担心供精者后代无法追踪家族史,不能全面了其解遗传信息,以及是否存在这方面的伦理问题。我国相关条例规定1名供精者只能使5名妇女获得妊娠,如果已有5名妇女成功妊娠并有后代出生,即不能再用此名供精者的精液,应该进行销毁。具有实施 AID 的资格的医疗机构除必备的医疗条件外,必须取得卫生行政部门的批准,医疗机构必须遵循保密原则,供精者和受精者互盲,供精者和后代互盲,供精单位有义务为受精者后代提供婚姻咨询。

(周黎明)

第三节　体外受精与胚胎移植

体外受精与胚胎移植(in vitro fertilization and embryo transfer,IVF-ET)技术是现代人类助孕技术中最常用最基本的技术,为其他助孕技术的进一步开展奠定了基础。1978 年 7 月 25 日,英国学者Steptoe与 Edwards 经过多年研究,报道了世界上第 1 例体外受精,这是人类生殖医学历史上的一项重大突破和贡献。其后澳大利亚、美国、德国、加拿大、日本等国家相继报道了体外受精成功的案例。

一、适应证

(1)输卵管堵塞性不孕症(原发性和继发性):为最主要的适应证。如患有输卵管炎、盆腔炎致使输卵管堵塞、积水等;输卵管整形手术失败,或输卵管通而不畅导致长期不孕;输卵管结核堵塞而子宫内膜无结核病变者;宫外孕一侧输卵管切除,另一侧堵塞或通而不畅长期导致不孕者;2 次宫外孕双侧输卵管均已切除者。

(2)原因不明的不孕症。

(3)子宫内膜异位症经治疗长期不孕者。

(4)输卵管结扎术后子女发生意外者,或输卵管吻合术失败者。

(5)多囊卵巢综合征经保守治疗长期不孕者。

(6)其他如免疫因素不孕者。

二、患者准备

除详细了解和记载月经史及近期的月经情况、妇科常规检查、了解盆腔器官的状态、子宫的大小及位置、附件情况、子宫颈与阴道状况等,以及阴道分泌物的滴虫、真菌检查、阴道清洁度等和肝脏功能检查、血尿常规检查等外,还需进行以下检查。

(1)B超检查:了解盆腔的情况,测量子宫的大小、测量双侧卵巢的大小、有无异常、测量子宫内膜的厚度、子宫颈的情况等。并了解生殖器官有无异常,如子宫肌瘤、卵巢囊肿;双侧卵巢是否易穿刺等。

(2)诊断性刮宫:进行子宫内膜病理检查,判定子宫内膜是否正常,有无排卵、黄体功能是否不全及有无感染及结核等。

(3)输卵管造影(碘油或泛影葡胺),或 B 超检查下输卵管通液术判定输卵管的通畅情况。

(4)基础体温的测定。

(5)女性内分泌激素测定:可采用放免法或酶免法测定 FSH、LH、PRL、E_2、黄体酮(P)、睾酮(T)等内分泌激素水平,以了解垂体和卵巢的功能状态。必要时测其他有关内分泌激素水平,发现异常可先进行必要的治疗。

(6)自身抗体检查及抗精子抗体检查:抗精子抗体呈阳性可造成不孕。

(7)男方需做精液综合分析:检查了解精子的数量、活动力、活动率,畸形精子和死精数量及精浆状态等。

(8)男女双方染色体的检查。

三、超促排卵周期前的准备

月经后半期(黄体期,约周期的第 21 天)做 1 次 B 超检查,测卵巢的大小,有无滤泡囊肿。如有较大的滤泡囊肿,需进行阴道 B 超下穿刺。抽出滤泡囊肿液体(必要时病检),抽净滤泡囊肿液体后方可进行超促排卵。同时探测子宫颈管的位置、方向,测量子宫腔的深度(长度),并记录子宫颈管的方向、子宫的位置及宫腔的长度,为胚胎移植时提供依据。此项准备工作一般在卵泡期进行,也可在前 1 周期的黄体期进行。

综合患者的情况,决定超促排卵方案,并向夫妇双方交代、解释有关的 IVF-ET 情况,约好患者的来诊时间,使夫妇双方做好心理准备。

四、超促排卵

超促排卵又称控制超排卵术,指以药物的手段在可控制的范围内诱发多卵泡的发育和成熟(其治疗的对象很多本身有正常的排卵功能),从而为一系列的辅助生育技术奠定基础。

(一)超促排卵常用药物

1.枸橼酸氯米芬(CC)

见上节。

2.促性腺激素(Gn)

促卵泡成熟(FSH):①r-FSH 是 20 世纪 90 年代应用基因工程技术人工合成的,其优点是纯度高、稳定性强、生物学差异小、无变态反应。②高纯度尿源型人卵泡刺激素(u-FSHHP),几乎不含 LH(<0.1),杂质蛋白<5%,但其所含极微量的杂质蛋白成分仍可抑制 FSH 的作用,尤适用于 LH/FSH 比例较正常值增高的无排卵或闭经的治疗。依据个体反应性的不同和治疗方案的不同,使用的剂量及时间也不同。可于月经周期第 3~5 天开始,每天肌内注射 75~300 U,连用 8~10 天,至恰当的卵巢反应性的出现,并监测卵泡的大小、数量进行调整。对缺乏反应者,可以加大使用剂量。

3.人绝经期促性腺激素(HMG)

人绝经期促性腺激素(HMG)是从绝经期妇女的尿液中提取的 HMG,含有大约 75 U 的 FSH 和 75 U 黄体生成素(LH),是白色冻干的无菌、无热原质的粉剂。其生物作用与上述的 FSH 相似但因含有 LH,在 LH 水平升高的患者中诱发排卵时使用受到限制。而且募集始基卵泡及刺激卵泡的发育主要依靠 FSH,LH 不参与募集始基卵泡。卵泡发育中,在 LH 刺激下,卵泡颗粒细胞分泌雄激素,再受 FSH 控制下的芳香化酶的作用转化为雌激素,此时需要少量的

LH。在排卵前如出现过高LH水平,会导致提前出现LH峰,使卵母细胞过早成熟以致黄素化而影响到受精和胚胎的质量。此外,大剂量使用会导致多个卵泡发育,增高卵巢过度刺激综合征(卵巢过度刺激综合征)发生的风险。

4.GnRHa

GnRHa对GnRH受体有更高的亲和力,并且更为持久,当GnRHa存在时,大部分的受体被占据并内移至细胞内,这一方面引起用药初期的一个短促的血浆促性腺激素高峰,另一方面使垂体的受体明显地丢失并得不到补充,因而垂体不能与内源性或外源性的GnRH进一步发生反应。此外,持续而非脉冲式兴奋垂体可能增加它的无反应性。其结果就是垂体的LH和FSH的分泌显著减少,呈药物去垂体状态,称为垂体降调节,这种状态可随停药而恢复。

在超促排卵中使用GnRH基本有如下目的:①利用垂体的降调节减少早发LH峰的发生,后者在不恰当的卵子成熟阶段引发卵细胞减数分裂恢复,导致过早排卵和卵泡黄素化,减少周期取消率。②减少内源性的LH分泌,降低血浆内的LH水平,减少卵子暴露在高水平LH中的可能。③在卵泡的募集阶段使用药物,利用用药初期的一个短促的血浆促性腺激素高峰,从而增加卵泡募集的数量。④期望卵巢内的卵泡能同时启动发育,从而改善卵泡发育的同步化,争取在同一时间有更多的卵泡成熟。目前超排卵周期中普遍结合GnRHa,分长效和短效2种剂型,前者3.6 mg和3.75 mg,后者0.1 mg。

5.绒毛膜促性腺激素(HCG)

化学结构和生物活性与LH类似,HCG主要的生理功能有:①有促进卵泡发育成熟和卵母细胞发育成熟的作用,利于获得高质量的成熟卵细胞。②与HMG共同作用,可诱发排卵。③与黄体细胞膜上的受体相结合,可延长黄体的寿命,并促使黄体增大变为妊娠黄体,增加甾体激素的分泌,以维持正常的妊娠。

常用制剂从早孕妇女的尿液中提取,也有进口重组HCG,商品名为艾泽。目前国内常用HCG制剂有不同的剂量,每安瓿有500~10 000 U多种。在超促排卵的过程中,当B超检查监测卵泡数目、LH或雌二醇水平达到标准时,一般1次肌内注射HCG 10 000 U,注射36小时后取卵。

6.促性腺技术释放技术拮抗剂(GnRHant)

GnRHant的作用特点:①与垂体GnRH受体竞争性结合。②即时产生抑制效应,降低Gn和性激素水平,无一过性升高现象。③抑制效果呈剂量依赖型。④保留垂体反应性。单次注射西曲瑞克3 mg可抑制LH峰的时间(保护期),最短96小时,最长6天。

7.生长激素(GH)

生长激素为促代谢激素,调节糖、蛋白、脂肪的代谢,受下丘脑生长激素释放激素和生长抑素的双重调节,并受肥胖、饮食及睡眠等多种因素的影响。它可以直接或通过胰岛素样生长因子(IGF-Ⅰ)间接调节卵泡的生长和发育,可以增加卵巢对Gn的反应能力,增加卵巢内IGF-Ⅰ及IGF-Ⅱ的产生,加强依赖FSH的颗粒细胞的分化,与Gn协同调节周期性的卵泡发育和激素合成,从而显著减少Gn诱发排卵所需的总量。有研究报道称合并使用可以改善卵子质量并提高临床妊娠率,但是目前关于应用辅助促排卵治疗的方式、剂量尚无统一标准。

(二)超促排卵方案

超促排卵方案各种各样,但近20年来随着助孕技术的进展,为了提高妊娠率目前常用方案如下:①HMG/HCG方案。②FSH/HCG方案。③FSH/HMG/HCG方案。④GnRHa/FSH/HCG方案。⑤GnRHa/HMG/HCG方案。⑥GnRHa/FSH/HMG/HCG方案。⑦FSH/HMG/GnRHantagonist/HCG方案。⑧微刺激方案。

采用上述超促排卵方案,均曾获得成功。在选择方案时,须根据患者d年龄、卵巢储备、既往促排卵卵巢的反应等情况决定。具体介绍目前临床常用的几种超促排卵方案。

1.HMG/HCG方案

从月经周期的第3或第5天开始,每天肌内注射HMG 2支(每支75 U),连续肌内注射7～11天;月经的第9～10天开始B超检查监测两侧卵巢的卵泡大小,每天上午监测1次(腹部或阴道)。停用HMG 36小时后,进行1次肌内注射HCG 10 000 U。

停用HMG的时间:当优势卵泡直径有1～2个达到或>18 mm或有2个以上卵泡直径达到16 mm;当雌二醇水平达到或>500 pg/mL时;当B超检查监测卵泡达到前述停药标准前,可每天测尿LH 1～2次,当LH峰出现,LH测定呈阳性时。

2.FSH/HMG/HCG方案

从月经周期的第3天开始,每天上午9点肌内注射FSH2～3支(每支含75 U),连用3天。从来月经的第6天起,每天上午9点肌内注射FSH及HMG各1～2支(或上午9点1支、下午3点1支),连续5～7天。月经周期第9～10天开始B超检查监测两侧卵巢的卵泡发育情况、测量大小等,有条件可测定雌二醇和尿LH水平。停用FSH和HMG的指标同上述方案,停用FSH和HMG36小时后,肌内注射HCG 10 000 U。采用此方案同样在注射FSH和HMG过程中,可根据患者对药物的反应,酌情调整用药剂量,不宜固定不变。如开始每天3～4支,反应较好,卵泡发育良好,可酌情减至每天各1支。

3.GnRHa/FSH/HMG/HCG方案

该方案是目前国内、外公认效果较好的超促排卵方案,也称为常规超促排卵方案。包括3个阶段:降调节、超促排卵和诱发卵细胞的最后成熟。

目前常用有3种方式:①短效/长效GnRHa标准长方案:开始于前一个月经周期第21天或B超检测自然周期排卵后5～7天,达菲林或达必佳0.1 mg,每天1次,皮下注射14支后,月经第2～3天,抽血测雌二醇、LH水平,若雌二醇≤50 pg/mL,LH≤5 mU/mL,B超提示子宫内膜厚度≤6 mm,无10 mm以上卵泡,认为降调节完全,若未达降调节标准,继续给予GnRHa 0.1 mg每天1次,达到标准后起给予Gn(丽申宝或果纳芬)150～300 U/d,卵泡中晚期加用HMG75～150 U,给予Gn促卵排同时继续给予GnRHa 0.05 mg,每天1次,直至HCG日前一天,停用Gn的时机同上所述。也有中心使用长效GnRHa 1.3～1.8 mg(1/2～1/3支),1次皮下注射,代替上述短效多次注射。②GnRHa短方案:月经第2天超检查子宫内膜厚度<5 mm及最大卵泡径线<10 mm,给予短效GnRHa达菲林或达必佳0.1 mg,直至HCG日前一天。同时给予Gn 150～300 U/ d,卵泡中晚期加用HMG75～150 U,停用Gn的时机同上。③GnRHa超长方案:长效GnRHa 3.6～3.75 mg,月经第1天皮下注射,每28天1次,连用3个周期,最后一次给药失效前,抽血测雌二醇、LH水平,后开始超促排卵,促排卵同时用短效GnRHa。较多适用于子宫内膜异位症患者。

4.FSH/HMG/GnRHantagonist/HCG方案

目前使用方案主要如下。①单次用药方案:Gn用法同前,周期第8天或血雌二醇水平达1 468 pmol/L时,也有在血雌二醇水平达183.5～734 pmol/L,最大卵泡直径达14 mm时,皮下注射Cetrorelix 3 mg,在最大卵泡直径达18～20 mm时,注射HCG诱发排卵36～48小时后取卵。②连续用药方案:Cetrorelix 连续给药方案的最低有效剂量为 0.25 mg/d。Gn 用法同前,于周期第 7 天或者优势卵泡直径达到 14 mm 时开始注射Cetrorelix 0.25 mg/d 至注射 HCG 日(含该日),可避免过早的 LH 峰。目前认为对于促性腺激素刺激卵巢反应差的女性使用 GnRHa 可能导致过度抑制,从而延长了治疗周期,增加了治疗费用,且并不提高临床妊娠率。最近在人类卵巢上发现 GnRHa 受体,一些调查者认为 GnRHa 可能直接对卵巢产生了有害作用,尤其在低反应者,因此倾向于不使用 GnRHa。采用在卵泡早期增加促性腺激素的传统方案(不使用 GnRHa 或者 GnRHanta)与 GnRHanta 联合促性腺激素的方案进行比较,2 组周期取消率并无差别,但 GnRHanta 组的妊娠率高于未使用 GnRHa 组。有学者对因卵巢功能减退前次行激动剂方案体外受精失败的卵巢低反应患者再次进行体外受精使用拮抗剂方案,结果显示 2 者促排卵的时间、Gn 的用量、获卵的数目、胚胎的形成率,均无显著性差异;拮抗剂组优质的胚胎形成率高于激动剂组,无显著性差异;拮抗剂组的胚胎种植率和临床妊娠率均高于激动剂组,有显著性差异。Ragni 等认为对于反应高的患者,GnRHanta 可增加卵母细胞的收集和胚胎移植的成功率,降低卵巢过度刺激综合征的发生率和由卵巢过度刺激综合征导致的被取消的人工授精周期的数量。

5.微刺激方案

随着辅助生殖技术的发展,临床妊娠率和胚胎种植率得到了较大幅度的提升,获得成功妊娠平均所需要的卵子数目逐渐降低,近年来有学者主张在体外受精-胚胎移植治疗中使用小剂量的促排卵药物对卵巢实施"微刺激"。①低剂量 Gn 的微刺激方案:也特别适用于多囊卵巢综合征(PCOS)的患者。PCOS 的促排卵容易出现 2 个极端的结果,一是卵巢持续不反应,众多小卵泡对氯米芬和 Gn 均发生抵抗,卵泡生长迟缓,雌二醇水平上升缓慢;二是卵巢的过度反应,出现卵巢过度刺激综合征的风险。比较流行的微刺激方案以 FSH 75 U 周期第 2~3 天启动,每天或隔天注射,到第 7 天开始在超声监测下,每 3 天以 50%的剂量递增,持续到优势卵泡成熟。这种刺激方案有效地改善了卵巢过度刺激综合征的预后,也减少了一次获卵的数目,但妊娠率似乎不低。其缺点是患者和医师不一定能忍耐如此长时期的用药和监测,周期取消率较高。②联合 GnRHa 的氯米芬微刺激方案:这个方案的基本原理是在氯米芬加 Gn 的基础上,对卵巢反应较低的患者,为了募集尽可能多的优质卵母细胞,联合 GnRHa 的一过性升高作用,在周期第 3 天,氯米芬50~100 mg 和 GnRHa 0.1 mg/d 同时启动,酌情加上 Gn 和雌二醇,这样的组合可以将 2 种来源的内源性的 Gn 叠加起来,大大增加了卵泡募集所需要的 FSH 血浓度。刘嘉茵等对前次因卵巢功能减退而体外受精失败的卵巢低反应患者,采用组合氯米芬方案,临床妊娠率(25.0%)较常规方案组(12.5%)有明显增加;胚胎种植率(14%)较常规方案组(5%)明显增高。

注意:超促排卵方案的各个环节依据不同的情况可以进行适当或必要的调整。以卵巢反应不良为例,可递增 75 U 的促性腺激素,3 次加量仍无效应停药,并于下一次促排卵考虑其他方案。如可提前于月经的第 3 天使用促性腺激素,还可在此基础上增加促性腺激素的剂量,甚至达每天 450 U。如已知患者对超促排卵的反应高,一方面可使用降调节作用较强的 GnRHa 或 GnRHanta,另一方面可减低促性腺激素的剂量,从每天 75 U 或 37.5 U 开始,视其反应程度而缓慢地增加剂量,加量过程中应定期检查血中各种激素水平以利于分析。

在以前的超促排卵中的主要问题是卵泡的数量不足,可提前使用促性腺激素,于月经第 2~3 天开始,或者在开始数天使用高剂量每天 225~300 U,数天后减至常规剂量。如果主要表现为卵泡的生长速度缓慢,可于超促排卵中使用 FSH 和 HMG 各 75 U,后者成分中的 LH 可使卵泡的生长速度略有加速。患者的年龄、基础 FSH 值、月经第 3 天窦卵泡个数等是影响患者对超促排卵反应性的重要因素。

（三）HCG 的使用时机

掌握注射 HCG 的时机是获得高质量的卵子的关键，主要参考卵泡直径的大小及卵泡的数目。当主导卵泡中有 1 个直径达 18 mm 或 2 个达 17 mm 或 3 个达 16 mm 时，可于当天停用促性腺激素，于外源性促性腺激素最后一次给药后的 36 小时注射 HCG 5 000～10 000 U；外周血中的雌二醇水平达 1 110 pmol/L，主导卵泡达到要求时也可注射 HCG；当成熟卵泡的数目较多，为避免增高的雌二醇水平诱发内源性的 LH 峰，可适当提前注射 HCG 的时间。

（四）卵泡监测

一般从超促排卵月经周期的 9～10 天开始，每天上午 9：00—10：00 点进行阴道 B 超检查监测双侧卵巢的大小，卵泡的数目、大小，动态地观察卵巢和卵泡的发育情况，并测量子宫内膜的厚度等。根据其卵泡的数量、直径的大小决定其停用促性腺激素的时间和决定注射 HCG 的时间，以及预测可能排卵的时限。

五、卵子收集

采卵目前最常用的方法是阴道 B 超检查引导下经阴道穹隆部穿刺取卵术。

（一）设备

超声仪；阴道探头和阴道探头配套的穿刺针导支架；穿刺针，有单腔和双腔 2 种类型，双腔穿刺针有利于冲洗卵泡，但现多用单腔针；负压吸引器，现为电子自动负控制仪；灭菌的一次性试管等。

（二）患者准备

术前 30 分钟肌内注射哌替啶 50～100 mg；排空膀胱；用无菌生理盐水冲洗外阴及阴道；铺无菌手术单。

（三）手术操作

全过程无菌操作，阴道探头涂上耦合剂后套上经气体消毒的乳胶薄膜套，装上穿刺针导支架后置入阴道，做常规扫描检查后，活动探头清晰显示目标卵泡，沿针导置入穿刺针，缓慢穿入阴道壁，加 12.0～18.0 kPa（90～135 mmHg）负压后迅速刺入目标卵泡中央，同时快速捻转和小范围来回抽动穿刺针，直至目标卵泡完全塌陷。尽量穿刺所有的卵泡；位于同一穿刺线上的卵泡可由浅至深于一次进针内完成，对不同穿刺线上的卵泡，退针至卵巢表面（不退出阴道壁），改变穿刺方向再进行穿刺；术毕常规扫描盆腔，检查是否有内出血；手术结束后拭净阴道积血，如有穿刺点出血可放置棉纱填塞压迫，数小时后取出；术毕平卧休息半小时，如无异常即可回家休息，或住院观察，待胚胎移植。取出的卵泡液立即送培养室拾卵与培养。

六、取精与处理

精子的洗涤是辅助生育技术中的基本技术之一，从宫腔内人工授精到尖端的 ICSI 都要求有良好的精子洗涤技术作为基础。

（一）精液的收集

男方禁欲 3～7 天（一般禁欲 4～5 天），收集精液当天注意局部的清洁，采集精液前洗净双手，需要使用精子前 2～3 小时收集精液。应提醒男方收集全程精液特别是射精时的第 1 部分精液,其中常含有较高浓度的精子。将精液收集于一只无菌、无毒的专门用于收集精液的容器内,待精液液化后进行常规检查,记录并进行精液分析。

（二）精子洗涤的方法

上游法:主要利用活动精子能游过液体界面进入不同的培养液,从而与死精子、活动力差的精子、凝集精子、畸形精子、红细胞、白细胞及其他有害成分、杂质自行分离。由于纯物理作用使精子重新分布,故理论上不影响精子的生物学特性。用于精液参数正常患者,每毫升密度 $>35\times10^6$ 活动精子,以收集快速直线运动和正常形态的精子。本方法是 ART 程序中应用最广泛的常规首选,具体步骤如下:①将液化后的精液均分到 2 支离心管内,然后分别加入等量 hepes 缓冲的培养液,置入 37 ℃的培养箱,培养上游 30～60 分钟(时间根据精液的质量来调整),避免晃动。②用无菌吸管吸取呈云雾状上层液到另一支试管,再加 hepes 缓冲的培养液 2 mL 混匀,离心 300 g×5 分钟。③弃上清液,轻弹管底,让沉淀松散。④转入含 3 mL 与受精液相同的培养液中,混匀,离心 300 g×5 分钟。⑤弃上清液,轻弹管底,让沉淀松散。滴片分析精子的密度、活力及形态,用适量培养液调好密度,置入 37 ℃的培养箱待授精。上游法能明显提高精子的活动率、存活率、正常形态百分率,增加具有正常浆膜的精子数,显著提高精子的运动速度。主要缺点是精子的回收率较低,而回收精子的数量与体外受精率及妊娠率有很大的关系。故上游法并不太适用于精液严重异常者,尤其是精子密度 $\leqslant2\times10^7/mL$,活动率 $\leqslant40\%$者。目前均主张对精液正常者应用上游法,而对精液严重异常者使用密度梯度离心法能得到更好的效果。

密度梯度离心法:原理是利用密度梯度离心的作用分离精液的不同成分达到收集活动精子和洗涤精子的目的。

七、卵冠丘复合物和卵母细胞的形态和成熟度的评估

（一）卵冠丘复合物的评估

穿刺卵泡采集到的卵母细胞不是以单个细胞的形式存在,而是被多层颗粒细胞所包裹,以卵冠丘复合物(oocyte/cumulus complex,OCC)的形式存在。包裹卵母细胞的由多层颗粒细胞(卵泡上皮细胞)组成的丘细胞团,我们称之为卵丘,而最内层的直接围绕卵母细胞的上皮细胞为放射冠。虽然第一极体是评估卵母细胞成熟度的确定指标,但通常被卵丘包裹,不容易看到。因此只能根据卵丘的细胞密度和放射冠的形态来间接反映卵母细胞的成熟度,以决定合适的授精时间。①不成熟 OCC 卵丘致密不扩张,周围细胞紧紧包裹卵母细胞,无光环。②成熟排卵前 OCC 卵丘非常扩张,呈绒毛状;冠细胞排列松散,呈放射状。③过熟 OCC 卵丘很难被发现;OCC 卵丘有时断裂,有时缺失;放射冠部分缺失或成团,细胞发黑。

（二）卵母细胞的评估

根据次级卵母细胞是否有第一极体、生殖泡(germinal vesicle,GV)等情况来评估,同时记录卵胞质和透明带的特殊改变,包括空泡、包涵体、色泽、胞质颗粒、透明带的厚度、第一极体的形态等。①MⅡ(MetaphaseⅡ)卵:即成熟卵母细胞,主要表现为卵胞质内 GV 泡消失,卵周间隙内可见第一极体。②MⅠ(MetaphaseⅠ)卵:不成熟卵母细胞的一种,主要表现为卵胞质内 GV 泡消失,卵周间隙内第一极体尚未排出。③GV 期卵:也是不成熟卵母细胞的一种,主要表现为卵周间隙内无第一极体,卵胞质内仍可见 GV 泡。④特殊情况:卵胞质内可见 1 个或多个空泡;胞质内含包涵体;卵胞质中央颜色灰暗,颗粒变粗,卵周间隙充满碎屑;第一极体呈碎片状。

八、受精评估（原核评估）

（一）评估时间

原核形成至融合消失在一定的时间范围内，因此检查原核有时间限制。通常原核最早出现于常规 IVF-ET 授精后 5～6 小时，ICSI 后 4 小时，而于授精/注射后 20 小时左右原核开始消失。因此通常于授精后 16～18 小时评估原核，最晚不超过授精后 20 小时。

（二）根据卵胞质内原核（PN）数量和是否有第二极体等情况进行原核评估

1.正常受精卵（2PN）

表现为卵胞质内有 2 个原核，可见第二极体。

2.异常受精卵

（1）多原核：以 3PN 为例，发生率在常规体外受精为 5%～10%；ICSI 为 1%。不适合移植，因为在人自然流产胚胎中，三倍体占 20%；而且研究发现三倍体胚胎很少能足月分娩，即使极少数能足月，出生的新生儿多带有严重的体格发育异常和智力障碍。多原核绝大多数可卵裂，少数可以发育至囊胚甚至着床，但绝大多数会流产，或为葡萄胎。而多原核卵裂后，与二原核胚胎无法区分开，因此在原核消失前正确评估原核的数目非常重要。发生机制：①卵的成熟度和存活力，现在认为这是多精受精的主要原因。卵质不成熟或过熟均增加多精受精的发生率，卵必须处于适当的发育状态才能产生正确的皮质反应，来阻止多精受精。如授精时胞质不成熟，皮质颗粒可能数量不够或未移到皮质，而导致皮质反应不全。有一项研究发现成熟卵体外受精后多原核的发生率为 1%～2%，而不成熟卵多精受精的发生率>30%。而卵质过熟，比如卵在培养过程中老化，转移到皮质区的皮质颗粒又退回到细胞内，皮质颗粒释放不足，也会导致皮质反应不全。②卵的遗传缺陷，如第二次减数分裂时染色体不分离，高龄患者可能易发生。③培养条件有关，暴露时间过长、过冷或过热等因素；培养时间过长导致卵母细胞老化等。④与授精的精子浓度有关，关于这一点有争议，尚未达成一致。

（2）1PN：卵质内只见到 1 个原核，可有或没有 2 pb。发生机制：①孤雌来源，卵母细胞偶尔被热、冷、生化、渗透压或机械方法激活。ICSI 后的 1PN 多是这一来源，机械操作卵母细胞被激活，但由于技术原因精子并没有注入。②雌雄原核发育不同步。③雌雄原核融合少见。一般双倍体的单原核要比通常的原核大。一般认为，常规体外受精后产生的 1PN 通常是双倍体，在可移植胚胎数太少的情况下可考虑移植。而 ICSI 后产生的 1PN 多为孤雌来源，不要移植此类胚胎。

（3）卵质内没有原核，但卵子有 2 pb，即使该卵细胞在 D2 和 D3 出现正常分裂，这种胚胎原则上既不选择移植，也不冷冻，因为其受精情况不明，不能确定该卵是正常受精卵还是异常受精卵。

（4）未受精卵：卵质内没有原核，卵周间隙也没有 2 pb，只有第一极体，表明该卵未受精。

九、卵裂期胚胎质量

当前采用的评估卵裂期胚胎质量的形态指标有：依据卵裂球数判断的分裂速率，卵裂球的大小，形状对称性及胞质形态，无核胞质碎片的比例等。尽管认为此种评估过于随意，不太客观，但因其快速、无损伤、易于操作，而且有助于去除最差的胚胎，因而仍为广大中心广泛采用。

（一）形态学指标

可根据卵裂球对称性和碎片的多少将卵裂期胚胎分为以下4级。

1级：胚胎卵裂球的大小均匀，胞质碎片≤5%。

2级：胚胎卵裂球的大小均匀或稍不均匀，胞质碎片＞5%，≤20%。

3级：胚胎卵裂球的大小均匀或不均匀，胞质碎片＞20%，≤50%。

4级：胚胎卵裂球少，胞质碎片＞50%。

（二）卵裂速率

卵裂速率是预测胚胎活力的另一有效参数，可能比形态学指标更重要。研究表明，发育缓慢的胚胎着床能力明显受损，而卵裂快的胚胎，如评估时细胞数最多的胚胎被认为着床能力更强。但也有研究认为，发育过缓和过快的胚胎的妊娠率均低于正常卵裂速率的胚胎。通常在授精后44～48小时卵裂期胚胎应处于4～5细胞期，授精后72小时胚胎应处于8细胞期，应优先选择此期胚胎移植。

（三）其他因素

应记录可能影响胚胎质量的因素。①透明带厚度和（或）透明带厚度的变异：透明带薄且厚薄不均有变化为好，透明带过厚可能不易孵出。②卵裂球大小：卵裂球扩张，大为好。③胚胎的每个卵裂球内是否有单个核存在。④胚胎卵裂球内有无多核存在：排除多核卵裂球胚胎。⑤8细胞期胚胎中，卵裂球间已开始形成紧密连接为好。

十、胚胎移植

胚胎移植（ET）是指将体外已培养成的2～8个细胞的早期胚胎送回母体子宫腔内的过程。一般在取卵后48～72小时进行胚胎移植。20世纪80年代中期，有学者提出B超检查引导下的胚胎移植可提高妊娠率。此法的优点是：①充盈膀胱可纠正子宫前屈度，便于插管，但应避免过度充盈引起患者不适并造成宫缩影响容受性。②超排周期增大卵巢可影响子宫的位置，部分宫腔的深度增加，B超检查下移植时可及时调整插管方向或深度，增加移植的信心，并避免盲插损伤内膜。③可直观插管及胚胎推注的全过程、移植物注入的位置，并了解移植后强回声点的移动情况。超声检查下观察到部分周期注入的强回声点迅速上移至宫角或间质部，分析可能是导致种植失败或异位妊娠的原因之一。④可测量患者宫颈管和子宫的深度，根据患者子宫深度确定具体移植位置。B超检查引导下的胚胎定位移植有助于提高临床妊娠率和单胚种植率，值得在胚胎移植过程中推广。同时应对胚胎移植位置距子宫底部的位置、子宫的三维形态、移植时子宫的收缩状态及血流指数等进行更深入地观察探讨，以使超声检查技术为提高IVF-ET妊娠率提供更有利的条件。

（一）操作步骤

（1）患者采取截石位，按手术要求进行无菌操作，动作轻柔以免刺激宫颈、子宫等，窥器充分暴露宫颈，干棉球拭净阴道、宫颈白带及分泌物，再以培养液拭净宫颈口。

（2）根据宫腔的深度将内芯尖端设置位于距宫底0.5～1.0cm处；并根据宫颈内口及宫腔的走向、弯曲程度调整外套管的弯曲度。

（3）内芯及外套管设置好以后，取出内芯，并固定。

（4）同时培养室工作人员将移植导管接到1mL的注射器上；首先将选择好移植的胚胎转移至与胚胎一样的培养液的培养皿内，放入培养箱内待用。用同样培养液冲洗套上注射器的移植管 3 次,其目的是检查抽吸系统是否完好,然后将胚胎装载入导管内,移植总液量≤15 μL。

(5)吸好胚胎的移植导管,从外套管置入宫腔,将胚胎与移植液(约 15 μL)注入宫腔内,固定注射器的活塞以免回抽导致移植失败。

(6)取出移植导管送回培养室,将导管内剩余的培养液注入移植碟内,解剖镜下仔细观察是否有胚胎遗漏。

(7)取出外管及器件,手术完毕。

(8)患者在移植室卧床休息 1～6 小时。然后回家或住院卧床休息 1～3 天。

(二)与妊娠率有关的问题

(1)移植的胚胎的质量及总评分和移植胚胎的平均评分成正相关。

(2)子宫内膜是否与植入胚胎的发育同步。

(3)胚胎数目太多,如＞6 个时,妊娠率并不一定相应提高,移植胚胎的数目宜限制在 2～3 个为好。

(4)移植过程中子宫内膜受创伤而导致出血可明显地影响胚胎移植的效果。

十一、移植后的处理

(一)休息

休息移植后需卧床 1～3 天。虽无确切证据证明绝对卧床休息可以提高着床率和妊娠率,但对年龄偏大者还是绝对卧床休息好。

(二)超促排卵的黄体支持

由于在超促排卵下多使用降调节,GnRHa 对垂体的过度抑制,导致 LH 的分泌受到影响,继而使黄体酮的分泌减少,黄体期变短,雌二醇/黄体酮的比例发生改变;抽吸卵泡导致颗粒细胞的过多丢失,使颗粒黄体细胞数减少,而早期黄体期黄体酮主要由颗粒黄体细胞合成,因而一般进行黄体期的支持。通常采用的方法如下:①于取卵当天、取卵后第 3、6 天注射 HCG 2 000 U。注意外源性 HCG 可影响妊娠试验结果,但一般停药 8 天后这种影响明显降低。使用 HCG 最大的顾虑是增加卵巢过度刺激综合征的危险,为了减少重度及危重卵巢过度刺激综合征的发生率,很多生殖中心选择了孕激素支持黄体功能。②每天肌内注射黄体酮 60～80 mg。由于人工合成黄体酮的不良反应和可能的致畸作用,其在体外受精中极少使用。天然黄体酮除针剂外,还有口服微粒化黄体酮、孕酮凝胶和孕酮阴道环,近年来也应用类似天然黄体酮的地屈孕酮。给药途径有肌内注射、口服、皮下、阴道、鼻内、直肠和舌下给药。用黄体酮的持续时间一般至少 12～14 天或直至月经来潮,如果妊娠试验阳性,黄体酮治疗可持续到胚胎移植后 30 天,直至看到胎心或维持至妊娠 12 周。但也有文献报道,HCG 试验阳性后继续用黄体酮 3 周对分娩率无影响。还有实验表明,孕 4 周时血孕酮浓度＞192 nmol/L 时终止使用黄体酮,其分娩率与继续使用组无明显差异。③HCG 与黄体酮联合用药。于取卵当天、取卵后第 3、6 天注射 HCG 2 000 U,同时肌内注射黄体酮。④黄体酮加天然雌激素:采卵日起分 2 次肌内注射黄体酮总量 80～100 mg/d,如妊娠则维持剂量至超声检查日,此后逐渐减量至停药;自移植日起给予 2～6 mg/d 天然雌激素戊酸雌二醇,口服。Baird 等发现自然受孕周期比未受孕周期在排卵后 12 天有较高的雌二醇水平。Sharara 等的一项研究表明雌二醇峰值至黄体中期下降＞4 倍可致低种植率和低妊娠率。目前仅在接受赠卵胚胎移植周期,雌激素和黄体酮同时被常规用于黄体支持。自 20 世纪 90 年代早期,人们开始尝试将雌激素用于常规体外受精周期的黄体支持,并观察其效果。Fatemi 2006 年在拮抗剂方案体外受精周期中,自采卵日起加用 4 mg/d 的戊酸雌二醇与单用黄体酮相比,种植率、继续妊娠率、早期流产率无显著差异。Lukaszuk 2005 年研究了231 个ICSI-ET 周期,自采卵日起分别给 0、2、6 mg/d 补佳乐持续整个黄体期,同时黄体酮 600 mg/d 阴道给药,结果发现 6 mg组获得高种植率和高妊娠率,差异有显著性。有学者研究发现 6 mg/d 戊酸雌二醇用于黄体支持有可能是提高体外受精或ICSI-ET周期种植率和妊娠率、降低早期妊娠丢失率的有效方法。

(三)妊娠的判定

于胚胎移植后的 14 天、16 天测定血清 HCG 水平及其上升情况以判断妊娠与否,或取晨尿查 HCG 水平以判断妊娠,若阳性可于月经 49 天以后进行超声检查以确定临床妊娠与否。要注意出现少量的阴道流血应继续密切观察,不能轻易否定为妊娠。

(王晓寒)

第十四章

妇科疾病的中医治疗

第一节 带 下 病

　　带下量明显增多或减少,色、质、气味异常,或伴有全身或局部症状者,称带下病,古代又称为"白沃""赤沃""白沥""赤沥""下白物"等。本病首见于《素问·骨空论》:"任脉为病,男子内结七疝女子带下瘕聚"。带下有广义和狭义之分,广义带下泛指经、带、胎、产等多种妇科疾病,因其多发生在带脉以下而名,故古人称妇产科医师为带下医。狭义带下指妇女阴中分泌的一种阴液。其又有生理和病理之别,生理性带下是指女性发育成熟后,阴道内分泌的少量无色无臭的黏液,有润泽阴道的作用。妇女在月经期前后、经间期、妊娠期带下稍有增多者,或绝经前后带下减少而无明显不适者,均为生理现象,不作疾病论。带下病是妇科的常见病、多发病,常缠绵反复、不易速愈,且易并发月经不调、阴痒、闭经、不孕、癥瘕等病证。临床上带下过多以白带、黄带、赤白带、五色带为常见,但也有带下过少者,亦属带下病的范畴。本节所讨论的是带下病中的带下过多。

　　西医学的"阴道炎""宫颈炎""盆腔炎"等所致的白带增多,属于本病的范畴。

一、病因病机

　　本病的主要病因是湿邪为患,伤及任、带二脉,使任脉不固,带脉失约而致。湿邪又有内湿、外湿之分。内湿主要涉及脾、肾、肝三脏,脾虚失运,水湿内生;肾阳虚衰,气化失常,水湿内停;肝郁侮脾、湿热下注等均可产生内湿。外湿多因久居湿地,或冒雨涉水或不洁性交等感受湿邪引起。

　　(一)脾虚湿困

　　素体脾虚,或劳倦过度,或饮食所伤,或思虑太过,皆可损伤脾气,致其运化失职,水液不运,聚而生湿。湿性趋下,流注下焦,伤及任带,使任脉不固,带脉失约,故致带下过多。

　　(二)肾虚

　　先天禀赋不足,或年老体虚,或房劳过度,或早婚多产,或久病伤肾,致肾阳亏虚,命门火衰,寒湿内生,使带脉失约,任脉不固,而为带下病;或因肾气亏损,封藏失职,阴精滑脱,而致带下过多;亦有素体肾阴偏虚,或年老真阴渐亏,或久病伤阴,相火偏旺,虚热扰动,或复感湿邪,湿郁化热,伤及任带,任带约固失司,而为带下病。

(三)湿热下注

经行产后,胞脉空虚,摄生不洁,或淋雨涉水、居处潮湿等,皆可感受湿邪,蕴久化热;或因脾虚生湿,湿蕴化热;或肝气郁结,久而化热,肝郁乘脾,肝热脾湿,湿热互结,流注下焦,损伤任带二脉,而为带下过多。

(四)热毒蕴结

经期产后,胞脉空虚,摄生不慎,或房室不禁,或阴部手术消毒不严,或手术损伤,感染热毒,或湿热蕴久成毒,热毒损伤任带二脉,而为带下过多。

二、诊断要点

(一)临床表现

带下量明显增多,并伴有带下色、质、气味的异常,或伴有阴部瘙痒、灼热、疼痛、坠胀,或兼有尿频、尿痛、小腹痛、腰骶痛等局部和全身症状。

(二)妇科检查

可见各类阴道炎、宫颈炎症、盆腔炎性疾病等炎症体征,也可发现肿瘤。

(三)辅助检查

外阴及阴道炎患者因病原体的不同,阴道分泌物的特点、性质也不一样,可通过阴道分泌物涂片检查以区分滴虫性阴道炎、外阴阴道假丝酵母病、细菌性阴道病等。怀疑盆腔肿瘤或盆腔炎症者,可做宫颈刮片、B超等检查以明确诊断。急性或亚急性盆腔炎时,血白细胞计数增高。

三、鉴别诊断

(1)带下呈赤色时,应与经间期出血、漏下相鉴别。①经间期出血:经间期出血是在2次月经之间出现周期性的阴道少量出血,一般持续2~3天能自行停止。赤带者,绵绵不断而无周期性,且为似血非血之黏液。②漏下:漏下是对经血非时而下,量少且淋漓不断,无正常月经周期而言。赤带者,是似血非血的赤色黏液,且月经周期正常。

(2)带下呈赤白带或黄带淋漓时,应与阴疮、子宫黏膜下肌瘤相鉴别。①阴疮:阴疮为阴户生疮,伴有阴户红肿热痛,或积结成块,溃破时可有赤白样分泌物,甚至疮面坚硬肿痛、臭水淋漓等。带下浓浊似脓者,乃是由阴中分泌而由阴道而出的一种黏液,分泌物的分泌部位不相同,且无阴疮的局部症状。②子宫黏膜下肌瘤:子宫黏膜下肌瘤突入阴道时,可见脓性白带或赤白带,或伴有臭味,与黄带、赤带相似。可通过妇科检查、B超检查加以鉴别。

(3)带下呈白色时,应与白淫、白浊相鉴别。①白淫:是指欲念过度,心愿不遂时;或纵欲过度,过贪房事时,突然从阴道内流出的白色液体,有的偶然发作,有的反复发作,与男子遗精相类似。②白浊:是指由尿窍流出的混浊如米泔样物的液体,多随小便排出,可伴有小便淋漓涩痛。而带下过多出自阴道。此外,带下五色间杂,如脓似血,臭秽难闻者,应警惕宫颈癌、宫体癌,或输卵管癌的可能。可借助妇科检查、阴道细胞学检查,或宫颈、子宫内膜病理检查,B超、宫腔镜、腹腔镜等检查做出鉴别。

四、辨证论治

本病主要以带下的量、色、质、气味的异常情况为依据,并结合全身症状、舌脉来辨清虚、实、寒、热。一般而论,量多、色淡、质稀者,多属虚、属寒;量多、色黄、质稠、有臭秽者,多属实、属热;带下量多、色黄或赤白带下,或五色带,质稠如脓、有臭味或腐臭难闻者,多为热毒。

治疗以除湿为主。一般治脾宜运、宜升、宜燥;治肾宜补、宜涩;治肝宜疏、宜达;治湿热和热毒宜清、宜利。还可配合其他疗法以提高疗效。

(一)脾虚湿困

1.主要证候

带下量多,色白或淡黄,质稀薄,或如涕如唾,绵绵不断,无气味;面白无华,四肢不温,腹胀纳少,便溏,肢倦,或肢体水肿;舌淡胖、苔白或腻,脉缓弱。

2.证候分析

脾虚运化失职,水湿下注,伤及任带,使任脉不固,带脉失约,故致带下量多,色白或淡黄,质稀薄,或如涕如唾,绵绵不断,无气味脾虚中阳不振,则见面白无华,四肢不温;脾虚失运,化源不足,机体失养,则肢倦,腹胀纳少,便溏,或肢体水肿;舌淡胖、苔白或腻,脉缓弱,皆为脾虚湿困之征。

3.治法

健脾益气,升阳除湿。

4.方药

完带汤(《傅青主女科》):白术、怀山药、人参、白芍、苍术、甘草、陈皮、黑芥穗、柴胡、车前子。方中重用白术、怀山药以健脾益气止带;人参、甘草补气扶中;苍术健脾燥湿;白芍、柴胡、陈皮舒肝解郁,理气升阳;车前子利水除湿;黑芥穗入血分,祛风胜湿。全方脾、胃、肝三经同治,寓补于散之内,寄消于升之中,补虚而不滞邪,以达健脾升阳,除湿止带之效。若肾虚腰痛者,加杜仲、菟丝子、鹿角霜、覆盆子等以温补肾阳;若兼见四肢不温,畏寒腹痛者,加黄芪、香附、艾叶、小茴香以温阳益气,散寒止痛;若带下日久,正虚不固者,加金樱子、芡实、乌贼骨、白果、莲肉、龙骨之类以固涩止带;若纳呆者,加砂仁、厚朴以理气醒脾;若便溏、肢肿者,加泽泻、桂枝以助阳化气利水;若脾虚湿郁化热,症见带下量多,色黄,质稠,有臭味者,宜健脾祛湿,清热止带,方用易黄汤(《傅青主女科》)。

(二)肾虚

1.肾阳虚

(1)主要证候:带下量多,清冷如水,绵绵不断;腰膝酸软冷痛,形寒肢冷,小腹冷感,面色晦黯,小便清长,或夜尿增多,大便溏薄;舌淡、苔白润,脉沉弱,两尺尤甚。

(2)证候分析:肾阳亏虚,命门火衰,气化失职,寒湿内生,任带不固,故见带下量多,质稀;腰为肾之府,肾虚腰膝失于温养,则腰膝酸软冷痛;阳虚寒盛,则形寒肢冷;小腹为胞宫所居之处,胞络系于肾,肾阳虚,胞宫失于温煦,故小腹有冷感;肾阳虚不能上温脾阳,下暖膀胱,则见面色晦黯,小便清长,或夜尿增多,大便溏薄;面色晦黯,舌淡、苔白润,脉沉弱,两尺尤甚,为肾阳不足之象。

(3)治法:温肾助阳,固任止带。

(4)方药:内补丸(《女科切要》)。鹿茸、菟丝子、沙苑子、黄芪、肉桂、桑螵蛸、肉苁蓉、制附子、白蒺藜、紫菀茸。方中鹿茸、菟丝子、肉苁蓉温肾阳、益精髓,固任止带;黄芪益气固摄;沙苑子、桑螵蛸涩精止带;肉桂、制附子温肾壮阳;白蒺藜疏肝祛风;紫菀茸温肺益肾。全方共奏温补肾阳,涩精止带之效。若便溏者,去肉苁蓉,加补骨脂、肉豆蔻、炒白术以补肾健脾,涩肠止泻;若小便清长或夜尿增多者,加益智仁、乌药、覆盆子以温肾缩尿;若畏寒腹冷甚者,加艾叶、小茴香以温中止痛;若带下如崩者,加人参、鹿角霜、煅牡蛎、巴戟天、金樱子以补肾益气,涩精止带。

2.肾阴虚

(1)主要证候:带下量或多或少,色黄或赤白相兼,质黏稠,或有臭气;阴部干涩,有灼热感或瘙痒,腰膝酸软,头晕耳鸣,五心烦热,咽干口燥,失眠多梦,或面部烘热;舌质红、苔少或黄腻,脉细数。

(2)证候分析:肾阴不足,虚火内生,复感湿邪,损伤任带二脉,故致带下量较多,带下色黄或赤白相兼,质黏稠,有臭气;阴精亏虚,阴部失荣,则阴部干涩、有灼热感或瘙痒;腰为肾之府,脑为髓海,肾阴虚腰膝、清窍失养,则腰膝酸软,头晕耳鸣;肾阴不足,虚热内生,故见五心烦热,咽干口燥;虚热扰乱心神,则失眠多梦;阴虚不能制阳,虚阳上扰,则见面部烘热;舌质红、苔少或黄腻,脉细数,为阴虚夹湿之征。

(3)治法:滋阴益肾,清热止带。

(4)方药:知柏地黄丸(《医宗金鉴》)加芡实、金樱子。熟地黄、山茱萸、怀山药、牡丹皮、茯苓、泽泻、知母、黄柏。知柏地黄丸原方可滋阴降火,再加芡实以益肾固精,健脾祛湿;再加金樱子以固涩止带。诸药合用,共奏滋肾清热,除湿止带之功。若兼失眠多梦者,加柏子仁、酸枣仁、远志、麦冬以养心安神;若咽干口燥甚者,加麦冬、沙参、玄参以养阴生津;若五心烦热甚者,加地骨皮、银柴胡以清退虚热;若兼头晕目眩者,加旱莲草、女贞子、白菊花、龙骨以滋阴清热,平肝潜阳;若带下较多者,加乌贼骨、桑螵蛸以固涩止带。

(三)湿热下注

1.主要证候

带下量多,色黄或呈脓性,质黏稠,有臭气,或带下色白、质黏,如豆腐渣状;外阴瘙痒,小腹作痛,脘闷纳呆,口苦口腻,小便短赤;舌质红、苔黄腻,脉滑数。

2.证候分析

湿热蕴积于下,或湿毒之邪直犯阴器胞宫,损伤任带二脉,故见带下量多,色黄或呈脓性,质黏稠,有臭气,或带下色白、质黏,如豆腐渣状,外阴瘙痒;湿热阻遏气机,则小腹作痛;湿热阻于中焦,则见脘闷纳呆,口苦口腻;湿热郁于膀胱,则小便短赤;舌质红、苔黄腻,脉滑数,均为湿热内盛之征。

3.治法

清热利湿止带。

4.方药

(1)止带方(《世补斋·不谢方》):猪苓、茯苓、车前子、泽泻、茵陈、赤芍、丹皮、黄柏、栀子、牛膝。

(2)方中茯苓、猪苓、泽泻利水渗湿止带;赤芍、丹皮凉血活血;车前子、茵陈清热利水,使湿热之邪从小便而泄;黄柏、栀子泻热解毒,燥湿止带;牛膝引诸药下行,直达病所,以除下焦湿热。

(3)若带下有臭气者,加土茯苓、苦参以清热燥湿;若腹痛者,加川楝子、延胡索以理气活血止痛;兼阴部瘙痒者,加苦参、蛇床子以清热杀虫止痒。若肝经湿热下注,带下量多,色黄或黄绿,质黏稠,呈泡沫状,有臭气,阴部瘙痒,烦躁易怒,头晕目眩,口苦咽干,便结尿赤,舌边红、苔黄腻,脉弦滑数者治宜清肝除湿止带,方用龙胆泻肝汤(《医宗金鉴》)。

（四）热毒蕴结

1.主要证候

带下量多，黄绿如脓，或赤白相兼，或五色杂下，质黏稠，气臭秽；小腹疼痛拒按，腰骶酸痛，口苦咽干，大便干结，小便短赤；舌质红、苔黄或黄腻，脉滑数。

2.证候分析

热毒损伤任带二脉，故带下量多，赤白相兼，或五色杂下；热毒蕴蒸，则带下质黏如脓，且有臭气；热毒蕴结，瘀阻胞脉，则小腹、腰骶疼痛；热毒伤津，则见口苦咽干，大便干结，小便短赤；舌质红、苔黄或黄腻，脉滑数，均为热毒内蕴之象。

3.治法

清热解毒。

4.方药

（1）五味消毒饮（《医宗金鉴》）加半枝莲、白花蛇舌草、土茯苓、薏苡仁、败酱草。

（2）蒲公英、金银花、野菊花、紫花地丁、紫背天葵子。

（3）方中蒲公英、金银花、野菊花、紫花地丁、紫背天葵子清热解毒；加半枝莲、白花蛇舌草、土茯苓、薏苡仁、败酱草既能清热解毒，又可利水除湿。全方合用，共奏清热解毒，除湿止带之功。

（4）若热毒炽盛，可酌加丹皮、赤芍以凉血化瘀；若腰骶酸痛，带下恶臭难闻者，加穿心莲、半枝莲、鱼腥草、椿根白皮以清热解毒除秽；若小便淋痛，兼有白浊者，加土牛膝、虎杖、车前子、甘草梢以清热解毒，利尿通淋。必要时应中、西医结合治疗。

五、其他疗法

（一）外治法

（1）洁尔阴、妇炎洁等洗剂外洗，适用于黄色带下。

（2）止带栓塞散：苦参20 g，黄柏30 g，威灵仙30 g，百部15 g，冰片5 g，蛇床子30 g，雄黄5 g。共为细末调匀，分30等份。每份用纱布包裹如球状，用长线扎口备用。用前消毒，每晚睡前，将药球纳入阴道内，线头留置于外，第2天拉出药球。经期禁用，适用于黄色带下。

（3）川椒10 g，土槿皮15 g，煎水坐浴，适用于白色带下。

（4）蛇床子30 g，地肤子30 g，黄柏15 g，煎水坐浴，适用于黄色带下。

（二）热熨法

电灼、激光等作用于宫颈病变局部，使病变组织凝固、坏死、脱落、修复、愈合而达到治疗的目的，适用于因宫颈炎而致带下过多者。

（三）针灸疗法

（1）体针：主穴取关元、气海、归来。配穴根据肝郁、肾虚、脾虚之不同，分别取肝俞、肾俞、脾俞等穴。快速进针，用补法，得气之后不留针，每天1次，10次为1个疗程。

（2）艾条灸：取穴隐白、大都。将艾条点燃，靠近穴位施灸，灸至局部红晕温热为度。每穴施灸10分钟左右，隔天1次，10次为1个疗程，适用于治疗脾肾阳虚的带下病。

（四）中成药

（1）乌鸡白凤丸：每次1丸，每天2次，口服。10天为1个疗程，适用于脾肾虚弱者。

（2）愈带丸：每次3～4片，每天3次，口服。10天为1个疗程，适用于湿热下注者。

(3)知柏地黄丸:每次 5 g,每天 2 次,口服。10 天为 1 个疗程,适用于阴虚夹湿者。

六、预防与调摄

(1)注意个人卫生,保持外阴清洁干燥,勤换内裤。经期产后勿冒雨涉水或久居阴湿之地,以免感受湿邪。

(2)饮食有节,不宜过食肥甘厚味或辛辣之品,以免滋生湿热。

(3)调节情志,积极消除不良情志因素的刺激。

(4)避免房劳多产及多次人工流产等。

(5)定期进行妇科普查,发现病变及时治疗。

(6)反复发作者,应检查性伴侣有无感染,如有交叉感染,应同时接受治疗。

(7)医务人员应严格执行消毒隔离常规,以避免医源性交叉感染。

(宋林娜)

第二节 崩 漏

崩漏是以经血非时暴下或淋沥不尽为主要表现的一种月经周期、经期、月经量严重失常的病证。其中经血暴下者称"崩",也称"崩中";经血淋沥不尽者称为"漏",也称"漏下"。崩与漏出血的情况虽然不同,但两者常相互转化,且其病机基本一致,故概称"崩漏",诚如《济生方》所云:"崩漏之疾,本乎一症。轻者谓之漏下,甚者谓之崩中"。

有关"崩"的记载,最早见于《素问》,其"阴阳别论"说:"阴虚阳搏谓之崩",明确指出崩是以阴虚阳亢为其发病机制。"漏",始见于汉代《金匮要略·妇人妊娠病脉证并治》。隋代巢元方《诸病源候论》首列"漏下候""崩中候",指出崩中、漏下属非时经血,明确了"崩漏"的概念,并概括其病机是"伤损冲任之脉……冲任气虚,不能制约经血",同时指出:"崩而内有瘀血,故时崩时止,淋沥不断,名曰崩中漏下",说明崩、漏可互相转化。元代李东垣在《兰室秘藏》中指出:"肾水阴虚,不能镇守胞络相火,故血走而崩也"。至明代,医家对崩漏有了更充分的认识,如《景岳全书·妇人规》对崩漏的论述尤为精辟,指出:"崩淋之病,有暴崩者,有久崩者。暴崩者其来骤,其治亦易。久崩者其患深,其治亦难。且凡血因崩去,势必渐少,少而不止,病则为淋。此等证候,未有不由忧思郁怒,先损脾胃,次及冲任而然者"。阐明了崩漏的病因病机,进而提出"凡治此之法,宜审脏气,宜察阴阳。无火者求其脏而培之、补之;有火者察其经而清之、养之"的治则,并出具了各证型之方药。而方约之在《丹溪心法附余》中提出治崩三法:"初用止血以塞其流,中用清热凉血以澄其源,末用补血以还其旧"。其"塞流""澄源""复旧"治疗崩漏三法,至今仍为临床医家所推崇。清代唐容川在《血证论》中云:"崩漏者……脾不摄血,使以崩溃,故曰崩中,示人治崩必治中州也",提出了崩漏的治疗当需重脾的见解。《张氏医通》又认为:"血崩之病……或因肝经有火,血热妄行,或因怒动肝火,血热沸腾",提出血热致崩的观点。清代《傅青主女科》则提出"止崩之药,不可独用,必须于补阴之中行止崩之法",创制治疗气虚血崩的"固本止崩汤"和治血瘀致崩的"逐瘀止血汤",均为后世临床常用。而《妇科玉尺》则较全面地概括崩漏的病因为"究其源则有六大端,一由火热,二由虚寒,三由劳伤,四由气陷,五由血瘀、六由虚弱"。历代医家论治崩漏的经验,至今仍对临床有重要的指导意义。

西医学中的功能失调性子宫出血病(简称功能失调性子宫出血),归属本病范畴论治,同时生殖器炎症和某些生殖器肿瘤,可参照本节辨证论治。

一、病因病机

崩漏的主要病机是冲任损伤,不能制约经血,使胞宫蓄溢失常,经血非时妄行。导致崩漏的常见病因有虚、热、瘀,虚则经血失统,热则经血妄行,瘀则经血离经。

(一)血热内扰

素体阴虚或久病伤阴;或素体阳盛血热;或素性抑郁,郁久化热;或湿热内蕴,均可因热扰冲任,迫血妄行,而为崩漏。

(二)气不摄血

脾胃素虚、中气不足;或饮食劳倦,损伤脾气,以致脾虚统摄无权,冲任不固,不能制约经血,而成崩漏。

(三)肾气(阳)不足

先天禀赋不足;或房劳多产损伤肾气;或久病大病伤及于肾;或绝经前后肾气渐衰,天癸渐竭,引起肾失封藏,冲任不固,经血失约,发为崩漏。若素体阳虚,命门火衰,或病程日久,气损及阳,阳不摄阴,精血失固,亦可导致崩漏。

(四)肾阴亏虚

素体肾阴亏虚,或多产房、劳耗伤真阴,或失血伤阴、元阴不足,则虚火动血,迫血妄行,遂致崩漏。

(五)瘀滞胞宫

七情内伤,气滞血瘀;或经期产后余血未尽,又感外邪,壅滞经脉,内生瘀血;或崩漏日久,离经之血为瘀,均可因瘀血阻滞胞宫,血不归经而妄行,形成崩漏。

综上,崩漏的原因很多,但概括来说,不外乎虚、热、瘀3种,但由于发病并非单一,故崩漏的发生、发展常气血同病、多脏受累、因果相干,互相转化,所以病机错综复杂。

二、诊断要点

(一)病史

注意患者的月经史、孕产史;有无生殖器炎症和生殖器肿瘤病史;有无宫内节育器及输卵管结扎术史等。

(二)症状

月经周期紊乱,行经时间超过半月以上,甚或数月淋沥不止;常伴有不同程度的贫血。

(三)检查

1.妇科检查

功能性子宫出血患者,无明显的器质性病变。

2.辅助检查

主要是排除生殖器肿瘤、炎症或全身性疾病(如再生障碍性贫血等)引起的阴道出血,可根据病情需要选做基础体温测定、宫腔镜检查、诊断性刮宫、阴道细胞学检查、宫颈黏液检查、B超检查、内分泌激素测定、腹腔镜检查。

三、鉴别诊断

本病应与月经不调、经间期出血、赤带、胎产出血、外阴阴道外伤性出血及出血性内科疾病相鉴别。

（一）月经先期、月经量过多、经期延长

月经先期是周期缩短，月经量过多是经量过多如崩，经期延长是行经时间长似漏。3种病证的出血有一定的周期性，而且经期延长与月经过多者出血在2周之内自然停止，但崩漏的出血是持续出血不能自然停止，周期长短不一。

（二）月经先后无定期

月经先后无定期其周期长短不一，但应在1～2周内波动，即提前或延后在7天以上2周以内，月经期、月经量基本正常，与崩漏无规律性的阴道出血显然有别。

（三）经间期出血

崩漏与经间期出血都是非时而下，但经间期出血发生在两次月经中期，且出血时间持续2～7天，量少而能自然停止，而崩漏是周期、经期、经量的严重失常，出血不能自止。

（四）赤带

赤带与漏下通过询问病史和妇科检查多能鉴别。赤带以带中有血丝为特点，月经正常。

（五）胎产出血

崩漏应与妊娠早期的出血疾病如胎漏、胎动不安、小产，尤其是异位妊娠相鉴别，通过询问病史、妊娠试验、B超检查可以明确诊断。

（六）生殖系器质性病变

生殖系炎症（如慢性宫颈炎、子宫内膜炎等）和生殖系肿瘤（如子宫肌瘤、腺肌病、子宫内膜癌、宫颈癌和卵巢功能性肿瘤等）均可引起不规则阴道出血。上述病证，通过妇科检查和诊断性刮宫、宫腔镜、B超检查等辅助检查可做鉴别。

（七）外阴、阴道外伤出血

外阴、阴道外伤出血有外阴、阴道外伤病史如跌仆损伤、暴力性交等，询问病史和妇科检查可鉴别。

（八）宫内节育器及避孕药物

上节育环后出现不规则阴道出血及长期服用避孕药物可引起月经紊乱，往往在停用或停药后月经多可恢复正常，通过询问和做B超检查可鉴别。

此外，还须与内科疾病所导致的不正常子宫出血相鉴别。如心血管、肝脏疾病和血液病等导致的经血量过多，甚则暴下如注，或淋沥不尽。通过询问病史、体格检查、妇科检查、血液分析、肝功能及凝血因子的检查或骨髓细胞分析可与崩漏相鉴别。

四、辨证

崩漏一证，有虚实之分。虚者多因脾虚、肾虚；实者多因血热、血瘀。临证以无周期性的阴道出血为主要症状，主要依据出血时间、血量、血色、血质特点，辨明病证的寒、热、虚、实属性。一般而言，出血非时暴下，量多势急，色鲜红或深红，质稠者，多属热证；出血非时暴下或淋沥难尽，色淡质稀者，多属虚证；经血非时而至，时出时止，时多时少，色紫暗有块或伴腹痛者，多属血瘀；暴崩不止，或久崩久漏，血色淡暗，质稀者，多属寒证。另外，还须结合全身脉症和必要的检查综合分析。

(一)血热内扰

证候：经来无期，量多如崩，或淋沥不尽，色深红或紫红，质黏稠；面赤头晕，烦躁易怒，口干喜饮，便秘尿赤；舌质红，苔黄，脉弦数或滑数。

分析：热扰冲任，迫血妄行，故经来无期，量多如崩，或淋沥不尽；血为热灼，故血色深红或紫红，质黏稠；邪热上扰，则面赤头晕；热扰心神，故烦躁易怒；热灼阴伤，故口干喜饮，便秘尿赤。舌质红、苔黄，脉弦数或滑数均为血热之征。

(二)气不摄血

证候：经血非时暴下不止，或淋沥不尽，量多、色淡、质稀；神疲懒言，面色萎黄，动则气促，头晕心悸，纳呆便溏；舌质淡胖边有齿痕，苔薄润，脉细无力。

分析：脾气虚弱，血失统摄，冲任不固，故经血暴下不止，或淋沥不尽；气虚血失温化，故经色淡、质稀；脾气虚弱、中阳不振，故神疲懒言，面色萎黄，动则气促，头晕心悸，纳呆便溏。舌质淡胖边有齿痕、苔薄润、脉细无力均为脾虚之象。

(三)肾气(阳)不足

证候：经乱无期，出血量多，或淋沥不尽，色淡质稀；精神不振，面色晦暗，腰膝酸软，甚则肢冷畏寒，小便清长；舌质淡，苔薄润，脉沉细。

分析：肾气不足，封藏失职，冲任不固，故经乱无期，量多或淋沥不尽；肾气亏虚，血失温化，故色淡质稀；肾虚外府失荣，故腰膝酸软；若肾阳不足，形体失于温养，膀胱失于温化，则肢冷畏寒、小便清长。舌质淡、苔薄润、脉沉细均为肾气(阳)不足之征。

(四)肾阴亏虚

证候：经乱无期，经血时多时少，淋沥不尽，或停闭数月又暴下不止，色鲜红；头晕耳鸣，五心烦热，夜寐不安；舌质红或有裂纹，苔少或无苔，脉细数。

分析：肾阴不足，虚火内动，迫血妄行，故经乱无期，经血时多时少，淋沥不尽，或停闭数月又暴下不止；阴虚内热，故血色鲜红；肾阴亏虚，精血衰少，不能上荣清窍，故头晕耳鸣；阴虚内热，热扰心神，故五心烦热，夜寐不安。舌红少苔、脉细数均为肾阴亏虚之象。

(五)瘀滞胞宫

证候：经乱无期，淋沥漏下，或骤然崩中，色暗有块；小腹疼痛，块下痛减；舌质紫暗或边有瘀斑，脉涩。

分析：瘀血停滞，阻滞冲任，血不循经，故经乱无期，淋沥漏下，或骤然崩中；冲任瘀滞，经血运行不畅，故经血色暗有块；瘀阻胞中，不通则痛，故小腹疼痛；血块下后，瘀血暂通，故块下痛减；舌质紫暗或边有瘀点、脉涩，均为血瘀之征。

五、治疗

(一)中药治疗

1.血热内扰

治法：清热凉血，固冲止血。

处方：清热固经汤。

方中黄芩、栀子清热泻火；生地、地榆、地骨皮凉血止血；龟甲、牡蛎育阴潜阳，固摄冲任；阿胶养阴止血；陈棕炭、藕节收涩止血；生甘草调和诸药。若兼见少腹或小腹疼痛，苔黄腻者，为湿热阻滞冲任，加黄柏、晚蚕沙以清热利湿；若经血质稠有块者，加蒲黄炭以活血止血。

若肝郁化火,兼见心烦易怒,胸胁胀痛,口干苦,脉弦数者,用丹栀逍遥散加蒲黄炭、血余炭以平肝清热止血。

若经治火势渐衰,但阴血已伤,或起病即属阴虚内热,热扰冲任血海,经血量少,色红、淋沥不止,面红潮热者,可用上下相资汤以养阴清热,益气固冲。

另外,可选用十灰散,每次9g,每天2次。

2.气不摄血

治法:补气摄血,固冲止崩。

处方:固本止崩汤加升麻、怀山药、乌贼骨。

方中人参、黄芪、升麻大补元气,升阳固本;白术、怀山药健脾摄血;熟地、当归滋阴养血,佐黑姜可引血归经,并能温阳收敛;乌贼骨固涩止血。全方气血两补,共收益气升阳、固冲止血之效。若久漏不止者,加藕节、炒蒲黄以固涩止血;若血虚者,加制首乌、白芍、枸杞子以滋阴养血;若气虚成瘀者,加田七、益母草以化瘀止血。

若暴崩如注,肢冷汗出,昏厥不省人事,脉微欲绝者,为气随血脱之危急证候。宜补气回阳固脱,急用独参汤;或用生脉散,以益气生津,敛阴固脱。

若症见四肢厥逆,冷汗淋漓,是为亡阳之候,用参附汤以回阳固脱。病势缓解,善后调理可用补肾固冲丸以脾肾双补。

3.肾气(阳)不足

治法:补益肾气,固冲止血。

处方:加减苁蓉菟丝子丸加黄芪、党参、阿胶。

方中熟地甘温滋肾养血、填精益髓;配肉苁蓉、菟丝子、覆盆子、桑寄生补以肝肾、益精气;当归、枸杞、阿胶、艾叶养肝血、益冲任;加黄芪、党参以补气摄血。若量多势急者,加仙鹤草、乌贼骨以止血;若为青春期功能失调性子宫出血者,加紫河车、仙茅、淫羊藿以温肾益气;若肢冷畏寒,小便清长,肾阳不足者,应温阳益肾,固冲止血,方选右归丸加减;若四肢不温,纳少便溏,脾肾阳虚者,合用理中汤以温经止血。

4.肾阴亏虚

治法:滋肾益阴,固冲止血。

处方:左归丸合二至丸。

方中熟地、山萸肉、怀山药滋补肝肾;龟甲胶、鹿角胶峻补精血,调补肾中阴阳;枸杞子、菟丝子、二至丸补肝肾,益冲任;川牛膝补肝肾,且引诸药直达下焦。全方共收壮水填精、补益冲任之效。若头晕目眩者,加夏枯草、刺蒺藜、牡蛎以平肝潜阳;若出血量多者,加地榆、大黄炭、生地以凉血止血;若肾阴虚不能上济心火,或阴虚内热,见心烦失眠,惊悸怔忡者,可加黄连、枣仁以清心安神。

5.瘀滞胞宫

治法:活血化瘀,固冲止血。

处方:逐瘀止血汤。

方中重用生地清热凉血;归尾、桃仁、赤芍祛瘀止血;丹皮、大黄凉血逐瘀止血,配枳壳下气,加强涤荡瘀滞之功;龟甲养阴化瘀。若出血量多者,加三七粉、益母草、乌贼骨、茜草以化瘀止血;若因寒致瘀,见肢冷畏寒,小腹冷痛者,加艾叶、桂心、炮姜以散寒行瘀;若因热致瘀,兼见经色紫红、质稠有块,心烦唇红者,加黄芩、丹皮、赤芍以清热凉血;若出血日久,气随血耗,症见气短乏力者,可合用生脉散以益气养血。

另外,可选用云南白药,每次 0.2～0.3 g,每 4 小时服 1 次。

(二)针灸治疗

基本处方:关元、三阴交、血海、膈俞、隐白。

方中关元为任脉经穴,又是足三阴经之会,可调冲任、理经血;三阴交为足三阴经交会穴,可调补三阴而益气固冲;膈俞为八会穴中的血会,血海为治血之要穴,共奏调经养血止血之功;艾灸隐白可止血治崩,为治疗崩漏的效穴。

加减运用:若血热内扰,加大敦、行间、太冲,针用泻法,以清泻血热,固冲止血;若气不摄血,加脾俞、气海、足三里,针用补法,以健脾益气,固冲止血;若肾气不足,加百会、气海、命门、肾俞,针用补法,加灸法,以补益肾气,收摄经血;若肾阴亏虚,加肾俞、太溪、阴谷,针用补法,以滋肾益阴,宁冲止血;若瘀滞胞宫,加地机、太冲、合谷,针用泻法,以理气化瘀止血。

另外,还可选用以下疗法:①耳针:取内生殖器、内分泌、神门、皮质下、肝、脾、肾,针刺中等强度,留针 1～2 小时,每天 1 次,或耳穴压丸或埋针。②挑刺疗法:在腰骶部督脉或足太阳经上寻找红色丘疹样反应点,每次 2～4 个点,用三棱针挑破约 0.2～0.3 cm 长、0.1 cm 深,将白色纤维挑断,每月 1 次,连续挑刺3次。③皮肤针:取腰骶部督脉、足太阳经,下腹部任脉、足少阴经、足阳明经、足太阴经,下肢足三阴经,由上而下反复叩刺 3 遍,中度刺激,每天 1～2 次。④穴位注射:取气海、血海、三阴交、足三里,每次选2～3穴,用维生素 B_{12} 或黄芪、当归注射液,每穴注射 2 mL,每天 1 次。

(宋林娜)

第三节 月经过多

月经周期及经期正常,月经量明显多于以往者,称"月经过多",亦称"经水过多",或"月水过多",本病进一步可发展为崩漏。

古籍中关于月经过多的记载虽有很多,但多是作为症状来描述的。"经水过多"最早见于《素问病机气宜保命集·卷下·妇人胎产论》:"治妇人经水过多,别无余证。四物内,加黄芩、白术各一两"。

本病相当于西医学排卵性月经量失调引起的月经过多。宫内节育器所致的月经量多,可参照本病治疗。

一、病因病机

本病的主要病机为冲任损伤,经血失于制约。因素体脾气虚弱,或饮食失节、忧思过度、大病久病,损伤脾气,脾虚冲任不固,统摄失常;或素体阳盛,或肝郁化热、外感热邪、过食辛辣助热之品,热扰冲任,迫血妄行;或素性抑郁,而致气滞血瘀,瘀血阻滞冲任,新血不得归经,均可导致月经量过多。

二、诊断

(一)病史

素体虚弱,或情志不遂,或嗜食辛辣,或工作、生活环境过热,或病发于宫内节育器或人工流产术后。

（二）临床表现

月经量较以往明显增多,而周期、经期基本正常。

（三）检查

1.妇科检查

盆腔无明显器质性病变。

2.辅助检查

B超检查了解盆腔情况、宫内环位置等;卵巢功能检查了解性激素水平;基础体温测定多为双相;宫腔镜检查明确有无子宫内膜息肉和子宫黏膜下肌瘤。

三、鉴别诊断

主要与崩漏相鉴别。月经量过多与崩漏均可见到阴道大量出血,但崩漏的出血无周期性,同时伴有经期延长,淋漓日久常不能自行停止。而月经量过多仅是经量的增多,有周期性,其带经时间也正常。若癥瘕导致的月经量过多,则有症可查,通过妇科检查和B超检查可协助诊断。

四、辨证要点

辨证主要根据月经色、质的变化。如经色淡,质稀,多属气虚;经色深红,质稠,多属血热;经色紫黯有块,多属血瘀。并结合兼证及舌、脉进行辨证。

五、治疗

本病的治疗原则是急则治其标,在经期以止血为主,务在减少血量;平时治本以调经。

（一）辨证论治

1.气虚证

主要证候:月经量多,经色淡,质稀;神疲肢倦,小腹空坠,气短懒言,纳少便溏,面色无华;舌淡红、苔薄白,脉缓弱。

证候分析:气虚血失统摄,冲任不固,而月经量过多;气虚火衰,不能化血为赤,故经色淡,质稀;气虚阳气不布,则神疲肢倦,小腹空坠,气短懒言,纳少便溏,面色无华;脉缓弱亦为气虚之征。

治法:补气固冲止血。

方药:安冲汤加升麻。黄芪、白术、生龙骨、生牡蛎、生地、白芍、海螵蛸、茜草根、续断。

方解:黄芪、白术、升麻补气升提,固冲摄血;生龙骨、生牡蛎、海螵蛸、续断固冲收敛止血;生地、白芍凉血敛阴;茜草根止血不留瘀。全方补气升提,固冲摄血。

加减:用煅龙牡易生龙牡,收涩效果更佳。若伴经期小腹疼痛或经血有块,为气虚运血无力,血行迟滞者,加益母草以祛瘀止血;若兼肾气虚,见腰骶酸痛者,酌加山萸肉、桑寄生以补肾固冲。

2.血热证

主要证候:月经量多,经色深红、质稠;心烦面赤,口渴饮冷,尿黄便结;舌红、苔黄,脉滑数。

证候分析:热扰冲任,迫血妄行,故月经量过多;血为热灼,故经色深红、质稠;热伤阴液,故口渴饮冷,尿黄便结;热扰心神,则心烦;面赤、舌红、苔黄,脉滑数,均为血热之征。

治法:清热凉血止血。

方药:保阴煎加炒地榆、槐花。生地、熟地、黄芩、黄柏、白芍、怀山药、续断、甘草。

方解:黄芩、黄柏、生地清热凉血;熟地、白芍养血敛阴;怀山药、续断补肾固冲;炒地榆、槐花凉血止血;甘草调和诸药。全方共有清热凉血止血之效。

加减:热甚伤阴,舌干口渴甚者,加沙参、玄参以清热生津止渴;热灼血瘀,经血中夹有血块者,加三七粉、益母草以祛瘀止血;热结便秘者,加知母、大黄以泻热通便止血。

3.血瘀证

主要证候:月经量过多,经血紫黯、有块;经行小腹疼痛拒按;舌紫黯或有瘀点,脉涩。

证候分析:瘀血内阻冲任,新血不得归经,故月经量过多;瘀血内结,故经血紫黯、有块;瘀阻冲任,不通则痛,故小腹疼痛拒按;舌紫黯或有瘀点、脉涩,均为瘀血阻滞之征。

治法:祛瘀止血。

方药:失笑散加三七粉、茜草、益母草。

方解:失笑散活血化瘀,止痛止血;三七粉、茜草、益母草祛瘀止血而不留瘀。全方共奏祛瘀止血之功。

加减:血瘀挟热,兼口渴心烦者,酌加黄芩、黄柏、炒地榆以清热凉血止血;经行腹痛甚者,加乳香、没药、延胡索以化瘀行气止痛。

(二)中成药

1.补中益气丸

每次6 g,每天2～3次,口服。功能补中益气,升阳举陷,用于气虚证。

2.人参归脾丸

每次1丸,每天2次,口服。功能益气补血,健脾养心,用于气虚证。

3.云南白药胶囊

每次0.25～0.5 g,每天3次,口服。功能化瘀止血,活血止痛,解毒消肿,用于血瘀证。

4.宫血宁胶囊

每次1～2粒,每天3次,口服。功能凉血,收涩,止血,用于血热证。

5.荷叶丸

每次1丸,每天2～3次,口服。功能凉血止血,用于血热证。

(三)其他疗法

1.针灸疗法

(1)耳针:主穴可选肾、子宫、内分泌、卵巢、皮质下;气虚配脾,血热配耳尖,血瘀配膈,针刺或埋豆。

(2)灸法可选穴隐白、百会。

2.食疗

乌骨鸡250 g,去内脏,与黄芪60 g同放锅中,加适量清水,先武火煮沸,再改用文火慢煮2～3小时至烂熟,调味后服食,连服3～5天,每天1次。功能补气摄血,用于气虚证。

3.西医对症治疗

可选用卡巴克洛、酚磺、乙胺、氨基己酸、氨甲环酸等,有减少出血量的辅助作用。

(宋林娜)

第四节　月 经 过 少

　　月经周期基本正常,月经量明显少于以往,甚或点滴即尽;或带经期不足2天者,称为"月经过少"。亦称"经水涩少""经量过少"。

　　本病最早见于晋代王叔和的《脉经》,称"经水少",病机为"亡其津液";明代《万氏妇人科》结合患者体质来辨其虚实;《医学入门》认为"内寒血涩可致经水来少,治以四物汤加桃仁、红花、丹皮……"

　　西医学月经过少多由子宫发育不良、子宫内膜结核、子宫内膜粘连、刮宫过深等引起,严重者可发展为闭经。

一、病因病机

　　月经过少分虚实两端。虚者多因素体虚弱,或脾虚化源不足,或多产房劳、肾气亏虚等,导致精血不足,冲任血海满溢不多;实者多因血为寒凝,或气滞血瘀,或痰湿等邪气阻滞冲任,经血不得畅行。

二、诊断

　　(一)病史

　　素体虚弱,月经初潮较迟,或情志不遂;询问有无感受寒冷,是否多次流产、刮宫、长期口服避孕药及是否有失血过多和结核病等病史。

　　(二)临床表现

　　月经量明显减少,或带经期不足2天,月经周期基本正常。

　　(三)检查

　　1.全身检查

　　了解机体整体的情况、营养状态及毛发分布情况。

　　2.妇科检查

　　检查第二性征的发育情况,如乳房的发育、有无溢乳、阴毛的多少与分布;了解子宫的发育情况等。

　　3.辅助检查

　　(1)卵巢功能测定:基础体温测定、阴道脱落细胞检查、宫颈黏液结晶检查等,了解有无排卵及雌、孕激素水平。

　　(2)蝶鞍摄片(或CT、核磁共振成像)排除垂体肿瘤。

　　(3)催乳素(PRL)排除高催乳素血症。

　　(4)必要时进行子宫内膜活检,排除子宫内膜结核。

　　(5)近期有刮宫史者,可进行宫腔探查术,排除宫腔粘连。

　　(6)B超检查了解子宫、卵巢的发育情况。

三、鉴别诊断

（一）激经

是妊娠早期仍按月有少量阴道出血而无损于胎儿的一种特殊生理现象，与月经量过少有类似之处，但激经可伴有恶心欲吐等早孕反应。通过且妊娠试验、B超检查、妇科检查等可以确诊。

（二）经间期出血

亦为有规律的少量阴道出血，但月经量过少的出血发生在基础体温低温相的开始阶段，出血量每次都一样。而经间期出血发生在基础体温低、高温相交替时，并与月经形成一次多一次少相间隔的表现。

（三）胎漏

妊娠期间有少量阴道出血，但无周期性，且有早孕反应，妊娠试验呈阳性，B超检查提示早孕活胎。

四、辨证要点

主要根据月经色、质的变化及发病的情况进行辨证。如经色淡，质稀，多属虚证；经色紫黯有块，多属血瘀；经色淡红，质稀或黏稠，夹杂黏液，多属痰湿；如月经量逐渐减少，多属虚证，若突然减少，多属实证。并结合兼证及舌脉进行辨证。

五、治疗

本病虚多实少，或虚实夹杂，治法重在濡养精血，慎不可妄投攻破，以免重伤气血，使经血难以恢复正常。

（一）辨证论治

1.肾虚证

主要证候：月经量少，经血色淡、质稀；腰酸腿软，头晕耳鸣，夜尿多；舌淡，苔薄白，脉沉细。

证候分析：肾虚精亏，冲任血海满溢不足，故月经量过少，经血色淡、质稀；肾虚腰膝、清窍失养，则腰酸腿软，头晕耳鸣；肾虚膀胱之气不固，则夜尿多；舌淡，脉沉细，亦为肾虚之象。

治法：补肾养血调经。

方药：归肾丸。

加减：肾阳不足，形寒肢冷者，加肉桂、淫羊藿以温肾助阳；夜尿频数者，加益智仁、桑螵蛸以补肾缩尿；若经色红，手足心热，舌红少苔，脉细数，属肾阴不足者，去杜仲，加女贞子以滋补肾阴。

2.血虚证

主要证候：月经量少，色淡红、质稀；头晕眼花，心悸失眠，面色萎黄，或经行小腹空坠；舌淡，苔薄白，脉细无力。

证候分析：营血衰少，冲任血海满溢不足，故月经量少，经血色淡红、质稀；血虚失养，则头晕眼花，心悸失眠，面色萎黄，小腹空坠；舌淡，脉细无力，亦为血虚之象。

治法：补血益气调经。

方药：滋血汤。

人参、怀山药、黄芪、白茯苓、川芎、当归、白芍、熟地。

方解：方中四物汤补血养营；人参、怀山药、黄芪、茯苓补气健脾，以资生化之源。全方共奏补血益气调经之效。

加减:若子宫发育不良,或经行点滴即尽,为精血亏少,加紫河车、枸杞子、制首乌以补益精血;若脾虚纳呆,加陈皮、砂仁以理气醒脾;若心悸失眠,加炒枣仁、首乌藤以养心安神。

3.血瘀证

主要证候:月经量过少,经色紫黯,有小血块;小腹疼痛拒按;舌黯红,或有瘀点,脉弦或涩。

证候分析:瘀血阻滞冲任,经血不得畅行,故月经量过少,经色紫黯,有小血块;瘀血阻滞,不通则痛,则小腹疼痛拒按;舌黯红,或有瘀点,脉弦或涩,亦为瘀血内阻之象。

治法:活血化瘀调经。

方药:桃红四物汤。

加减:若腹冷痛喜暖,为寒凝血瘀,加肉桂、小茴香以温经散寒;若腹胀痛,胸胁胀满,为气滞血瘀,加延胡索、川楝子以行气止痛。

4.痰湿证

主要证候:月经量过少,经色淡红,质稀或黏稠,夹杂黏液;形体肥胖,胸闷呕恶,或带下量多黏稠;舌淡胖,苔白腻,脉滑。

证候分析:痰湿阻滞冲任,经血不得畅行,故月经量过少,经色淡红,黏腻;痰湿壅阻中焦,则胸闷呕恶;痰湿流注下焦,损伤任、带二脉,则带下量多;苔白腻,脉滑,亦为痰湿内停之象。

治法:燥湿化痰调经。

方药:苍附导痰丸合佛手散。

茯苓、法半夏、陈皮、甘草、苍术、香附、胆南星、枳壳、生姜、神曲、当归、川芎。

方解:方用二陈汤以燥湿化痰,理气和中;苍术燥湿健脾;枳壳、香附理气行滞助痰行;胆南星清热豁痰;生姜、神曲和胃止呕;佛手散养血活血调经。痰湿消除而经血得通。

加减:若脾虚疲乏倦怠,加白术、怀山药以健脾利湿。

(二)中成药

1.八珍益母丸

每次9g,每天2次,口服。功能补气血,调月经,用于血虚证。

2.妇科得生丹

每次9g,每天2次,口服。功能行气活血,用于血瘀证。

3.复方益母草膏(口服液)

膏剂每次20mL,口服液每次2支,每天2次,口服。功能活血行气,化瘀止痛,用于血瘀证。

4.二陈丸

每次9～15g,每天2次,口服。功能燥湿化痰,理气和胃,用于痰湿证。

5.五子衍宗口服液

每次10mL,每天3次,口服。功能补肾益精,用于肾虚证。

(三)其他疗法

1.针灸疗法

(1)体针:虚证取脾俞、肾俞、足三里,用补法,并灸;实证取合谷、血海、三阴交、归来,用泻法,一般不灸。

(2)耳针:取穴内分泌、卵巢、肝、肾、子宫,每次选2～3穴,中、强刺激,留针20分钟。也可耳穴埋豆。

2.单方

紫河车粉每次 3 g，每天 2 次，口服；或新鲜胎盘（牛、羊胎盘亦可），加工制作后随意饮食，用于虚证。

3.食疗

猪瘦肉 120 g，洗净切片，与鸡血藤、黑豆各 30 g 共放入锅中，加清水适量，武火煮沸后，文火煲约 2 小时，调味后服用。功能养血活血，调经止痛，用于血瘀证。

（王小惠）

第五节 月 经 先 期

月经先期是指月经周期提前 7 天以上，或一月两至。又称"月经超前""经早""经水不及期"。若仅提前 3～5 天而无不适，或偶有提前一次，均不作病论。

一、病因病机

（一）血热

素体阳盛，或过食辛辣，或感受热邪，或情志不遂，郁而化火，均可致实热内炽，热扰血海，则月经先期；或久病、失血，或多产、房劳，或素体阴虚等致精血亏耗，虚热内生，热扰冲任，血海不宁，而月经先期。

（二）气虚

饮食不节，或劳倦过度，或思虑过多等损伤脾胃，脾伤则中气虚弱，血失统摄，而冲任不固，遂致先期来潮。

二、辨证论治

（一）实热

1.证候

月经先期量多，色鲜红或紫红，质黏稠，夹有血块；伴口渴心烦，小便短黄，大便干结；舌红苔黄，脉数有力或兼弦滑。

2.证候分析

里热炽盛，内扰冲任，致冲任不固，血海不宁，经血妄行，故月经先期量多；血为热灼，则经色鲜红或紫红，质稠有块；热甚伤津，故口渴，大便干结，小便短黄；热邪上扰则心烦；舌红苔黄，脉数有力或兼弦滑，均为热盛之象。

3.治法

清热凉血，调经固冲。

4.方药

芩莲四物汤加减。若兼烦躁易怒者，加用柴胡、丹皮、郁金；若大便秘结者，加用桃仁、大黄。若经量多者，熟地改为生地，去茯苓，酌加地榆、女贞子、旱莲草以清热养阴止血；若经色紫黯夹血块者，可加益母草、茜草化以瘀止血。

（二）虚热

1.证候

月经提前,月经量偏少,经色鲜红质稀;面潮红,手足心热,或潮热盗汗,心烦少寐;舌红少苔,脉细数。

2.证候分析

阴虚内热,热扰冲任,故月经提前,色鲜红;阴血不足,故月经量少;面潮红,手足心热,潮热盗汗,心烦少寐,舌红少苔,脉细数均为阴虚内热之征。

3.治法

滋阴清热,养血调经。

4.方药

两地汤加减。若经量偏多,或过期不止者,可加女贞子、旱莲草、炒地榆以滋阴止血;若头晕耳鸣、心烦者,酌加石决明、夏枯草、龙骨等以平肝潜阳,宁心安神。

（三）脾气虚

1.证候

月经先期量多,色淡红质清稀;神疲乏力,面色苍白,气短懒言,食少纳差,小腹空坠;舌淡胖,苔薄白,脉缓弱。

2.证候分析

脾气虚弱,统摄无权,血失固摄,故月经先期量;多气血化源不足,故神疲乏力,面色苍白,气短懒言;脾虚运化失常,故食欲缺乏;中气不足,故小腹空坠;舌淡胖,苔薄白,脉缓弱为脾气虚弱之征。

3.治法

补脾益气,摄血固经。

4.方药

补中益气汤加减。若脾虚生化不足,气血亏虚,心失所养,以致心脾两虚。症见心悸怔忡,失眠多梦,健忘,治宜健脾养心,固冲调经,方用归脾汤。

（王小惠）

第六节 月经后期

月经周期后延 7 天以上,甚至 40～50 天一至,称为月经后期,又称"经迟""经水过期"。

一、病因病机

(1)血虚:体质素弱,营血不足;或久病、大病,津血被耗;或失血、产育过多;或脾虚化源不足等,均可致营血亏虚,冲任不充,而月经后期。

(2)阳虚:素体阳虚,或久病伤阳,或房事不节,耗损肾阳等,导致脏腑失于温煦,功能减弱,气血生化不足,血海不盈,致月经后期。

(3)气滞:素多忧郁,气机郁结,肝失条达,气滞则血凝,冲任阻滞,则月经后期。

（4）寒凝：经期产后，失于摄养，或感受风寒邪气，或伤于饮食生冷，或误服寒凉之药等致寒搏于血，血为寒凝，阻滞冲任，而经期迟后。

二、辨证论治

本病治疗原则应以调整月经周期为主。治法应据其虚实，或温经养血，或活血行滞。

（一）血虚

1.证候

月经后期，量少色淡无块；小腹空痛，身体瘦弱，面色苍白或萎黄，头晕眼花，心悸失眠；唇舌色淡，脉细弱。

2.证候分析

营血亏虚，冲任失冲，血海不能如时满溢，故月经后期，量少色淡；血虚胞脉失养，则小腹空痛；血虚机体失养，则身体瘦弱；血虚不能上荣于面，故面色萎黄，唇舌色淡；血不养心，故心悸失眠；血虚头目失养，故头晕眼花；血少不能充盈脉管，故脉细弱。

3.治法

养血补血，益气调经。

4.方药

人参养荣汤加减。若月经过少者，可去五味子，加丹参、鸡血藤以养血行血；弱小腹隐痛者，重用白芍，加阿胶、香附以养血理气止痛。

（二）阳虚

1.证候

月经后期，量少色黯淡，质清稀；小腹冷痛，喜暖喜按，形寒肢冷，腰膝冷痛，神疲乏力，小便清长，大便溏薄，面色苍白；舌淡胖嫩，脉弱无力。

2.证候分析

阳虚不能温煦脏腑，气血化生无源，冲任亏虚，血海不能按时满溢，则月经错后，量少，色淡黯，质清稀；胞脉失于温养，血行迟涩，则小腹冷痛，喜暖喜按；肾阳不足，则腰酸无力；膀胱失于温煦，气化失常，则小便清长；肾阳虚，不能温煦脾阳，健运失常，湿渗大肠，则大便溏薄。舌淡胖嫩，脉弱无力；均为阳虚内寒之征。

3.治法

温补肾阳，暖宫调经。

4.方药

艾附暖宫丸加减。若阳虚寒盛，腹痛较剧者，加巴戟天、补骨脂以温肾助阳；气虚甚者，加人参以益气扶正。

（三）气滞

1.证候

月经后期，量少色黯有块，经行不畅；小腹胀痛，胸胁胀满，善太息，兼乳房胀痛；舌质偏红，苔薄，脉弦或弦涩。

2.证候分析

郁怒伤肝，肝失疏泄，致气滞血瘀，故月经后期量少，色黯有块，行而不畅；肝失疏泄，气机不畅，故胸胁、乳房及小腹胀痛；肝气不舒，则精神抑郁，胸闷不舒，善太息；气血瘀滞，脉道不利，故脉涩,弦为肝脉。

3.治法

行气解郁,活血调经。

4.方药

乌药汤加减。若小腹胀痛甚者,加丹皮、延胡索、莪术以行气活血止痛;若乳房胀痛明显者,加郁金、王不留行、川楝子以解郁通络;若月经量少者,加丹参、川芎、鸡血藤以养血活血通络。

(四)寒凝

1.证候

经期后延,量少色黯红,有血块;小腹冷痛拒按,得暖则缓,面色发青,或畏寒肢冷;舌紫黯或有瘀斑,脉沉紧或沉涩或沉迟。

2.证候分析

寒性凝滞,寒客胞中,气血凝滞,冲任受阻,故月经错后量少,色黯红,有血块,小腹冷痛;得热瘀滞有减,故得温痛减;寒邪伤阳,故畏寒肢冷;舌紫黯或有瘀斑,脉沉紧或沉涩或沉迟,皆为寒凝之象。

3.治法

温经散寒,活血调经。

4.方药

温经汤加减。若寒凝血滞较重,腹痛剧烈,拒按者,可加小茴香、延胡索、蒲黄以散寒活血,行滞止痛;若月经量少者,加丹参、鸡血藤以养血活血调经。

三、针灸疗法

针灸治疗,主穴选气海、血海、三阴交。于月经来潮前 3～5 天开始针刺治疗。每次连续 3～5 天,下一个周期重复应用。虚寒证主穴加灸关元、命门;实寒证则加灸天枢、归来;血虚证加灸脾俞、膈俞、足三里;气滞证加灸行间、太冲。

(王小惠)

第七节 月经先后无定期

月经不按周期来潮,时提前时错后在 7 天以上,并且连续出现 3 次以上者,称为月经先后无定期,亦称"经乱""月经愆期""经水先后无定期"。

本病相当于西医学的排卵性功能失调性子宫出血。若见周期紊乱,并伴有月经量过多或经期延长,则可发展为崩漏。初潮不久或临近绝经者,如无其他不适,可不作病论。

一、病因病机

(一)肝郁

情志不遂,抑郁愤怒,则损伤肝气,疏泄不利;肝气郁结,气滞则血凝,冲任不畅则月经错后;若肝气横逆,疏泄太过,则血随气行,而月经先期而至。

（二）肾虚

素体虚弱，肾气不足；或房事不节、孕产过多，损伤肾气；或久病失养，或年近七七，肾气虚衰。从而导致肾失封藏，气血失调，血海蓄溢失常，故而病发月经先后无定期。

二、辨证论治

本病辨证应参照月经的量、色、质及全身证候进行分析。若月经量多或少，经色黯红，有血块，伴胸胁少腹乳房胀痛者，当属肝郁；若月经量少，色淡黯，质清稀，腰膝酸软，或眩晕耳鸣者，当属肾虚。

（一）肝郁

1.证候

月经先后无定期，月经量多或少，色正常或黯红，经行不畅或有块；经前乳房或小腹胀痛，经来痛减，精神抑郁，心烦易怒，时胸闷太息，两胁不适；舌质偏红苔薄黄，脉弦或弦数。

2.证候分析

肝失疏泄，血海蓄溢无度，故月经先后无定期，月经量多或少；气血郁滞，经行不畅，故经色黯红，有血块；气机不利，经脉受阻，则肝脉循行之处，如胸胁、少腹、乳房胀痛，并兼胸闷不舒，善太息；舌质偏红，苔薄黄，脉弦；均为肝气郁滞之象。

3.治法

疏肝理气调经。

4.方药

逍遥散加减。若经量多色红质稠者，加丹皮、山栀、茜草炭，去炮姜；若脘闷纳呆者，加陈皮、厚朴、神曲；若小腹、乳房胀痛甚者，加青皮、川楝子。

（二）肾虚

1.证候

月经周期时先时后，月量少、色淡、质清，带下清稀量多；头晕耳鸣，腰膝酸软，小腹空痛，夜尿频多；舌淡苔白，脉沉细弱。

2.证候分析

肾失封藏，开阖不利，血海蓄溢无度，故月经先后无定期；肾阳不足则经色淡、质清稀；肾虚髓少，腰府、脑窍失于荣养，故腰膝酸软、眩晕耳鸣；气化失职，则夜尿频多；舌淡苔白，脉沉细弱，均为肾虚之征。

3.治法

补肾调经。

4.方药

固阴煎加减。若月经量多或少，腰膝酸软，乳房胀痛者，为肝郁肾虚，治宜补肾疏肝，用定经汤。

三、预防与护理

保持心情舒畅，避免或减少过分紧张、焦虑、激动、恼怒等情绪刺激，使气血通畅肝气条达。计划生育，房事有节，劳逸结合，病后早期治疗，防止肾气损伤。

（王小惠）

<<<

第八节　经 期 延 长

月经周期正常,行经期>7天以上,甚或淋漓不尽达半月之久者,称为"经期延长",又称"月水不断"或"经事延长"。

本病应与崩漏相鉴别。

西医妇科学中排卵型功能失调性子宫出血的黄体萎缩不全、盆腔炎、子宫内膜炎、子宫内节育器和输卵管结扎术后引起的经期延长等可参照本病辨证论治。

一、病因病机

本病的主要发病机制是气虚冲任不固,虚热血海不宁,血瘀血不循经,故经血失于制约而致经期延长。

(一)气虚

素体脾虚,或劳倦伤脾,中气不足,统摄无权,冲任不固,不能制约经血而致经期延长。《妇人大全良方》曰:"妇人月水不断,淋漓腹痛,或因劳损气血而伤冲任。"

(二)虚热

素体阴虚,或多产房劳,或久病伤阴,阴血亏耗,虚热内生,热扰冲任,血海不宁,故致经期延长。王孟英曰:"有因热而不循其常度者。"

(三)血瘀

素体抑郁,或郁怒伤肝,气郁血滞,或经期产后,摄生不慎,邪与血搏,结而成瘀,瘀阻胞脉,经血妄行,以致经期延长。

二、辨证论治

经期延长应根据月经量、色、质的不同辨虚实。

治疗重在固冲止血调经,常用养阴、清热、补气、化瘀等治法,不宜过用苦寒以免伤阴,亦不可概投固涩之剂,以免致瘀。

(一)气虚证

证候:行经时间延长,月经量多色淡质稀;神疲体倦,气短懒言,面色㿠白,纳少便溏;舌质淡,苔薄白,脉缓弱。

分析:气虚冲任不固,经血失于制约,故行经时间延长,量多;气虚火衰,血失气化,故见经色淡质稀;气虚阳气不布,则神疲体倦,气短懒言,面色㿠白;中气虚不运,则纳少便溏;舌淡,苔薄白,脉缓弱,为脾虚气弱之象。

治法:补气摄血调经。

方药:举元煎。

若经量多者,可加阿胶以养血止血,乌贼骨以固冲止血,姜炭以温经止血,炒艾叶以暖宫止血;若失眠多梦者,酌加炒枣仁、龙眼肉以养心安神;若伴腰膝酸痛,头晕耳鸣者,酌加炒续断、杜仲、熟地以补肾益精。

（二）虚热证

证候：经行时间延长，量少，质稠，色鲜红；两颧潮红，手足心热，咽干口燥；舌红少苔，脉细数。

分析：阴虚内热，热扰冲任，血海不宁，则经行时间延长；阴虚水亏故经量少；火旺则经色鲜红质稠；阴虚阳浮，则两颧潮红，手足心热；虚火灼津，津液不能上承，故见咽干口燥；舌红少苔，脉细数，均为阴虚内热之象。

治法：养阴清热调经。

方药：两地汤。

若月经量少者，加枸杞、丹参、鸡血藤以养血调经；若潮热不退者，加白薇、麦冬以滋阴退虚热；若口渴甚者，酌加天花粉、葛根、芦根以生津止渴；若见倦怠乏力，气短懒言者，酌加太子参、五味子以气阴双补而止血。

（三）血瘀证

证候：经行时间延长，经量或多或少，色紫暗有块；小腹疼痛拒按；舌质紫暗或有瘀斑，脉弦涩。

分析：瘀血内阻，冲任不通，血不归经，而致经行时间延长，量或多或少；瘀阻胞脉，气血不畅，不通则痛，故经色紫暗，有血块，经行小腹疼痛拒按；舌质紫暗或有瘀斑，脉涩，亦为血瘀之象。

治法：活血祛瘀止血。

方药：桃红四物汤合失笑散。

若经行量多者，加乌贼骨、茜草以固涩止血；若见口渴心烦，溲黄便结，舌暗红，苔薄黄者，为瘀热之征，酌加生地、黄芩、马齿苋、丹皮以清热化瘀止血。

三、其他疗法

（一）中成药

（1）功能失调性子宫出血宁胶囊：每服 1～2 粒，每天 3 次。用于血热证。

（2）归脾丸：每次 1 丸，每天 2 次。用于气虚证。

（3）补中益气丸：每次 1 丸，每天 2 次。用于气虚证。

（4）云南白药：每服 0.25～0.5 g，每天 3 次。用于血瘀证。

（二）针灸治疗

主穴：关元、子宫、三阴交。

配穴：肾俞、血海、足三里、太溪。

方法：每次取 3～4 穴，虚证用补法加灸，留针 30 分钟；实证平补平泻，留针 15 分钟。

（王小惠）

第九节　经行发热

一、概述

妇女每值经期或行经前后出现以发热为主症的病证，称"经行发热"，《济阴纲目》称"经病发热"。若经行偶尔一次发热者,不属此病。

"经行发热"首见于《陈素庵妇科补解·调经门》,并在病因上提出有"客热乘虚所伤"和"内伤"之异,如云:"经正行,忽然口燥咽干,手足壮热,此客邪乘虚所伤……若潮热有时,或溅然汗出,四肢倦怠,属内伤为虚证。"故提出治疗客热宜退热凉血,内伤宜补血清热。其辨证治疗,说理精当。《丹溪心法·调经》中有"经行身热"用四物汤加柴胡、黄芩治之的记载。《证治准绳·女科》在"发热"候中,列举了与经病有关的各种发热证治验案。《女科经纶·调经门》引李氏言提出以发热特征辨虚实云:"发热有时为内伤,属于虚;潮热无时为外感,属于实。"《医宗金鉴·妇科心法要诀》则以发热时间辨虚实:"在经前则为血热之热,经后则为血虚之时热。"其后陈念祖在《女科要旨》中阐述了因瘀滞所致之发热:"人之气血周流,忽有忧思忿怒,则郁结不行,经前产后,忽遇饮冷形寒,则恶露不尽,此经后不调,不通则痛,发热所由作也。"近代医家朱小南认为本病以"内伤居多"。现代医学研究认为经前期紧张综合征患者少数可出现经行发热,与精神神经因素、维生素缺乏、激素、水钠潴留、催乳素浓度增高、内源性阿片肽系统、前列腺素及甲状腺功能等有关,还可能与个人的体质、免疫功能下降有关。

二、病因病机

本病主要发病机理是气血营卫失调所致。因妇人以血为本,月经乃血所化,值经行或行经前后,阴血下注于冲任,易使机体阴阳失衡,若素体气血阴阳不足,或经期稍有感触,即诱发本病。病因有外感、内伤之别,其证有虚实之异。因于虚者,或因肝肾阴亏而生内热,或因气血不足营卫失调。因于实者,或因过食辛辣厚味,血热内盛;或因肝郁化火,积而化热,扰乱气血营卫失和,瘀热内阻。

(一)肝肾阴虚

素体阴血不足,或房劳多产,或大病久病耗伤阴血。经行之时,血注胞宫,营阴愈虚,虚阳浮越,致经行或经后发热。

(二)血热内盛

阳盛之体,或嗜食辛辣之物,热伏冲任,或情怀不遂,过度抑郁,肝郁化火,复值经期冲气旺盛,气火交炽,阴阳失调,以致经行发热。

(三)气血虚弱

禀赋素弱,或劳倦思虑伤脾,或久病失养,气血内耗,经行气随血泄,血随经去,气血益虚,气血阴阳失调,而令发热。

(四)瘀热内阻

经行产后,恶露未净,瘀血停留,或经血未尽,外感六淫或内伤七情,致瘀血滞于胞宫,积瘀化热,经行之际,血海充盈,因瘀热内郁,阻滞于胞,气血乖违,营卫失调,而致经行发热(图 14-1)。

三、诊断与鉴别诊断

(一)诊断
1.病史
有房劳多产、久病或产褥期感染史。
2.临床表现
经期或经行前后出现以发热为主症,每伴随月经周期出现。实热一般在经前或经行1~2天发生,虚热在经行后期或经尽时出现,但体温一般≤38 ℃,甚至经尽后其热自退。

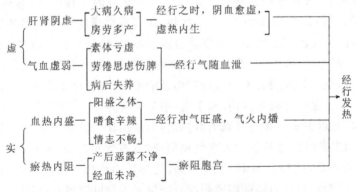

图 14-1　经行发热病因病机示意图

（二）鉴别诊断

本病应与下列疾病相鉴别。

1.经期外感发热

外感者,当有表证可查。

2.热入血室

热入血室也可见经行发热,虽亦与月经有关,但不呈周期性反复发作,其热型多为寒热往来,或寒热如疟,往往伴有神志症状,昼则明了,暮则谵语,或胸胁满如结胸状而谵语。

3.排卵后黄体致热出现基础体温高温相

经行发热是病理现象;后者为生理现象,其体温上升后≤37.5 ℃,且一般无自觉症状,经前体温高温相时间较长。

四、辨证论治

经行发热每随月经周期而发作,主要为气血营卫失调所致。总以调气血、和营卫为主,根据发热时间、性质以辨阴、阳、虚、实。一般在经前发热者多为阳盛实热;经后潮热者多为阴虚内热;乍寒乍热为瘀热;低热怕冷为气虚。临证须审因论治。

（一）肝肾阴虚

1.辨证

（1）妇科证候特点:经期或经后,午后潮热有时,五心烦热,经行量少,色红。

（2）全身症状:颧红,烦躁少寐,舌赤少苔,脉细数。

（3）证候分析:素体阴血不足,行经或经后,阴血下注,营阴益虚,阴虚内热则潮热有时;阴不敛阳则五心烦热;阴血不足则月经量少、色红;颧红、烦躁少寐为虚热上扰之征;舌红,少苔,脉细数,均为虚热之象。

2.治疗

（1）治法:清热养阴。

（2）方药:两地汤(方见月经先期)或用加味地骨皮饮(《医宗金鉴》)或四物济阴汤(《陈素庵妇科补解》)。①两地汤:此方是傅氏治疗虚热月经先期之方,这里借用来治疗肝肾阴虚所致经行发热,以其病机相同,异病同治之。②加味地骨皮饮:方中地骨皮、胡黄连滋阴清热;生地黄、牡丹皮滋阴凉血;白芍柔肝敛阴;当归、川芎养血活血。③四物济阴汤去荆芥:四物汤活血调血;麦冬、茯苓、知母、甘草滋阴降火;杜仲补肝肾;牡丹皮清热凉血;柴胡、荆芥引诸药入肝以清其热。

（二）血热内盛

1.辨证

(1)妇科证候特点:经前或经期身热面赤,月经先期或量多。

(2)全身症状:口干喜饮,心烦易怒,溲黄;唇红舌赤,脉数。

(3)证候分析:阳盛之体,或嗜食辛辣之物,热伏冲任;或情怀不遂,肝郁化火,复值经前或经期冲气旺盛,气火内燔,血热随冲气上逆,阳气外发,故经行发热,身热面赤;热扰冲任,则月经提前或量多;余症、舌脉均为血热内盛之候。

2.治疗

(1)治法:清热凉血调经。

(2)方药:清经散(方见月经先期)加益母草以清热调经,或四物汤(方见闭经)去川芎加牡丹皮、炒山栀子、黄芩。清经散是傅氏治疗血热月经先期之方,这里借用来治疗经行发热。方中牡丹皮、青蒿、黄柏清热泻火;熟地黄换生地黄,配白芍以清热凉血滋阴;地骨皮清血分之热;茯苓行水泄热,使热除而阴不伤。

（三）气血虚弱

1.辨证

(1)妇科证候特点:经行或经后低热,热势不扬,动辄汗出,经行量多,色淡质薄。

(2)全身症状:神疲肢软,少气懒言;舌淡,苔白润,脉虚缓。

(3)证候分析:素体虚弱,或劳倦思虑伤脾,或病后失养,气血虚弱,经行则气随血泄,其气更虚,卫阳不固,则发热自汗;气虚则摄血无权,故经行量多、色淡、质稀;气虚中阳不振则神疲肢软,少气懒言;舌淡苔白润、脉虚缓乃气虚血弱之候。

2.治疗

(1)治法:益气固表,养血和营。

(2)方药:补中益气汤(方见月经先期)或圣愈汤(方见痛经)或玉屏风散(《世医得效方》)合四物汤(方见月经过少)。玉屏风散:黄芪、防风、白术。黄芪配防风,益气固表御风;白术健脾资气血之源;四物汤养血和血。全方共奏益气固表,养血清热之功,以气虚发热而动辄自汗者尤宜。

（四）瘀热内阻

1.辨证

(1)妇科证候特点:经前或经期发热,腹痛,经血紫黯夹血块。

(2)全身症状:少腹胀痛或刺痛不喜按,胸闷烦躁;舌质紫黯或有瘀斑,脉沉弦数。

(3)证候分析:热瘀于内,营卫失和,经行瘀阻不通,故经前、经期发热腹痛;瘀热煎熬则经色紫黯夹块;舌质有瘀斑,脉沉弦数,为瘀阻有热之象。

2.治疗

(1)治法:化瘀清热。

(2)方药:血府逐瘀汤(方见闭经)或桃红四物汤(方见月经先期)加丹参、鳖甲。①血府逐瘀汤原治头痛、胸痛、夜寐梦多等症。本方能行血分瘀滞,解气分郁结,加牡丹皮、栀子以舒肝清热,共奏化瘀清热之功。②四物汤加桃仁、红花以活血化瘀,加丹参、鳖甲以增强化瘀之力,使瘀去则新生,气血得畅,营卫和则热自除。

五、其他治疗

(一)单方验方

1.甘蔗粥(《养老奉亲书》)

组成:甘蔗汁 100～150 mL,粳米 50～100 g。

方法:用新鲜甘蔗榨汁 100～150 mL,兑水适量,用粳米煮粥,以稀薄为好,随量饮服。适用于血虚伤津者。

2.当归补血饮(《内外伤辨惑论》)

组成:黄芪 30 g,当归 6 g,莲子 10 枚,冰糖 15～30 g。

方法:前 2 味共煎,取汁约半碗,去渣;莲子去心置另碗内,用清水适量泡开,再入冰糖,隔水蒸 1 小时,然后将 2 碗饮汁兑匀即成,每天分 2～3 次温服。适用于气血虚发热。

(二)针灸治疗

1.体针

取穴:足三里、三阴交、阳陵泉、关元。

方法:用补法,酌情加灸。适用于气虚型患者。

2.耳针

取穴:内分泌、皮质下、肾、子宫、卵巢。

方法:取上穴 3～5 个,毫针刺,用中度刺激,每天针刺 1 次,上穴轮流应用。

六、预防护理

(1)增强体质,积极治疗慢性病,大病久病后及时调养,提高机体免疫力。

(2)注意保持心情舒畅,经行前后禁食生冷、辛燥之品。

(3)经期避免感受外邪,禁止游泳、冒雨、涉水、房事等。

(4)发热期保证充分休息,饮食应有营养而易消化,以半流质或流质为宜,并适当补充一定的水分。

七、预后

本病虽在经期或经行前后出现以发热为主症的病证,但病势尚轻,发热以低热为多见。经及时有效的治疗和注意摄生调护后,常能获效。

八、小结

经行发热每随月经周期而发作,其证虽有虚实之分,但本病属内伤发热的范畴。所谓内伤,多为脏腑、气血功能失常所致,但治疗必须结合月经的特点,当以扶正祛邪为主,清热不宜过用寒凉,祛瘀不可攻破,以免克伐正气。临床常见有妇科盆腔慢性炎症,遇经行而发热者,也可参照本节辨证治疗。

(王小惠)

第十节　经行头痛

一、概述

妇人每逢经期或经行前后，出现以头痛为主要症状者，称"经行头痛"。本病古医籍散见于月经不调中，为临床常见多发病之一，每可因精神因素而诱发，属于现代医学"经前期综合征"的范畴。

二、病因病机

本病属于内伤性头痛的范畴，究其原因，与月经密切相关。因为头为诸阳之会，五脏六腑之气血皆上荣于头，足厥阴肝经会巅而络脑。肝为藏血之脏，经行时气血下注冲任而为月经，阴血相对不足，若因肝火、血瘀、血虚、痰湿等在此时引起脏腑气血失调，以致清窍失养或脑络阻滞发为头痛。

（一）肝火

多因情志内伤，致肝气郁结，气郁化火，经前冲气偏旺，冲脉隶于阳明附于肝，经行时阴血下聚，冲气偏旺，冲气挟肝气上逆，气火上扰清窍而致经行头痛。

（二）血瘀

情怀不畅，肝失条达，气机不宣，血行不畅，瘀血内留，或正值经期，遇寒饮冷，血为寒凝，或因跌仆外伤，以致瘀血内阻。足厥阴肝经循巅络脑，经行时气血下注于胞宫，冲气挟肝经之瘀血上逆，阻滞脑络，脉络不通，不通则痛，因而经行头痛。

（三）血虚

素体虚弱，或大病久病，长期慢性失血，或脾虚气血化源不足，或失血伤精致精血亏虚，经行时精血下注冲任，阴血益感不足，血不上荣于脑，脑失所养，遂致头痛。

（四）痰湿

肥胖之人，痰湿内盛；饮食劳倦伤脾，痰湿内生，痰湿滞于冲任，经行之际，冲脉气盛，冲气夹痰湿上逆，阻滞脑络，"不通则痛"，遂致头痛（图14-2）。

三、诊断与鉴别诊断

（一）诊断

1.病史

有久病体弱，精神过度刺激史。

2.临床表现

每逢经期或经行前后，出现明显头痛，周期性反复发作，经后辄自止。疼痛的部位或在巅顶，或在头部一侧，或在两侧太阳穴；疼痛的性质有掣痛、刺痛、胀痛、绵绵作痛，因人而异，严重者剧痛难忍。

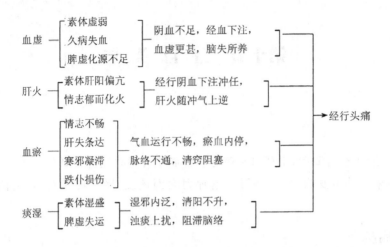

图 14-2　经行头痛病因病机示意图

（二）鉴别诊断

本病应与下列疾病相鉴别。

1.经行外感头痛

因于外感者,必兼恶寒、发热、鼻塞流涕、咳嗽咽痛、脉浮等外感症状,与月经周期无关。

2.高血压病引起的头痛

有高血压病史,头痛与月经周期无关,多于非经期发作,经降压药治疗后可减轻。

3.颅内占位性病变所致头痛

排除脑部肿瘤及鼻部疾病所致的头痛,必要时做 X 线检查、内分泌测定,或 CT、MRI 检查。

四、辨证论治

本病以伴随月经周期出现头痛为辨病依据。由于病因不一,有虚实之分。临床根据疼痛的时间、部位、性质、程度以辨虚实。实者多始于经前或经期,多为胀痛或刺痛,疼痛较剧;虚者多在经后或经将尽之际作痛,多为隐痛,痛势较缓。实证中,肝火头痛多见于两侧或巅顶,有胀痛或跳痛;血瘀者多痛有定处,痛如锥刺;痰湿者头痛,头重如裹。临床上还可见虚实夹杂者,当细心明辨。治疗以调理气血为大法,使气血调和,清窍得养,则痛可止。

（一）血虚

1.辨证

(1)妇科证候特点:经期或经后头痛,头晕,经行量少。

(2)全身症状:心悸少寐,神疲乏力;舌淡苔薄,脉虚细。

(3)证候分析:素体血虚,遇经行则血愈虚,血虚不能上荣于脑,故头晕、头部绵绵作痛;血虚冲任不足,则经血量少,色淡质稀;血虚心神失养,则心悸少寐,神疲乏力;舌淡苔薄,脉虚细,乃为血虚之候。

2.治疗

(1)治法:益气养血,活络止痛。

(2)方药:八珍汤(方见闭经)加枸杞子、何首乌、蔓荆子、鸡血藤。原方主治伤损等证,失血过多,或因克伐,血气耗损,恶寒发热,烦躁作渴。方中当归、川芎、白芍、鸡血藤养血和血;熟地黄、枸杞子、何首乌养肝血,滋肾精;人参、白术、炙甘草益气健脾;茯苓健脾宁心安神;蔓荆子清利头目,止痛。全方有养血益气之功,使气旺血足,自无经行头痛之疾。八珍汤气血双补,亦统治气血两虚的各种病证。头痛日久,加鹿角片、炙龟甲以填精益髓。

（二）肝火

1.辨证

(1)妇科证候特点:经前或经行头痛,甚或巅顶掣痛,头晕目眩,目胀,月经量稍多、色鲜红。

(2)全身症状:烦躁易怒,口苦咽干,舌质红,苔薄黄,脉弦细数。

(3)证候分析:素体肝阳偏亢,足厥阴肝经与督脉上会于巅,而冲脉附于肝,经行冲气偏旺,故肝火易随冲气上逆,风阳上扰清窍,而致经行巅顶掣痛;肝火内扰冲任,故月经量稍多,色鲜红;肝火内炽,则头晕目眩,烦躁易怒,口苦咽干;舌红,苔薄黄,脉弦细数,均为肝火炽盛,肝阴耗损之象。

2.治疗

(1)治法:育阴清热,平肝潜阳。

(2)方药:可用杞菊地黄丸(《医级》)或薛雪滋营养液膏(《沈氏女科辑要笺正》)。①杞菊地黄丸加夏枯草、苦丁茶、白蒺藜。原方治肝肾不足,肝阳上亢之证。方中六味地黄丸滋肾养肝;枸杞子、菊花养血平肝。酌加苦丁茶、夏枯草、白蒺藜以助清肝息风之力,使肝肾得养,肝火平息,则头痛自除。②薛雪滋营养液膏:方中以二至丸加芝麻、葳蕤、黑豆以滋肝肾之阴;加当归、熟地黄、白芍、枸杞子、驴皮胶以养肝血;沙苑蒺藜养肝肾,清头目;于大剂峻补阴血药中加轻清走上之桑叶除虚热,清头目。若肝火炽盛,头痛剧烈如劈者,可加龙胆草、黄芩之类以清泄肝火,经后以滋养肝肾治其本。

（三）血瘀

1.辨证

(1)妇科证候特点:经前或经行之时,头痛剧烈,痛如锥刺,痛有定处,病程日久,经色紫黯有块,伴小腹疼痛拒按。

(2)全身症状:胸闷作胀;舌质黯或边尖有瘀点,脉细涩或弦涩。

(3)证候分析:经行以气血通畅为顺,气顺血和,自无疼痛之疾。头为诸阳之会,因瘀血内停,经期冲气夹瘀血上逆,阻塞清窍,脉络受阻,故致头痛剧烈,瘀滞不走则痛有定处;血行不畅则经色紫黯有块,小腹疼痛拒按;瘀滞经脉则舌黯有瘀斑。脉细涩或弦涩,均为血瘀,气血运行不畅之象。

2.治疗

(1)治法:调气活血,化瘀通络止痛。

(2)方药:通窍活血汤(《医林改错》)。原方治头面上部血瘀之证。全方具活血通窍,行瘀通经之效。方中赤芍、川芎、桃仁、红花入血分以行血通瘀;老葱、麝香香窜以通脉络上下,气通则血活;生姜、大枣调和营卫,使瘀去血生,经络宣通,清窍得养,则头痛自止。

（四）痰湿

1.辨证

(1)妇科证候特点:经前、经行头痛,头重如裹,平日带多稠黏,月经量少色淡。

(2)全身症状:胸闷泛恶,呕吐痰涎;口淡纳呆,舌淡胖,边可有齿印,苔白腻,脉濡滑。

(3)证候分析:痰浊内蕴,阻碍气机,经前冲气偏旺,冲气夹痰浊上逆,蒙蔽清窍,故头重如裹;痰浊阻于冲任,气血运行不畅,故月经量少色淡;痰浊下注,损伤任脉,带脉失约,故带下量多,色白质黏;痰滞中焦,脾阳受困,运化不良,故胸闷泛恶,口淡纳呆;舌淡胖,苔白腻,脉濡滑,也为痰浊之证。

2.治疗

(1)治法:燥湿化痰,降逆止痛。

(2)方药:半夏白术天麻汤(《医学心悟》)加石菖蒲、丹参、蔓荆子。本方为化湿除痰,降浊止痛之剂。半夏燥湿化痰,降逆止呕;天麻平肝息风止头弦;白术健脾燥湿;茯苓健脾渗湿;橘红理气化痰;甘草调和诸药;姜枣调和脾胃。诸药合用使湿祛痰消,气机通畅,则头痛既愈。若痰热上扰,口苦目眩者,可用温胆汤;若虚烦不寐者,加黄连。

五、其他治疗

(一)单方验方

蔡小荪经验方(《蔡氏女科经验选集》)组成:大生地黄 12 g,山茱萸 9 g,滁菊花 6 g,生石决明 15 g(先煎),银僵蚕 9 g,白蒺藜 9 g,怀牛膝 9 g,龙胆草 4.5 g,生麦芽 30 g,泽泻 9 g。

功用:滋阴潜阳,息风泻火。

适应证:肝郁化火,阴虚阳亢证。

头痛偏于两侧,加天麻、钩藤、黄芩;痛偏巅顶,头皮发麻,加全蝎、藁本、羚羊角粉;痛偏前额,眉痛目胀,加密蒙花、白芷、蔓荆子;痛偏后枕,项背掣痛,加羌活、独活、葛根、赤芍;痛时昏重,呕恶痰涎,去山萸肉、生地黄,加半夏、天麻、苍术、制胆南星;痛时畏风,头冷欲裹,去生地黄、龙胆草,加当归、吴茱萸、细辛、鹿角片、肉桂;头痛缓解后,用归芍地黄汤之类养血柔肝以治本。

(二)针灸治疗

1.体针

取穴:头维、百会、风池、太阳、合谷、足三里、三阴交。

方义:头维、百会、风池三者为诸阳之穴,太阳、合谷疏风通络治其标,以足三里、三阴交调和气血以治其本。且三阴交为足三条阴经之会穴,为妇科经病要穴,与上诸穴配伍,则风邪得清,经病得调。

如肝肾两亏,加肾俞、太溪、太冲、通天以调补肝肾;如气血两虚,加关元、气海、脾俞、肝俞、太冲以益气养血。

手法:采取提插捻转,补泻结合,留针 20 分钟,每周 2 次,8 次为 1 个疗程,2 个疗程间休息 15~20 天。

2.耳针

取穴:额枕、枕小神经、脑点、子宫、卵巢、肾、内分泌、皮质下。

操作:毫针刺,用中等强度刺激,每天针 1 次,每次选上穴 3~5 个。

六、预防护理

本病发生与情志因素有关,对本病除药物治疗外,重要的还有以下几个方面。

(1)调情志尤其在经期,必须保持情怀舒畅,心情愉快,以使气调血和,避免恼怒及紧张。

（2）节制饮食不可过服生冷，以免克伐脾胃。

（3）注意休息，避风寒。

（4）积极治疗其他疾病，慢性失血患者，应尽快明确诊断，抓紧治疗。

（5）患病期间忌服辛辣之品。

七、预后

主要是气血为病，或由于血虚不足，或由于情志内伤、气郁化火，或由于瘀血内阻。经过及时有效的治疗，头痛多能渐愈，而预后良好。若失治或误治则会加重病情，严重者影响妇女的身体健康和工作学习。

八、小结

经行头痛为临床所常见，多与肝经气血失调有关。临证据疼痛的时间、部位、性质、程度结合月经的量、色、质，伴随证分虚实，常以标本同治为法。

治疗经行头痛，根据头痛的部位适当配伍引经药物可收效更快。前额头痛属阳明，加葛根、白芷；两侧头痛属少阳，加柴胡、蔓荆子；头顶痛属厥阴，加吴茱萸、川芎；后头痛属太阳，加羌活、藁本。经后以调经治本为主。

（王小惠）

第十一节　经　行　身　痛

一、概述

每遇经行前后或正值经期，出现身体疼痛或肢体痹痛者，称"经行身痛"。多为经欲行而身先痛，痛在肢节或肌肉，经后痛减或渐消失，亦称"经行遍身痛"。

二、病因病机

其主要原因为经期气血运行不畅，或素体血气不足，营卫亏损，筋脉失养，或因素有寒邪稽留，经行之际，乘虚而发，临床常见病因病机如下。

（一）血虚

素体血虚，或大病久病后，以致气血两虚，经行时阴血下注胞中，血随经泄，营血愈感不足，肢体百骸缺乏营血灌溉充养，筋脉失养，致不荣而身痛。

（二）血瘀

素有寒湿稽留经络、关节，血为寒湿凝滞，经行时气血下注冲任，寒湿之邪乘虚内著，稽留于经络、关节之间，因寒凝血瘀，而经脉阻滞，不通则痛，以致气血不通，故经水欲行而身痛也（图 14-3）。

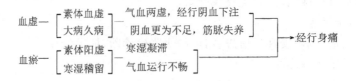

图 14-3　经行身痛病因病机示意图

三、诊断与鉴别诊断

（一）诊断

1.临床表现

每值经期或行经前后,出现周身关节疼痛,手足麻痹,腰背或骶部沉重酸痛,经尽后疼痛消失,随月经而周期性发作。

2.检查

（1）妇科检查:盆腔器官未发现异常。

（2）辅助检查:血液检查红细胞沉降率及抗"O"值正常,类风湿因子呈阴性。

（二）鉴别诊断

本病须与下列疾病相鉴别。

1.经期外感

经期外感,为经期偶感风寒之邪,亦可有身痛,且有恶寒、发热、流涕、脉浮等表证可辨,并无周期发作;而经行身痛,伴随月经周期发作,无外感症状。

2.内科痹证

内科痹证肢体、关节酸痛,游走不定,关节屈伸不利,甚至关节变形,疼痛持续发作,时轻时重,与月经周期无相关性,但受天气变化影响;血液检查可有红细胞沉降率及抗"O"值增高,或类风湿因子呈阳性。经行身痛的发作与天气无关,但必须随月经而发作,与之不同。

四、辨证论治

本病主因是素体正气不足,营卫失调,筋脉失养;或因素有寒湿滞留,经行时则乘虚而发。经欲行身先痛,多为血瘀;痛在经后,多为血虚。治疗以调气血、和营卫、通经络为主。实者重在理气和血,虚者以养血调营为主。因于寒湿者,则以温经散寒除湿为主。体虚外邪内侵,所致气血不和,营卫失调而身痛,治以补虚养正,佐以祛邪,使气血调和,营卫充沛,自无疼痛之虞。

（一）血虚

1.辨证

（1）妇科证候特点:经行肢体麻木疼痛,肢软无力,月经量少,色淡质薄。

（2）全身症状:面色无华,体倦肢软;舌质淡红,脉细弱。

（3）证候分析:素体虚弱,数伤于血,或久病大病失血未复,血虚筋脉失于濡养,经行时气血愈感不足,四肢百骸失于荣养,则肢体疼痛麻木;血虚冲任血海不足则月经量少,色淡质薄;面色无华,体倦肢软,舌质淡红,脉细弱,皆营血不足之证候。

2.治疗

（1）治法:养血益气,柔筋止痛。

(2)方药:当归补血汤(《内外伤辨惑论》)或黄芪建中汤(《医宗金鉴》)。①当归补血汤加白芍、鸡血藤、丹参、玉竹。原方主治肌热、躁热,口渴引饮,目赤面红,昼夜不息,其脉洪大而虚,重按全无。方中黄芪、当归益气养血,黄芪五倍于当归,是补气生血之剂,大补脾肺元气,以资生血之源;白芍、鸡血藤、丹参、玉竹养血柔筋。全方共助养血益气,缓急止痛之功。②芪建中汤:方中黄芪益气固表;肉桂配白芍加生姜、大枣以调和气血营卫;甘草配白芍以缓急止痛。全方和阴阳,调气血,使营卫和谐,气血得充则痛自愈。

(二)血瘀

1.辨证

(1)妇科证候特点:经行腰膝、肢体、关节疼痛,酸楚不适,得热则减,遇寒则重,伴经期推迟,腹痛,经行有块、量少。

(2)全身症状:平时肢体麻木或酸软无力;舌紫黯或有瘀斑,脉沉涩或弦紧。

(3)证候分析:经行以气血通畅为顺。寒湿乘经期、产后留滞经络、关节,气血运行不畅则肢体麻木或酸软无力;寒凝血瘀,经水欲行则经脉滞阻,不通则痛,故腰膝、肢体、关节疼痛;寒则喜温,故得热则痛减,遇寒则痛甚;寒邪阻滞胞络,气血运行不畅,则经期推迟,腹痛,量少有块,舌质黯,脉沉涩或弦紧。

2.治疗

(1)治法:养血活血,散寒止痛。

(2)方药:可用趁痛散(《妇人大全良方》)或羌桂四物汤(《医宗金鉴》)。①趁痛散:方中黄芪、当归益气养血;白术、甘草健脾益气;桂心、独活、薤白温经通络;牛膝补肝肾。全方重在益气养血,散寒止痛,使气顺血和,则痛自除。②羌桂四物汤:四物汤加羌活、桂枝以温通经络。

五、其他治疗

(一)单方验方

沙冰验方(《全国中医妇科验方集锦》):络石藤、干地黄、桑寄生各15 g,防风、海风藤、生黄芪、川芎各10 g,羌活、独活各5 g。经前、经期水煎分服。

功效:补肾通络,疏风散寒祛湿。

适应证:素体气血不充,风寒湿邪侵袭。

(二)针灸治疗

1.毫针

取穴:肾俞、大肠俞、白环俞、太溪、委中、昆仑、阿是穴。

治法:舒筋活络,化瘀止痛。

手法:平补平泻,得气后可加温针、电针。

2.耳针

取穴:腰骶椎区、神门、肾、皮质下。

操作:毫针中强刺激,隔天1次,10~15次为1个疗程。

3.艾灸

取穴:肾俞、委中、阿是穴。

操作:艾条温和灸10~15分钟,或用隔姜灸1~3壮,每天1次。

4.刺络拔罐

取穴:阿是穴。

操作:局部压痛点用皮肤针叩刺出血,加拔火罐。

适应证:用于血瘀型。

六、预防护理

(1)加强体育锻炼,增强抗病能力。

(2)经期充分休息,避免过度劳累与紧张;避免着凉、淋雨、游泳、涉水等。

(3)注意饮食调节,属血虚者宜吃营养丰富的食物,忌食生冷、滋腻的食物。

七、预后

经行身痛主要由于气血失调为主,或筋脉失养,或寒湿留滞,若加强锻炼,增加抵抗力,合理饮食,注意休息及经期调摄情志则有利于病情的缓解和治愈。

八、小结

经行身痛是以经行前后或正值经期出现以身体疼痛为主的病证,虽有虚实两型,但以体虚为本,治疗以调和气血营卫为主。

（王小惠）

第十二节　经行泄泻

一、概述

每值经期或行经前后,大便溏泄或水泻,经尽自止者,为"经行泄泻",或称"经来泄泻"。本病以泄泻伴随月经周期而出现为主要特点,若平素有慢性腹泻,遇经行而发作尤甚者,经期可参本病施治。偶因饮食不节,或伤于风寒而发生在经期泄泻者,不属本病的范围。

二、病因病机

本病总由脾肾虚损所致,脾主运化水谷,然需肾阳温煦,且肾为胃之关,主司二便。若二脏功能失于协调,脾气虚弱或肾阳不足,则运化失司,水谷之精无以化生,水湿内停,经行之际,气血下注冲任,则脾肾之气更虚而致经行泄泻。

（一）脾虚

脾统血,属湿土,司运化。若素体脾气虚弱,经期脾血注入血海,脾气益虚,脾虚失运,化湿无权,水湿渗于大肠而为泄泻;或肝木乘脾,而致腹痛即泻。

（二）肾虚

肾主开阖,司二便,而经本于肾。若素体先天不足,命门火衰,或因房劳多产,克伐肾气,经行时经水下泄,肾气更虚,不能上温脾阳,开阖失司,阳虚无以制水,则经行泄泻(图14-4)。

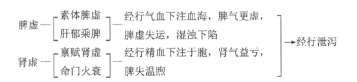

图 14-4　经行泄泻病因病机示意图

三、诊断与鉴别诊断

(一)诊断

1.病史

有过度劳累、房劳多产或慢性胃肠疾病史。

2.临床表现

经前 2～3 天或正值经行发生泄泻,经尽渐止,并伴随月经周期反复发作。若偏于脾虚者,大便稀薄,脘腹满闷,纳呆神疲;若因脾虚肝郁所致者,症见经行腹痛必泻,泻后痛止,胸胁痞闷,嗳气不舒;若偏于肾虚者,每于鸡鸣前(五更)腹痛泄泻或大便清冷如水,伴腰酸肢冷。

3.检查

(1)妇科检查:盆腔器官无异常。

(2)辅助检查:大便检查未见异常。

(二)鉴别诊断

本病应与下列疾病相鉴别。

1.内科泄泻

内科泄泻多因脏腑功能失调、饮食内伤或外感所致腹泻,偶可正值经期发作尤甚,但无随月经周期反复发作的特点,常伴有发热、恶心、呕吐等症状。

2.经期伤食

经期偶然伤食,引起泄泻,有暴饮暴食或不洁饮食史,常伴有腹痛肠鸣、脘腹痞满、嗳腐酸臭,与月经周期无关。

3.经期感寒泄泻

经期感受寒湿及风寒之邪,侵袭肠胃,泄泻清稀,甚至如水样,腹痛肠鸣,伴有恶寒发热、鼻塞头痛等证。经行泄泻则伴随月经周期而发作,且无表证。

四、辨证论治

经行泄泻总以脾肾亏虚为本,有脾虚、肾虚之分,辨证时应着重观察大便的性状及泄泻的时间,参见兼症辨之。若大便溏薄,脘腹胀满,多为脾虚之候;若大便清稀如水,每在天亮前而泻,畏寒肢冷者,多为肾气虚寒。治疗总以健脾、温肾为主,调经为辅。

(一)脾虚证

1.辨证

(1)妇科证候特点:月经前后或正值经期,大便溏泄,经行量多,色淡质稀。

(2)全身症状:神疲肢软或面目水肿;舌淡苔白;脉濡缓。

(3)证候分析:脾虚失运,经行时气血下注血海,脾气益虚,湿浊下渗大肠而为泄泻;脾虚失统则经量多而色淡质清;脾气虚弱则神疲肢软,健运失常,则面目水肿;舌淡苔白,脉濡缓皆为脾气虚弱之候。

2.治疗

(1)治法:健脾益气,化湿止泻。

(2)方药:参苓白术散(方见月经先后无定期)或运脾饮(《陈素庵妇科补解》)。①参苓白术散:方中四君子加山药、扁豆、莲子肉以健脾益气;砂仁和胃理气;法半夏温胃化湿,使脾气健,水湿化,泄泻止。②运脾饮:方中香附、半夏、厚朴、陈皮、草豆蔻温中健脾;苍术燥湿;山楂、神曲消食宽中;茯苓、泽泻利水止泻,甘草扶脾和中。平时以香砂六君汤(《名医方论》木香、砂仁、半夏、陈皮、人参、白术、甘草、茯苓、生姜)治之。若脾阳虚衰,泄泻鸭溏清冷,手足不温者,当温中散寒,方用理中汤(《伤寒杂病论》人参、白术、甘草、干姜);若脾虚肝旺,或肝旺侮土者,则经行腹痛必泻,泻后痛止,胸胁痞闷,嗳气不舒,治宜扶脾抑木,方用痛泻要方(《丹溪心法》白术、白芍、陈皮、防风)。

(二)肾虚证

1.辨证

(1)妇科证候特点:经行或经后大便泄泻,或五更泄泻,经色淡质清。

(2)全身症状:腰膝酸软,头昏耳鸣,畏寒肢冷;舌淡苔白,脉沉迟。

(3)证候分析:肾阳虚衰,命火不足,不能温煦脾阳,经行肾虚益甚,水湿不化则经行泄泻;五更之时,阴寒较盛,故值五更而泻;肾阳虚衰,不能温养脏腑,影响血之生化,故经色淡而质清稀。阳虚经脉失于温煦,故畏寒肢冷;腰为肾之府,肾主骨,生髓,脑为髓海,肾虚骨髓不充,故腰膝酸软,头昏耳鸣;舌淡苔白,脉沉迟,均为肾阳虚衰之候。

2.治疗

(1)治法:温肾扶阳,暖土固肠。

(2)方药:健固汤(方见经间期出血)合四神丸(《校注妇人良方》)。方中党参、茯苓、白术、薏苡仁健脾渗湿;巴戟天、补骨脂温肾扶阳;吴茱萸温中和胃;肉豆蔻、五味子固涩止泻。

五、其他治疗

(一)体针

取穴:脾俞、章门、中脘、天枢、足三里。

治法:以健脾胃、温肾阳为主;针用补法,可灸;若为肾虚泄泻,可灸命门、关元。

(二)耳针

取穴:子宫、卵巢、盆腔、肾、内分泌、皮质下、脾、胃、三焦、大肠。

治法:每次选耳穴3～5个,毫针刺,中等刺激,每天1次,也可以在上述穴位上埋针。

六、预防护理

(一)预防

(1)注意保持心情舒畅,虚者要注意经前调理,以补脾肾为本。

(2)适当控制饮食,食入易消化的食物,少食油腻之品。

(二)调护

(1)经期慎食生冷瓜果之物,以防感寒湿滞,重伤脾阳。

（2）伴水肿者，宜多食鲤鱼、冬瓜或赤小豆之品；轻度水肿者，低盐饮食。

（3）大病久病之后，注意调养，防止肾气受损。

七、预后

经行泄泻以每值经期或行经前后大便溏薄甚或清稀如水，日解数次为主症，经尽自止为特点，若诊断明确，辨证无误，治疗及时得当，预后较佳，多可痊愈。

八、小结

本病与脾、肾二脏密切相关，虽为虚证，但仅经期乃发，不宜峻补收涩，只可健脾化湿或温肾扶阳，缓而治之，且在平时当以补脾固肾以固其本。

（王小惠）

第十三节 经行眩晕

一、概述

每逢经期或经行前后出现头晕目眩，视物昏花，如坐车船，甚或伴恶心呕吐，称为经行眩晕，眩言其黑，晕言其转，二者常并见。

二、病因病机

本病多因于虚，或为血虚，或为阴虚而精血不能上荣于脑目，或阴虚肝旺，虚火上扰清窍，亦有因为痰湿内阻，清阳不升者。

（一）血虚

大病失血，素体血虚，或脾虚化源不足，营血亏虚，经行则气血下注，其血更虚，不能上荣头目，故致经行眩晕。

（二）阴虚阳亢

素体肝肾不足，精血亏少，或多产房劳，致阴精耗伤，经行阴精更虚，阴不敛阳，虚阳上浮，遂致经行眩晕。

（三）脾虚夹痰

素体肥胖痰盛之体，或脾虚运化失司，痰湿内生，阻遏清阳，经期气血下注，气虚益甚，清阳不升，痰浊上扰清窍则发经行眩晕。

三、诊断与鉴别诊断

（一）诊断

临床表现每经期或经行前后，头晕目眩，视物昏花，脑转耳鸣。轻者，瞬间即止；重者，需闭目自持，甚或不能站立。特点是伴随月经反复周期性发作。

（二）鉴别诊断

本病需与梅尼埃病相鉴别,后者亦出现眩晕,但无周期变化,可请耳鼻喉科医师诊治以鉴别。

四、辨证论治

本病辨证首辨虚实。血虚者,眩晕多发生在经行或经后;痰湿者,眩晕多发生在经前,常伴头晕且重,胸闷欲呕,经后逐渐缓解。治疗上,因于虚者,补益心脾,益气生血;因于痰者,健脾化痰,升阳除湿;因于阴虚肝旺者,育阴潜阳。

（一）血虚

1.辨证

(1)妇科证候特点:经行或经后头晕目眩,视物昏花,经行量少,推迟,色淡红质稀。

(2)全身症状:体倦乏力,面色萎黄或无华;舌淡,脉细弱。

(3)证候分析:营血亏虚,经行时阴血下注冲任,其血益虚,不能上荣头目,发为经行眩晕;血虚冲任不足故经迟、量少、色淡红质清稀;血不营心则心悸少寐;血虚则面色萎黄或无华,舌淡,脉细弱。

2.治疗

(1)治法:补益心脾,益气生血。

(2)方药:归脾汤(方见月经先期)加枸杞子、何首乌、熟地黄。方中人参、黄芪、白术、甘草益气健脾;当归、枸杞子、何首乌、熟地黄滋补精血;茯神、远志、酸枣仁、龙眼肉养心宁神;木香理气和胃;生姜、大枣调和营卫。全方共奏补心益脾,益气补血之效,使血气充足则眩晕止。

（二）阴虚阳亢

1.辨证

(1)妇科证候特点:经行头晕目眩,耳鸣脑转,经行量少,色红。

(2)全身症状:烦躁易怒,口干咽燥;舌红,苔黄,脉弦细数。

(3)证候分析:阴精亏少,经行尤甚,阴虚于下,阳气上越,上扰清空,故头晕目眩,耳鸣脑转;阴虚阳旺则经行量少色红;阴虚不能敛阳,则烦躁易怒;阴虚津亏则口干咽燥,舌红,苔薄,脉弦细数。

2.治疗

(1)治法:滋阴潜阳,清眩止晕。

(2)方药:天麻钩藤饮(《杂病证治新义》)或一贯煎加减(方见月经先后无定期)。①天麻钩藤饮:天麻、钩藤、石决明平肝潜阳;杜仲、桑寄生补益肝肾;栀子、黄芩清肝泻火;益母草和血调经;牛膝引热下行;夜交藤、朱茯苓宁心安神。②一贯煎加刺蒺藜、菊花、决明子。方中沙参、麦冬、当归、熟地、枸杞子滋养肝肾;少佐川楝子以清肝理气;刺蒺藜、菊花、决明子平降肝阳止眩晕。若眩晕甚可酌加僵蚕、蝉蜕增强祛风平肝之效。

（三）脾虚夹湿

1.辨证

(1)妇科证候特点:经行前后,头晕而沉重,平时带下量多。

(2)症状:胸闷欲呕,纳少便溏;苔白腻,脉濡滑。

(3)证候分析:脾虚湿盛、痰聚,则清阳被阻,浊湿不降以致头晕而沉重;湿邪下注,则带下量多;痰阻中焦,脾阳不振则胸闷欲呕,纳少便溏;苔白腻,脉濡滑,为痰湿内蕴之征。

2.治疗

(1)治法:健脾除湿,化痰止晕。

(2)方药:半夏白术天麻汤(方见经行头痛)加蔓荆子。方中二陈汤化痰除湿;白术健脾祛湿;天麻化痰息风;蔓荆上行清头目;生姜、大枣调和营卫。若痰郁化火者,症见头目胀痛,心烦口苦。舌苔黄腻,脉弦滑者,可以竹茹温胆汤(《备急千金要方》)清热涤痰。方中以二陈汤化痰除湿;竹茹清化热痰;枳实顺气降痰。其对痰热上扰之眩晕有清热涤痰之效。

五、预防调护

经前避免紧张,劳逸适度,控制水盐的摄入。

六、小结

经行眩晕亦为临床常见症,虚多而实少,临证时需详审症状以辨虚实而论治,因虚而致者,应注意经后的调理。

(王小惠)

第十四节 癥 瘕

一、概述

(一)定义

妇人下腹胞中有结块,伴有或胀、或痛、或满、甚或出血者,称为癥瘕。癥者有形可征,固定不移,痛有定处;瘕者假聚成形,聚散无常,推之可移,痛无定处。一般癥属血病,瘕属气病,但临床常难以划分,故并称癥瘕。

《广韵》曰:"癥,腹病也。"《说文解字》曰:"瘕,女病也。"癥瘕一证,泛指一切腹内结块,临床上以妇女为多见。正如《徐灵胎医书全集·医学源流论·妇科论》中指出:"妇人之疾,与男子无异,惟经期胎产之病不同,并多癥瘕之疾,其所以多癥瘕之故,亦以经带胎产之血,易于凝滞,故较之男子为多。"所以妇科立专章讨论,主要是指子宫、胞脉、胞络及冲任脉等部位发生的结块或伴疼痛的疾病。

癥与瘕既有区别又有联系,如《证治准绳·女科·积聚癥瘕》曰:"癥积在腹内或肠胃之间,与脏气搏结坚牢,虽推之,不移,名曰癥。""瘕者,假也。其结聚浮假而痛,推移乃动也。"明确地指出了癥与瘕在症状上的区别,但因其病形相类,难以截然分开,且瘕聚日久,由气及血,病情发展,每多成癥,故临床上常癥瘕并称。

(二)分类

与癥瘕一名相类的有积聚,在分类方面,古人论述颇详,有五积、六聚、七癥、八瘕之说。《证治准绳·女科·积聚癥瘕》中概括地说:"古方有五积、六聚、七癥、八瘕之名,五脏之气积名曰积,故积有五;六腑之气聚名曰聚,故聚有六……若夫七癥八瘕则妇女居多。"五积、六聚之名最早见于《难经》,所谓五积者,即心之积曰伏梁,肺之积曰息贲,肝之积曰肥气,脾之积曰痞气,肾之积曰奔豚。六聚者,概指六腑之气聚也,但无详论,宋代陈言在《三因极一病证方论》中解释曰:"六腑失常,则壅聚不通,故实而不转。虚而输,随气往来,痛无定处。""久气积聚,状如癥瘕,随气上下,发作有时,心腹绞痛,攻刺腰胁,上气窒塞,喘咳,满闷,小腹填胀,大小便不利,或腹泄泻,淋漓无度,遗精、白浊,状若虚劳。"《诸病源候论》中首载七癥、八瘕,有八瘕名证,而无七癥病形,仅在"癥病候"下列有暴、鳖、食、米、虱、发、蛟龙七证,后世又见血癥、痃癥、痞癥、肉癥之论,说法不一,难以统名。八瘕者,指黄、青、燥、血、脂、狐、蛇、鳖瘕。该书还列有疝瘕候,是以突出其"浮假而痛"之特点。以上分类既有琐碎之弊,又有"惑世诬名"之嫌,对临床缺乏指导意义,早在金末张载人就加以否定,故现在很少应用。

另外,尚有肠覃、疝、癖、疝、痞之名,非妇人特有。肠覃是指肠外之包块,乃寒浊凝结,腹生肉,始如鸡卵,大如怀胎,按之坚,推之移,月经以时下。疝者,在腹内,近脐左右,各有一条筋脉急痛,大者如臂,次者如指,因气而成,如弦之状。癖者,僻在两胁之间,有时而痛;疝者,痛也,少腹痛引腰胁;痞者,胸脘痞满,腹胀如鼓。疝、癖、疝、痞不属癥瘕范围。

癥瘕有良性和恶性之分,本节仅讨论良性癥瘕。西医学中子宫肌瘤、卵巢肿瘤、盆腔炎性包块、子宫内膜异位症、结核性包块、陈旧性宫外孕血肿等,可参考本病的辨证治疗。

二、病因病机

《华元华中藏经·卷二·积聚癥瘕杂病第十八》指出积聚癥瘕"皆五脏六腑真气失而邪气并,遂乃生焉"。所以癥瘕的形成,不仅是局部气血阻滞壅塞的结果,而且与脏腑气血经络的功能失调密切相关,临床上以气滞、血瘀、痰湿致癥瘕者为多。

(一)气滞

《女科经纶·癥瘕痃癖证》认为癥瘕"此证多兼七情亏损,五脏气血乖违而成"。气滞是癥瘕的起始因素,是病理演变的中心环节,气滞的形成多为七情内伤,主要指恚怒伤肝,忧思伤脾。另外,由于妇女经带孕产屡耗阴血,肝木失养,稍有七情引动,则易失去条达之性,疏泄失常,气血郁滞,多成瘕疾;气滞日久生瘀、凝痰,可转化为癥积。

(二)血瘀

血瘀的形成,除气滞所致外,还有妇女的特点,如经期产后,血室正开,正气不足,若感受风寒,则与血相搏;或房室不节,余血败精内留等,均可致瘀。瘀血结于胞宫,多为有形可征,推之不移之癥积。如《校注妇人良方·卷七·妇人腹中瘀血方论第十》中云:"妇人腹中瘀血者,由月经闭积,或产后余血未尽,或风寒滞瘀,久而不消,则为积聚癥瘕矣。"瘀结成癥后可有 2 种发展,其一损伤阳气,整体功能衰退,出现虚寒状态,导致水湿不运,泛滥而见水肿、腹水;其二耗损阴血,肌肉经脉失养,虚热内生,热灼血络,可见反复性不规则出血。

(三)痰湿

痰湿的形成,与肝、脾、肾的功能失调有关。因肝主疏泄,调畅气机;脾为枢纽,运化水湿;肾乃水脏,开阖司从,气化膀胱。然痰湿致癥,每多与气血相并,因为津液随气血而运行,小腹经脉丛集,气血易于瘀滞,津液随之蕴蓄而成,痰湿瘀结,日久渐生癥瘕。亦可因痰湿内蕴日久化热,致湿热与瘀血相并为癥者。《女科经纶·痃癖证》引武叔卿说:"盖痞气之中,未尝无饮,而血癥、食癥之内,未尝无痰,则痰、食、血未有不因气病而后形成。"

另外,对于癥瘕之因,尚有食积成癥之说。《校注妇人良方·食癥方论》指出:"妇人食癥,由脏腑虚弱,经行不忌生冷饮食,或劳伤元气所致。"由于脾胃运化失常,致饮食停滞不消,与气血相结，日久聚而不散。亦如张介宾的《景岳全书·妇人规·癥瘕类》所云："凡饮食留聚而成癥癖，或以生冷、风寒、愤怒、气逆、劳倦、饥馁、饮食不节，皆能致之。然胃气强者，必不致留聚饮食，而饮食之不能化者，必为脾胃气弱而然，结聚成块，日渐生成，坚牢不移，故谓之食癥。"

本病病因虽有多端，但其病理变化主要是脏腑功能失调，气机阻滞，气滞血瘀、瘀滞日久形成癥瘕。至于痰湿、湿热、食积等有形之邪，必与气血相结，逐渐形成本病。由于病程日久，正气虚弱，气、血、痰、湿互相影响，故多相互兼夹，初病多实，久则多虚，或虚实并见。

三、诊断与鉴别诊断

（一）诊断

1.临床表现

下腹部或胀，或痛，或满，甚或出血，或影响经带孕产，出现月经量过多或过少、痛经、闭经、血崩、漏下不止、带下增多、堕胎、小产、不孕等症状。

2.检查

若包块较大者可见小腹部隆起，或可于腹壁上扪及包块；包块较小者往往需运用西医的双合诊或三合诊或 B 超、腹腔镜等辅助检查，才能确定其包块的部位、大小、软硬，以及有无触痛等，以助诊断。

（二）鉴别诊断

癥瘕尚须与妊娠子宫、尿潴留、卵巢肿瘤、子宫肌瘤、盆腔炎性包块、陈旧性宫外孕等相鉴别（表 14-1）。

表 14-1　癥瘕鉴别诊断表

项目	妊娠子宫	尿潴留	卵巢肿瘤	子宫肌瘤	盆腔炎性包块	陈旧性宫外孕
月经	有停经史	无变化	一般无变化	常有月经改变，多见月经量多，经期延长	月经失调，月经量多，经期延长，痛经	有停经史
肿块位置	下腹中央	下腹部，较表浅，固定	多数为一侧，偶有双侧	下腹中央	小腹部，或一侧，或双侧	下腹一侧
肿块大小	子宫大小与停经月份相符	一般较大	大小不一	一般较小，超过脐者少见	大小不一，活动差	一般较小，亦有大者
肿块性质	质地较软，形态规则	明显囊性感，包块界限不清	囊性或实质性	多为实质性	囊性或实质性	质地较硬，界限较清
妇科检查	宫颈软，紫蓝色，宫体软，大小与停经月份相符	下腹膨隆，明显囊性感，包块界限不清	肿块位于子宫旁，一般无压痛	子宫增大，质硬，或表面高低不平	脓性白带，宫颈举痛，宫体压痛，有界限不清，宫旁组织增厚，压痛明显，附件可扪及包块，有压痛	宫颈举痛，宫旁可触及包块，压痛，其大小与停经月份无关
超声波	有胎心胎动波，羊水液平波	液平段宽度大	或实性波，或液性波	实质性肿块波，波形衰减	有粘连反射波即呈活跃的低小波	宫体无变化，宫旁可探及实质性波

续表

项目	妊娠子宫	尿潴留	卵巢肿瘤	子宫肌瘤	盆腔炎性包块	陈旧性宫外孕
病史	有停经史,多数有早孕反应	有排尿不畅史	无特殊病史,常偶然发现	有月经变化史,可有压迫症状	有慢性盆腔感染史,急性发作时伴高热寒战	有停经史、不规则阴道出血史,有腹痛及昏晕史
理化	妊娠试验为阳性,或有轻度贫血	一般无异常	一般无异常	可有贫血	急性期白细胞计数增多明显	或有重度贫血,白细胞计数水平中度增高

四、辨证论治

本病辨证的要点在于:第一,辨病情性质。包块坚实硬结者,多为血癥;聚散无常者,多为气瘕;包块呈囊性感者,多为湿(热)癥;包块软而僵硬,多为痰积。第二,分病程虚实。病之初期,肿块胀痛明显者,以邪实为主;中期包块增大,质地较硬,隐隐作痛,月事异常,面色欠润者,多邪实正虚;后期胀痛甚剧,肿块坚硬如石,全身羸弱者,多为正虚。第三,析病证善恶。癥瘕发展缓慢,按之柔软活动,精神如常,面色有泽者,多善证;癥瘕日益增大,按之坚硬如石,疼痛甚剧,伴有或崩或漏,或五色带下,形瘦面黯者,多恶证。

关于本病的治疗,历代医家论述详实。但总的治疗原则不外乎攻邪、扶正两端。体质强者,攻积为主,若肿块有形可征,属血瘀者,治宜活血破瘀消癥;若肿块无形可征,聚散无常,属气滞者,当以理气行滞散瘕为主。然攻伐之剂当遵"衰其大半而止"之旨,不可猛攻峻伐,以免损伤元气。《女科经纶·癥瘕疝癖证》引李杲之言:"人以胃气为本,治法当主固元气,佐以攻伐之剂,必需待岁月,若期速效,投以峻剂,反致有误也。"对于体质虚弱者,当扶正以祛邪,或先补后攻,或攻补兼施。

(一)气滞

1.辨证

(1)妇科证候特点:结块不坚,推之可移,部位不定,痛无定处,或有经行后期量少,经行腹痛,或带下偏多。

(2)全身症状:小腹胀满,胸闷嗳气,精神抑郁;苔薄润,脉沉弦。

(3)证候分析:疏泄失常,气血不和,乃生癥瘕;然以气滞为主者,必积块不坚,部位不定,推之可移,疼痛每随气聚而作,气行则止;病在小腹,故小腹胀满;肝气上逆则嗳气,胸闷;肝失疏泄,则精神抑郁;气机郁滞,血行受阻,可见经行后期,量少;经血滞于胞中,故痛经;肝旺克脾,湿邪内生,则带下量多;脉沉弦乃气机不畅之象。

2.治疗

(1)治法:行气导滞,破瘀消癥。

(2)方药:香棱丸(《济生方》)或大七气汤(《济生方》)。①香棱丸:方中木香、丁香、枳壳均为行气导滞之品;青皮破气疏肝;川楝子清下焦郁热,且有行气止痛之效;佐以三棱破血中之滞,莪术逐气分之瘀,以助行气导滞之力。诸药为细末,面糊为丸,朱砂为衣,取其护心宁心之意。若伴有月经不调,经行后期量少者,可加香附、丹参以助血行;若经行腹痛剧烈者,加延胡索、田七以加强理气止痛之效;若带下过多者,加茯苓、白芷以健脾利湿。②大七气汤:制香附、青皮、陈皮、藿香、醋三棱、醋莪术、苦桔梗、肉桂、益智仁各45 g,炙甘草22 g。共为粗末,每服15 g,清晨空腹服下。方中香附、青皮疏肝达郁,疏泄气机;木香理气和胃;佐三棱破血中之气,莪术逐气中之血,以助行气导滞之力;桔梗升提气机,以宣通上下;益智仁温脾暖肾,宣中带涩,用之以防耗气;肉桂鼓舞血行,以助气化;甘草和中益气,以缓急止痛。综合全方,行气导滞,开郁破结,缓缓调治,以防伤正。若兼食积,症见胸脘痞满,吞酸泛恶,腹部胀硬疼痛,大便秘结,或溏泄不畅,舌苔厚腻,脉象弦涩,宜理气开郁,消食导滞,用开郁正气散(《济阴纲目》)。该方制香附、青皮、陈皮、白术、茯苓、炒山楂、炒神曲、炒麦芽、桔梗、砂仁、海粉(海蛤代)、延胡索、炙甘草各等分,共为粗末,每服30 g,加生姜3片,用水煎服。方中香附、青皮、陈皮、砂仁疏肝和胃,理气开郁;白术、茯苓健脾渗湿;气滞痰亦滞,故用海粉软坚化痰;山楂、神曲、麦芽消食导滞,以恢复胃肠功能;桔梗宣畅气机,以除痞满;气郁则痛,血滞亦痛,延胡索既能行血中之气,又能行气中之血,气行血行,通则不痛,故用之止痛;甘草和中缓急,使诸药在理气导滞,消食散瘕时不致损伤脾胃。

(二)血瘀

1.辨证

(1)妇科证候特点:胞中积块坚硬,固定不移,疼痛拒按,月经量多或经期错后,色紫黑,有血块。

(2)全身症状:面色晦黯,肌肤乏润,口干不欲饮水;舌边瘀点,脉象沉涩。

(3)证候分析:血瘀不行,气机被阻,积结成瘕,故包块坚硬不移,痛而拒按;脉络不通,血运失常,上不荣面,外不荣肌肤,故面色晦黯,肌肤不润;瘀血内阻,冲任失调,故月经量多,色紫黑有血块,或经行后期;津液不能上承,故口干不欲饮水;舌边瘀点,脉沉涩,均属瘀血内阻之征。

2.治疗

(1)治法:活血化瘀,破积消瘕。

(2)方药:桂枝茯苓丸(方见妊娠腹痛),或大黄䗪虫丸(《金匮要略》),兼血虚者增味四物散(《济阴纲目》)。①桂枝茯苓丸:方中桂枝温经、行气、通阳;牡丹皮、桃仁活血祛瘀;茯苓化痰渗湿健脾;赤芍行血中之滞。若癥块顽固,上方久服效果不著,可在汤剂中加入醋三棱、醋莪术各12 g,以增强逐瘀破癥之力。②大黄䗪虫丸:上药研细末炼蜜为丸,每丸10 g,每次1丸,每天服1～2次,空腹温黄酒或温开水送下。方用大黄、桃仁、干漆通瘀化结;䗪虫、虻虫、水蛭、蛴螬破结化瘀;地黄养血,赤芍活血,二者与大黄合用兼能消瘀热;杏仁润燥,配黄芩以调肺气而清郁热;甘草缓中。全方重点在于化瘀破血,用丸剂者,取"峻药缓攻"之意,治疗偏热性的血瘀癥瘕较重者最为适合。③增味四物散:熟地黄、当归、芍药、川芎、醋三棱、醋莪术、肉桂、干漆(炒令烟尽)各等分,共为粗末,每服15 g,用水煎服。方中以四物汤补肝养血;三棱、莪术、干漆破血逐瘀;肉桂鼓舞血行,以促进结块之消散。若出现月经过多,或崩漏不止者,当先治其出血,可用加味失笑散增损,以化瘀止血;若带下量多者,加薏苡仁、白芷,以健脾利湿;若经行腹痛甚剧者,加延胡索、乳香、没药,以化瘀止痛;若月经量少或闭经者,加牛膝、泽兰以活血通经。

(三)痰湿

1.辨证

(1)妇科证候特点:下腹部包块按之柔软,时或作痛,带下量多,色白质黏腻。

(2)全身症状:形寒,胸脘痞闷,小便不多;舌苔白腻,质黯紫,脉细濡或沉滑。

(3)证候分析:痰湿结于下腹,与气血相结,癥瘕乃成;包块系痰湿凝聚而成,故按之柔软,时或作痛;痰湿下注,故带下量多,色白而腻;痰湿内阻,则胸脘痞闷;苔白腻,脉细濡或沉滑,均为痰湿内阻之征;舌黯紫乃气血瘀滞之象。

2.治疗

(1)治法:理气化痰,破瘀消癥。

(2)方药:开郁二陈汤(《万氏妇人科》)或大黄牡丹皮汤(方见产后发热)加减。①开郁二陈汤:方中青皮、香附、木香、槟榔为理气行滞之品;半夏、陈皮、茯苓有燥湿化痰之功;川芎为血中气药,擅长调经;莪术能消癥瘕。若脾胃虚弱,纳差神疲者,可用上方去槟榔,加白术、党参以健脾益气;若体壮形实者,可加金礞石、葶苈子以攻逐之品。②大黄牡丹皮汤:此方用于痰湿日久化热,或外感湿热之邪,而成湿热癥瘕者,除腹部包块外,还伴有带下量多色黄,质黏腻,有臭气,或如脓样,少腹疼痛,胸闷烦躁,发热口渴,尿少色黄,舌苔黄腻,根部尤甚,舌质红,脉弦大或滑数,方中加入红藤、败酱草、桃仁、炮穿山甲等以达清热利湿、破瘀消癥之效。

尽管分型如此,但临床上的病情是复杂的,往往需要结合诸法运用。病至后期,正虚邪实,治疗当权衡主次。目前在妇科包块的治疗上采取辨病与辨证相结合的方法。子宫肌瘤是常见的良性肿瘤,根据肌瘤的发生部位不同,可分为黏膜下、壁间、浆膜下肌瘤 3 种,临床大多表现为月经量过多、经期延长、周期缩短或不规则子宫出血,伴有程度不同的贫血。西医认为此由子宫平滑肌细胞增生而形成,与过多的雌激素刺激有关;中医认为,脏腑不和,血行瘀阻是本病的主要原因。临床上可以按照上述辨证分型治疗,但本病是以子宫出血为主要临床症状,病久失血,而导致气血两虚,所以在治疗时,除出血期以化瘀止血、平时破瘀消癥外,还必须结合补益气血。现代药理研究认为,活血化瘀药具有改善卵巢微循环的作用。另外《刘奉五妇科经验》中认为,本病相当于"石瘕",由于肝、脾、肾三脏功能失调,外因"寒气"客于子门,瘀血凝结,蕴久化热,与内湿相合,坏以留止,日益增大发为本病。治疗上改变了过去单纯针对局部癥块的活血化瘀消癥的方法,而立足于整体,从清热燥湿、调理冲任入手,选用芩连四物汤加减。对于陈旧性宫外孕,其治疗可参照异位妊娠(包块型)。中医中药治疗盆腔炎包块疗效较为有效,临床上分为急性、慢性2类,病因多为湿热、寒湿侵袭以致气滞血瘀,冲任受阻,凝聚下焦,出现高热或低热,黄带或赤带,少腹刺痛拒按,腰酸,检查可在少腹部扪及包块。一般采用清热解毒利湿、活血化瘀消癥法,分急性与慢性期予以治疗,同时常配合中药保留灌肠、外敷,以加强疗效。对于恶性肿瘤患者,除及早进行手术治疗外,中药治疗可在辨证的基础上加上扶正抗癌的药物。

五、其他治疗

(一)理疗

盆腔炎性包块,可选用腹部理疗,促进炎症吸收。

(二)灌肠

盆腔炎性包块、卵巢巧克力囊肿,中药口服配合灌肠治疗,能提高疗效。

(三)手术治疗

用于卵巢肿瘤、子宫内膜异位症、子宫肌瘤等有手术指征者。对于恶性肿瘤患者,除应及早进行手术治疗外,还应根据肿瘤的具体情况选择合理的放疗、化疗方案。

六、预防护理

(1)加强锻炼,增强体质。

（2）避免精神刺激,保持心情乐观。

（3）增强营养,宜食清淡食物,防止湿热内蕴而加重病情。

（4）做好思想工作,增强患者与疾病作斗争的信心。

七、预后

主要取决于疾病的性质、程度、病程及体质状况、治疗时机和对药物的敏感反应等综合因素。本病初起或于急性期及时治疗,可使病情迅速得以控制,可望好转或痊愈。若经治无效,迁延难愈,或包块日渐增大,面黯形瘦者,则预后不佳。

（王小惠）

参考文献

[1] 李庆丰,郑勤田.妇产科常见疾病临床诊疗路径[M].北京:人民卫生出版社,2021.

[2] 苏翠红.妇产科常见病诊断与治疗要点[M].北京:中国纺织出版社有限公司,2021.

[3] 石一复,郝敏.妇产科症状鉴别诊断学[M].北京:人民卫生出版社,2021.

[4] 张凤.临床妇产科诊疗学[M].昆明:云南科技出版社,2020.

[5] 崔静,赖红,殷婉萍,等.妇产科症状鉴别诊断与处理[M].郑州:河南大学出版社,2020.

[6] 张方林.产科速查[M].4版.北京:人民卫生出版社,2021.

[7] 刘萍,许文静,邵菌,等.现代妇产科疾病诊疗学[M].郑州:河南大学出版社,2020.

[8] 李明梅.临床妇产科疾病诊治与妇女保健[M].汕头:汕头大学出版社,2019.

[9] 李境,叶蔚,颜露春,等.现代妇产科与生殖疾病诊疗[M].开封:河南大学出版社,2020.

[10] 刘红霞.妇产科疾病诊治理论与实践[M].昆明:云南科技出版社,2020.

[11] 胡相娟.妇产科疾病诊断与治疗方案[M].昆明:云南科技出版社,2020.

[12] 李佳琳.妇产科疾病诊治要点[M].北京:中国纺织出版社有限公司,2021.

[13] 薛敏,潘琼.妇产科疾病处方速查[M].北京:人民卫生出版社,2021.

[14] 成立红,王克珍,孟庆堂,等.妇产科疾病临床诊疗进展与实践[M].昆明:云南科学技术出版社,2020.

[15] 王玲,李秀芬,王莉,等.妇产科诊疗实践[M].福州:福建科学技术出版社,2020.

[16] 樊明英,周苏媛,丁文平,等.临床妇产科诊疗[M].北京:科学技术文献出版社,2020.

[17] 张茜,李青,郭艳,等.临床妇产科诊疗实践[M].北京:科学技术文献出版社,2020.

[18] 马永静,王敬丽,刘海燕,等.临床妇产科诊疗精粹[M].北京:科学技术文献出版社,2020.

[19] 饶燕,邓姗,郑穗瑾,等.妇产科诊疗思维技巧与疾病研究[M].北京:科学技术文献出版社,2020.

[20] 徐晓宁.实用妇产科诊疗思维与技巧[M].长春:吉林科学技术出版社,2020.

[21] 张海红,张顺仓,张帆.妇产科临床诊疗手册[M].西安:西北大学出版社,2021.

[22] 冯磊,黎佩莹,何满珠.新编妇产科疾病手术学[M].郑州:河南大学出版社,2021.

[23] 魏广琴,蔡君霞,高春燕,等.妇产科疾病诊疗与保健[M].北京:科学技术文献出版社,2020.

[24] 付晓丽.妇产科临床诊疗经验[M].天津:天津科学技术出版社,2020.

[25] 王大伟,魏振英,王艳,等.妇产科及儿科诊疗与护理实践[M].北京:科学技术文献出版

社,2020.

[26] 谭娟,张婷,唐爱华,等.妇产科疾病诊断基础与诊疗技巧[M].北京:中国纺织出版社有限公司,2020.

[27] 穆英超.妇产科常见病临床诊疗[M].天津:天津科学技术出版社,2020.

[28] 刘丽丽.妇产科疾病临床诊疗技术[M].天津:天津科学技术出版社,2020.

[29] 李玮.实用妇产科诊疗新进展[M].西安:陕西科学技术出版社,2021.

[30] 向阳.协和妇产科值班医师手册[M].北京:人民卫生出版社,2021.

[31] 孔凡荣.妇产科疾病诊疗新方案[M].沈阳:沈阳出版社,2020.

[32] 徐瑞,徐燕,蔡琼,等.妇产科常见病临床诊疗[M].北京:科学技术文献出版社,2020.

[33] 温洁,陶晓敏,王海燕,等.妇产科临床基础与疾病诊疗策略[M].北京:科学技术文献出版社,2020.

[34] 雷淼.实用临床妇产科疾病诊疗学[M].昆明:云南科技出版社,2020.

[35] 李妍琳.临床妇产科疾病诊疗思维与实践[M].北京:科学技术文献出版社,2020.

[36] 戴英苗,董阳阳.凶险性前置胎盘患者子宫切除的相关危险因素分析[J].海南医学,2021,32(3):326-328.

[37] 赵健,郭雯雯,冯慧,等.子宫颈病变发病机制与阴道镜成像相关性研究[J].中国实用妇科与产科杂志,2021,37(4):474-477.

[38] 狄文,吴珈悦.重视妇产科疾病诊疗过程中的抗凝问题[J].上海医学,2021,44(6):371-374.

[39] 仲思怡,高蜀君.绝经后女性阴道微生态与阴道上皮内瘤变的相关性[J].中国临床医学,2021,28(4):574-580.

[40] 穆琳,刘倩.膀胱与输尿管子宫内膜异位症的研究进展[J].中国生育健康杂志,2021,32(6):595-598.